治疗性疫苗
Therapeutic Vaccines

主编 闻玉梅　　副主编 赵 超 王 宾

第2版

科学出版社

北京

内 容 简 介

  随着临床医学研究的进展，近 10 年来，治疗性疫苗作为一种新的治疗技术，已取得大量重要的理论与实践成果。本书第 2 版在全面更新治疗性疫苗的作用机制及应用经验基础上，加强了产业化、成品化的内容并部分拓宽至免疫治疗。全书共分两部分：总论部分从整体理论和技术方面进行阐述，概括了疫苗及其种类，持续性感染，治疗性疫苗的历史、理论和实验基础、动物模型，各种类型的治疗性疫苗，以及治疗性疫苗的临床研究、验证和质控等；各论则深入介绍了一些具体的治疗性疫苗，包括乙肝、丙肝、艾滋病、人乳头状瘤病毒、结核病、细菌持续性感染、肿瘤、自身免疫病及神经退行性疾病治疗性疫苗等。

  本书适合临床医学、免疫学，以及从事疫苗等生物制品研究和开发的科技人员、教学人员及研究生参考使用。

图书在版编目（CIP）数据

治疗性疫苗 / 闻玉梅主编. —2 版. —北京：科学出版社，2020.1
ISBN 978-7-03-064305-6

Ⅰ. ①治… Ⅱ. ①闻… Ⅲ. ①疫苗–基本知识 Ⅳ.①R979.9

中国版本图书馆 CIP 数据核字（2020）第 008739 号

责任编辑：马晓伟 沈红芬 / 责任校对：张小霞
责任印制：赵 博 / 封面设计：黄华斌

科学出版社 出版
北京东黄城根北街 16 号
邮政编码：100717
http://www.sciencep.com

三河市春园印刷有限公司印刷
科学出版社发行 各地新华书店经销
*
2010 年 9 月第 一 版 开本：787×1092 1/16
2020 年 1 月第 二 版 印张：24 1/2
2025 年 1 月第四次印刷 字数：585 000
定价：168.00 元

（如有印装质量问题，我社负责调换）

《治疗性疫苗》（第2版）
编　委　会

序

经过近 10 年的发展与积累,《治疗性疫苗》(第 2 版) 即将面世, 值得祝贺。

多年来, 免疫治疗已成为与手术、放射、药物治疗并驾齐驱的治疗方法之一。这一有意义的进展, 既有免疫学理论研究者的贡献, 也有生物制品工作者的转化努力、企业的投入、医药制品管理者的指导与参与, 更有临床医学专家们及为实施新型免疫治疗方案而献身的受试者们的付出。没有他们的参与, 不可能将免疫治疗或治疗性疫苗用于患者, 获得成效。完成一项新型治疗研究的转化, 需要持之以恒的毅力和高度的理解与合作精神。回首过去, 我国开始用自主创新的具有抗病毒及免疫调控功能的干扰素治疗疾病, 至今仍在开展多种免疫治疗与治疗性疫苗的研发与应用, 从中充分看出基于人类长期与病原微生物搏斗而获得的免疫, 是一种可以充分利用与发展的自卫手段, 可有效服务于人类健康。

该书第 2 版的编写邀请了更多相关领域的专家, 增加了新的理论发展、技术创新内容。同时, 继承了第 1 版理论与实践相结合的特点, 对于治疗性疫苗的临床研究方案及程序做了详细的介绍。有意义的是, 第 2 版对持续性感染及其后果, 即肿瘤与自身免疫病的关联做了进一步的阐述, 并分别增加了内容。此外, 在撰写者中加入了中青年学者; 在研究治疗性疫苗部分引入了新生力量。

自从 1987 年国家生物工程中心启动 "863 计划" 以来, 这一计划大大推动了我国重要转化研究的发展, 一批创新、有实用价值的科研成果脱颖而出, 为建设社会主义祖国贡献了力量。乙肝治疗性疫苗是当年 "863 计划" 支持的重要项目之一, 至今已取得了可喜的成绩, 并受到国际学术界的认可与重视。目前, 更多类型的治疗性疫苗的研发已在国内多处展开, 形势喜人。

希望该书的出版能使我国治疗性疫苗的研发更上一层楼, 并祝愿我国治疗性疫苗理论与实践研究领先国际, 为人类的健康事业做出应有贡献。

中国工程院院士

中国预防医学科学院

中国疾病预防控制中心病毒病预防控制所

2019 年 4 月

第 2 版前言

《治疗性疫苗》首次出版至今已近 10 年，其间免疫治疗，包括治疗性疫苗，已有十分突出的进展，其中尤其引人瞩目的是基于抗体的免疫治疗和基于细胞的免疫治疗。这些进展不仅源于技术的创新，更是理论研究的贡献。例如，由于发现了机体在免疫应答中存在免疫检查点 VISTA（V-domain immunoglobulin suppressor of T cell activation），从而研发了针对这类检查点的多种治疗性抗体，并已广泛用于肿瘤的临床治疗。此外，关于树突状细胞的种类与功能、抗体 Fc 及其受体多样性等研究的进展，都为发展新型治疗性疫苗奠定了基础。

为了系统地归纳相关基础理论进展与转化研究，第 2 版不仅仅局限于治疗性疫苗，还适当覆盖了其他免疫治疗的基础理论与应用。鉴于复旦大学上海医学院教育部/卫健委/医科院医学分子病毒学重点实验室自 1986 年起就将研究的大方向定为病原微生物的持续性感染，第 2 版仍然保留持续性感染的内容，并以此为起点，展开对治疗性疫苗基础与应用的阐述。至今，持续性微生物感染已被证明是肿瘤及自身免疫性疾病这两类疾病的重要病因之一。治疗性疫苗的研发，已从仅针对持续性微生物感染，延伸至治疗肿瘤及自身免疫病，因此第 2 版中增加了相关内容。另外，鉴于实验室研究转化为临床产品的过程中，在适当实验动物模型中考核是不可或缺的环节，第 2 版中更新并扩充了实验动物模型的相关内容，希望有利于促进治疗性疫苗的科技成果转化。为保持本书各章节的完整性，以利于读者理解，各章节之间有些内容可能有所重复。

本书的出版离不开诸多专家与学者的参与，其中赵铠、李兰娟、魏于全、王福生院士及多位教授均在百忙之中，根据自己的特长，做出了卓越的贡献。此外，感谢参与编写的中青年学者，他们将是今后发展与转化治疗性疫苗的希望；感谢来自企业的学者们，正是他们的参与，使本书更具转化的内涵。

由于编者学术水平有限，在组织与定稿中难免有缺陷，还望读者批评指正。

闻玉梅

中国工程院院士

复旦大学上海医学院

教育部/卫健委/医科院医学分子病毒学重点实验室

2019 年 4 月

第 1 版前言

疫苗，特别是治疗性疫苗的研发与应用，是当今国际基础科学研究机构及生物高新技术企业极为关注并投入巨资进行研发的热点领域，治疗性疫苗的成就将会为人类带来极大的经济与社会效益。早在 1988 年，笔者向刚刚启动的国家高技术研究发展计划（"863 计划"）递交了"建立动物模型消除乙肝免疫耐受性"的课题申请书，这一课题仅是开展乙肝治疗性疫苗研究的雏形，但当时就得到"863"高科技计划评审专家及领导的极大支持。至今"863 计划"支持乙肝治疗性疫苗研究已达 20 余年。面对即将完成的三期临床研究，不胜感慨！今天的结果充分表明了国家对控制严重危害人民健康疾病的决心与关怀，体现了多位专家的远见卓识。回顾过去 20 多年的漫长路途，许多同事、学生为参加治疗性疫苗的研究与开发而奉献出的心血真是难以言表。在本书付梓之时，我向大家深深鞠躬致敬！

治疗性疫苗作为一种新型的制品，目前国内外已在基础及临床研究、应用基础、临床前及临床研究的理论与技术方面积累了大量的经验，但全面介绍治疗性疫苗的专著却极少。本书全面介绍了既有类似预防性疫苗诱生机体的免疫应答作用，又具有类似药物治疗疾病作用的治疗性疫苗。全书共分两部分：总论部分从整体理论、技术上予以阐述，包括疫苗及其种类、持续性感染、治疗性疫苗的历史、治疗性疫苗的理论和实验基础、治疗性疫苗的动物实验、抗原抗体复合物型治疗性疫苗、DNA治疗性疫苗、多肽治疗性疫苗、基于树突状细胞的治疗性疫苗、治疗性疫苗的临床研究、治疗性疫苗的验证等章节；各论部分则选择一些治疗具体疾病的疫苗进行较深入的介绍，包括乙肝治疗性疫苗、丙肝治疗性疫苗、艾滋病治疗性疫苗、人乳头状瘤病毒治疗性疫苗、结核病治疗性疫苗、细菌慢性感染治疗性疫苗、肿瘤治疗性疫苗等。

本书的特点为理论密切结合应用实际，体现了基础研究与临床研究双向转化型研究的特色；即从临床提出问题，围绕解决临床问题展开基础研究，再以提出新的治疗方法为导向进行多学科交叉研究，从而得出结果并开发出产品。治疗性疫苗的研发成功需要多学科专家的通力合作，不仅要有疫苗学、微生物学、免疫学、细胞生物学、肿瘤学等专家做基础研究，还需有临床医学、临床检验学专家，以及流行病学专家等加入。本书的撰写邀请到了赵铠、李兰娟、魏于全院士，以及诸多病毒学、细菌学、免疫学、临床医学与流行病学的其他老中青年专家参与，因此，本书既反映了学科国外的新进展、新动态，也包括了各位专家学者最新的研究成果。本书的出版一方面是表达对从事治疗性疫苗诸多专家的敬意，另一方面也是希望能为激发我国治疗性疫苗的研发与应用增添一份活力。

中国工程院院士

复旦大学上海医学院

教育部/卫生部医学分子病毒学实验室

2010 年 5 月

目 录

总 论

各　　论

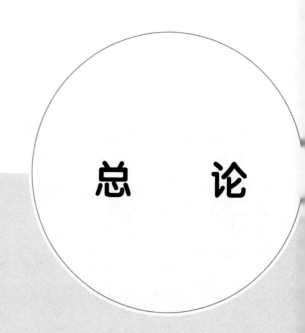

总　　论

第一章　疫苗及其种类
Vaccines and Classification of Vaccines

摘　要

疫苗是生物制品，是应用传统方法或基因工程等生物技术，由获得的微生物和微生物的蛋白、多糖或核酸等生物材料制成，用于人类疾病的预防和治疗。根据制备疫苗的技术和疫苗成分，疫苗分为传统疫苗和新型疫苗或高技术疫苗。传统疫苗有灭活疫苗、减毒活疫苗和从微生物及其衍生物分离提取的亚单位疫苗，如蛋白疫苗和多糖疫苗；新型疫苗有基因工程亚单位疫苗、重组载体活疫苗、核酸疫苗、基因缺失活疫苗、遗传重配疫苗及合成肽疫苗等。

疫苗的防病效果已为世人公认。例如，普遍接种痘苗（vaccinia），在全球根除了天花（smallpox）；强化脊髓灰质炎疫苗（poliomyelitis vaccine）免疫，已使许多国家无小儿麻痹症；自实施扩大免疫规划以来，麻疹（measles）、白喉（diphtheria）和百日咳（pertussis）等的发病率已大幅度下降；对新生儿实施乙肝疫苗（hepatitis B vaccine）免疫接种，在儿童中乙肝表面抗原（hepatitis B surface antigen，HBsAg）携带率降低了90%。但近些年来一些新现和再现传染病对人类健康又构成新威胁；同时抗感染免疫学理论的进展，现代生物技术的广泛应用，又为研发新疫苗和改进现有疫苗奠定了基础，创造了条件。预期更多的疫苗将不断问世，疫苗在保护人类健康方面将发挥更大的作用。

第一节　疫苗的发展

据记载，公元10世纪中国宋真宗时期即采用接种人痘（variolation）以预防天花，当时称"种花"，在人类历史上开创了人工主动免疫。人痘接种曾流传到许多国家，但有时也会引起天花传播。1776年英国医生Edward Jenner用实验证实接种牛痘（cowpox）可预防天花，且其副作用低，只引起局部皮损等轻微不良反应等，该方法逐渐替代了人痘接种。当时的牛痘接种，是将自然牛痘接种于人体，而后再取其痘浆给他人接种，痘浆来源很有限。直至19世纪才将自然牛痘的痘浆接种到小牛皮肤，取其痘浆作为疫苗（称痘苗），从而开始了实验室人工制备疫苗。

法国L. Pasteur采用延长细菌培养时间和提高细菌培养温度（42~43℃）的方法使毒力减弱，先后制成减毒的鸡霍乱（chicken cholera）疫苗和动物用炭疽（anthrax）疫苗；1885年，他通过兔脑内连续传代使狂犬病（rabies）街毒成为固定毒，制成人用狂犬病疫苗。

Pasteur 的工作是疫苗史上又一显著标志，给后人的重要启示是，对于致病力强的流行株，在实验室更换其宿主或改变培养条件可获得致病力弱的变异株，为疫苗发展开辟了广阔前景。但有些微生物毒力不易减弱或毒力减弱后即失去免疫原性。1886 年，Salmon Smith 发现加热杀死的强毒猪霍乱菌仍具有很好的免疫原性，随后一些死菌疫苗相继问世，如鼠疫（plague）、霍乱（cholera）、伤寒（typhoid）、百日咳等疫苗。

疫苗的发展与微生物分离、培养技术的发展关系密切，特别是病毒疫苗，病毒培养技术的创新是其发展的首要基础。早期的病毒疫苗都采用动物培养法，如牛痘苗、羊或兔脑狂犬病疫苗、Dakar 株鼠脑黄热病（yellow fever）疫苗及鼠脑乙型脑炎（Japanese encephalitis）疫苗等。1931 年，Goodpasture 发现鸡胚培养能大量增殖病毒，此后相继开发了流感（influenza）、腮腺炎（mumps）和 17D 株黄热病疫苗等。1949 年，Enders 等研究证实病毒能在离体的细胞培养物中增殖，随后采用细胞培养技术开发了多种病毒疫苗，如脊髓灰质炎、麻疹、风疹（rubella）和水痘（varicella）等疫苗。曾采用动物和鸡胚培养制备的疫苗亦相继改进为细胞培养疫苗，如痘苗、狂犬病疫苗、乙脑疫苗和腮腺炎疫苗等，其中痘苗、狂犬病疫苗和乙脑疫苗都经历了动物培养疫苗、鸡胚培养疫苗和细胞培养疫苗的发展历程。

1969 年，Gotschlich 采用十六烷基三甲基氨溴化物（cetavlon）处理及提取 A 群脑膜炎球菌（group A meningococci）荚膜多糖抗原，获得纯度高、分子量大的多糖抗原，并制成 A 群、C 群多糖疫苗（polysaccharide vaccine）。经临床研究证明多糖疫苗安全有效，且受种者获得的免疫力能维持数年。流脑 A、C 群多糖疫苗的研究成功，促进了其他细菌多糖疫苗的研究，并相继开发了 b 型流感嗜血杆菌（*Haemophilus influenzae* type b，Hib）多糖疫苗、肺炎链球菌（*Streptococcus pneumoniae*）多糖疫苗和伤寒 Ⅵ 多糖疫苗（Ⅵ polysaccharide typhoid vaccine）。细菌荚膜多糖是 T 细胞非依赖性抗原，只激活 B 细胞，且几乎不产生记忆 B 细胞，在免疫接种实践中对婴幼儿（小于 18 月龄）及有免疫缺陷的成年人免疫效果不佳。为提高多糖疫苗的免疫效果又研究开发了结合疫苗，即将荚膜多糖与蛋白[如白喉类毒素（diphtheria toxoid）或破伤风类毒素（tetanus toxoid）等]结合在一起，使之具有 T 细胞依赖性，以提高免疫原性。

20 世纪 70 年代，基因工程技术结合蛋白分离纯化技术已应用于疫苗开发。1975 年美国默沙东公司采用重组酵母表达 HBsAg 研制乙肝疫苗，并于 1986 年获准生产，这是最早也是最成功的基因工程疫苗。重组酵母表达的多肽为脂质膜包裹形成的 22nm 颗粒，从而增加了免疫原性。其后采用基因重组技术相继开发了莱姆病（Lyme disease）疫苗（rOspA）、霍乱疫苗（全菌体和基因重组霍乱毒素 B 亚单位）及重组痢疾（dysentery）活疫苗（FS）等。在此期间，基因缺失活疫苗、活载体疫苗及核酸疫苗的研究亦取得明显进展。进入 21 世纪，采用基因工程技术又相继开发了人乳头状瘤病毒（human papilloma virus，HPV）疫苗、五价人–牛轮状病毒基因重配疫苗。我国学者采用基因工程技术研制的幽门螺杆菌（*Helicobacter pylori*，*Hp*）疫苗已获新药证书，戊肝（hepatitis E）疫苗已获准生产。人用疫苗发展简史参见表 1-1。

表 1-1　人用疫苗发展简史

时间	减毒活疫苗	灭活疫苗	蛋白及多糖疫苗	基因工程疫苗
18 世纪	天花（1798 年）			
19 世纪	狂犬病（1885 年）	伤寒（1896 年）		
		霍乱（1896 年）		
		鼠疫（1897 年）		
20 世纪 （前 50 年）	卡介苗（1927 年） 黄热病（1935 年）	百日咳（1926 年全细胞） 流感（1936 年） 斑疹伤寒（1938 年）	白喉（1923 年） 破伤风（1926 年）	
20 世纪 （后 50 年）	脊髓灰质炎（口服） 麻疹 腮腺炎 风疹 腺病毒 伤寒（Ty21a） 水痘 轮状病毒（羊源） 乙型脑炎 甲型肝炎	脊髓灰质炎（注射） 狂犬病（细胞培养） 乙型脑炎 甲型肝炎 森林脑炎 肾综合征出血热 钩端螺旋体	肺炎球菌 脑膜炎球菌 b 型流感嗜血杆菌 乙肝（血源） b 型流感嗜血杆菌(结合) 伤寒（Ⅵ） 无细胞百日咳 炭疽	乙肝（酵母和 CHO） 百日咳类毒素 霍乱（rCTB+WC） 痢疾（FS） 霍乱（基因缺失）
21 世纪	流感（冷适应） 带状疱疹	肠道病毒 71 型	肺炎球菌（结合） 四价脑膜炎球菌（结合）	人乳头状瘤病毒 轮状病毒（人-牛重配） 戊肝

第二节　疫苗的种类

疫苗曾经的定义：针对疾病产生免疫力的疫苗是灭活或减毒的病原体，即疫苗是由病原体制成的。随着新型疫苗的发展，如亚单位疫苗、活载体疫苗和核酸疫苗等的出现，疫苗已不是完整的病原体，灭活和减毒的概念亦模糊不清。根据现有疫苗的种类，疫苗现代的定义：疫苗是针对疾病的致病原或其相关的蛋白（多肽、肽）、多糖或核酸，以一种或多种成分，直接或通过载体经免疫接种进入机体后，能诱导产生特异的体液和细胞免疫，从而使机体获得预防该病的免疫力。当前疫苗的应用已从预防疾病发展到治疗疾病，有预防性疫苗和治疗性疫苗。本章主要介绍预防性疫苗的种类。

1. 灭活疫苗（inactivated vaccine）　通常选择抗原性较全、免疫原性和遗传稳定性良好的细菌或病毒毒种，一般毒力较强。需比较研究不同来源菌、毒种的生物学性状，包括不同地区、不同时间、不同年龄及导致疾病不同严重程度的菌、毒种；通过交叉免疫保护水平的比较，选择交叉保护范围广、诱导免疫应答水平高的菌、毒种。在遗传稳定性方面，需对菌、毒种进行纯化，如挑选单颗菌落或单颗病毒空斑，经传代扩增后与原始菌、毒种比较，证明两者主要保护区域核苷酸或氨基酸序列的一致性。经比较选择菌、毒种后采用适宜的培养方法获得大量的细菌或病毒，以化学灭活剂如甲醛溶液或 β-丙内酯等灭活处理，破坏细菌或病毒的感染性但仍保留其免疫原性。灭活疫苗接种后，灭活的细菌或病毒在机体内不会繁殖，所以也被称为死疫苗。灭活疫苗稳定性好亦较安全；但一般需接种 2

次或 3 次，受种者接种后接种反应较大，获得的免疫力维持时间也较短。

随着纯化技术在疫苗制备过程中的应用，灭活疫苗也随之改进为纯化的灭活疫苗。制备疫苗过程中收取的细菌或病毒液含有细菌培养基或病毒培养液中的各类有机物和无机物，病毒疫苗还有细胞和细胞碎片，采用分离纯化技术去除杂质可获得高纯度疫苗，其中对病毒疫苗中含有的宿主细胞蛋白残留量有明确的限度要求。目前使用的灭活疫苗均已改进为纯化疫苗，如乙型脑炎、狂犬病、肾综合征出血热（hemorrhagic fever with renal syndrome）和伤寒疫苗等。

2. 减毒活疫苗（attenuated vaccine）　在传统疫苗特别是病毒性疫苗中，减毒活疫苗是研制的主导方向。防病效果很好的痘苗（天花疫苗）、麻疹疫苗、脊髓灰质炎疫苗，以及腮腺炎、风疹、水痘等疫苗均属于减毒活疫苗。接种减毒活疫苗后，减毒的病原体在机体内有一定程度的生长繁殖能力，类似隐性感染产生细胞、体液和局部免疫。接种次数少，受种者接种反应轻微，获得的免疫力较持久。活疫苗的保存稳定性较差，制成冻干疫苗后，疫苗稳定性已有很大的改进。

研发减毒活疫苗的关键是选育减毒适宜、毒力低而免疫原性和遗传稳定性均良好的菌、毒种。

首先在细菌培养基或动物、鸡胚和细胞培养中适应传代以获得较高量的细菌数或病毒量。细菌培养选择敏感培养基，病毒则根据其对动物、鸡胚或细胞培养的敏感性选择。减毒的方法有以下几种。

（1）体内、外传代减毒：卡介苗是传统传代方法筛选细菌疫苗株的典型例子。法国巴斯德研究所的 Calmette 和 Guerin 将牛型结核杆菌接种在 5% 的甘油胆汁马铃薯培养基上，每隔 2～3 周传代 1 次，经传 230 余代，历时 13 年，使其致病力丧失而仍保持免疫力，终于开发了预防结核病的卡介苗（BCG vaccine）。由罗马尼亚引入的痢疾福氏 2aT32 减毒株是痢疾福氏 2a 菌株在含去氧胆酸的培养基上连续传 32 代后挑选出的一株无侵袭力、豚鼠角膜试验阴性的菌株，命名为 T32 疫苗株。后经检查 T32 疫苗株中大质粒的编码毒力基因缺失，已减毒成为无毒菌株。该无毒菌株在我国已用作痢疾双价活疫苗的受体菌。

自 20 世纪 50 年代以来，体外细胞培养技术已广泛应用于病毒疫苗的研究。现用于儿童免疫接种的多种病毒性减毒活疫苗，如脊髓灰质炎、麻疹、腮腺炎、风疹、水痘、甲肝、乙型脑炎等活疫苗，都是采用原代细胞或人二倍体细胞经一定代数的传代并结合温度筛选或空斑挑选方法选育成功的。其中麻疹、风疹、甲肝和乙型脑炎活疫苗是我国学者采用本土分离的流行病毒经减毒成功制成的。流行性乙型脑炎病毒具有明显的嗜神经性特征，对其减毒困难，减毒的要求和验证更为严格。为研究减毒活疫苗，20 世纪 60 年代曾设计采用鸡胚细胞传代减毒的方案，用 3 株病毒分别于鸡胚细胞传 200 多代后仍未能达到满意的减毒要求。后改用地鼠肾细胞传代减毒的方案，将分离自西安蚊幼虫的 SA14 株乙型脑炎病毒在原代地鼠细胞传 100 代后空斑纯化 3 次，获得的 12-1-7 株病毒对小鼠和恒河猴已基本不致病，但再经细胞或小鼠脑内传代后，病毒毒力容易回升；后又采用动物神经外传代和空斑纯化交替筛选，获得毒力低、未返祖的 9-7 株病毒，因免疫力较弱，又经动物神经外组织多次传代增殖提高了免疫力，最终获得毒力低且稳定、免疫性高的可用于疫苗制备的 SA14-14-2 减毒株。乙型脑炎 SA14-14-2 减毒株的选育过程见表 1-2。

表 1-2 乙型脑炎 SA14-14-2 减毒株选育过程

选育过程	毒株名称
SA14 乙型脑炎野毒株，小鼠脑内传 11 代	SA14（母株）
原代地鼠肾细胞（PHK）传 100 代，空斑纯化 3 次	12-1-7
空斑纯化 2 次	17-4
小白鼠腹腔传 1 代，取脾，空斑纯化 1 次	2
空斑纯化 3 次	9
小白鼠皮下传 1 代，取皮下组织，空斑纯化 1 次	9-7
地鼠口服传 6 代，取脾，空斑纯化 2 次	5-3
乳鼠皮下传 5 代，取皮肤和皮下组织，空斑纯化 2 次	14-2

风疹病毒的减毒过程则较简易，系采用体外连续传代培养结合温度筛选法进行减毒。以人二倍体细胞从一典型风疹女孩的咽拭子中分离病毒，经鉴定确认为风疹病毒后在 36℃ 培养下连续传 11 代，使病毒适应人二倍体细胞（HDC）。而后在低温（30℃）培养下连续传代（低温培养可加速病毒减毒进程）。在低温培养下经传 12 代获得减毒株，定名为 BRD Ⅱ 株。临床研究证明，BRD Ⅱ 株风疹疫苗接种于人体后反应轻微、免疫原性良好，受种者由咽部可排出有限病毒，但无传播性。风疹 BRD Ⅱ 减毒株选育过程见图 1-1。

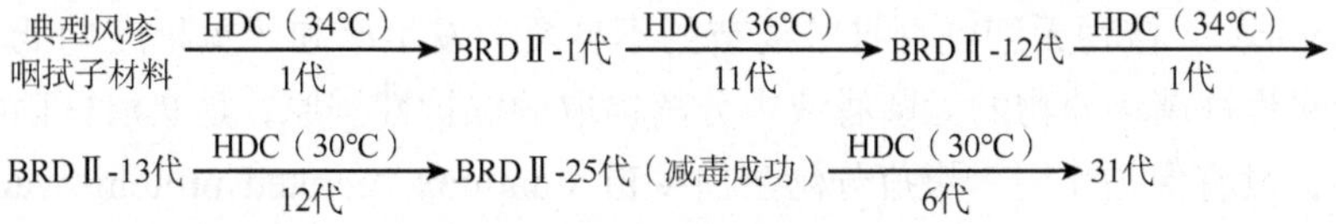

典型风疹 ──HDC（34℃）/1代──→ BRD Ⅱ-1代 ──HDC（36℃）/11代──→ BRD Ⅱ-12代 ──HDC（34℃）/1代──→
咽拭子材料

BRD Ⅱ-13代 ──HDC（30℃）/12代──→ BRD Ⅱ-25代（减毒成功）──HDC（30℃）/6代──→ 31代

图 1-1 风疹 BRD Ⅱ 减毒株选育过程

采用体内外培养法减毒，可能获得毒力低和毒力强的混合病毒液，需采用空斑挑选或终末稀释法对毒力已减弱的病毒液进一步纯化筛选，使弱毒病毒更均一，弱毒毒力特性更加稳定。

（2）低温培养筛选：为降低病毒毒力可采用低温连续培养法，即将病毒接种细胞培养后置于低于 36～37℃ 的温度下培养。为逐步适应可分步降低培养温度，如 36～37℃ 培养一定代数后改为较低培养温度（如 33℃）培养，最后降低至 30℃ 和更低的培养温度。病毒经长期低温培养适应后称为冷适应毒株（cold-adapted mutant），冷适应株在低温培养下能正常复制，但在 38～39℃ 培养病毒复制受限。在体外培养时，低温培养的病毒滴度低于高温培养（38～39℃）2 个对数时称温度敏感（temperature sensitive，ts）特征。

冷适应株和某些具有 ts 特征的毒株在体内 37℃ 或更高温度下，病毒仅是有限复制，对人或动物无致病性，但仍可诱导机体产生免疫应答，因此可用于制备减毒活疫苗。例如，流感减毒活疫苗的生产毒种冷适应株 A/Ann Arbor/6/60（H2N2）是将流行株病毒在原代鸡肾细胞逐步降温培养，最终在 25℃ 培养条件下病毒增殖良好并达到减毒目的。冷适应株病毒只能在上呼吸道增殖，产生免疫力；但不能在下呼吸道增殖，不引发流感等疾病。现有的多种减毒活疫苗，如水痘和风疹活疫苗等，均在减毒过程中采用了体外连续培养结合低温培养筛选获得减毒株。

（3）诱变减毒：应用化学或物理方法的诱变使细菌或病毒的基因发生改变，通过筛选可获得毒力减弱的弱毒株。例如，伤寒 Ty21a 活疫苗株是 20 世纪 70 年代瑞士 Germanier 用亚硝基胍处理伤寒 Ty2 菌株而获得的减毒株。该减毒株缺失尿苷二磷酸半乳糖-4-异构酶（UDP-Gal-4-epimerase），无 Gal E 酶活性，不能合成半乳糖，在外部无半乳糖供给时，其正常细胞壁脂多糖合成受阻，不形成细胞壁，故又被称为细胞壁缺陷突变株，导致 Ty21a 株毒力丧失。我国使用的人用炭疽皮肤划痕活疫苗弱毒株是炭疽野毒株 A16 经紫外线照射诱变后在含血清培养基上选育得到的无荚膜水肿型 A16R 弱毒株。其免疫原性较好，残余毒力适当，可部分致死小鼠和豚鼠，但不致死家兔。疫苗株 A16R 与野毒株 A16 相对比是缺失了编码荚膜的 pX02 大质粒。

采用毒力基因缺失和遗传重配技术亦可获得减毒疫苗株，这一内容将分别在基因缺失活疫苗和遗传重配疫苗中一并叙述。

3. 蛋白疫苗（protein vaccine） 由从病原体分离提取的具有免疫原性的蛋白组分制成，所以也称组分疫苗（component vaccine）或亚单位疫苗（subunit vaccine）。白喉类毒素和破伤风类毒素是最早使用的蛋白疫苗；白喉杆菌在适宜培养基中培养产生毒素，白喉毒素是单一多肽链，经甲醛脱毒即制成类毒素。全菌体百日咳疫苗接种人体后会产生一定的不良反应。20 世纪 80 年代从百日咳菌培养液中分离提取丝状血凝素和百日咳毒素，百日咳毒素经甲醛或戊二醛脱毒成为类毒素，从而研究开发了无细胞百日咳疫苗（acellular pertussis vaccine）。接种无细胞百日咳疫苗的不良反应发生率和严重程度均低于全菌体疫苗。从减毒炭疽杆菌培养物的无菌滤液中分离提取的保护性抗原，是炭疽杆菌毒素三种组分中的一种，具有保护作用。炭疽分泌蛋白疫苗（anthrax secreted proteins vaccine）已于2002 年在美国注册生产。

目前使用的三价季节性流感疫苗（甲 1、甲 3 和乙型 3 种流感病毒）及 2009 年为防甲型流感使用的单价甲型 H1N1 流感疫苗均是裂解疫苗（split vaccine）。将流感病毒接种于鸡胚后收取尿囊液，用裂解剂使病毒裂解。裂解疫苗去除了病毒脂质体成分，保留了病毒的血凝素（hemagglutinin，HA）、神经氨酸酶（neuraminidase，NA）和内部抗原。在裂解疫苗的基础上进一步纯化，使其只含有高纯度的 HA 和 NA，完全去除了病毒脂质体和内部抗原，即制成亚单位疫苗（subunit vaccine）。接种流感亚单位疫苗反应轻微，不良反应的发生率大幅度降低，其免疫效果与裂解疫苗近似。流感全病毒灭活疫苗的接种对象为 12 岁以上人群，而流感裂解疫苗和亚单位疫苗则可用于包括 6 个月以上婴幼儿在内的各种年龄段的人群。

乙肝血源疫苗（plasma derived hepatitis B vaccine）是从乙肝病毒携带者血液中分离HBsAg 制成的。采用重组 DNA 技术克隆并表达保护性抗原基因，利用表达的抗原产物制成的基因工程亚单位疫苗，参见本节的"基因工程疫苗"。

4. 细菌多糖与多糖–蛋白结合疫苗（bacterial polysaccharide and polysaccharide-protein conjugate vaccine） 很多侵袭性细菌的表面覆盖有一层荚膜，多糖是荚膜的主要成分，也是重要的保护性抗原。以化学方法提取、纯化细菌荚膜多糖制成多糖组分疫苗是疫苗发展史中的重要成就之一。培养 A 群脑膜炎球菌，收取培养物后用甲醛溶液杀菌，将培养物离心去菌体，在上清液中加入十六烷基三甲基溴化铵使多糖凝聚，而后经去核酸、沉淀多糖及纯化等步骤即制成多糖疫苗。目前广泛使用的多糖疫苗除脑膜炎球菌多糖疫苗外，尚有肺炎球菌 23 价多糖疫苗和伤寒 Vi 多糖疫苗等。接种多糖疫苗后不良反应罕见，对预防、控制大龄儿童和成人的相应疾病效果显著。但在临床研究中发现，多糖疫苗诱导的免疫应答效果与受种者年龄相关，年龄小于 2 岁的婴幼儿对多糖疫苗的免疫应答十分低下甚至缺乏。其主要原因可能是细菌多糖是一种胸腺非依赖性抗原。因荚膜多糖是具有重复抗原决定簇的大分子糖，在人体免疫系统中无法与抗原提呈细胞（antigen presenting cell，APC）作用，只能直接与 B 细胞反应，在没有辅助性 T 细胞（Th 细胞）的参与下合成抗体，且无记忆细胞形成。

为增加多糖的免疫效应，1929 年 Goebel 和 Avery 曾用化学方法将 3 型肺炎球菌荚膜多糖共价结合至蛋白质载体，动物试验证明其能增强家兔对多糖抗原的免疫应答。从 20 世纪 80 年代开始结合疫苗的研究，至今已有 b 型流感嗜血杆菌结合疫苗、七价肺炎球菌结合疫苗、A 群和 C 群脑膜炎球菌结合疫苗等应用于免疫接种。结合疫苗中的蛋白质具有胸腺依赖性抗原特征，可将胸腺非依赖性多糖抗原转变成胸腺依赖性抗原，能启动辅助性 T 细胞产生一系列的免疫增强效应。1987 年美国使用 b 型流感嗜血杆菌结合疫苗，成功地保护了 2 岁以下的婴幼儿人群，使流感发病率急剧下降。

多糖与蛋白质结合的方法有末端连接模式，即在一个载体蛋白质上可连接一定数量的糖链，每一条糖链上只有一个末端位点与蛋白质结合。糖链与蛋白质载体可直接连接，也可通过己二酰肼连接剂连接；还可采用交叉连接模式，即每一个载体蛋白质或每一条糖链可以有多个相互连接的位点，形成网状交联体。结合疫苗需选择对人体无毒性、不引起过敏反应又能增强多糖免疫效应的蛋白质作为载体，通常使用白喉类毒素、破伤风类毒素，或经基因突变减毒的白喉类毒素及细菌的外膜蛋白质等。蛋白质载体也可与多糖来源于同一个病原体，如 b 型流感嗜血杆菌结合疫苗可选用该菌体的外膜蛋白作为载体；肺炎球菌结合疫苗可选用该菌的溶血素蛋白质，对不同型别的肺炎球菌感染可有交叉免疫保护作用。多糖-蛋白结合疫苗除可增加婴幼儿对细菌多糖的免疫效应外，有些结合疫苗也可视为二联疫苗，如 b 型流感嗜血杆菌多糖和白喉类毒素偶联的结合疫苗，接种人体后可获得对两种疾病的免疫力。

5. 基因工程疫苗（gene engineered vaccine） 是使用重组 DNA 技术克隆并表达保护性抗原基因，利用表达的抗原产物或重组体本身制成的疫苗。主要包括基因工程亚单位疫苗、基因工程载体疫苗、核酸疫苗及基因缺失活疫苗等。

（1）基因工程亚单位疫苗（gene engineered subunit vaccine）：是将基因工程表达的蛋白抗原纯化后制成的疫苗。用基因工程表达的抗原产量大、纯度高、免疫原性好，可用来替代常规方法生产的亚单位疫苗。外源性抗原的表达系统主要有细菌、酵母、哺乳动物细胞和昆虫细胞等。基因工程亚单位疫苗具有良好的安全性，为增加免疫原性通常使用佐剂。例如，重组 DNA 乙肝疫苗系将含编码 HBsAg 基因的质粒引入酵母或哺乳动物细胞，均含有 226 个氨基酸残基组成的 S 基因表达产物 HBsAg 蛋白。用重组酿酒酵母（*Saccharomyces cerevisiae*）作为宿主制备的乙肝疫苗使用最为广泛，将 HBsAg 基因插入大肠杆菌-酵母穿梭质粒中酵母启动序列下游，转化宿主菌后形成主代工程菌。酵母细胞表达的 HBsAg 不分泌到细胞外，需破碎细胞再经分离技术包括层析和过滤等提纯去除酵母成分。所表达的 HBsAg 多肽自主聚合成具有免疫原性的球形颗粒，与慢性乙肝病毒（HBV）感染者血清中天然的直径 22nm 的 HBsAg 颗粒相似。

自 2006 年以来，相继研发了两种人乳头状瘤病毒（HPV）疫苗。默克公司采用重组酵母制备了四价疫苗（HPV6、11、16、18 型），使用铝佐剂增效，已在 70 多个国家注册；史克公司采用重组杆状病毒制备了二价疫苗（HPV16、18 型），使用 AS04 佐剂（明矾和甲磷酰脂质 A）增效。两种疫苗均能预防癌症前期病变的发展。目前九价人乳头状瘤病毒疫苗已注册上市。国内多家企业 HPV 疫苗已获临床试验批件，包括国药中生生物技术研究院有限公司与成都生物制品研究所有限责任公司的 11 价 HPV 疫苗、云南沃森生物技术股份有限公司的 9 价 HPV 疫苗等。

（2）基因工程载体疫苗（vectored vaccine）：利用微生物作载体，将保护性抗原基因重组到微生物体中，使用能表达保护性抗原基因的重组微生物制成的疫苗。这种疫苗多为活疫苗，重组体用量少，抗原不需纯化，免疫接种后重组体在机体内繁殖产生大量抗原，刺激机体产生特异性免疫应答，载体可发挥佐剂效应，增强免疫效果。这类疫苗的载体通常为特定微生物的疫苗株，如痘苗病毒、腺病毒（adenovirus）、霍乱弧菌、沙门氏菌、卡介苗等。其缺点是，机体内针对载体的抗体不论是免疫前存在的或是免疫后产生的，都会对相应载体疫苗的再次免疫效果产生一定影响。近年研制的"非复制型"载体可望解决再次免疫问题。使用复制型或非复制型病毒株作为载体研究了多种获得性免疫缺陷综合征（acquired immunodeficiency syndrome，AIDS，即艾滋病）候选疫苗，正在进行其临床研究。以腺病毒为载体的艾滋病候选疫苗已完成Ⅲ期临床研究，但预防感染的保护性免疫效果不理想。

（3）核酸疫苗（nucleic acid vaccine）：或称基因疫苗（gene vaccine），是使用能够表达抗原的基因本身（即核酸）制成的疫苗。与基因工程亚单位疫苗和基因工程载体疫苗的区别是，疫苗成分不是基因表达产物或重组微生物，而是基因本身，即核酸（RNA 或 DNA）。DNA 疫苗除可以通过在注射部位细胞表达外源抗原，还可以在吞噬了外源抗原基因的免疫细胞内直接表达外源抗原，诱发机体免疫应答。DNA 疫苗易于制备，便于保存，可多次免疫，能诱发全面免疫应答。

DNA 疫苗在小动物试验中显示出良好的免疫效果。例如，流感 DNA 疫苗能在小鼠体内表达流感病毒序列保守的核蛋白，对不同毒株的攻击有交叉免疫保护作用，提示其有望被制成通用疫苗；乙肝 DNA 疫苗可消除转基因动物体内的乙肝表面抗原，提示其有治疗作用。一些 DNA 疫苗在小鼠实验中能诱导很强的免疫应答并显示免疫效果，但对大型动物和人体的免疫效果都不理想。至今艾滋病、流感、单纯疱疹、乙肝、疟疾等多种 DNA 疫苗已进行了临床研究，但由于表达量低而免疫应答欠佳。提高 DNA 疫苗的抗原表达，提高免疫原性和抗感染的免疫保护力，仍是 DNA 疫苗研究领域中的关键问题。

（4）基因缺失活疫苗（gene deleted live vaccine）：是通过分子生物学技术去除毒力有关基因获得的缺失突变毒株制成的疫苗。与自然突变株（多数为点突变毒株）相比，基因缺失突变株具有突变性状明确、稳定、不易返祖的优点，因而是研究安全有效的新型疫苗的重要途径。CVD103-HgR 株口服霍乱弧菌减毒活疫苗已在加拿大和欧洲、南美一些国家注册上市，该疫苗株缺失了 94% 编码 CTA1 亚单位基因，同时在溶血素 A（hlyA）基因位点插入了汞抗性基因，以区分疫苗株和野毒株。定向缺失编码关键代谢途径酶的基因或调控系统基因，可构建双重或三重基因缺失突变株，已有多株伤寒沙门氏菌减毒株进行了志愿者的临床考核。

对登革病毒（dengue virus）4 型 814 669 株 3′端非编码区进行一系列的缺失突变，发现缺乏 172～142 位 31 个核苷酸的突变株（430）空斑变小，对猴子的毒力减弱，不产生病毒血症，而能诱生中和抗体，临床研究证明其不良反应低并有良好的抗体应答，有可能发展为活疫苗株。

6. 遗传重配疫苗（genetic reassortment vaccine）　是指使用遗传重配方法获得的重组微生物制成的疫苗。通常是将对人体无致病性的弱毒株与强毒株（多为野毒株）混合感染细胞，弱毒株与野毒株间发生基因组片段交换造成重配，然后使用特异方法筛选出对人体不致病但又含有野毒株免疫原性基因片段的重配毒株。遗传重配适用于分节段基因组病毒，如甲型流感病毒、轮状病毒等。甲型流感病毒基因组含 8 个基因片段，其中 2 个表面基因编码 HA 和 NA 蛋白，具有免疫原性。将实验室预先经过低温培养传代减毒的冷适应（cold-adapted，ca）弱毒株，与新出现的流感野生株在细胞培养中进行共感染培养，经相应基因交换，产生的重配病毒含有野生株的表面抗原 HA 和 NA 基因及弱毒株的 6 个内部基因，重配病毒具有新出现的流感病毒的抗原性和对人无致病性的弱毒特性。

另外也可以应用在实验室长期适应、在鸡胚中具有高复制能力的减毒株如 PR8 株与新出现的流感野毒株进行重配，而获得在鸡胚内具有高复制能力的弱毒疫苗株，以此制备灭活疫苗可提高疫苗产量。重配病毒制备的流感活疫苗在国外已上市，其优点为对所有年龄组包括儿童，每年仅接种 1 次；以自然感染途径（滴鼻或喷鼻）接种，使用方便；产生局部和体液免疫；可以快速生产；每一鸡胚生产的疫苗剂量高于灭活疫苗。

轮状病毒（rotavirus）基因组含 11 个片段，其中一个基因片段编码的结构蛋白 VP7，为诱生中和抗体的主要蛋白。牛或猴轮状病毒对人的毒力很弱或无致病性。将牛（或猴）轮状病毒和人的野生型轮状病毒共感染非洲绿猴肾细胞，人轮状病毒的 VP7 基因与牛轮状病毒相应基因替换，并与牛的其他 10 个基因重组产生的重配病毒含人轮状病毒 VP7 和牛轮状病毒的 10 个基因。在实际操作中为了筛选含人 VP7 基因的重配病毒，可以加抗动物源 VP7 蛋白的抗血清进行抑制筛选，获得的重配病毒具有人轮状病毒的免疫原性和牛轮状病毒的弱毒特性，可用于制备活疫苗。默克公司开发的五价人–牛重配轮状病毒疫苗已于 2006 年注册上市。

遗传重配是用不同病毒混合感染细胞，然后筛选重配病毒，有很大的盲目性。近年发展起来的反向遗传新技术，可以对分节段的 RNA 病毒进行定向重配，提高了重配效率。

在新型疫苗中还有合成肽疫苗（synthetic peptide vaccine）和抗独特型疫苗（anti-idiotype vaccine），但尚处于实验室研究阶段。疫苗开发的技术路线参见图 1-2。

7. 反向疫苗学（reverse vaccinology）　随着基因组学和蛋白质组学技术的发展和应用，一种崭新的疫苗设计策略已经形成，即以基因组序列为基础的"反向疫苗学"。经过对某一病原体的基因组测序和计算机预测，筛选可能编码疫苗抗原的基因，通过高通量克隆、表达和纯化技术，即可进行保护力的测定。这种疫苗设计策略可缩短筛选、鉴定候选疫苗的时间并提高成功率（图 1-3）。

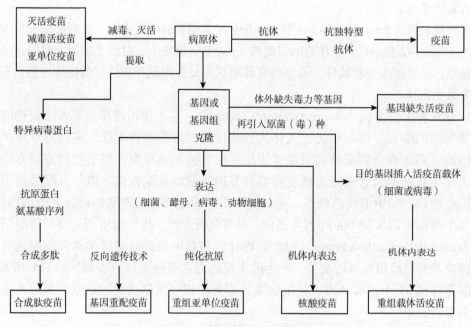

图 1-2　疫苗开发的技术路线

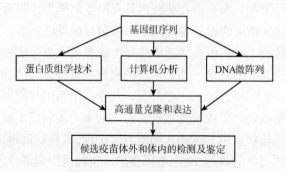

图 1-3　反向疫苗设计示意图

"反向疫苗学"的疫苗设计思路，已应用于 B 群脑膜炎球菌疫苗的开发。B 群脑膜炎球菌与 A 群脑膜炎球菌和 C 群脑膜炎球菌不同，其多糖的免疫原性极弱，即使与蛋白质偶联后也不能增加其免疫原性；但其外膜蛋白可诱生杀菌抗体，但有严格的型和亚型特异性。采用反向疫苗设计策略，已筛选到一些蛋白抗原，能诱发对绝大多数临床分离株的杀菌力。由 5 个脑膜炎球菌蛋白抗原组成的 B 群脑膜炎球菌疫苗已批准上市。反向疫苗设计思路亦已应用于肺炎链球菌（*Streptococcus pneumoniae*）、肺炎衣原体（*Chlamydia pneumoniae*）和铜绿假单胞菌（*Pseudomonas aeruginosa*）等疫苗的研发。

常规的疫苗设计基于保护性免疫是由结构蛋白所激发的原理，而反向疫苗设计是基于将所有的蛋白质看作潜在的具免疫性抗原的思路。例如，艾滋病疫苗的研究，主要研究了表达病毒的包膜蛋白（如 gp120、gp140 或 gp160）及这些抗原的结构域。而近期研究发现，病毒基因组可提供一些非结构蛋白抗原，这些抗原在病毒生活周期中含量少且短暂，是人类免疫缺陷病毒（human immunodeficiency virus，HIV）的早期蛋白，如使用 Tat、Rev、Pol 等抗原进行实验研究已获得一定结果。提示反向疫苗设计策略可应用于高变异率的 HIV、丙肝病毒（HCV）等病毒疫苗的研发。但是这种以基因组序列为基础的反向疫苗设计策略也有其局限性，它不能用于非蛋白抗原（如多糖抗原）的选择。

（赵　铠　国药中生生物技术研究院有限公司）

参 考 文 献

国家药典委员会，2015. 中华人民共和国药典（三部）. 北京：中国医药科技出版社.

阮力，2009. 我国病毒疫苗研发现状与进展. 生物产业技术，3：28.

赵铠，2013. 疫苗研究与应用. 北京：人民卫生出版社.

Levine MM，2009. New Generation Vaccines. 4th ed. New York：Informa-Healthcase.

Plotkin S，Orenstein W，Offit P，2008. Vaccines. 5th ed. Amsterdam：Elsevier.

第二章 持续性感染

Persistent Infections

摘 要

由病原微生物（如病毒、细菌、真菌等）引起人类或动物长期、慢性或反复发作的感染均称为持续性感染。持续性感染的患者或携带者不仅是重要的传染源，还可引起慢性炎症反应及一些功能障碍，甚至导致肿瘤及自身免疫病。因此，持续性感染已成为传染（感染）性疾病防治的重点和难点。持续性感染的病原体可为病毒、细菌、衣原体、朊病毒或寄生虫等。构成持续性感染，一方面需要病原体均有在宿主细胞内整合、潜伏或持续复制的特点，一般不直接破坏宿主细胞，也可以存在对药物耐受的状态；另一方面宿主各种免疫应答低下，也是构成微生物持续存在的主要机制。研究微生物持续性感染中病原体的生物学特性、抗原性、免疫原性、逃逸机体识别与清除病原体的机制是重点之一。另一重点是对持续性感染者的免疫应答研究与分析。最终对持续性感染的机制及对策研究，必须在患者中证实与考核，而患者个体间的差异不可忽视。在研究机体免疫应答时，因为动物模型的遗传背景清楚，可控制实验条件，有利于分析结果，因此是常用的重要工具。近来有关持续性感染的治疗也受到重视，并不断发展，在机制研究已有一些新的观点，在技术方面也有一些突破。

由病原微生物（如病毒、细菌、真菌等）引起人类或动物长期、慢性或反复发作的感染均称为持续性感染。随着一些危害严重的急性传染病（如天花、鼠疫等）被有效地控制和根除，由一些病原微生物（如 HIV 病毒、乙肝病毒、人乳头状瘤病毒、疱疹病毒、结核分枝杆菌、幽门螺杆菌、布鲁氏菌等）引起的持续性感染难以治愈的问题正日益突出。由于各类感染的病原体在机体内持续数年甚至数十年，可以出现症状，也可不出现症状而长期携带病原体，并可成为重要的传染源。持续性感染需长期用药，而这也是构成机体对抗生素等药物耐受的根源之一。由持续性感染引起的慢性炎症还与发生肿瘤及自身免疫病密切相关，因此持续性感染已成为传染（感染）性疾病防治的重点和难点。

第一节 持续性感染的种类

因各种持续性感染的致病机制不同，并且临床表现各异，目前尚无一种公认而又比较满意的分类方法。根据微生物繁殖的特点，结合临床疾病进展的过程，以及是否在病程中可检出病原体等综合因素，持续性感染可以分别表现为不同种类。

一、潜伏感染

这类感染的特点为机体在临床急性感染痊愈或在隐性感染后，微生物或其基因组（或基因）或其组分潜伏于机体某一部位，一般不能被常规技术检出。潜伏感染不是无害、无活性的感染，而是处于一种与机体免疫之间动态平衡的状态，可以在一定条件下变化，被激活而出现临床症状或引起疾病。已知疱疹病毒科中的单纯疱疹病毒（herpes simplex virus，HSV）、水痘-带状疱疹病毒（varicella-zoster virus，VZV）、巨细胞病毒（cytomegalovirus，CMV）、Epstein-Barr 病毒（EBV）及人类疱疹病毒 6 型（human herpes virus-6，HHV-6）均为可致潜伏感染的病原体。过去，对疱疹病毒科的潜伏主要关注的是 HSV-1、HSV-2 在机体劳累、发热等条件下的复发与激活。近日由于 HIV 感染率的上升，以及器官移植技术、肿瘤化疗等的更多应用，上述 CMV、HHV-6 潜伏感染病毒的激活途径已表现为多样化，甚至可发展为致残或致死。例如，在 HIV 感染中，CMV 被激活后可致严重视网膜疾病甚至导致失明；器官移植后免疫抑制剂的应用，可致疱疹病毒的全身扩散而致死。已知各种病毒潜伏的部位不同，如 HIV 潜伏在 CD4$^+$ T 细胞；而 HSV-2 潜伏可以是多部位的，并可以不断从感染部位释出；EBV 可在 90% 健康人的唾液中存在，并且可能与激活和再感染有关。因此，潜伏感染是一个高度动态的过程。近来有学者对潜伏感染的特点与病原和宿主的遗传及表观遗传特点做了全面分析。病毒通过利用或改变宿主免疫系统的功能可以使病毒从复制型转为潜伏型。此外宿主细胞的染色体聚合因子（chromatin assembly factor）及对 DNA 损伤的应答，均可参与病毒潜伏感染的机制。研究还发现与潜伏相关的非编码性 RNA 可以逃逸免疫识别，并促进炎症反应，这也有利于病毒潜伏。

近来有研究证实了 JC 病毒（人多瘤病毒）潜伏感染的重要性。儿童期感染 JC 病毒仅表现为轻度呼吸道感染或无任何临床症状。此类病毒主要在肾组织中，也极可能在脑组织中潜伏，并偶尔可从尿中排出。然而在少数艾滋病患者或老年器官移植患者中 JC 病毒可致进行性多灶性白质脑病（progressive multifocal leukoencephalopathy，PML），其病理变化为脑组织脑髓鞘病变。目前已知病毒仅损伤寡分支星状细胞，并不损害神经元。近来，在我国肾移植患者尿液中发现有一定比例的 BK 病毒阳性，其是否致病尚待进一步考核。

目前估计全球约有 1/3 的人带有结核分枝杆菌但无临床症状；然而大多数的结核患者均来自这群潜伏感染者，是因结核杆菌被激活而产生症状的。结核杆菌引起的潜伏感染多数会在机体免疫低下的条件下被激活，而致多种组织器官病变。原发性肺结核一般仅在肺及肺门淋巴结引起病变；而激发后的疾病除肺结核外，肾、脑膜、骨及皮肤均会发生由结核菌引起的病变。每年估计有 150 万～200 万人死于结核病，迄今尚无有效诊断结核杆菌潜伏感染者或区别已感染者与结核菌已被激活者的敏感方法。

二、慢性感染

这类感染表现为病原微生物可持续存在于血液、组织或机体内的异物中，并不断排出体外，或经输液、器官移植或在免疫低下时引起疾病。一般微生物在不发病的间歇期可被检出。乙肝及丙肝为典型的慢性病毒感染。一般可有一个急性感染过程，但多数可以表现为亚临床型感染，仅在抽血作检测时方可诊断。虽然感染者并无临床症状，但因病毒长期存在于血液或组织中，可经过输血、污染血制品或器官移植而传播。早期 HIV 感染也属于此类型的持续性感染。在 HIV 感染者出现症状前的几年甚至十几年，其血液都具有传染性。这一类型的感染是公共卫生中的重大问题。

三、非常规微生物感染

这类感染主要见于少数病毒与朊病毒（prion）。在病毒中，逆转录病毒科（Retroviridae）中的慢病毒属（*Lentivirus*）在多种动物中可致肿瘤，其中人 T 细胞白血病病毒（human T cell leukemia virus，HTLV）Ⅰ、Ⅱ型均已确认是致人淋巴细胞白血病的病原体。早年，HTLV-Ⅰ仅在南日本流行，但以后发现在非洲、南美洲等也存在，主要通过输血时由被 HTLV-Ⅰ 感染的 CD4$^+$淋巴细胞传播。此外，通过性接触、胎盘母婴间也可传播，导致感染者终身为无症状带病毒者，但有 5%可经感染后的 10～40 年才发病，主要表现为皮肤或内脏急性淋巴瘤，同时有高钙血症，此外，有些患者表现为持续的淋巴细胞增多症，而无淋巴瘤。至于 HTLV-Ⅱ引起毛型 T 细胞白血病（hairy T cell leukemia）仅有很少病例报道。

另有一种疾病被称为慢性疲劳综合征（chronic fatigue syndrome），其患者多为青年，表现为全身乏力、肌肉酸痛等。这类患者病故少见。学者们曾认为该综合征与 EB 病毒或肠道病毒引起的慢发性感染相关，但迄今尚无明确的病毒病因。

朊病毒（PrP）是一种非寻常的致病因子，有时也会被称为非常规性病毒（non-conventional agent/virus）。目前认为朊病毒是一类不可能检测出核酸，但可以在动物或人体内传播的蛋白分子。由于用各种敏感的方法均未能检测出致病因子有核酸，Prutzner 等用动物实验证明这一因子主要是通过改变蛋白质的折叠构型进行传播。最早在羊中发现的羊瘙痒病（scrapie）及以后在人类中发现的克-雅脑病（Creutzfeldt-Jakob disease，CJD）引起的脑部病变为亚急性海绵样脑炎（subacute spongiform encephalopathy，SSE），是一组神经系统退变的疾病。据文献报道，在人群中 CJD 的发病率为 1/100 万，临床中发现的 CJD 传播途径包括污染了在脑外科手术中插入的电极、角膜移植及使用了来自感染动物脑垂体制备的人生长激素等。

目前对朊病毒的定义：朊病毒是一种与其他已知病原微生物完全不同的传染性病原体（无核酸成分），经过较长或长期潜伏后可引起一组致死性退行性变的神经系统疾病。朊病毒病可表现为有传染性，但又具有遗传性或散发性特点的疾病。其发病均涉及对哺乳类细胞内正常组分、PrP 蛋白、构型的修饰，出现了 PrP^{sc}的异常构型。

1986 年在英国牛群中发现朊病毒可引起牛海绵状脑病（bovine spongiform encephalopathy，BSE）。至 1995 年，英国已有 15 万头牛感染 BSE。由于朊病毒感染潜伏期可达 10 年或更长，病原体不能经紫外线、放射线照射，以及甲醛及热处理所灭活，因此朊病毒是否感染人类引起了极大的关注。1994 年在英国青年中发现了仅见于老年人的 CJD，并且发现是由一株新的有变异的 CJD 朊病毒株引起的，与 BSE 的病毒株有共同特性。此后在法国、美国、澳大利亚、日本的 CJD 患者脑组织中均发现有比较特殊的、多处 PrP 淀粉样沉淀斑，周围有一圈严重海绵样退行性变的神经元。目前对朊病毒的研究及对 BSE 是否可传给人类的探索等都使慢发感染成为全球研究的内容之一。

四、细菌持续性感染

慢性细菌感染虽然也常见，但与病毒性慢性感染不同，一般并不构成对公共卫生的危害，而只是因感染者本身反复发作或反复感染而造成损伤。例如，由大肠杆菌引起的泌尿系统感染可以反复发作而损伤肾功能；由肺炎球菌或肺炎链球菌、流感嗜血杆菌等引起反复发作或反复感染的慢性支气管炎，可引起肺气肿或肺功能障碍不全。这类感染一般见于机体免疫应答低下者，或感染的局部脏器有畸形改变（如输尿管弯曲或支气管末端膨大等）者。在细菌感染中值得重视的是，当机体输入或植入高分子化合物制品（如导尿管、人工瓣膜等）时，细菌可在其表面形成生物被膜，也可以引起慢性感染。在生物被膜中，细菌对抗生素等药物及对体内抗体或吞噬细胞的抵抗力可以大大增加，因而可持续存在于被膜中。然而这些细菌可不定期地自生物被膜中脱落入血，而引起菌血症或败血症。

沙眼衣原体（*C. trachoma*，*CT*）是细菌感染类中不可忽视的持续性感染。它们具有逃避自噬与宿主免疫系统的功能而持续存在于上皮细胞内；胞内型的原体在不利条件下为非复制性的存活状态。而有感染性的始体是在免疫低下时形成的。在持续性感染时，热激蛋白（热休克蛋白）60（kDa）（HSP60）显著上调，可损伤细胞。衣原体与人的HSP60很相似，而HSP60是胚胎首先合成的蛋白之一；感染沙眼衣原体，对沙眼衣原体-HSP60的免疫反应可以对妊娠造成不利影响。

五、急性感染恢复后出现晚期并发症

这是一类较少见的持续性感染，主要表现为麻疹感染晚期出现的亚急性硬化性全脑炎（subacute sclerosing panencephalitis，SSPE）。文献记载，麻疹后引起SSPE的概率为1/30万，但这却被学者们认为是一种有科学研究意义的现象。发生SSPE的患者在幼儿时期感染麻疹后痊愈，但十余年后发生了致死性全脑炎。患者脑组织中很少能发现麻疹病毒，但脑脊液中有很高效价的针对麻疹病毒的中和抗体。在患者的神经元中用麻疹病毒的RNA做核酸分子杂交呈阳性反应，用免疫荧光检测可在脑炎患者的脑组织中发现病毒的核衣壳。分子生物学技术分析发现SSPE脑组织中的麻疹病毒包膜抗原蛋白M、F和H的表达都显著降低。此外，在SSPE发病前的潜伏期中，病毒M基因的转录体中可积累为数众多的突变。这些研究提示了在微生物持续性感染过程中有可能累及神经元，而在神经元中潜伏的病毒可致宿主细胞发生变化，并提供微生物基因组在细胞中持续存在的条件，如改变病毒某些基因的表达。值得提出的是，目前有相当一部分病因不明的神经系统感染患者的脑组织检出有病变；如果对脑组织进行多种病原微生物基因的检测，可能会提示一些病原微生物持续性感染的迹象。

人类常见持续性感染的疾病及其涉及的器官、组织、细胞归纳于表2-1。

表 2-1　人类常见持续性感染的疾病及涉及的器官、组织、细胞

	急性病毒感染所致 主要疾病	持续性病毒感染的 细胞与组织	持续性病毒感染 所致的疾病
DNA 病毒			
单纯疱疹病毒	皮肤及黏膜疱疹、角膜炎	神经元（感觉神经节）	疱疹（皮肤、黏膜）、泌尿生殖道疱疹、脑炎
水痘–带状疱疹病毒	水痘	神经元、感染神经节细胞	带状疱疹
巨细胞病毒	肺炎、脑炎、视网膜炎、结肠炎、先天畸形、传染性单核细胞增多症	肾、唾液腺、淋巴细胞、单核细胞	肺炎、脑炎、视网膜炎、结肠炎
EB 病毒	传染性单核细胞增多症	B 细胞、咽部上皮细胞	伯基特（Burkitt）淋巴瘤、鼻咽癌
人类疱疹病毒 6 型（HHV-6）	幼儿急疹	B 细胞与 T 细胞	
JC 病毒	轻度呼吸道感染	肾、中枢神经系统	进行性多灶性白质病变
BK 病毒	出血性膀胱炎	肾脏	出血性膀胱炎
乙肝病毒	急性肝炎	肝、胰、淋巴细胞	慢性肝炎、肝癌
丙肝病毒	急性肝炎	肝、淋巴细胞	慢性肝炎、肝硬化、肝癌
丁肝病毒	急性肝炎	肝、淋巴细胞	慢性肝炎、肝硬化、肝癌
腺病毒	结膜炎、呼吸道感染	增殖体、扁桃体淋巴细胞	
微小病毒 B19	小儿传染性红斑	骨髓和血中原始红细胞	慢性骨髓功能衰竭、溶血性贫血
RNA 病毒			
麻疹病毒	麻疹	脑、神经元	亚急性硬化性全脑炎（SSPE）、麻疹后脑炎
风疹病毒	风疹、先天畸形	中枢神经系统、淋巴细胞	SSPE、青年期关节炎
逆转录病毒			
人类免疫缺陷病毒	无，或一般乏力轻度感冒	CD4+ T 细胞、单核/巨噬细胞、神经胶质细胞	艾滋病
人 T 细胞白血病病毒（HTLV）		T 细胞	白血病
阮病毒	不明显	中枢神经系统、神经元等	克–雅脑病（CJD）、牛海绵状脑病（BSE）
细菌			
结核分枝杆菌	肺部原发性结合、血行播散型肺结核	肾、脑膜、腹膜、骨、皮肤、巨噬细胞等	各相关器官组织结核病
葡萄球菌	蜂窝织炎	皮肤	生物被膜相关感染
铜绿假单胞菌	呼吸道感染	呼吸道	慢性肺部感染
大肠杆菌	尿路感染	泌尿生殖道	慢性尿路感染等
沙眼衣原体	泌尿生殖道感染	泌尿生殖道、眼结膜	慢性生殖道、尿路感染

第二节　持续性感染的模型

一、实验动物模型

由于多数持续性感染均涉及机体免疫系统功能的改变，实验动物模型成为研究持续性

感染的主要工具。最早而且最经典的用于研究病毒持续性感染的动物模型为由淋巴细胞脉络丛脑膜炎病毒（lymphocytic choriomeningitis virus，LCMV）感染的小鼠。在自然条件下LCMV可感染小鼠及人，但为开展持续性感染的机制，曾应用不同病毒株、不同遗传背景的小鼠品系、不同鼠龄、不同注射途径及改变免疫状态等进行研究。用该病毒脑内注射感染成鼠，约8天后动物发生神经系统感染而死亡。如动物用环磷酰胺或去胸腺造成免疫抑制后同样感染该病毒，90%的动物发生持续性感染，组织与血清中有高浓度的LCMV，但并不发病。这些处于免疫抑制的感染动物如被动输入该病毒免疫动物的脾细胞后，原来呈持续性病毒感染的小鼠可发生典型疾病而死亡，说明细胞免疫在LCMV感染后发病的重要性。LCMV可由母鼠垂直传播给胚鼠，致先天性感染，子代小鼠出生后虽有持续性的病毒血症与病毒尿症，而且几乎每个细胞都可被感染并持续终身，但并无任何症状。在动物体内不能测出游离的该病毒抗体，但病毒能以病毒-抗体IgG-补体复合物形式存在。

随着免疫应答中多种免疫细胞反趋化因子的发现，应用敲除不同因子的小鼠实验感染LCMV，可进一步分析病毒持续性感染中病毒对机体免疫应答的作用。例如，在LCMV持续性感染的成年鼠发现动物的CD4及CD8细胞均不能产生足量的白介素（IL）-10。至感染后9天，T细胞变成无应答性，都不产生IL-2、干扰素（IFN）-γ或肿瘤坏死因子（TNF）-α。然而当用IL-10抗体阻断IL-10时，T细胞功能可以恢复。此外，在这些持续性感染鼠中还发现T细胞表面的程序性死亡-1（programmed death-1，PD-1）表达量增加。用PD-1配体阻断后，则T细胞的功能得到恢复。在LCMV感染动物模型中发现的免疫调控因子PD-1、IL-10及调节性T细胞（Treg）在其他持续性感染的慢性乙肝、丙肝中的作用在动物实验及患者中均已被证实。

二、转基因动物模型

最早通过将乙肝病毒的部分基因或全基因组注入小鼠受精卵内，再植入假孕鼠中，使胚胎存活，形成幼鼠，可获得整合有该基因组或基因片段，或有相应病毒蛋白持续表达的转基因动物。这些转基因动物已被用于研究病毒持续性感染的各种变化及各种药物、免疫因子阻断持续性感染的效果及作用。转基因鼠因有外源基因整合的因素，获得的实验结果有一定的局限性。最近通过在数秒内向小鼠的尾静脉高压快速注入（hydrodynamic injection）大量的外源DNA，可使外源基因在小鼠肝内表达，有报道这种外源基因的表达可持续数月。但这一技术仅可用于研究动物肝内的变化，故仅限于研究肝炎病毒持续性感染。

三、自然或人工被相应病原体感染的动物模型

已发现有些动物天然已被一些与人类持续性感染相似的病原体所感染，因而可作为动物模型。例如，猴被猴免疫缺陷病毒（simian immunodeficiency virus，SIV）感染后，可出现与HIV感染相似的疾病，可作为人HIV感染的动物模型。鸭、土拨鼠、地松鼠中存在与人乙肝病毒类似的嗜肝DNA病毒，均已被用作动物模型。此外，灵长类动物（如黑猩猩）可实验感染HBV、HCV，作为更接近人类感染的实验动物模型而获得很有价值

的研究资料。

四、其他实验感染模型

HSV-2可在豚鼠中建立生殖道的持续性感染模型，主要用于实验疫苗的研究或药物过筛。用结核杆菌感染豚鼠建立的动物模型及用大鼠颈部皮下插管注入细菌建立的细菌生物膜动物模型，也常被用于研究结核菌、细菌生物膜持续性感染的机制及控制或治疗生物膜药物的筛选。

五、细 胞 模 型

虽然动物模型可较好地代表机体持续性感染的诸多方面，但由于动物体可受营养、环境、个体差异等因素影响，加之体内存在复杂的免疫网络，较难深入研究持续性感染中病原体与宿主细胞间相互作用的机制。因此，采用某些持续性感染的细胞模型可弥补动物模型的不足。在细胞模型的研究中，有HIV感染的诸多细胞模型、HBV基因组或基因片段转染的持续有病毒复制或病毒抗原表达的细胞系、能持续有HCV复制的细胞模型，以及用疱疹性口炎病毒（vesicular stomatitis virus，VSV）感染的细胞模型均对持续性感染的机制研究做出了贡献。例如，在持续表达乙肝表面抗原（HBsAg）的细胞模型中发现HBsAg可导致细胞蛋白亲环蛋白A（cyclophilin A，CypA）分泌至胞外，在激发炎症应答中起作用。在用VSV感染细胞的研究中发现了缺损干扰病毒颗料（defective interfering particle，DIP），且除了证实DIP与野毒VSV在复制中呈现消长关系及两种不同表型毒株基因组的差别外，还发现在其他病毒中也存在DIP。

此外，通过研究多种持续性感染的微生物与抗原提呈细胞间的作用，在持续性感染的机制方面也有很多有意义的发现，如在研究结核分枝杆菌如何在体内长期潜伏，并在体外细胞培养中如何影响巨噬细胞的功能等方面都有重要发现。同样，对比在细菌生物膜中存活细菌及在游离状态下存活细菌的生理功能，以及在细菌个体和群体中多种代谢功能的差距，也都是通过体外试验所揭示的。可见除动物体模型外，体外的细胞模型对研究微生物持续性感染的作用也不可忽视。

第三节 构成持续性感染的机制

病原微生物构成持续性感染必须具备两方面的基本条件：一是病原微生物感染细胞后不仅可在细胞内持续存在，还必须不致直接引起细胞快速裂解或破坏。例如，病毒感染必须是非溶细胞型（non-cytolytic infection）感染；细菌则应是胞内感染菌，但构成生物被膜的细菌除外。二是病原微生物能逃逸宿主免疫系统的识别与清除机制。此外，病原微生物因胎内或围生期（perinatal stage）感染所致的免疫耐受，或机体因遗传因素所致的持续性感染也是某些病原微生物构成持续性感染的因素。以下从两个方面予以分析。

一、病原微生物的机制

1. 病毒基因的表达被修饰或被抑制 这一机制多见于病毒感染非允许细胞（non-permissive cell）。例如，HSV-1 感染上皮细胞产生复制型感染后，病毒的基因组进入细胞核，可被宿主细胞的 RNA 聚合酶Ⅱ转录成近 80 种 mRNA。最早被转录的基因被称为 α-基因（或即早期基因）。α-基因的转录需病毒编码的蛋白质翻译启动因子（TIF）及细胞因子 Oct-1 基因作用。以后病毒可进一步复制而产生子代病毒。在感染上皮细胞后病毒感染感觉神经细胞，则进入潜伏感染。在这些潜伏感染的神经元中仅发现一种 HSV 的转录体，称为 LAT（latency-associated transcript），LAT 只能引起感染神经元的凋亡，神经元是非允许细胞，在其中，病毒基因的转录受到抑制，从而不能复制出完整的子代 HSV-1。又如 EB 病毒在黏膜上皮细胞内表现为复制型感染，但感染 B 细胞后则表现为潜伏感染。在 B 细胞的潜伏感染可分为 3 种不同的类型：Lat Ⅰ、Ⅱ和Ⅲ型。与复制型感染不同，Lat Ⅰ型只表达一种蛋白，虽然其他 RNA 也被转录，但并不能翻译出相应蛋白而组装成完整的子代 EB 病毒。

2. 病毒基因整合 仅见于 DNA 病毒与逆转录病毒。利用核酸分子杂交技术，可在一些病毒持续性感染的细胞或组织中检出有病毒核酸的整合。在 DNA 病毒中，研究最多的是一种猴病毒——SV40 病毒。SV40 病毒的 DNA 序列能以共价键方式与宿主细胞的 DNA 相连。在各种细胞系中发现整合的病毒 DNA 量可多可少，最少可为平均每一个细胞基因组中仅整合零点几个病毒基因组（不到 1 拷贝）；多者可以平均一个细胞基因组中整合超过 10 个病毒基因组（10 拷贝之上）。整合的病毒基因组可为完整的，也可为亚基因片段（即病毒基因中的某些片段）。一些病毒整合的机制不详，有人认为是基于病毒核酸与宿主细胞核酸中有部分同源性而进行整合；也有人认为不需要有同源性，病毒核酸的某些片段可随机插入细胞的核酸。对 SV40 病毒研究的资料证明，病毒的基因片段或被插入的细胞基因部分都无规律性，是随机出现的。HBV 可在肝脏细胞内整合，已知该病毒的表面抗原(s)、核心抗原（c）、X 蛋白的编码基因均可整合，故可不断转录相应蛋白产物构成长期抗原血症。逆转录病毒也可通过逆转录形成的 DNA 中间体整合入细胞。这类病毒整合有三大特点，即病毒核酸整合位置的宿主细胞基因片段与病毒核酸并无同源性；在病毒整合部位侧翼的细胞核苷酸有简单的几个核苷酸的直接重复序列；整合的病毒核酸序列是有规律性的。因此在这类 RNA 病毒的整合中，宿主细胞核酸序列是随机的，但病毒却有特异的整合序列。

病毒基因整合后，一般可表达部分病毒抗原而较少复制完整病毒，因此病毒可以不产生感染性病毒的形式持续。然而也有少数病毒在整合的同时还可以继续复制，这时，取感染组织提取 DNA 做核酸分子杂交时，根据杂交条带，可见既有复制型病毒 DNA，又有整合型病毒 DNA。病毒基因的整合可能通过激活细胞的癌基因或抑制抑癌基因而与肿瘤发生相关。例如，在土拨鼠中发现 40%土拨鼠肝癌有土拨鼠病毒基因在 N-myc 部位的整合。此外，HBV 的 X 基因整合入肝细胞，与原发性肝癌的关系也很密切。

3. 缺损干扰病毒颗粒（DIP）的出现 DIP 是一种普遍存在的不完全病毒颗粒，具有与完整病毒相似的抗原性，但由于核酸中一些重要基因有缺失，故不能单独生存，而必须与辅助病毒或该病毒的完整病毒同时复制。因 DIP 与完整病毒的抗原相似，而基因组较完整病毒简单，故又可干扰完整病毒的复制。由于该颗粒必须与完整病毒同时复制，但在复制时又互相竞争，前者可干扰后者，从而可使有感染性的病毒颗粒减少，使病毒持续存在。该颗粒的存在是构成病毒持续性感染的主要因素。实验证明，用完整 VSV 注入鼠脑，可引起致死性脑炎。如给小鼠注入大量缺损 VSV 和少量完整病毒，则可出现免疫应答，而小鼠并不死亡；如注入大量的完整病毒和少量缺损病毒，动物可发生缓慢进行性麻痹，类似慢发病毒感染而最终死亡。

DIP 不仅在 RNA 病毒，还在疱疹病毒、乳头状瘤病毒、个别型的腺病毒及微小病毒中先后被发现。这种颗粒不仅在细胞培养中存在，也曾在急性病毒感染的动物中被发现，并且也证实这种颗粒与完整病毒的周期性消长有关。因此研究认为这种颗粒在病毒持续性感染中占重要地位。除典型的 DIP 外，还曾在病毒中发现不典型的 DIP，如在 HBV 中发现可能有 HBV 的一种类似 DIP 核心基因变异体的存在，可影响完整核衣壳的形成。

4. 病原微生物基因的变异　病毒持续性感染中常出现病毒基因组的变异，尤其以 RNA 病毒最为多见。HIV 有多种天然变异株，在同一患者不同病期分离的 HIV 毒株即可发现变异。通过分析可见基因组编码 HIV 包膜蛋白的部分有高变区，这些变异的毒株可逃逸对原有毒株的机体免疫（如中和抗体或杀伤细胞清除病毒的作用），促进病毒持续存在。HCV 基因中也有高变区，被认为与引起慢性肝炎有关。另外，由于自慢性乙肝患者分离的毒株多有致乙肝 e 抗原（HBeAg）阴性的前 C 区变异，有学者认为这类变异可能与 HBV 持续相关。

细胞的种类与病毒出现变异亦有关，即组织细胞有选择病毒变异株的作用。例如，LCMV 感染小鼠时，自中枢神经系统分离的毒株为野生型毒株，可引起病毒特异性细胞毒性 T 细胞（CTL 或 Tc 细胞）的杀伤作用，从而可在 2 周内自身清除细胞。然而用自淋巴细胞（脾）中分离的毒株注射鼠后，可在鼠体内引起慢性感染，同时伴有 CTL 活性被抑制，因此这类变异株为 CTL 低活性变异株。当 LCMV 诱生 CTL 正常活性株与低活性株进行病毒 RNA 节段的重配（reassortment），经过克隆与测序，结果发现在 LCMV 糖蛋白第 260 位残基的单一变化可决定是否能被诱生 CTL，即当该残基由苯丙氨酸变为亮氨酸后，病毒由可诱生 CTL 株变为 CTL 诱生活性低下株。然而并非所有病毒的变异均会导致持续性病毒感染，如流感病毒通过重配有很高的变异率，但并不引起持续性感染。

在细菌性疾病中，耐药性变异是构成持续性感染的重要机制。结核杆菌的耐药株可在机体中长期存在，并可传播。又如幽门螺杆菌耐药株可在病灶中持续存在，并可能导致慢性炎症，这与胃癌的发生相关。

二、病原微生物逃逸宿主免疫系统机制

1. 干扰树突状细胞的正常功能　病原微生物进入机体后，树突状细胞（DC）是识别入侵微生物的第一关，DC 还可与 T 细胞协同进一步发挥对免疫的调控作用。DC 的成熟及被激活依赖两类不同的受体：一类是识别胞膜与胞内病原体的受体，包括 Toll 样受体

（Toll-like receptor，TLR）与 RIG-1 和 MDA5；另一类是识别细胞因子的受体，如 TNF 系统等。已知一些病毒体可与 DC 的表面分子结合，从而抑制机体有效的免疫应答。树突状细胞特异性非整合素（cell specific ICAM-3 grabbing nonintegrin，DC-SIGN）CD209 是一种穿膜的 C 型凝集素（lectin），是促进 DC 与内膜细胞黏附并有利于 DC 移动的因子。DC-SIGN 除可与疱疹病毒、严重急性呼吸综合征冠状病毒（SARS-CoV）、HCV、登革病毒等结合外，还可与结核杆菌结合。病原微生物与 DC 表面受体结合后，可以促进对病原体的免疫应答，同时也会构成一些病理过程而有利于病原体持续存在。例如，HIV 与 DC-SIGN 结合后可导致病毒传递至 T 细胞。其他细胞还可通过与 DC 相互作用而抑制 DC 的成熟过程，如 HCV 蛋白可下调 HLA-DR 的表达，麻疹病毒可使 DC-T 细胞间的免疫突触相互作用不稳定，HSV-1 可以下调 DC 的一些共激活因子等。病毒各组分与 DC 的作用可归纳如图 2-1 所示。

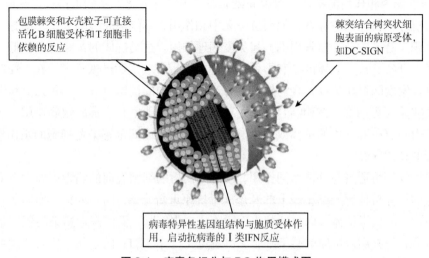

图 2-1 病毒各组分与 DC 作用模式图

引自 Freer G，Matteucci D. Influence of Dendritic Cells on Viral Pathogenicity. PloS Pathog，2009，5（7）：e1000384

2. 病原微生物感染免疫细胞 病原微生物可侵入免疫细胞（T 细胞、B 细胞、巨噬细胞、NK 细胞等），且不易被免疫细胞或因子清除，从而得以长期持续存在，或可在免疫细胞中增殖，造成机体的免疫功能低下。一些容易引起持续性感染的病毒如风疹病毒、麻疹病毒、CMV、狂犬病毒、HBV 及 LCMV 均可在淋巴细胞或经激活的淋巴细胞中增殖。近年来，通过对各种免疫细胞亚群的研究，可更进一步分析病毒对各种细胞亚群的免疫抑制作用。例如，在 HIV 感染的无症状带病毒阶段可见 Th1 细胞（对细胞免疫起辅助作用）消失或失去功能，但 Th2 细胞（对体液免疫起辅助作用）功能的变化却并未完全失去，从而可解释为何在 HIV 感染的无症状带病毒阶段细胞免疫应答紊乱时 B 细胞仍可持续地被激活。腺病毒的某些型别可持续感染人的 T 细胞、B 细胞、Null 细胞，结果使人外周血 T 细胞对植物血凝素刺激淋巴细胞转化的反应能力降低至 1/10。结核杆菌为胞内菌，可在巨噬细胞中繁殖，并可随巨噬细胞作为载体传播至体内其他部位。

3. 病原微生物下调宿主细胞 MHC-I 类抗原的表达 因 CTL 杀伤靶细胞的作用是受 MHC-I 类抗原识别所限制的，故当病毒感染细胞表达 MHC-I 类抗原低下时，CTL 的杀伤作用则显著低下。腺病毒 2 型早期蛋白 E3（相对分子质量为 19×10^3）可与 MHC 抗原结合而形成复合物，从而阻止 MHC-Ⅰ类抗原在病毒感染细胞膜上表达。腺病毒 12 型（致癌型别）通过另一种途径抑制 MHC-Ⅰ类抗原的表达，即阻止 MHC 基因的转录或其 mRNA 自细胞核内转出。另一些病毒则可使细胞表面的黏附因子表达低下，如 EB 病毒引起的 Burkitt 淋巴瘤细胞不能被相应 MHC 类抗原及病毒特异的 CTL 所杀伤，其原因为肿瘤细胞表面的细胞间黏附分子（ICAM）-1 与淋巴细胞功能相关抗原（LFA）-3 均表达低下。

4. 病原微生物下调细胞的黏附因子　在机体免疫应答中，细胞表面的黏附因子有利于免疫细胞与微生物感染的靶细胞间发挥作用。例如，带有 EB 病毒的 Burkitt 淋巴细胞因下调黏附因子正常表达 ICAM-1 和 LFA-3，从而造成 T 细胞对带有 EB 病毒细胞间的黏附亲和力下降，有利于病毒持续存在。

5. 诱生无中和作用的抗体或改变靶细胞表面的抗原变化　在病毒持续性感染中，常见血循环内抗原与抗体同时存在，但因抗体无中和作用，不能阻断病毒入侵靶细胞，免疫复合物可沉积于肾或关节、血管周围，起免疫病理作用。这类抗体的亲和力亦较低，如曾在乙肝患者中证实其核心抗体的亲和力低于无症状携带者或疾病已恢复者。在 SSPE 患者血清中，也曾发现除存在免疫复合物外，还有亲和力不同的抗体成分。这些无中和作用的抗体可能并非是与靶细胞受体相结合的决定簇抗体，故不能中和病毒的致病作用。然而这些抗体却可阻断有中和作用的抗体或免疫淋巴细胞对病毒或病毒感染靶细胞的杀伤作用，有利于病毒的持续存在。

病毒抗体还可通过与补体协同作用，使感染病毒的细胞表面的病毒抗原发生变化，如麻疹病毒的抗体可使感染细胞膜上的麻疹病毒抗原重新分布，向一处集中而形成"帽状"。形成"帽状"的病毒抗体可以自细胞表面脱落或向内凹陷，而使病毒感染的靶细胞失去表面病毒抗原；失去病毒抗原的感染细胞，可避免受抗体、CTL 的杀伤，从而使病毒得以长期存在于宿主细胞内。有些病毒（如副黏病毒、弹状病毒等）感染细胞后，病毒糖原蛋白抗体表达低下，从而可逃逸宿主抗体介导的依赖抗体的细胞毒性（ADCC）作用。在 HSV 感染神经元后，被感染细胞不表达任何病毒抗原而呈潜伏感染，即使在脑脊髓液中有抗体，也不会作用于病毒感染的细胞。

6. 逃逸抗病毒的细胞因子　IFN-α、IFN-β 是主要的抗病毒因子。实验发现，受 LCMV 持续性感染的小鼠很少能测出 IFN 的存在。CMV 在人二倍体细胞中增殖，诱生的 IFN 量也很少。慢性乙肝患者血清中测不出 IFN 或仅有少量的 IFN，患者外周血白细胞经新城鸡瘟病毒诱生的 IFN 量也比正常人低。在先天性感染鼠白血病病毒的动物中测及 IFN 的量也较低。这些病毒感染后，IFN 产生低下的原因和机制各异，有些尚待进一步研究。有些病毒可拮抗 IFN 调控的一些蛋白，如 2-5A 合成酶或其他干扰素调控蛋白（interferon regulated factor，IRF），有些病毒如腺病毒的基因产物可拮抗另一些抗病毒因子，如 TNF-α 等。

7. 病原微生物躲藏在不受免疫细胞或因子作用的组织或器官内　例如，中枢系统与免疫作用系统间有血脑屏障，是免疫因子较少作用的部位。此外，中枢系统的神经元表面仅低度表达 MHC 抗原，从而减少了被 T 细胞杀伤的机会，慢发性神经退行性疾病可属于这一类情况。

8. 病原微生物引起异常的免疫应答　过去认为朊病毒无抗原性，但近年来发现其引起的淀粉样斑块病变及构型改变的蛋白结构仍有抗原性，可在动物体内制备抗体。但其引起的细胞免疫可能有致病性。最新的研究表明，机体的 Treg 参与了 HSV-1 的潜伏感染和再激活过程。尤其在宿主在异常压力下，Treg 活性增加后抑制了抗病毒 CD8 T 细胞的活性，使 HSV-1 有机会复活。

9. 病原微生物本身　主要是细菌在异常环境下可改变其生理活动或改变某些基因的调控而有利于潜伏。例如，结核菌在低氧的情况下，一种编码细菌广谱胁迫蛋白（universal stress protein，USP）rv2623 的基因可被上调，而促进细菌进入潜伏状态。

10. 免疫耐受性　当机体在胚胎期或出生期感染某些病毒，因机体处于未成熟阶段的免疫组织或细胞可误认为此病毒（或其抗原）是"己"而不是"非己"，从而形成免疫耐受性。机体对病毒的相应抗原不产生抗体和（或）细胞免疫，或仅有很低的免疫反应性。例如，当 LCMV 在子宫内或初生期感染小鼠后，可终身携带这一病毒，重要脏器有高效价的病毒与病毒抗原，同时伴有特异性的 T 细胞对这一病毒的无反应性。这一机制在 HBV 感染中也存在。然而，在 LCMV 研究中证明免疫耐受的机体中免疫细胞并非缺失，而仅为无反应或低反应阶段。因此可以部分逆转免疫耐受性。

11. 导致免疫衰老　近来发现在慢性感染中，如 EBV、HBV/HCV/HDV、HHV-8、HIV、HTLV-Ⅰ、HPV、HSV-1/2、VZV 感染可出现类似衰老的免疫表现。持续性感染还可致记忆 T 细胞（Tm）缺少端粒酶，从而导致染色体末端不稳定。这些发现在老年健康与医学中是值得研究并重视的领域。

12. 宿主遗传因素　在小鼠中已发现不同品系小鼠可对某些微生物感染有不同的免疫应答；免疫应答正常或免疫应答低下，与小鼠的主要组织相容性抗原（H-2）有一定关系。例如，不同品系小鼠经 HBsAg 免疫后，产生抗体水平的高低有显著差别；不同品系小鼠对结核菌感染的易感性也可不同，因此宿主遗传因素在构成持续性感染中亦占有一定地位。关于组织相容性抗原的型别与持续性感染的关系不甚明确。有学者报道感染麻疹病毒后是否发展成 SSPE 与这种抗原有关，患者中组织相容性抗原 B8 和 W15 的发病率分别为 32.6% 和 40%，高于正常人群的百分率（分别为 16.3% 与 0.5%）。然而也有学者报道同卵孪生子中有一人患 SSPE，而另一人感染麻疹后并无上述疾病。因此组织相容性抗原型别与病毒持续的关系，还有待于进一步研究。由于人类基因组研究的不断深入，将进一步解码宿主的遗传基因对微生物持续性感染的机制。例如，亚太、非洲地区持续性乙肝病毒感染多于欧美人群，以及人类对结核杆菌感染是否有易感性差别都将有进一步研究的必要。

各种微生物逃逸免疫应答的策略见表 2-2。

表 2-2　各种微生物逃逸机体免疫应答的策略

免疫效应系统	靶	逃逸机制	病毒感染类别
树突状细胞	细菌或病毒抗原	1. 不能识别抗原	HBV、LCMV
		2. 细胞毒性 T 细胞或受体的功能异常	HBV
		3. 抗原提呈障碍（MHC-肽结合被阻断，MHC 分子表达下降，DC-SIGN 被微生物或其抗体所结合）	疱疹类病毒、结核杆菌、登革病毒、HIV、腺病毒等
		4. 微生物在其中繁殖导致 DC 不能成熟	疱疹病毒

续表

免疫效应系统	靶	逃逸机制	病毒感染类别
中和抗体	游离病毒	1. 抗原变异，失去中和抗体作用的位点	HIV 等
		2. 出现阻断抗体，阻止中和抗体与病毒的结合	有抗原-抗体复合物的病毒感染，如 LCMV、HBV
抗体介导的补体溶细胞作用或 ADCC	病毒感染的细胞	1. 病毒某些基因片段不表达	HSV（感染神经元）
		2. 抗体调控细胞表面的病毒糖蛋白的表达，失去作用位点	麻疹病毒
		3. 病毒变异	HIV
T 细胞的杀伤作用	病毒感染的细胞	1. 抑制细胞 MHC-I 类抗原表达	腺病毒
		2. 感染的细胞通常不表达 MHC-I、II 类抗原	HSV（感染神经元）
		3. 细胞黏附分子（LFA-3 及 ICAM-1）表达降低，这些因子是 T 细胞对靶细胞杀伤所必需的	EB 病毒（在 Burkitt 淋巴瘤中）
		4. 仅部分表达病毒抗原	HIV（在未激活的 T 细胞中）
Treg 功能障碍，T 细胞耗竭	感染机体的免疫应答	1. Treg 功能异常	HBV
		2. 诱生负调控因子 IL-10、PD-L1 等	HBV
IFN	病毒感染的细胞	产生 IFN 低下	HBV、LCMV 等

　　各种微生物引起持续性感染的机制可以是综合性的，引起各种持续性感染微生物的机制间有其共性，但每一种微生物构成持续性感染的主要机制又有个性。对共性的研究有利于通过发展一种策略解决多种微生物持续性感染的问题；对个性的研究则是在共性的基础上发现每种病原体更为突出的难点。研究微生物持续性感染中，病原体的生物学特性、抗原性、免疫原性、逃逸机体识别与控制病原体机制等是重点。在研究机体免疫应答时，因为遗传背景清楚，可控制实验条件，有利于分析结果，故动物模型是重要的工具。对持续性感染者的免疫应答研究与分析也不可缺，因为最终获得的结果还需在患者中证实与考核，但患者个体间的差异不可忽视。两者都是发展控制持续性感染策略的基础，可互相借鉴与补充。

三、针对持续性感染的治疗措施

　　虽然有些构成持续性感染的因素难以控制或终止，但是近年来学者根据动物实验及临床观察，已发现多种通过药物或免疫调控治疗持续性感染的策略。例如，在动物实验中发现，抑制 IL-10 及负调控因子可以逆转免疫失调而控制持续性感染，但是这一策略在人体尚需谨慎采用。

　　有学者认为随着近来细胞治疗的迅速发展，自身修饰的 T 细胞在肿瘤治疗中显示出一定疗效，则 T 细胞输入加抑制免疫检查点联合治疗病毒持续性感染可能会有一定效果。鉴于对人微生物组学、细胞表观遗传学及对免疫与疾病和健康的相关研究，加上 CRISPR 相关基因编辑技术的日益成熟，也有学者建议利用细胞的线粒体为靶点和小分子药物联合修饰免疫过程，以治疗持续性感染。但是这些实验研究用于临床尚需一段较长的研发路程。

（闻玉梅　复旦大学）

参 考 文 献

Bellon M，Nicot C，2017. Telomere dynamics in immune senescence and exhaustion triggered by chronic viral infection. Viruses，9（10）：E289.

Brooks DG，Trifilo MJ，Edelmann KH，et al，2006. Interleukin-10 determines viral clearance or persistence *in vivo*. Nat Med，12（11）：1301-1309.

Buchholz F，Hauber J，2016. Antiviral therapy of persistent viral infection using genome editing. Curr Opin Virol，20：85-91.

Day CL，Kaufmann DE，Kiepiela P，et al，2006. PD-1 expression on HIV-specific T cells is associated with T-cell exhaustion and disease progression. Nature，443（7109）：350-354.

Freeman GJ，Wherry EJ，Ahmed R，et al，2006. Reinvigorating exhausted HIV-specific T cells via PD-1-PD-1 ligand blockade. J Exp Med，203（10）：2223-2227.

Freer G，Matteucci D，2009. Influence of dendritic cells on viral pathogenicity. PLoS Pathog，5（7）：e1000384.

Li S，Gowans EJ，Chougnet C，et al，2008. Natural regulatory T cells and persistent viral infection. J Virol，82（1）：21-30.

Lieberman PM，2016. Epigenetics and genetics of viral latency. Cell Host Microbe，19（5）：619-628.

Moos WH，Pinkert CA，Irwin MH，et al，2017. Epigenetic treatment of persistent viral infections. Drug Dev Res，78（1）：24-36.

Ng CT，Oldstone MB，2014. IL-10：achieving balance during persistent viral infection. Curr Top Microbiol Immunol，380：129-144.

Oldstone MB，2009. Anatomy of viral persistence. PLoS Pathog，5（7）：e1000523.

Prusiner SB，1991. Molecular biology of prion diseases. Science，252（5012）：1515-1522.

Røder G，Geironson L，Bressendorff I，et al，2008. Viral proteins interfering with antigen presentation target the major histocompatibility complex class I peptide-loading complex. J Virol，82（17）：8246-8252.

Sigalov AB，2009. Novel mechanistic insights into viral modulation of immune receptor signaling. PLoS Pathog，5（7）：e1000404.

Smith C，Khanna R，2017. Adoptive cellular immunotherapy for virus-associated cancers：a new paradigm in personalized medicine. Immunol Cell Biol，95（4）：364-371.

Witkin SS，Minis E，Athanasiou A，et al，2017. Chlamydia trachomatis：the persistent pathogen. Clin Vaccine Immunol，24（10）. pii：e00203-17.

Yi JS，Du M，Zajac AJ，2009. A vital role for interleukin-21 in the control of a chronic viral infection. Science，324（5934）：1572-1576.

Zuniga EI，Liou LY，Mack L，et al，2008. Persistent virus infection inhibits type I interferon production by plasmacytoid dendritic cells to facilitate opportunistic infections. Cell Host Microbe，4（4）：374-386.

第三章 治疗性疫苗的历史
History of Therapeutic Vaccines

摘 要

疫苗作为免疫治疗的一种，可以追溯到 19 世纪。治疗性疫苗是起源于被动免疫的一种主动免疫治疗。1900 年获得诺贝尔奖的学者 Behring 和 Kato 就是应用被动免疫治疗的先驱。他们用马血清制备的白喉抗毒素成功治愈了白喉患儿，从而也带动了主动免疫治疗。根据治疗性疫苗的发展，建议可分为以下几个时期：前驱期（1850～1889 年），起始于 19 世纪中期，法国内科医生 Auzias-Turenme 提出用梅毒患者的软下疳材料接种可以治疗梅毒的设想。据说 Pasteur 基于此设想，于 1885 年用粗制的狂犬病疫苗进行了"暴露后预防"（postexposure prophylaxis）治疗。启动期（1890～1911 年），是自 Koch 提出可用结核分枝杆菌培养液的甘油提取物（现在所谓的粗制结核菌素）免疫注射以治疗结核病开始的。虽然其结果归于失败，但证实该提取物可以在结核病患者中诱发免疫应答，在病灶周围引起炎症。发展期（1912～1947 年），是自 Almroth Wright 报道对长期不愈的局部细菌感染可用相应的自身细菌疫苗予以治疗开始的。在抗生素尚未问世之前，疫苗治疗（后称为治疗性疫苗）在学术界曾风行一时，成为热点，并就此开展过学术争论。以后进入缓慢期（1948～1993 年），这一时期因为出现为数众多的化学药物和抗生素，疫苗治疗的研发受挫。但由于免疫学的迅速发展，又带给疫苗治疗一些新的理念，使疫苗治疗的研发缓慢地发展。复兴期（1994～2010 年），自从 1981 年发现 HIV 以来，抗病毒免疫学基础与应用均有了飞速的发展，同时全球慢性乙肝、丙肝发病人数不断上升，以及耐药患者的不断出现，开始出现对疫苗治疗的需求，从而使治疗性疫苗的发展进入了复兴期。近年来，基于治疗性单抗，特别是针对免疫检查点的抗体治疗的疗效，免疫治疗已跃升成为临床医学重要的治疗手段之一，更进一步促进了治疗性疫苗发展，从而进入了治疗性疫苗的再发展期（2011 年至今）。目前，治疗性疫苗又成为医药生物技术与产业化的热点之一。

治疗性疫苗是指机体在感染或发生疾病后，用诱导机体产生特异性（适应性）免疫或非特异性（固有）免疫的方法，以防止疾病的发生、发展，或是促进已产生疾病的机体恢复健康。对于急性感染或病情迅速进展的疾病一般不应用治疗性疫苗。由于激发机体的免疫应答常需要一段时间，因此，治疗性疫苗仅用于慢性感染或肿瘤。治疗性疫苗与预防性疫苗的不同作用可简化如图 3-1 所示。

治疗性疫苗的发展可分为以下时期：前驱期、启动期、发展期、缓慢期、复兴期与再发展期。下文将逐一介绍。

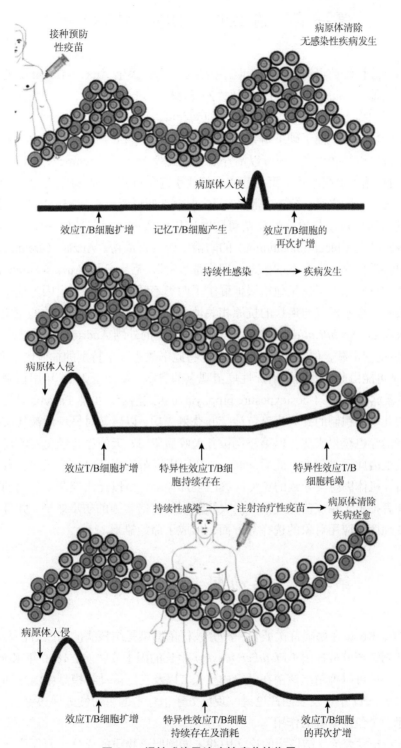

图 3-1 慢性感染及治疗性疫苗的作用

修改自 Autran B，Carcelain G，Combadiere B，et al. Therapeutic vaccines for chronic infections.

Science，2004，305（5681）：205-208

第一节　前驱期（1850～1889 年）

最早的治疗性疫苗可追溯到 19 世纪中期法国内科医生 Auzias-Turenme 的报道。早在路易斯·巴斯德（Louis Pasteur）与罗伯特·科赫（Robert Koch）之前，他在许多文章及报告中提出了用梅毒患者的软下疳材料接种患者可以治疗梅毒。Auzias-Turenme 的假说是，生殖器发生的软下疳不同于硬下疳，并认为软下疳是硬下疳（严重疾病）的"变种"（variant），因此前者不仅可以预防后者，还可以治疗后者。虽然 Auzias-Turenme 错误地把一种由细菌（杜克雷嗜血杆菌）引起的软下疳与苍白螺旋体引起的梅毒混为一谈，并且在 1852 年被皇家科学院评为"无稽之谈，缺乏实验依据"，但由其假说所引起的辩论居然持续了几十年。他所倡导的预防性疫苗与治疗性疫苗可同时应用的假说以后在其他一些微生物引起的疾病，如牛胸膜肺炎（pleuropneumonia）的防治中曾获得成功。Auzias-Turenme 很自豪地认为"正在向科学界介绍一个新的概念，即梅毒接种"。后人分析 Auzias-Turenme 的假说未能获得成功的重要原因不仅是他错误地混淆了两类不同的微生物，也因为他所推崇的"疫苗"纯度很差，根本没有与疾病的抗原相关性。令人感到奇怪的是，他的论文在 1878 年被重新发表在 La Syphilization 一书，该书由 Pasteur 的外甥 Audrien Loir 送给了 Pasteur，据 Pasteur 传记中记载，他对此书很感兴趣，将此书放入一个特别的抽屉内，并经常阅读。据称 Pasteur 可能由此书受到了治疗性疫苗观点的启示，从而于 1885 年用粗制的狂犬病疫苗进行了"暴露后预防"（postexposure prophylaxis）式治疗。虽然 Pasteur 对第一例被狂犬咬后 2 天的儿童用粗制的狂犬病疫苗治疗并获得成功，以后又对另一例被狂犬咬后 6 天的患者用疫苗治疗也获得成功，但第三例被狂犬咬后第 37 天的患者经免疫治疗后未能治愈而死亡，且他因此而被起诉。此后 Pasteur 从不用疫苗治疗已出现症状的患者，他提出当出现症状后，机体因感染导致的免疫应答已全部耗竭，所以无法控制微生物的繁殖。这段历史贵在学者提出了用疫苗免疫治疗的大胆假说及付诸实施的初步效果，并且在疫苗免疫的抗原性、纯度、应用对象的选择等方面，形成了原始雏形。

第二节　启动期（1890～1911 年）

1882 年，Koch 在德国首次证明一种分枝杆菌感染是结核病的病因后，开始着手探索各种可以抑制结核分枝杆菌（M. tuberculosis）生长的因子或物质。1890 年 Koch 兴奋地报道其发现了一种可以抑制结核菌在试管内生长，以及在豚鼠动物模型中治疗动物结核病的物质。当时 Lancet 中曾发表的评论说"现已处于治疗上的革命性进展边缘"，并称"今后的医生将起一个免疫学者的作用"。

然而 Koch 发表治疗结核病的论文中并未能阐明该物质的成分，而仅称之为"棕色透明液体"。在众多的质询下，最终他揭示了这一新的治疗性物质是结核菌培养液中获得的甘油提取物，类似今日的粗制结核菌素。当时包括保罗·埃尔利希（Paul Ehrlich）（诺贝尔奖获得者）等都去 Koch 的单位接受治疗。根据记载，当时有上千名结核病患者前去求治，但最终临床研究结果显示 1769 名患者中仅有 18 人治愈，而 55 人死亡。病理学检查发现，局部病灶出现了严重炎症反应。这项临床研究虽然并不能证明 Koch 用结核菌素治疗结核病的效果，但 1905 年 Koch 在接受诺贝尔奖的报告中仍坚称用结核菌素免疫治疗可以加快治愈患者。对于 Koch 在治疗性疫苗方面的成就可归纳如下：首次在临床上验证了疫苗治疗的可行性，虽然没有成功，但他的研究证实结核菌培养物的某些成分可以在结核病患者中诱发免疫应答，而且在结核病灶周围会引起炎症。这一发现为以后的"Ⅳ型变态反应"奠定了基础。直至今日，皮内注射纯制的结核菌素（PPD）在一些国家中仍被用作结核菌感染的辅助诊断指标之一。这一时期的特点是由于发展了微生物的纯培养技术，从而启动了科学家采用引起疾病同一种微生物来源的物质作为治疗性疫苗的基础及临床应用，使治疗性疫苗的发展向前跨进了一大步。

第三节 发展期（1912～1947 年）

在 Koch 用结核菌素治疗结核病的临床研究结果基本失败后，一位研究抗体功能，特别是报道抗体可促进吞噬作用的学者阿尔姆罗斯·赖特（Almroth Wright）引起了学术界的瞩目。他在 1902 年发表了一篇论文，报道对局部细菌感染可用相应的细菌疫苗予以治疗。他所用的疫苗是自一名反复发作蜂窝织炎患者的感染灶分离的金黄色葡萄球菌，经加热灭活后获得的自身疫苗，他的报道说明用自身疫苗注射可成功地治疗患者。这一报道甚至促使 Wright 的好友、著名剧作家萧伯纳（Benard Shaw）为疫苗治疗写了一部剧本——《医生的困扰》。这一治疗方法也自欧洲传至美国。由于对 Wright 的报道存在争议，1910 年英国皇家医学院对自身疫苗的问题开展了 6 场辩论，辩论的题目是"疫苗治疗：应用、价值与局限性"。事后有学者发表综述，写道"不论对疫苗治疗有何种结论，以科学角度来看，Wright 开创了一个新领域，并将由历史证明，Wright 的工作可与 Pasteur 和 Koch 相比。"此后各种不同见解在杂志及报告中大量出现，甚至有学者建议"可以用喷气溶胶直接将抗原导入机体的呼吸道"的治疗方案，有的学者提出了"用抗原疫苗与自身抗原疫苗的利与弊"等，一时疫苗治疗（或治疗性疫苗）成为热点。当时还出版了新的专业杂志（*Journal of Vaccine Therapy*）。同时，对一些未能证明由细菌引起的疾病如支气管哮喘、类风湿关节炎等，或病原微生物尚未能确定的情况下，也有用细菌疫苗进行的试验性治疗，从而出现了不需要特异性抗原，任何能引起免疫应答的物质均可作为治疗性疫苗的学说。1920 年美国对 1261 名医生的调查访问发现，约 2/3 医生均有过用疫苗治疗患者的经验。我国学者在二十世纪三四十年代也曾有过用自身疫苗注射治疗反复发作的皮肤疖等的尝试。由于这些治疗报告均缺少对照，因此很少有对 Wright 所推崇疫苗治疗效果的明确界定。值得一提的是，发现青霉素的弗莱明（Fleming）曾在 Wright 实验室中学习细菌学，并且曾任 Wright 所在医院治疗科的助理主任。在 1947 年 Wright 逝世时，全球已有多种抗生素进入临床使用，从而导致了疫苗治疗黄金时期的结束。这一时期的历史说明，在前抗生素时期，医学家对治疗感染确实缺少对策，因此 Wright 的发现成为一种很受欢迎的技术。虽然缺乏对照，一些用自身疫苗治疗成功的病例报道自然成为鼓舞临床医师的动力。这一时期虽然积累了一批成功的经验，但几乎没有对失败病例的报道与分析，这是最大的缺憾。过分渲染一种治疗技术，不做科学分析是研发中的最大禁忌。滥用细菌自身疫苗或非特异激活免疫应答的疫苗，也造成了学术界对疫苗治疗的不利偏见。然而这一时期使疫苗治疗的技术进入了大发展阶段，其中的各种历史经验与教训，至今仍有重要的参考价值。

第四节　缓慢期（1948～1993 年）

随着多种化学药物与抗生素的相继发现，临床医学转为主要应用药物与抗生素治疗感染，特别是急性感染的时期。免疫治疗及疫苗治疗一时几乎被废弃。但一方面在这段时期也出现了对一些慢性或持续性感染难以单凭抗微生物药物治愈的问题。例如，应用抗生素后，微生物出现的耐药性菌株及长期用抗菌药物出现的各种副作用等，都是必须面对的新问题。另一方面，20 世纪 40 年代以来免疫学理论的迅速发展，又在不同程度上促进了对免疫治疗的再认识。这时疫苗治疗转入研发的缓慢期。

在免疫学理论发展方面，1941～1942 年免疫学家 Chase 与 Landsteiner 报道Ⅳ型变态反应可以经细胞传递，从而提高了学术界对细胞免疫的兴趣。1948 年 Fagrieus 报道抗体是由浆细胞所产生的，奠定了抗体的细胞学基础。1949 年 Burnet 与 Fenner 发表了抗体形成学说，1953 年学者们在小鼠中证实了免疫耐受性等，经过约 30 年的研究，Burnet 提出的克隆-选择（clonal-selection）学说为免疫学奠定了基础，从而使人们对 T、B 细胞间的相互作用，以及对机体针对抗原的免疫应答有了更深入的认识。因此，这段时期有关疫苗治疗的研发在药物、抗生素及免疫学发展的诸多因素综合作用下，有缓慢的发展。

在疫苗治疗研究中值得一提的是在 1970 年左右委内瑞拉学者对麻风病的研究。他们发现虽然皮内注射加热杀死的麻风分枝杆菌并不能治疗麻风病，但如果将麻风分枝杆菌与减毒的活卡介苗共同注射，则可清除或减少麻风型麻风病患者病灶中的麻风分枝杆菌。用这一方法对数百名麻风患者治疗后，发现不仅患者可出现针对麻风菌的抗体水平升高，皮肤试验产生对麻风菌的Ⅳ型变态反应，体外对麻风分枝杆菌的特异性抗原还可出现淋巴细胞增殖反应。虽然这一种治疗性疫苗并未受到重视，但这是一次结合免疫学实验的临床研究，并且显示了麻风型麻风病可能是 T 细胞对麻风杆菌抗原的无反应性所致，并提示这一无反应性是由于机体产生了特异的免疫抑制因素。

单纯疱疹病毒是一种可致潜伏感染的病毒，即原发病毒感染后，病毒可在神经元中潜伏，经过一段时间的潜伏期后在多种因素（如疲劳、发热等）的作用下，病毒可被激活，沿神经纤维传递至皮肤或黏膜而出现疱疹。反复发作的疱疹对患者造成了极大的痛苦，因此 1950～1960 年曾进行过数次用粗制含有单纯疱疹病毒成分的疫苗治疗的临床研究，但均未显示有治疗或预防复发的效果。直到 1987 年，Stanberry 等在已建立的豚鼠生殖器单纯疱疹病毒 2 型感染的动物模型中证明，用单纯疱疹病毒免疫，不仅可以预防感染，还可在 75%已感染的动物模型中通过免疫降低其复发频率。随着病毒分子生物学的发展，对病毒组分的分析水平提高，从而发现病毒的 D3 蛋白是最有效的组分。结合免疫学技术分析证实，经过免疫的动物相应抗体可升高，并对病毒糖蛋白诱生细胞增殖反应。

此外，在这一时期也开始对肿瘤患者进行肿瘤抗原免疫治疗的研究；但由于当时对肿瘤特异性抗原尚不了解，因此效果并不显著。此外，也有学者用自肿瘤患者分离的肿瘤细胞提取肿瘤相关抗原或修饰改造的肿瘤细胞作为疫苗，用于治疗肿瘤。

这一时期治疗性疫苗的发展虽然缓慢，但是在理论和实验方面出现了跨越式的发展，表现为用建立的动物模型进行有对照的实验研究，科学性强；结合免疫学技术及分子病毒学进行研究，从细胞、整体水平开始向分子水平延伸。

第五节　复兴期（1994～2010年）

自从1981年发现HIV以来，人们发现由于病毒造成的适应性免疫缺陷是致病的主要机制，从而促进了抗病毒免疫学的飞速发展。艾滋病的诸多并发症，如潜伏性结核病的复发、巨细胞病毒造成的失明、系统性真菌感染及因输血、注射毒品等造成的各种微生物持续性感染病例数不断上升。这些患者及在发展中国家原有的大量慢性乙肝、丙肝患者，构成了国家与社会沉重的经济负担。与长期服用昂贵的抗病毒药物及不断出现的耐药毒株的问题相比，疫苗治疗的机制是调动或调控机体的免疫应答，疗效相对比较稳定、价格较低廉，而且一般需要注射的次数不多，因此出现了对疫苗治疗的迫切需求。此外，通过对肿瘤分子生物学及肿瘤特异抗原的研究，促进了针对肿瘤治疗性疫苗的研发。利用疫苗治疗自身免疫病也初见端倪，各种新型的治疗性疫苗应运而生。其中具有划时代意义的是DNA免疫技术的应用。由于DNA疫苗制备简便，可用于多种免疫途径，可诱生出更强的CD8细胞毒性T细胞（CTL），自1993年以来用DNA疫苗预防或治疗艾滋病、慢性乙肝及结核病成了研发治疗性疫苗的热点。至今，我国第一个禽用DNA流感疫苗已经批准上市，此外，结合免疫调节分子或各种细胞因子、修饰抗原提呈细胞等技术及用抗原抗体复合物清除病毒持续性感染等均有所报道。基于基因组学、生物信息学，利用合成肽表位技术等研制各种类型的新型治疗性疫苗已处于蓬勃发展阶段（有关各种治疗性疫苗将在以后章节中评述）。迄今大多数治疗性疫苗还处于实验或临床前研究阶段，有待于临床考核，个别疫苗已进入临床研究阶段。与过去近一个世纪（初期）的疫苗治疗不同的是，现代治疗性疫苗的特点是多数针对的疾病已基本明确其发病机制，选用有明确功能的抗原或免疫表位，有较坚实的免疫学研究基础，具有一定的动物模型，能从一个或几个方面阐明治疗性疫苗的作用机制，制备技术标准化，因此治疗性疫苗的发展处于复兴时期。至今全球已有两种肿瘤治疗性疫苗（针对黑色素瘤）上市，反映治疗性疫苗已走出低谷，正在向复兴的道路上迈进。

第六节　再发展期（2011年至今）

自2011年开始，由于治疗性单抗的研发取得了飞速发展，特别是一系列针对免疫靶点或免疫检查点的单抗，如 CD20 抗体、CTL4 抗体、PD1/PD-L1 抗体等被动免疫治疗在临床研究上获得了较好的疗效，免疫治疗已成为临床治疗的重要手段之一。与此同时，治疗性疫苗也进入了蓬勃发展的阶段。其特点为根据科技发展，出现了多种不同类型的治疗性疫苗及其研究方法，如细胞介导的新型治疗性疫苗（CAR-T）、DNA 治疗性疫苗、用系统生物学筛选肿瘤相关肽、发展特异肽治疗性疫苗，以及用初免-加强（prime and boost）技术研究疗效等。在这一时期治疗性疫苗也从实验室更多地转入了临床研究。虽然有些治疗性疫苗的临床研究并未能达到预期效果，但是临床研究的金标准评价，使得治疗性疫苗获得了十分有价值的经验积累。

（闻玉梅　复旦大学）

参 考 文 献

闻玉梅，1996. 治疗性疫苗的研究进展. 中华微生物学和免疫学杂志，（16）3：155-158.

袁正宏，方昕，郑玲洁，等，1999. 免疫途径及载体对乙肝病毒 DNA 疫苗免疫效果影响的研究. 中华微生物学和免疫学杂志，（19）1：25-28.

Buonaguro L, Petrizzo A, Tornesello ML, et al, 2011. Translating tumor antigens into cancer vaccines. Clinical and Vaccine Immunology, 18: 23-34.

Burke DS, 1993. Vaccine therapy for HIV: a historical review of the treatment of infectious diseases by active specific immunization with microbe-derived antigens. Vaccine, 11 (9): 883-893.

Burke RL, 1991. Development of a herpes simplex virus subunit glycoprotein vaccine for prophylactic and therapeutic use. Rev Infect Dis, 13 (suppl.11): S906-S911.

Cohen J, 1994. Vaccines get a new twist. Science, 264: 503-505.

Fischbach MA, Bluestone JA, Lim WA, 2013. Cell-based therapeutics: the next pillar of medicine. Sci Transl Med, 5 (179): 179ps7.

Fontaine H, Kahi S, Chazallon C, et al, 2015. Anti-HBV DNA vaccination does not prevent relapse after discontinuation of analogues in the treatment of chronic hepatitis B: a randomised trial—ANRS HB02 VAC-AND. Gut, 64: 139-146.

Im SJ, Hashimoto M, Gerner MY, et al, 2016. Defining CD8[+] T cells that provide the proliferative burst after PD-1 therapy. Nature, 537 (7620): 417-421.

Jamieson BD, Ahmed R, 1988. T-cell tolerance: exposure to virus in utero does not cause a permanent deletion of specific T cells. Proc Natl Acad Sci USA, 85: 2265-2268.

Lacey CJ, Thompson HS, Monteiro EF, et al, 1999. Phase Ⅱa safety and immunogenicity of a therapeutic vaccine, TA-GW, in persons with genital warts. J Infect Dis, 179 (3): 612-618.

Lowrie DB, Tascon RE, Bonato VLD, et al, 1999. Therapy of tuberculosis in mice by DNA vaccination. Nature, 400: 269-271.

Palgen JL, Tchitchek N, Elhmouzi-Youne J, et al, 2018. Prime and boost vaccination elicit a distinct innate myeloid cell immune response. Sci Rep, 8: 3087.

Pierpont TM, Limper CB, Richards KL, 2018. Past, Present, and Future of Rituximab—The world's first oncology monoclonal antibody therapy. Front Oncol, 8: 163.

Rosenberg SA, 1992. The immunotherapy and gene therapy of cancer. J Clin Oncol, 10: 180-199.

Shan L, Deng K, Gao H B, et al, 2017. Transcriptional reprogramming during Effector-to-Memory transition renders CD4[+] T Cells permissive for latent HIV-1 infection. Immunity, 47 (4): 766-775.e3.

Sierrist CA, Lambert PH, 1996. DNA vaccines: what can we expect? Infec Agents Dis, 5 (1): 55-59.

Walker LM, Burton DR, 2018. Passive immunotherapy of viral infections: 'super-antibodies' enter the fray. Nat Rev Immunol, 18 (5): 297-308.

Wen YM, Wu XH, Hu DC, et al, 1995. Hepatitis B vaccine and anti-HBs complex as approach for vaccine therapy. The Lancet, 345: 1575-1576.

第四章 治疗性疫苗的基础理论与基本知识
Principles and Basic Knowledge of Therapeutic Vaccines

摘　要

治疗性疫苗是指机体在感染或发生疾病后，用诱导机体产生特异性（适应性）免疫或非特异性（固有）免疫的方法，防止疾病的发生、发展，或是促进已产生疾病的机体恢复健康，因此治疗性疫苗是兼有类似预防性疫苗激活机体免疫应答的功能，又有类似药物能治疗疾病功能的一类生物制品。目前治疗性疫苗多用于治疗病毒、细菌等引起的持续性感染，以及用于反复发作的慢性感染。近来，针对细菌引起的生物膜和耐药性问题，相关治疗性疫苗的研究也受到极大关注。对于肿瘤则有针对不同靶点或调节免疫应答的不同治疗性疫苗。近年来针对非特异性免疫及特异性免疫的免疫治疗均有快速发展，如针对 TLR 的免疫调控、CAR-T 的实施、阻断免疫负调控抗体的应用等。尽管治疗性疫苗要从实验室研究转化为产品需要经过临床前研究和临床研究等一系列漫长的过程，但该领域创新技术及临床验证效果，已经让人们看到了胜利的曙光。

治疗性疫苗是与药物治疗不尽相同的一大类治疗性制品。其特点是通过激活或调控机体的特异性或非特异性免疫应答，达到对病原微生物感染、肿瘤发生和发展、自身免疫性及过敏性疾病的有效控制和治疗。迄今，哮喘疫苗、细菌自身疫苗已被应用多年，近年来，针对不同靶点抗体的肿瘤疫苗发展较快，已有数种上市；但针对微生物持续性感染的治疗性疫苗尚处于临床研究阶段。各种治疗性疫苗的作用机制与途径不尽相同，但其最基本的理论基础都是围绕如何调节机体的免疫应答或免疫反应，以达到对所患疾病有不同程度的缓解、控制甚至治愈的效果。

第一节　治疗性疫苗的分类

对事物进行分类常是了解事物本质的一种基本方法。现有在研发或上市的治疗性疫苗的分类叙述如下。

（1）治疗性疫苗所针对的疾病种类很多，因此根据治疗性疫苗所针对的疾病，可将其分为病毒性疾病的治疗性疫苗、细菌性疾病的治疗性疫苗、肿瘤治疗性疫苗、过敏性疾病治疗性疫苗、自身免疫病治疗性疫苗及退行性疾病治疗性疫苗。这一分类的优点是疾病目标清楚，但是如病毒性疾病可包括一些由不同致病机制所引起的疾病，互相之间没有共性可循；虽然在研发技术上有些共性可以借鉴，但是治疗效果上难以预测。

（2）根据其诱导免疫应答的特点，如是非特异性免疫或是特异性免疫应答可分为非特异性治疗性疫苗及特异性治疗性疫苗。前者可通过用多种类不同制品激发机体的非特异性免疫，如可为微生物来源的制品，如卡介苗、脂多糖等。另外，也可用尿酸、氢氧化铝等化合物激活非特异性应答。这一类制品的特点是不含有特异性抗原，经不同途径免疫机体。这类制品可诱导机体产生不针对某种特定抗原或微生物等的非特异性免疫应答。诱生的免疫包括细胞免疫及体液免疫，但因无特异性，产生的免疫应答相对较弱，而且可能导致机体出现免疫网络的异常反应，甚至可以导致自身免疫病。而后者可通过以微生物、多肽、蛋白质、糖类、核酸（DNA）或细胞组分为抗原诱导出特异性的免疫应答和反应。此类免疫反应特异性和靶向性强，是目前治疗性疫苗发展的重要方向。

（3）根据其免疫作用机制分为主动免疫治疗性疫苗与被动免疫治疗性疫苗。前者诱生机体主动产生免疫应答，如注射乙肝治疗性疫苗或细菌自身疫苗等；而后者是通过被动输入机体所需的免疫物质以达到治疗的目的，如注入白介素（如 IL-2 或 IL-4）等细胞因子，以及被动输入抗体等。

（4）根据治疗目标为诱生免疫应答或是抑制不利于机体的免疫应答而分为激活型治疗性疫苗与抑制性治疗性疫苗。前者多用于治疗持续性微生物感染和肿瘤发生，后者则多用于治疗过敏性疾病与自身免疫病。两种不同的制品分别作用于不同环节，但在本类的制品中往往可互相借鉴。

（5）根据所用疫苗的组分可分为单一型治疗性疫苗与复合型治疗性疫苗。前者的成分多为某一种抗原，而后者可为包含数种抗原的复合物，或抗原加入细胞因子或相应抗体的复合型治疗性疫苗。此种疫苗的特点为制备方法需有成熟的核心技术，并且要具有与单一型治疗性疫苗不同的优点或互补性。

（6）根据疫苗的成分为多肽、蛋白质、糖类、核酸（DNA）、微生物载体或细胞组分，分为多肽型治疗性疫苗、蛋白质类治疗性疫苗、核酸（或基因）型治疗性疫苗、载体治疗性疫苗及细胞型治疗性疫苗。各种不同成分在诱生机体免疫应答的途径、程序及将疫苗投递入机体的方式上也有较大区别，如核酸型治疗性疫苗往往需要用基因枪或皮内注射等方式导入体内。

（7）根据疫苗使用的途径可分为系统性（全身性）治疗性疫苗或仅供局部（如皮肤、呼吸道、生殖道等）应用的局部治疗性疫苗。

（8）肿瘤治疗性疫苗与其他类型治疗性疫苗不同。除了针对一些肿瘤已知的特异性抗原开展免疫治疗外，这一领域的新进展是利用抗体对免疫网络的负调控机制进行干预，使得原来不能正常发挥作用的 CTL 恢复功能而攻击肿瘤细胞，达到治疗的目的。

第二节　调控固有免疫治疗性疫苗的基础理论

固有免疫是人或动物在长期与入侵的微生物或其他外来物相互作用下，在进化过程中获得的一种保护性功能。固有免疫系统是非常保守的体系，是机体抵抗病原微生物及外来入侵物的第一条防线。其组成包括完整的皮肤、黏膜、细胞表面的纤毛，以及所分泌的溶菌酶等其他抗微生物的因子。吞噬细胞、网状内皮系统、补体系统、固有免疫细胞（如

NK 细胞）、干扰素系统及天然免疫识别与调控系统都属固有免疫范畴。目前已知机体有六大类模式识别受体（pattern recognition receptor，PRR）以识别细菌、病毒、真菌等病原体。第一类为 Toll 样受体（Toll-like receptor，TLR）系统，第二类是识别 RNA 受体家族，包括维甲酸诱导基因 I 样受体[retinoic-acid inducible gene-I（Rig-I）-like receptor]等，第三类是识别 DNA 受体家族；第四类是主要识别肽聚糖的核苷酸结合寡聚化结构样受体 [nucleotide-binding oligomerization domain（NOD）-like receptor，NLR]家族；第五类是 C 型凝集素受体家族；第六类是其他固有免疫特异性的 PRR。这些受体可分布于细胞表面、细胞内、溶酶体内或胞质内，通过不同信号传导途径诱导不同的基因表达，诱生出对病原体相关分子模式（pathogen associated molecular pattern，PAMP）的免疫应答或炎症应答。

第三节 适应性免疫反应或者抗原特异性免疫反应

适应性免疫反应主要包括 T 细胞和 B 细胞两大类别。连接固有免疫应答和适应性免疫应答的关键因素是抗原提呈细胞（APC）。APC 表面和内部具有上述完整的固有免疫信号识别受体，如 PAMP、损伤相关分子模式（DAMP）等。一旦外来感染或者疫苗进入，APC 除固有免疫被激活外，同时也对进入的抗原进行吞噬、消化、加工和通过 MHC 分子提呈给 T 细胞。

（1）APC 是连接固有免疫与适应性免疫的主要桥梁。上述受体都在 APC 细胞膜上或者胞内存在。APC 通过 PRR 介导的固有免疫应答影响适应性免疫的激活、分化与发展，而 TLR 是最重要的 PRR；它们主要保护机体免受外来入侵的病原体或内源释放的危害分子侵害；但是如果 TLR 被持续激活，则机体不能区别"己"与"非己"而导致炎症反应，可发生自身免疫病或肿瘤。在固有免疫方面，TLR 的上调可直接增强吞噬细胞的吞噬及杀菌能力，激活 NF-κB 等转录因子，引起多种细胞因子与趋化因子，如 IL-1、IL-6、IL-8、IL-12、IL-18 和 TNF-α 的分泌，还可促进一些抗微生物肽段如防御素（defensin）的分泌。另一方面，TLR 可诱导 APC（如 DC）的成熟，激活 DC 分泌 TNF-α、IFN、IL-6、IL-23、IL-12 p40 及 CXCL9、CXCL11 等趋化因子，并上调 DC 表面 MHC 类分子及 CD40、CD80 和 CD86 等共刺激因子的表达。TLR 协调其他几种受体的表达，调控与信号传导及相互间的作用和制约构成了复杂的网络结构。正是这种复杂和多样，为设计治疗性疫苗提供了丰富的技术路线和理论基础。

（2）CD4$^+$T 细胞激活和分化：特异性免疫激活的重要特征是 T 细胞的激活。CD4$^+$T 细胞在 3 个信号同时存在的情况下才被激活。①当 APC 在抗原注射位置接受到抗原后，很快转移到引流淋巴结中与 T 细胞和 B 细胞接触，并在此通过 MHC-II 分子将抗原序列提呈给 CD4$^+$T 细胞，这个步骤是抗原特异性信号；②与此同时，APC 需要在 CD80/CD86（共刺激分子）高表达情况下才可能激活 T 细胞，也称激活信号；③APC 根据抗原和佐剂的性质表达出细胞因子，如 IL-12、IL-4、IL-6/TGF-β、IL-10 等使得激活的 T 细胞分化成具有特殊功能的 CD4$^+$T 细胞亚型，如 Th1、Th2、Th17 细胞和 Treg 等，该信号也称分化信号。CD4$^+$T 一旦激活和分化后，进入到大量扩增繁殖阶段（expansion phase），并通过血液循环到达病灶部位，协助 CD8$^+$ T 细胞清除病灶，同时也影响 B 细胞表达高水平的抗体。一旦病灶清除后，就进入到收缩阶段（contraction phase），大部分激活 T 细胞死亡，留下小部分免疫记忆性细胞长期存在。一旦同样抗原或者感染进入机体，这些记忆 T 细胞会在短期内大量扩增，在极短时间内消灭病灶。

（3）CD8$^+$ T 细胞激活：该细胞激活过程也和 CD4$^+$ T 细胞激活类似，但有以下一些区别：首先也需要 APC 通过 MHC 分子传递特异性信号，但激活 CD8$^+$ T 主要通过 MHC-I 分子传递，为第一信号；第二信号的共刺激分子以 CD80 为主；第三信号是 IL-2 和 IFN-γ。Th1 细胞是该信号的主要提供者。一旦 CD8$^+$ T 细胞激活，就会变成有杀伤特性的 CTL。该细胞可以直接杀死感染的或者癌变的细胞。因此，该细胞具有清除病根的功能，是治疗性疫苗设计中主要考虑激活的细胞。

（4）B 细胞激活：B 细胞主要可产生抗体并在血液中中和掉抗原。抗原进入机体后可以直接激活 B 细胞，诱导其产生抗体，但有 T 细胞尤其在初始阶段有滤泡辅助性 T 细胞激活条件下，B 细胞活性更高，产生的抗体中和作用更强。表达的抗体不仅可以中和有害病原物和抗原，也可以通过其 Fc 段的补体激活序列激活补体，进而达到攻击被感染细胞的效果，也可以将其结合后病原物与巨噬细胞上 Fc 受体结合，从而有效地被巨噬细胞吞噬后消灭。

从固有免疫应答可以被多种外来物质加特定抗原激活，并达到诱导和激活适应性免疫反应的结果可以看出，这些外来物质具有佐剂的功能。因此，设计治疗性疫苗时就需要判断如何将能够激活 PAMP 和 DAMP 的物质作为治疗性疫苗强有力的佐剂而达到更有效的治疗结果。

第四节　激活固有免疫应答的佐剂分子

近年来鉴于已发现 TLR 在肿瘤及免疫性疾病发生中有重要作用，而且 TLR 的激活发生在炎症早期，TLR 已成为免疫治疗的重要靶点。由于 TLR4 的晶体结构最早被解析，所以对与 TLR4 相互作用物的研究较多。例如，已知急性肺损伤是依赖 TLR4 的炎症，实验发现 TLR4$^{-/-}$ 小鼠对流感病毒引起的死亡有抵抗力。用一种合成的 TLR4 拮抗剂 Eritoran（E5564）可以在小鼠中阻断流感引起的死亡，减少肺部病理变化，减轻临床症状，减少氧化磷脂的表达及病毒载量，其已被用于临床研究，但是在Ⅲ期临床研究中显示，E5564 对败血症并没有明显的作用。另外，TLR4 在肿瘤中的双刃剑作用也是学者们十分关注的重点。一方面研究发现 TLR4 有抗微生物引起炎症的作用，但是另一方面又发现其有促进肿瘤发展与转移的作用。在微生物感染时，TRL4 与 MD2 形成复合物，在细胞表面、胞内激活了特异性免疫应答，可以促进上皮细胞增殖、伤口修复和急性炎症反应，宿主的免疫稳定机制可通过活化 NK 细胞与 CD8$^+$ T 细胞等避免生成肿瘤细胞。但是也有报道在肿瘤的微环境中，浸润免疫细胞的抗肿瘤功能会因肿瘤细胞的 TLR4 而下调。已有许多报道认为 TLR4 在多种肿瘤发生中起多重作用，认为 TLR4 可持续地被激活，造成肿瘤的发生与进展。迄今，TLR4 及其他 TLR 拮抗剂或激活剂的研发还是一个活跃的免疫治疗领域。此外，利用 TLR 的激活剂作为佐剂用于预防性或治疗性疫苗的研发也在积极进行中。TLR 作为治疗性疫苗逐渐进入临床研究，如 GS-9620 作为 TLR7 的激动剂已进入治疗慢性乙肝的临床Ⅱ期研究。

目前调控固有免疫的多数制品也是佐剂，即其本身可诱生固有免疫，同时又能增加特异性抗原的免疫效果。

（一）氢氧化铝等盐类

氢氧化铝盐是最早被应用并一直沿用至今的最常用的佐剂，历史悠久，但其作用在不断发展中（图 4-1）。

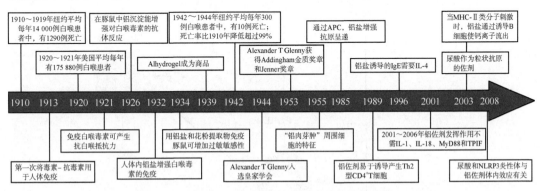

图 4-1　氢氧化铝作为佐剂的发展史及相关重大发现

引自 Marrack P，Mckee AS，Munks MW. Towards an understanding of the adjurant action of aluminium.

Nat Rev Immunol，2009，9（4）：287-293

过去认为其作用机制是减慢体内抗原释放，或形成聚合物吸引吞噬细胞及 APC；但随着时间的迁移，发现氢氧化铝不仅作为佐剂可刺激 B 细胞，诱生更多的抗体，还有其他的作用，如可激活内源性危机信号尿酸钠（monosodium urate，MSU），从而可募集炎症性的 DC。在小鼠中还发现单纯注入氢氧化铝可使髓细胞系的 Gr1$^+$细胞转移入脾脏，从而可在体内介导 B 细胞对 MHC-Ⅱ类分子的激活，产生 IL-4 并促进 B 细胞的免疫应答。笔者实验室在单纯用氢氧化铝作为治疗性疫苗的佐剂对照组的免疫乙肝患者中发现，经氢氧化铝 6 次免疫后，患者中有少部分出现了乙肝病毒 DNA 下降的现象，但产生 HBeAg 血清转换率低于治疗组。推测其机制可能与氢氧化铝激活固有免疫有关（图 4-2）。近来在 H22 实验肝癌动物模型中发现，单用氢氧化铝治疗可以使肿瘤缩小或消失，其机制是激活了特异的 CD8 细胞，促进了炎症反应。

尿酸盐作为一种佐剂起源于发现死亡的哺乳类细胞可释放一种激发机体产生免疫应答的现象。通过将抗原与正在死亡的细胞共免疫动物，发现正在死亡的细胞可作为佐剂启动 T 细胞。经过用化学分析等方法最终确定其中的主要成分为尿酸。尿酸是核酸降解后的最终产物。尿酸盐可以促进 DC 的成熟，并可启动 CD8$^+$ T 细胞。了解这一过程，不仅可采用尿酸盐类作为佐剂或激活 DC-T 细胞的一种化学品，还可解释尿酸过多积累在局部引起炎症的机制。基于这类激活固有免疫的机制，可考虑将尿酸盐作为一种非特异的治疗性疫苗。

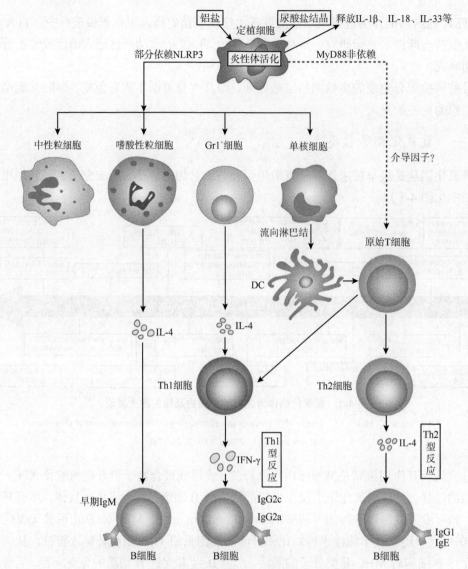

图 4-2 氢氧化铝与尿酸盐对炎症反应的激活作用

引自 Marrack P，Mckee AS，Munks MW. Towards an understanding of the adjurant action of aluminium.

Nat Rev Immunol，2009，9（4）：287-293

（二）寡核苷酸类

已知人工合成的双链核苷酸，特别是聚肌苷酸–聚胞苷酸[Poly（I∶C）]是干扰素的诱导剂，其作用机制是双链 RNA 在细胞中可诱生高效价的干扰素。但 Poly（I∶C）除诱生干扰素外，还具有增强内毒素的毒性、使白细胞数短暂减少等副作用。短期内重复注射 Poly（I∶C），诱生干扰素的量会越来越低，因此其不能有效地作为治疗性疫苗，另外，19 世纪以来发现灭活的肺炎链球菌培养液可抑制肿瘤的生长；20 世纪中期发现用卡介苗作膀胱灌洗可以抑制膀胱肿瘤的进展。而后在 1984 年首先发现卡介苗中的 DNA 可能是抗肿瘤的活性物质。直到 20 世纪 90 年代中期才逐步发现有免疫激活作用的是寡脱氧核苷酸（oligo-deoxynucleotide，ODN）。Kreig 首先报道了非甲基化的 CpG 结构可激活 B 细胞。2000 年发现了 CpG 的受体是 TLR9。TLR9 位于细胞质中，因此认为 CpG-ODN 必须进入细胞内方可与 TLR9 相互作用，并可通过一系列信号传导与激活过程，促进 B 细胞分化成浆细胞。此外，还发现 CpG-ODN 可诱导 DC 成熟分化，并促进 Th1 细胞和 TCL 的产生。CpG-ODN 的核苷酸序列具有一定的种族特异性，并且有免疫激活型与免疫抑制型，因此随不同用途应选择适当的序列。目前 CpG 作为佐剂的多种预防性疫苗已进入临床研究。由于大多数自身免疫病的炎症反应是由异常的 TRL3、TLR7/8 或 TLR9 所介导的，因此阻断这些因子是一种治疗自身免疫病的途径。例如，非激活免疫的 CpG-c41（CpG-ODN）可以作为 TLR9 的拮抗剂起到抑制炎症的作用。另一方面，用 CpG 加抗原作为治疗性疫苗也在研究中。

（三）细胞因子

在机体的免疫应答网络中，细胞因子起着类似"免疫内分泌激素"的作用，因此可单独使用，或作为佐剂应用于治疗。细胞因子根据其主要功能可分为白细胞介素、干扰素、肿瘤坏死因子、集落刺激因子、生长因子、趋化因子等。虽然细胞因子均与其特异性受体结合，从而在细胞内引起一系列的信号传导与应答，但有些细胞因子的受体几乎在每种细胞中均存在，如 IL-1 与 TNF-α。细胞因子的效应是由作用的细胞种类所决定的。例如，IL-1 或 TNF-α 可通过 NF-κB 诱生环加氧酶（COX）-2，从而产生高水平的促炎症反应的前列腺素 E_2（PGE_2）；但在缺乏 COX-2 的 T 细胞中，IL-1 或 TNF-α 则起促进 IL-2 产生共刺激因子的作用。因此，细胞因子的多重作用不可忽视。

作为单独治疗或加入治疗性疫苗中的一个组分，细胞因子中最常用的是 IL-2、IFN-γ 和 TNF-α。IL-2 可促进所有亚型的 T 细胞增殖并产生细胞因子。在动物实验中还有学者用抗原与 IL-2 交联或共同注射，进行提高疫苗疗效的实验研究。最近有学者用 IL-2 与相应抗体组成复合物在 LCMV 持续性感染的动物中进行实验治疗，取得了较好的疗效。TNF-α 有抗病毒作用，同时还有杀伤肿瘤细胞的作用，也已作为肿瘤治疗性疫苗应用。IL-12 因主要由 DC 产生而被认为是免疫网络中的"乐队指挥"，因此也被作为全面提高持续性感染机体免疫应答的"主角"，在病原体感染的动物中用于实验治疗。由于应用细胞因子的治疗方法涉及整个免疫网络的改变与调控，因此是否会造成免疫失衡而导致其他疾病的发生，是值得注意的问题。有关治疗性疫苗相关细胞因子的主要功能及其他作用见表 4-1。

表 4-1　与治疗性疫苗相关的细胞因子的主要功能

分类	主要功能	其他作用
淋巴细胞生长因子	集落扩增	Th1/Th2/Th17 极性化
Th1 细胞因子	增强 Th1 应答	CTL 克隆扩增
Th2 细胞因子	增强 Th2 应答	抗体产生
Th17 细胞因子	Th17 应答，产生 IFN-γ	自身免疫应答
促炎症因子	增加炎症介质	提高固有免疫
抗炎症因子	上调炎症基因	自身免疫应答水平下降，细胞因子介导的死亡减少
脂肪因子	促炎症反应	抗炎症反应

续表

分类	主要功能	其他作用
gp130 信号传导细胞因子	促细胞增殖	活化 B 细胞
神经生长因子	促进神经细胞生长	活化 B 细胞
IFN-Ⅱ	活化巨噬细胞	上调 MHC-Ⅱ分子
IFN-I	抗病毒，上调 MHC 分子	抗炎症
趋化因子	细胞移行增加	细胞活化
集落刺激因子	促血液细胞生成系统	促炎症反应与抗炎症反应

（四）糖类

利用各种糖类如蘑菇多糖等激活机体的免疫系统在我国已应用多年。细菌来源的脂多糖（LPS）或凝集素（如 PHA、PMA）等都曾被体外实验证明可促进 B 细胞或 T 细胞增殖。

细菌及真菌表面均富含糖类。其中肺部感染的某些血清型铜绿假单胞菌可以逃逸肺部细胞表面凝集素对其多糖的识别，从而不被免疫系统所识别与攻击。这一研究不仅揭示了这些血清型铜绿假单胞菌较多见于肺部感染的机制，还提供了多糖在免疫中重要作用的佐证。对糖类产生免疫应答的细胞（除体细胞外）中，免疫细胞中的 DC 起重要作用。在机体内的 DC、单核细胞、巨噬细胞、NK 细胞等均可表达 Dectin-1（又名 CLEC7）。Dectin-1 属于 Ⅱ 型的跨膜受体，胞外有一个 C 型凝集素样的结构域，可以识别配体，而胞内的部分则含有与淋巴细胞抗原受体相似的信号序列——免疫受体酪氨酸激活模体（immunoreceptor tyrosine- based activation motif, ITAM）。Dectin-Ⅰ能识别酵母多糖及其他真菌和分枝杆菌糖类。因此 Dectin-Ⅰ可在糖类作用下，作为协同刺激分子识别 CD4$^+$、CD8$^+$T 细胞的表位，并可激发胞内至少两条信号传导途径——Syk 激酶和 Raf-1，从而产生数种细胞因子，包括 IL-10、TNF、IL-2、IL-6 与 IL-23。基于 Dectin-Ⅰ的发现，利用其相关的拮抗物或类似物发展治疗性疫苗也是一个新方向。而对于 Dectin-2，至今尚未发现其有参与信号传递的作用。

第五节　调控特异性免疫治疗性疫苗的基础理论

一、改变对抗原的识别、加工与提呈

机体抗原提呈细胞（APC）对抗原的识别、加工和提呈是产生特异性免疫的第一步，特异性免疫的基础是抗原在这种细胞内加工和提呈后，激发并诱生针对该抗原的抗体或 T 细胞反应。但机体对抗原处于暴露后或者具有预存免疫情况下的免疫反应往往不强或者迟钝，也称"免疫耐受状态"。如何促使 APC 能识别这类抗原并突破免疫耐受状态是治疗持续性感染病的首要环节；而在治疗自身免疫病中则要使机体对该抗原更加免疫耐受，从而不再引起自身免疫反应而达到控制自身免疫病进一步进展和恶化的目的，这也是该种治疗性疫苗的首要环节。对于各种不同的抗原，设计改变其识别、加工和提呈的方法应有所区别。当机体血循环中持续存在大量抗原，致 APC 处于长期被"包围""耗竭"的情况下而不再识别该抗原时，可采取抑制该抗原表达的路线设计疫苗。此外，还可设计成抗原的类似分子或用该抗原的 T 细胞表位和（或）B 细胞表位分别组合形成人工抗原，以促进 APC 对抗原的识别，T 细胞表位一般由 10～20 个氨基酸组成线性表位，主要存在于抗原分子的疏水区，并且一般不在抗原分子的表面。B 细胞表位可由相连或不相连的氨基酸组成构象表位，其三维大分子结构的保存非常重要，如果结构被破坏，或肽键折叠不正常则失去免疫原性。有些抗原分子的 T/B 细胞表位可被用于与某些肽段结合，而提高肽段的免疫原性，如破伤风毒素 TT833 就是可以被诸多来源的 B 细胞（NANP）所识别的肽段，而在疟原虫中被发现。三聚体（Asn-Ala-Asn-Pro）可被大多数鼠与人的 MHC-Ⅱ类分子所识别，提示其可能作为普遍型的 T 细胞表位，用以改善抗原的提呈，从而诱生较强的 T/B 细胞免疫应答。因 DC 表面有 Fc 受体，因此通过将抗原表位肽与抗体的 Fc 段融合抗原分子组建治疗性疫苗，或利用 MHC 分子与抗原肽融合，也可用于制备候选的新治疗性疫苗。Fc 受体的发现及其多样性的揭示对设计调控特异性免疫有较大的促进作用，也有研究者将 DC 表面的 DEC-205，以及凝集素受体的配体等加入治疗性疫苗以提高治疗性疫苗进入 DC 的效率，提高抗原加工与提呈的效果。

二、提高特异性 T 细胞的应答性

T 细胞已被证实是促使感染机体恢复的主要因素，对结核病、慢性肝炎、艾滋病的免疫机制分析都证实，强而持久的 T 细胞应答是控制或清除感染的重要环节。但是 T 细胞有许多亚群，如 Th1、Th2、Tc、Treg 及 Tm 等。在机体中 T 细胞的异质性及各亚群间的相互作用可导致不同的结果，最近 Seder 等综述了其在对各亚群 T 细胞中定量分析的重要性。他们认为在用流式细胞仪分析细胞内细胞因子染色中，IL-2、IFN-γ 和 TNF 是综合而又较简单评价 T 细胞发挥免疫保护性应答的指标。在 HIV 感染但长期不进展者（long-term non progressor，LTNP）及用抗病毒药物的患者中，用此技术发现他们的 T 细胞可产生 IL-2 或产生 IL-2 和 IFN-γ；但是在病情进展者中的 CD4$^+$ T 细胞仅产生 IFN-γ。在 HCV 及结核菌感染者中也出现同样结果。这些研究显示在长期微生物持续性感染者中，由于长期存在的大量微生物抗原，使 T 细胞的分泌产生偏斜，只分泌单一的 IFN-γ，结果可造成 T 细胞死亡，进而导致 T 细胞缺失，使疾病进一步发展。而在体外培养细胞时，LTNP 中 CD8$^+$T 细胞的增殖和杀伤能力高于疾病发展者。因此，在采用针对激活 T 细胞功能的 T 细胞疫苗时，应先在模型（体外或动物）中考核所激活的 T 细胞幅度及其产生细胞因子的功能。

通过调控 DC 或促进 DC 的分化和成熟，从而增强 DC 与 T 细胞间的作用，可以加强对抗原的提呈，也可提高特异性 T 细胞的效能。Bonifa 等在小鼠中研究用不同形式提高 T 细胞效应时，发现用抗原与抗 DEC-205 结合后导入 DC 中（DC 表面有 DEC-205 受体），可以大大提高 CD8$^+$T 细胞的效应，表现为肿瘤生长明显减缓。

除以上调控 DC 与 T 细胞间作用外，为提高特异性 T 细胞应答，还可以通过直接输注特异性 T 细胞的方法来实现，即过继性 T 细胞转移（adoptive T cell transfer，ACT）。它是通过输注特定淋巴细胞以介导抗肿瘤、抗病毒或抗炎作用的技术。ACT 中常用的特异性 T

细胞有肿瘤浸润淋巴细胞（tumor-infiltrating lymphocyte，TIL），T 细胞受体 T 细胞（T cell receptor T cell，TCR-T）和嵌合抗原受体 T 细胞（chimeric antigen receptor T cell，CAR-T）3 种。TIL 利用从患者肿瘤提取的 T 细胞，经体外扩增回输给患者后达到治疗肿瘤的目的，该方法已经在黑色素瘤临床试验中取得了较好结果。而后两种特异性 T 细胞是在体外对 T 细胞进行基因工程改造，提高特异性 T 细胞应答，来实现提高特异性 T 细胞效能的目的。TCR-T 通过基因改造，提升 T 细胞上 TCR 识别 APC 或者肿瘤细胞表面 MHC 结合抗原的能力，达到提高特异性 T 细胞应答性的目的，其效果已经在针对黑色素瘤等的临床研究中得到证实，但是对与肿瘤细胞相同来源的正常细胞的攻击所导致的不良反应，特别是严重的神经和心血管毒性反应限制了其临床应用。未来开发出识别针对肿瘤新生抗原的 TCR 或病原体特异性抗原的 TCR，可扩展 TCR-T 作为治疗性疫苗的应用范围。CAT-T 技术则是对特异性 T 细胞活化通路进行基因改造的技术，目前已经发展成熟三代技术。经典的 CAR-T 包含 3 部分：胞外的肿瘤或病原体抗原识别区（类似单抗的 Fv）、跨膜区和可活化 T 细胞的 CD3 ζ 链。在二代 CAR-T 中胞内活化信号加入了共刺激信号 CD28 或 4-1BB，三代 CAR-T 中胞内活化信号加入了串联的共刺激信号 CD28 和 4-1BB。它们的原理都是通过胞外抗原识别区与肿瘤相关抗原或病原体特定抗原结合，将信号传入细胞内 CD3 ζ 链，活化 T 细胞。相对于第一代，第二、三代 CAR-T 通过引入共刺激信号 CD28 和（或）4-1BB，增加了活化 T 细胞的存活，并可促进 IL-2 分泌，效应更加持久（图 4-3）。目前多采用较成熟的二代 CAR-T 技术，已有商业批准的 CAR-T 用于治疗白血病和淋巴瘤等血液系统肿瘤。

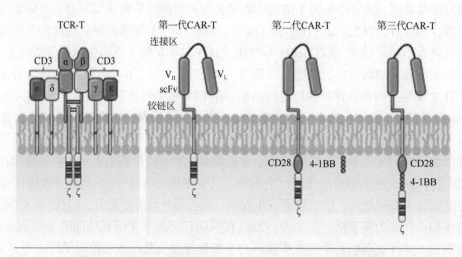

图 4-3　用基因工程制备的 TCR-T 和三代 CAR-T 结构示意图

V_H，重链可变区；V_L，轻链可变区；scFC，单链抗体。修改自 June CH，O'Connor RS，Kawalekar OU. CART cell immunotherapy for human cancer. 2018，359（6382）：1361-1365

三、降低特异性 T 细胞免疫应答

在自身免疫病或慢性炎症性疾病中，T 细胞介导的炎症反应常是致病的基础。其中 Treg

是主要的调节免疫的细胞。如能诱导抗原特异性 Treg，对这类病毒的治疗有重要的作用。王宾等通过用特异抗原的肽段与编码该抗原的 DNA 共免疫，在小鼠中成功地诱导了特异性 CD4$^+$CD25$^+$ Treg，并且其在治疗哮喘的动物模型中也有治疗效果。在多发性硬化症中，用随机组合的碱性氨基酸制成的肽制品模拟髓磷脂（myelin）已在美国进入临床研究。由于近来发现这一制品可增加 Treg 数量并修饰 APC 的功能，提示其是一种抗原特异性治疗自身免疫病的制品。虽然其初步结果显示疗效一般，但尚未发现有严重不良反应。对于自身免疫病的治疗需要平衡地考虑疗效及可能由人为调控免疫应答所致的潜伏感染，如结核菌或 CMV 可被激活。在用 TNF 单抗阻断类风湿关节炎中炎症反应的同时，会造成整体的炎症细胞因子如 IL-1、IL-6、粒细胞–巨噬细胞集落刺激因子（GM-CSF）和 IL-8 的产生均减少，结果导致结核病的复发，并在个别人中出现了淋巴瘤。虽然降低特异性 T 细胞功能不一定会出现用单抗阻断细胞因子样的后果，但前车之鉴值得重视。

四、针对免疫负调控的治疗性疫苗

T 细胞介导的细胞免疫由多种刺激和抑制蛋白组成的检查/平衡系统严格控制而起作用。抑制性受体，也称为免疫检查点，可负调控 CTL 的激活和效应，以维持自身耐受，平衡免疫反应与病原入侵，并最大限度地减少旁观者效应带来的组织损伤。细胞毒性 T 细胞相关蛋白4（cytotoxic T lymphocyte-associated protein 4，CTLA-4）是一种免疫抑制分子，最早在 CTLA-4 敲除小鼠中得到证实。该小鼠出生后不久就死亡。解剖发现，小鼠器官内充满大量活化的 T 细胞，原因在于失去 CTLA-4 的抑制，使得小鼠 T 细胞大量攻击自身的器官而死亡；并发现，T 细胞上的 CTLA-4 和 CD28 可竞争与 APC 的 B7（CD80/86）分子结合，CTLA-4 与 B7 结合的量可决定 T 细胞能否被激活，并抑制 IL-2 的产生，从而限制 T 细胞的增殖和存活。T 细胞上 PD-1 与靶细胞上 PD-L1、PD-L2 的结合，可抑制 T 细胞的增殖和活化及 IFN-γ 的释放。Leach 等最早在 1996 年提出通过使用 CTLA-4 抑制剂阻断免疫负调控信号，提高抗肿瘤作用的观点。利用 CTLA-4 及 PD1/PD-L1 抑制剂（如抗体），可阻断相应 CTL 的负调控信号，从而达到促 T 细胞增殖和存活的效应。现在已经在多个抗肿瘤相关产品中得到应用。

第六节　基于微生物的治疗性疫苗机制

由于一些病原微生物可引起反复、慢性、持续性感染，因此认为微生物缺乏有效的免疫原性，或者整体微生物中存在抑制或阻断机体对病原体产生有效免疫应答的组分。对于前者，治疗性疫苗设计的原则是通过多次、大量的微生物免疫激活机体产生有效的免疫应答；对于后者，则选用微生物的部分组分，试图避开具有免疫抑制作用的成分，并加强免疫。然而在未能确定靶位的情况下，常常以整个病原体甚至多种微生物混合作为治疗性疫苗。

（1）混合细菌：迄今，因慢性支气管炎、反复发作尿路感染的病原体很难自患者感染部位成功分离，研发治疗性疫苗很难单独选用一种细菌。因此，目前的策略是将肺炎链球菌、流感嗜血杆菌或金黄色葡萄球菌、表皮葡萄球菌等常见的细菌分别培养，然后按一定比例混合。这类治疗性疫苗需按生物制品生产规定的标准制成。其作用机制不明，推测可能是经多次免疫后，诱生有效的抗体，但也有学者认为这类慢性感染是机体对感染的细菌产生了过敏性应答，因此是通过少量多次免疫的脱敏机制而达到治疗的目的。这类疫苗的基础研究有较大缺陷。近来，关于菌群微生态的研究，特别是菌群代谢产物、菌群与免疫的互作研究，将可能为复杂细菌感染的治疗性疫苗研发提供线索和思路。

（2）选择性菌种或细菌组分：有些细菌（如金黄色葡萄球菌、表皮葡萄球菌）可在体表长期定植或在插管中形成生物膜而成为传染源，并不断自生物膜上脱落构成长期感染。这些情况在带耐药菌株的医护人员及肾透析等有体内管道使用者中尤为重要。因此开展了针对各种病原细菌或组分的治疗性疫苗研究，如有学者选用 5 种不同血清型的人肠杆菌（*E. coli*）加热杀死，组成被称为 OM-89 的疫苗，经口或经阴道免疫后，与对照组相比，多数报道统计学上有显著治疗效果。有学者用幽门螺杆菌的尿素酶抗原、CagA 及 VacA 等不同于幽门螺杆菌致病机制相关的组分，分别加入不同佐剂制成的治疗性疫苗，分别在小鼠、雪貂或猴中进行了实验研究，试图对该耐药菌所致慢性感染进行治疗，但效果尚不明确。

（3）选择性病毒组分：在持续性病毒感染中，一般选用可诱生细胞或体液免疫的该病毒的结构蛋白或非结构蛋白作为候选蛋白。例如，HSV-2 所致的生殖器局部病灶可反复发作，不仅大大影响感染者的生活质量，还有可能增加对 HIV 的易感性或出现全身性播散的危险。据报道，应用病毒 gD2-氢氧化铝或加另一佐剂的 gD2gB2-MF59 疫苗，可以降低 HSV-2 的复发率。此外，这类具有预防复发作用的疫苗，似乎兼有治疗与预防的作用，还适用于一些已对阿昔洛韦等抗病毒药物耐药的患者。对经干扰素及利巴韦林治疗效果差的丙肝患者，已有学者开展用 HCV 核心蛋白加 NSP3、NSP4、NSP5 融合后用聚合技术组成免疫刺激复合物（immune-stimulating complex，ISCOM）作为治疗性疫苗的实验。也有学者用 HCV1b 基因型的 E1 组成病毒样颗粒（virus like particle，VLP），加氢氧化铝作为治疗性疫苗，已进入 II 期临床研究。结果发现在 1/3 患者中可降低肝纤维化的发生。至于正在进行临床或临床前研究的针对慢性乙肝的各种治疗性疫苗，更是为数众多，其中包括用病毒的包膜抗原（S、S/PreS）作为治疗性疫苗，也有用核心抗原（HBcAg）或两者组合的组分研发治疗性疫苗。值得一提的是，自从人乳头状瘤病毒作为预防宫颈癌的疫苗效果被确认以来，利用该病毒成分作为治疗性疫苗的研究，也已展开。由于病毒基因结构与功能的研究发展得较快、较成熟，加之对病毒不同组分的免疫应答研究也比较充分，对病毒组分的治疗性疫苗往往选择能引起保护性免疫应答的组分。但有些病毒的保护性蛋白并未能确定（如 HIV、HCV），则多选择免疫原性强、可产生中和抗体、抗原性稳定的组分。对于治疗性疫苗的应用是否会增加或降低一些容易发生变异的病毒是有待研究的重要问题。

第七节　临床前实验研究与临床研究

作为最终将应用于患者的制品，治疗性疫苗由实验室走向临床的过程是一条艰辛而又漫长的道路。

一、建立或采用适当的动物模型

动物模型是研究治疗性疫苗的基础，因此需建立或选择最能模拟感染者的动物模型。结核菌感染的豚鼠是长期以来存在的动物模型，但它很难代表潜伏感染类型的感染者。大白鼠插管注入细菌构成的细菌模型仅能作短期研究，而且皮下保留导管与植入异物间也仍有差别。虽然猴艾滋病模型，HBV、HCV 黑猩猩感染模型已经接近人体感染，但黑猩猩感染 HBV 或 HCV 后未能出现肝癌。虽然土拨鼠感染土拨鼠肝炎病毒（WHV）后可出现肝癌，但其免疫特性与人还有较大差别。在临床前研究必须有动物实验的资料，特别是对一些尚无公认标准的治疗性疫苗，如果缺少适当的动物模型，如何评估疗效是必须解决的难题。国外如美国食品药品监督管理局（FDA）常同意先在少数患者中进行治疗试验，短期内获得结果，可节省人力财力。这是一种合理的措施，可达到事半功倍的效果。

免疫指标的建立与判断：多数治疗性疫苗均对机体的免疫系统起作用，因此要根据各种治疗性疫苗作用的机制，选择方便但又能说明问题的免疫学技术。这一环节是产品制备得以成功的关键之一。

二、产品制作的标准化

目前我国的生物制品法规中尚无治疗性疫苗的规定生产标准；由于每种治疗性疫苗产品的原料、成分及组成的半成品、成品均需有专门的规定，因此，在从实验室转化为产品的过程中，研究者必须与生产者共同研究如何制定标准化的生产工艺，在试制过程中不断改善，并及时与管理部门沟通。

三、疗效的判定

目前学术界与生物制品界、药学界普遍应用的药物疗效或疫苗效果，是根据抗微生物、抗肿瘤药物或已有预防微生物感染的疫苗所制定的。治疗性疫苗不同于药物，它的作用是促进机体产生或降低免疫应答，一般无法进行药物代谢动态的研究。另外，由于免疫应答需经过一段时间，因此不能在停止治疗后即进行疗效判断，而必须有一段免疫应答观察期。

四、对照用药的选择及设盲、揭盲等程序

应注意对照用药或制品应与制备的治疗性疫苗外观相似、使用途径相似，方可进行临床随机双盲研究。设盲应由第三方专人进行，要依据临床研究的规范方法实施。所有临床研究计划应有伦理学论证，以及向国家及国际组织注册，获正式批准后方可进行。临床研究必须在国家规定有资质认可的单位进行，因此尽早与临床专家沟通可有利于临床研究的顺利进行。

（闻玉梅　赵　超　复旦大学）

参 考 文 献

Alsaab HO, Sau S, Alzhrani R, et al, 2017. PD-1 and PD-L1 checkpoint signaling inhibition for cancer immunotherapy: mechanism, combinations, and clinical outcome. Front Pharmacol, 8: 561.

Boni C, Vecchi A, Rossi M, et al, 2018. TLR7 agonist increases responses of hepatitis B virus-specific T cells and natural killer cells in patients with chronic hepatitis B treated with nucleos（t）ide analogues. Gastroenterology, 154（6）: 1764-1777.e7.

Bowie AG, Unterholzner L, 2008. Viral evasion and subversion of pattern-recognition receptor signalling. Nat Rev Immunol, 8（12）: 911-922.

Brewer JM, 2006.（How）do aluminum adjuvants work? Immunol Lett, 102（1）: 10-15.

Caspi RR, 2008. Immunotherapy of autoimmunity and cancer: the penalty for success. Nat Rev Immunolk, 8（12）: 970-976.

Dinarello CA, 2007. Historical insights into cytokines. Eur J Immunol, 37（Suppl 1）: S34-S45.

Frazer IH, Lowy DR, Schiller JT, 2007. Prevention of cancer through immunization: prospects and challenges for the 21st century. Eur J Immunol, 37（Suppl 1）: S148-S155.

Freer G, Matteucci D, 2009. Influence of dendritic cells on viral pathogenicity. PLoS Pathog, 5（7）: e1000384.

Jin H, Xiao C, Geng S, et al, 2008. Protein/DNA vaccine-induced antigen-specific Treg confer protection against asthma. Eur J Immunol, 38（9）: 2451-2463.

June CH, O'Connor RS, Kawalekar OU, et al, 2018. CAR T cell immunotherapy for human cancer. Science, 359（6382）: 1361-1365.

Kool M, Soullié T, van Nimwegen M, et al, 2008. Alum adjuvant boosts adaptive immunity by inducing uric acid and activating inflammatory dendritic cells. J Exp Med, 205（4）: 869-882.

Leach DR, Krummel MF, Allison JP, 1996. Enhancement of antitumor immunity by CTLA-4 blockade. Science, 271（5256）: 1734-1736.

Lindblad EB, 2004. Aluminum adjuvants—in retrospect and prospect. Vaccine, 22（27-28）: 3658-3668.

Liu W, Yang X, Wang N, et al, 2017. Multiple immunosuppressive effects of CpG-c41 on intracellular TLR-mediated inflammation. Mediators Inflamm, 2017: 6541729.

López CB, Yount JS, Moran TM, 2006. Toll-like receptor-independent triggering of dendritic cell maturation by viruses. J Virol, 80（7）: 3128-3134.

Mai CW, Kang YB, Pichika MR, 2013. Should a Toll-like receptor 4（TLR-4）agonist or antagonist be designed to treat cancer? TLR-4: its expression and effects in the ten most common cancers. Onco Targets Ther, 6: 1573-1587.

Marrack P, McKee AS, Munks MW, 2009. Towards an understanding of the adjuvant action of aluminium. Nat Rev Immunol, 9（4）: 287-293.

Patra MC, Choi S, 2016. Recent progress in the development of Toll-like receptor（TLR）antagonists. Expert Opin Ther Pat, 26（6）: 719-730.

Ramachandra L, Simmons D, Harding CV, 2009. MHC molecules and microbial antigen processing in phagosomes. Curr Opin Immunol, 21（1）: 98-104.

Reid DM，Gow NA，Brown GD，2009. Pattern recognition：recent insights from Dectin-1. Curr Opin Immunol，21（1）：30-37.

Rosenberg SA，Restifo NP，2015. Adoptive cell transfer as personalized immunotherapy for human cancer. Science，348（6230）：62-68.

Sahly H，Keisari Y，Crouch E，et al，2008. Recognition of bacterial surface polysaccharides by lectins of the innate immune system and its contribution to defense against infection：the case of pulmonary pathogens. Infect Immun，76（4）：1322-1332.

Seder RA，Darrah PA，Roederer M，2008. T-cell quality in memory and protection：implications for vaccine design. Nat Rev Immunol，8（4）：247-258.

Sela M，Hilleman MR，2004. Therapeutic vaccines：realities of today and hopes for tomorrow. Proc Natl Acad Sci U S A，101（Suppl 2）：14559.

Shirey KA，Lai W，Scott AJ，et al，2013. The TLR4 antagonist Eritoran protects mice from lethal influenza infection. Nature，497（7450）：498-502

Wang B，Wang X，Wen Y，et al，2015. Suppression of established hepatocarcinoma in adjuvant only immunotherapy：alum triggers anti-tumor CD8$^+$ T cell response. Sci Rep，5：17695.

Wang XY，Wang B，Wen YM，2019. From therapeutic antibodies to immune complex vaccines. NPJ Vaccines，4：2.

第五章 治疗性疫苗的动物模型
Animal Models for Therapeutic Vaccines

摘　要

动物模型为治疗性疫苗的研究提供了临床前实验系统。选择合适的动物模型需要综合考虑疾病特点和治疗性疫苗的作用机制。一般而言，疾病动物模型应具有接近人类疾病的临床症状和致病机制。大多数动物模型仅能模拟人类疾病的部分临床症状和致病机制。研究中应尽可能选择与人类疾病的临床症状和致病机制符合度高的动物模型，这对于提高后续临床试验的成功率有重要的帮助。小鼠由于其纯系遗传背景，在药物和疫苗研究中具有高度一致性和可重复性。同时，许多商品化试剂如抗体和表达蛋白质可为小鼠研究提供方便的工具。此外，可以利用基因改造技术（基因敲除、基因插入等）在小鼠中制造特定免疫背景的品系，为进一步深入研究治疗性疫苗的药理、机制和药效提供极大方便。因此，小鼠已成为实验室常用动物模型。但这些小鼠模型在治疗性疫苗研究中的适用性仍然有一定的局限性。因此除小鼠以外，其他动物也经常用于特殊疾病动物模型的治疗性疫苗的评价。由于治疗性疫苗利用激发和调控宿主的免疫应答及反应达到治疗目的，选择动物模型时，应当考虑到合适的非特异性免疫和特异性免疫反应，并便于检测和观察。对于感染性动物模型，还应考虑动物对病原体的易感性，或者替代病原体感染后能模拟研究对象的感染情形。随着对各类慢性疾病的研究进展和治疗性疫苗的开发，对动物模型的需求也越来越大，适合于治疗性疫苗研究的模型也越来越多，其各有优势和缺点，选用时应权衡利弊，根据研究目的和条件，选择可行的动物实验对象和方式。本章将重点介绍非人灵长类动物、树鼩、鸭、土拨鼠和小鼠等模型动物，并比较各自的特点和在治疗性疫苗研究中的应用。这将有助于我们了解动物模型在整体水平评价治疗性疫苗的疗效、安全性及其机制方面的优势、问题和可能的解决方案，为治疗性疫苗能够顺利进入临床试验提供可靠的科学依据。

第一节　嗜肝 DNA 病毒动物模型

一、鸭乙肝病毒

鸭乙肝病毒（duck hepatitis B virus，DHBV）属嗜肝 DNA 病毒科，禽嗜肝 DNA 病毒属，于 1980 年由 W. Mason 和周翊钟自北京鸭的血清中同时发现。DHBV 与 HBV 具有相似的基因组特征和病毒结构，以 RNA 中间体在胞质内逆转录进行复制。DHBV 是 HBV 研究中非常重要的动物模型，在 HBV 的复制、感染自然史及发病机制的研究中发挥了重要作用。在体外培养中，DHBV 可自然感染鸭原代肝细胞（primary duck hepatocyte，PDH）

并进行复制，细胞可释放具有感染性的 DHBV 颗粒。因此，该感染系统在研究嗜肝 DNA 病毒复制早期过程中具有很高的价值。HBV 复制过程中的逆转录策略，首先是在 DHBV 感染模型中发现的。DHBV 可作为研究、筛选和验证中西药物对 HBV 抗病毒活性的动物病毒模型。笔者小组在过去研究建立了樱桃谷鸭 DHBV 感染模型并开展了相关免疫学研究，为研究治疗性疫苗奠定了基础。

（一）DHBV 的生物学特征

1. 病毒结构　DHBV 具有嗜肝 DNA 病毒的一般特征，由外包膜和内层核衣壳构成，在核衣壳内有病毒 DNA 聚合酶和病毒基因组。DHBV 包膜蛋白为 DHBV 表面抗原（duck hepatitis B surface antigen，DHBsAg），包括 DHBV PreS/S 和 S 蛋白。在病毒包膜的内部是由 DHBV 核心蛋白（DHBcAg）与病毒基因组组成的核衣壳，表面蛋白和核心蛋白均具有很强的免疫原性。

DHBV 基因组为部分双链 DNA，长度在 3021～3027bp。负链的 3′ 和 5′ 端具有正向重复序列，分别命名为 DR1 和 DR2，负链借助于重复序列连接为完整的环状结构，DHBV 基因组的负链 5′ 端通过共价键与聚合酶相连；正链是不完整的，其 3′ 端长短不一。DHBV 的基因组由 3 个可读框（open reading frame，ORF）组成，分别是 S-ORF、C-ORF、P-ORF，它们均位于长链上，方向相同，分别编码包膜蛋白、核衣壳蛋白和聚合酶。一般认为该病毒缺乏正嗜肝 DNA 病毒所拥有的 X-ORF，然而，也有研究认为 DHBV 拥有 X-ORF，通过一非传统的起始密码编码 X 蛋白。

2. DHBV 复制　嗜肝 DNA 病毒通过病毒颗粒表面蛋白与肝细胞膜表面的受体特异性识别后的内吞作用介导入胞，但这类受体及相关的配体尚难以确定。DHBV 的包膜蛋白 DHBsAg 可以与肝细胞膜表面的受体相互作用，介导病毒进入细胞。以往研究表明，180kDa 的羧肽酶 D 与 DHBsAg 的结合具有高亲和力。羧肽酶 D 分布于细胞内部和细胞膜表面。然而，转染羧肽酶 D cDNA 的细胞并未表现对 DHBV 感染的易感性，提示 DHBV 的感染还需要其他因子协助。另外，120kDa 的甘氨酸脱羧酶也被证实可与 DHBV 相互作用，甘氨酸脱羧酶主要分布于肝脏、肾脏和胰腺（DHBV 复制的主要器官）。这些蛋白均可能是 DHBV 受体复合物的组分，并与 DHBV 的器官嗜性有关。

在病毒进入细胞后脱衣壳，核衣壳入核后，病毒 DNA 聚合酶修补正链形成完整的双链 DNA[松弛环状（relaxing circle，RC）]，而后转为共价闭环 DNA（covalently closed circular DNA，cccDNA）。以 cccDNA 的负链为模板转录出 3.5kb 的前基因组 RNA 和 mRNA，被运送至胞质。mRNA 翻译为病毒核心蛋白和病毒 DNA 聚合酶，在胞质内与前基因组装配成不成熟的核衣壳。在不成熟的核衣壳内，以病毒前基因组为模板，利用病毒 DNA 聚合酶的逆转录酶活性合成负链 DNA，同时病毒前基因组降解，而后再合成部分双链的病毒基因组。含有成熟病毒基因组的核衣壳通过出芽的形式在高尔基体获得包膜，进而出胞或者被转运至核内而形成 cccDNA 池。DHBV 感染细胞含有 6～30 拷贝的核 cccDNA 和 160～500 拷贝的胞质单链及双链 DNA 复制体。通常在 $10^3 \sim 10^4$ 的 DHBV 感染细胞中还含有 1 拷贝整合 DHBV DNA。与其他逆转录病毒以整合基因组为模板合成 RNA 不同，DHBV 的整合基因组并非是复制所必需的，并且在嗜肝 DNA 病毒的复制中很少见。整合的 DHBV

基因组是单体，不能作为模板合成前基因组。

表面抗原多肽含有定位于内质网的信号序列，包膜蛋白可以组装为亚病毒颗粒，并以出芽的形式进入内质网腔和高尔基体隔层。这种自动装配过程导致大量亚病毒颗粒的产生，在病毒血症的个体血清中，相对于成熟的病毒颗粒，亚病毒颗粒大量过剩。

分泌的病毒 e 抗原通过 3.5kb 病毒 RNA 翻译而成，产生的前体多肽含有定位于内质网的信号肽，可经过宿主细胞的蛋白酶修饰后进行分泌。

成熟病毒颗粒装配的最后步骤在内质网中完成，这与病毒颗粒的核衣壳与包膜蛋白相互作用相关。获得包膜的核衣壳可以进入内质网腔，然后经组成性分泌途径分泌。

3. DHBV 基因表达的调控　HBV 基因组中含有 4 个启动子和 1 个多腺苷酸化位点，还有 2 个增强子序列（增强子 I 和 II）和 1 个糖皮质类固醇应答元件。增强子 I 位于 X 启动子的上游，增强子 II 位于 C 启动子的上游（已知的肝特异性增强子）。与哺乳类嗜肝 DNA 病毒不同，禽类嗜肝 DNA 病毒只有 3 个可读框和较少的识别序列。DHBV 缺少 X 基因。禽类嗜肝病毒可以通过 2 个启动子产生 3 种转录体，前基因组启动子用于 3.5kb RNA 及核心抗原 mRNA 的转录，另外 1 个启动子控制 2 种包膜蛋白 mRNA（DHBV PreS/S 和 S）的转录。DHBV 包膜 mRNA 为 2.3kb 和 2.1kb，位于前基因组启动子下游第 1100~1400 位核苷酸的位置，并且与前基因组 RNA 为同一多腺苷酸化位点。DHBV 前基因组除作为 DHBV DNA 合成的模板外，还可翻译为病毒 DNA 聚合酶和核心蛋白。

DHBV 基因组仅含有 1 个已确定的增强子序列，可与肝细胞核转录因子 C/EBP、肝细胞核因子 1（HNF1）和 F3 等结合。

（二）DHBV-鸭原代肝细胞体外感染模型

HBV 已被证实可在体外培养的人原代肝细胞中感染并进行复制，但是受限于技术水平或伦理道德，肝组织的获取较为困难，因而目前仅能用于小规模的研究。在人原代肝细胞模型中，大规模的药物筛选目前仍难以实现。人肝癌细胞系在转染 HBV DNA 后可进行 HBV 复制，因而可用于病毒转录及出胞等过程的研究，为评价影响逆转录及正链 DNA 的合成提供了较好的系统。Tuttleman 报道 DHBV 能感染体外培养的鸭原代肝细胞。接种后第 2 天，病毒开始复制，可检测到 cccDNA 及单链 DNA 的复制型，此类复制型并不存在于接种的病毒制剂中。随着培养时间的延长，DHBV RC、cccDNA 及单链 DNA 增多，约 10% 的肝细胞表达 DHBcAg 及 DHBsAg。感染病毒的细胞可将具有感染性的病毒颗粒及无感染性表面抗原释放到细胞外，约于感染后的第 4 天可在培养液中检测到感染性病毒颗粒，并逐渐增多至第 17 天。此外，卵黄囊细胞培养亦对 DHBV 敏感，约 10% 的细胞表达 DHBcAg。

体外培养的鸭原代肝细胞支持 DHBV 的自然感染及复制，并能释放有感染性的 DHBV，为体外研究嗜肝 DNA 病毒提供了良好的细胞模型。由于 DHBV 系禽类嗜肝 DNA 病毒，且基因组中无明确的 X 基因，因此在应用该模型研究时也应注意其局限性。

（三）DHBV-鸭感染动物模型

动物模型的建立在许多人类传染性疾病的研究中起着相当重要的作用。其他嗜肝性 DNA 病毒的发现为 HBV 的研究提供了很有价值的动物模型，所有的嗜肝性 DNA 病毒具有相似的复制机制并且都能引起慢性感染，然而目前所建立的嗜肝 DNA 病毒动物模型，无论是自然感染还是通过实验感染，尚无一种动物模型能具有 HBV 感染的所有特征。虽然每种嗜肝 DNA 病毒动物模型均具有其局限性，但 DHBV 动物模型为新药的研发及乙肝的治疗提供了很好的临床前实验系统。

鸭是 DHBV 的自然感染宿主。雏鸭可通过自然感染途径和实验接种途径感染 DHBV。DHBV 感染的亲代（母鸭）可通过鸭胚垂直传播至子代。DHBV 存在于卵黄囊中，可在其中复制并表达病毒抗原，胚肝由卵黄囊内胚层分化而来。在发育过程中 DHBV 随之进入胚体。来自 DHBV 感染的亲代鸭胚，95%～100% 为 DHBV 阳性。先天感染 DHBV 的鸭表现为长期病毒血症。此外，鸭胚可通过羊膜囊、尿囊或卵黄囊接种等途径感染 DHBV；雏鸭可经静脉、腹腔注射接种等途径感染 DHBV。

DHBV 感染后，可在多种脏器及细胞中复制。在 DHBV 感染鸭肝、胰、肾、心及胸腺等组织中可检测到 DHBV DNA 复制型。然而 DHBV 在感染过程中，DHBV DNA 复制型首先出现在肝组织中，而后才出现于胰、肾、脾等组织，而且在肝组织中 DHBV DNA 的拷贝数远远超过其他组织（>100 倍）。在肝细胞、胆管上皮细胞、肾小球及近端肾小管、胰腺的内分泌及外分泌腺细胞和肾上腺皮质细胞中均可见到 DHBV 抗原阳性细胞。提示 DHBV 主要在鸭肝组织中复制，但不是专性嗜肝细胞。

随着鸭龄的增长，鸭对 DHBV 的易感性降低。在 DHBV 先天感染或鸭胚接种者中，95%～100% 的雏鸭表现为慢性感染（长期病毒血症）；1 日龄鸭接种 DHBV 后，大部分呈长期病毒血症；2 周龄鸭接种 DHBV 只有少数出现长期病毒血症；3 周龄鸭呈急性自限性感染；而 2～3 月龄鸭对 DHBV 感染呈高度抵抗性。该特性使 DHBV 感染鸭成为研究慢性肝炎的良好动物模型。

在 DHBV-鸭感染模型中，持续性感染的比例除与鸭龄有关外，也与病毒接种剂量相关。4 日龄鸭接种 1×10^6 拷贝 DHBV 可导致持续性感染，4×10^4 拷贝病毒导致暂时性感染；而在成年鸭中，即使更高剂量（2×10^{11}）的病毒接种也仅表现为暂时性感染。体外培养的成年鸭肝细胞可被 DHBV 感染（>95% 的肝细胞）。因而受体的丢失不是导致成年鸭接种病毒后不呈持续性感染的原因。一般认为，在日龄较大的鸭中，更有效的免疫反应所产生的 DHBV 中和抗体及 CTL 的作用使得 DHBV 的接种表现为暂时性感染。笔者实验室利用其特点，发现在雏鸭出壳的 24 小时去除法氏囊可增强 2 周龄鸭对 DHBV 的易感性。对不同日龄鸭接种时所表现出的感染差异的研究，有助于抗病毒药物检测和免疫治疗评价研究中感染模型的建立。

持续性禽类嗜肝 DNA 病毒感染一般仅表现为温和的肝脏炎症，与 HBV 感染携带者相似，而不是进行性地发展为肝硬化或肝细胞癌。此外，未见 DHBV 持续性感染鸭发展为肝细胞癌可能还与鸭寿命较短有关。

（四）DHBV 感染动物模型在抗病毒药物和治疗性疫苗研究中的应用

DHBV 感染鸭模型具有如下优点：①鸭为 DHBV 自然宿主；②来源多、易饲养；③可同批孵化大量鸭胚，鸭龄易控制；④可通过多种接种途径感染 DHBV；⑤感染 DHBV 后，动物可呈持续性感染。因此 DHBV 感染鸭模型成为抗 HBV 药物和治疗性疫苗的嗜肝 DNA

病毒致病机制研究中最常用的动物模型。

1. 在抗病毒药物评价中的应用 DHBV 持续性感染模型常用于抗 HBV 药物筛选和治疗策略的评价。许多抗 HBV 药物在 DHBV 感染动物模型中证明有效后进入临床试验，并最后批准上市。例如，喷昔洛韦在 DHBV 体外感染鸭原代肝细胞培养体系和感染鸭体内实验中，均能迅速抑制 DHBV 复制，随后进入临床试验阶段。而用于治疗 HIV 感染的拉米夫定（逆转录酶抑制剂，3TC），在 DHBV 感染模型中发现具有抗嗜肝 DNA 病毒作用，临床试验显示其可迅速抑制病毒复制并能改善肝脏组织病变。通过研究拉米夫定对鸭肝组织分离的病毒核心颗粒作用，证明了拉米夫定抑制嗜肝 DNA 病毒复制的机制：既可竞争性抑制 DHBV DNA 聚合酶，又可作为 DNA 聚合酶底物，参与到 DNA 新链合成过程中，终止新链合成。然而抗 HBV 化合物面临的问题是停药后病毒复制反弹，主要由于病毒感染细胞 cccDNA 的存在，其作为病毒复制模板，在每个肝细胞内含 10～50 拷贝，稳定存在。cccDNA 在体外培养鸭原代肝细胞内降解的半衰期为 3～5 天，同时 cccDNA 在细胞内的扩增又受到病毒包膜蛋白 Pre/S-S 的负反馈调节。因此单一药物难以达到长期抑制病毒的目的。目前对联合用药进行了较多的探索，如拉米夫定和喷昔洛韦在鸭体外模型中有协同抗病毒作用；在 DHBV 感染模型中，拉米夫定、喷昔洛韦和阿德福韦 3 种化合物对 DHBV 的协同抑制作用要强于单独用药。研究显示嗜肝 DNA 病毒感染表现为暂时性感染还是持续性感染取决于病毒的复制率和感染急性期的免疫反应，如 DHBV 感染后早期恩替卡韦并不能阻止肝中 DHBV 的感染，但是能够减少病毒的复制及传播，因而 DHBV 感染发展为暂时性感染而不是持续性感染。这些研究对 HBV 暴露后的抗病毒治疗具有重要的指导意义。

针对 DHBV DNA 聚合酶基因序列 2468～2487 的反义 RNA 可抑制 DHBV DNA 聚合酶的逆转录活性，在 DHBV 感染鸭体内，这种反义 RNA 可抑制 DHBV 病毒血症和肝脏 DHBV 复制，经聚合酶链反应（PCR）证实肝中病毒 DNA 在治疗后消失。Offensperger 用 DHBV 感染模型筛选 9 种针对 DHBV 基因不同区域的反义 RNA，结果发现针对 DHBV Pre-S 区第 795～812 位核苷酸的反义 DNA 可抑制肝中病毒复制和基因表达。何丽芳等针对 Pre-S 基因区第 951～968 位核苷酸设计反义核酸，经感染鸭模型证实，针对该段靶基因的反义核酸可抑制感染动物的病毒血症和抗原血症。

2. 在抗嗜肝 DNA 病毒免疫制剂研发中的应用 随着基因研究的突破和基因工程的进展，人们对新型生物制剂的研究倾注了极大热情，发现了许多有潜力的抗病毒制剂。针对鸭的 I 型重组干扰素被证实可以在 DHBV 感染鸭原代肝细胞培养系统中抑制病毒复制，同样在感染鸭体内实验中可以抑制病毒血症。Lizuka 发现自然界某些原核生物 DNA 有抗 DHBV 作用，在 DHBV 感染鸭体内，用原核 M13 噬菌体 DNA 治疗 4 天后，对外周血中病毒复制抑制率达 88%，对肝中病毒抑制率达 50%，同时检测到 2′-5′寡腺苷酸合成酶活性升高了 8 倍，推测其抗病毒作用在于诱导了内源性干扰素而抑制病毒复制。在 1 日龄雏鸭感染 DHBV 后对病毒抗原呈现免疫耐受，检测不到细胞和体液免疫应答。

3. 在嗜肝 DNA 病毒治疗性疫苗研究中的应用 闻玉梅等将兔抗 DHBsAg 血清与固相基质结合后再与纯化的 DHBsAg 形成复合物，构建固相基质抗原抗体复合物，通过 DHBV 感染鸭模型评价，注射后 70% 鸭清除了病毒血症，50% 鸭清除了抗原血症，证实这种复合物具有潜在的应用前景，现 HBsAg-抗 HBs 抗原抗体复合物（乙克）已进入临床Ⅲ期研究。

此外，DHBV 感染模型也用于 DNA 疫苗免疫原性和保护效果的研究。在成年和新生鸭中，表达 DHBsAg 的 DNA 疫苗可诱导高水平的抗 DHBsAg 的表达，并可起到完全或部分的保护作用。DHBsAg DNA 疫苗的免疫鸭中，5/6 的 DHBV 感染雏鸭表现为暂时性感染，而未免疫鸭则全部发展为持续性感染。DHBV 感染后，免疫系统的作用与感染病毒的剂量、感染肝细胞的数量和肝内感染的传播相关。目前，DHBV 持续性感染治疗发展为联合治疗的新策略，恩替卡韦和 DNA 疫苗联合可以起到更好的保护作用。

4. DHBV 感染动物模型开展研究时应关注的问题 DHBV 感染鸭模型具有鸭来源多、易饲养、费用低、鸭龄易控制，并可经多途径接种等优点。然而，在采用 DHBV 感染动物模型开展研究时应关注以下 4 点。①禽类免疫系统与哺乳类动物存在差异，禽类中枢免疫器官胸腺和法氏囊的解剖部位及功能是完全分开的：胸腺位于颈部，是 T 细胞的分化场所；法氏囊位于鸭的尾部泄殖腔的上方，在生命早期去除法氏囊可抑制宿主体液免疫，但不影响动物的细胞免疫。此外，禽类的红细胞是有核的，在分离禽类外周血白细胞时的方法与哺乳类动物有所不同。②DHBV 感染模型不能完全模拟 HBV 的致病过程，目前尚无直接证据证明 DHBV 的慢性感染可致感染的鸭肝硬化和肝细胞癌。禽类嗜肝 DNA 病毒造成的肝癌仅见于未知背景或者暴露于某些环境中的动物。③DHBV 因系禽类嗜肝 DNA 病毒，基因组中无明确的 X 基因。④在建立 DHBV 感染模型中，各实验室因接种途径、病毒来源、病毒剂量、鸭龄及鸭种等的差异，实验感染率不尽相同。即使在同一品种同龄鸭个体间，对 DHBV 的易感性也存在差异。然而，DHBV-鸭感染动物模型在 HBV 的复制和致病机制研究中，特别是在抗 HBV 药物和治疗性疫苗的初步筛选及评价中具有很重要的作用。

（瞿 涤 复旦大学）

二、土拨鼠模型

1977 年美国学者在对费城动物园的土拨鼠（woodchuck, *Marmota monax*）罹患原发性肝癌的研究中发现了第一个动物 HBV 样病毒——土拨鼠肝炎病毒（woodchuck hepatitis virus, WHV）。此后，土拨鼠成为较理想的 HBV 感染模型，并被广泛地用于研究嗜肝 DNA 病毒的生物学特性、感染自然史、发病机制，筛选和评估抗病毒药物及治疗性疫苗等新的治疗策略的疗效。

（一）土拨鼠生物学特点

1. 土拨鼠的生物学分类 土拨鼠分类学上属于啮齿目（Rodentia）松鼠科（Sciuridae）旱獭属（*Marmota*）。现存 13 个亚种。广泛分布于北美地区和亚欧大陆等地。东方土拨鼠（*Marmota monax*）主要分布于北美地区，在美国东北部、加拿大、阿拉斯加有 7 个亚种，*monax* 的亚种是 1915 年由 Howell 所命名的。中国旱獭与东方土拨鼠系同属的动物，主要有 4 个亚种：喜马拉雅旱獭（*Marmota himalayana*）分布于青藏高原；蒙古旱獭（*Marmota sibirica*）分布于东北及内蒙古；长尾旱獭（*Marmota caudata*）及草原旱獭（*Marmota bobak*）主要分布于新疆。

2. 土拨鼠的免疫遗传学 对土拨鼠 MHC-Ⅰ类基因的研究表明，土拨鼠 MHC-Ⅰ基因编码区长 1080bp，编码 359 个氨基酸，分为引导区、α1、α2、α3 及跨膜/胞质区，α1 和 α2 区为多态性区域，其余区域则高度保守。MHC-Ⅰ类基因与土拨鼠同源性最高的是松鼠，其次为人类。土拨鼠 MHC-Ⅰ类分子中，α1 和 α2 区及抗原性多肽结合的氨基酸残基，与其他种系哺乳动物和人类相比高度保守，而 CD8 识别氨基酸残基则与人类 HLA-A2 有区别。对来自 13 只土拨鼠的 110 个 MHC-Ⅰ基因 α1 和 α2 区克隆的分析，可将上述克隆归类为土拨鼠 MHC-Ⅰ类基因 A 座位的 14 种等位基因，其中 A1 和 A9 的表型分布频率分别为 46% 和 30%。每只动物具有 A 座位的两种等位基因。土拨鼠肝脏内 MHC-Ⅰ抗原的表达与组织损伤程度有关，WHV 感染组织 MHC-Ⅰ抗原表达增强，但与 WHV 表面抗原（WHsAg）的表达无直接组织学关系。肝癌组织内 MHC-Ⅰ抗原缺如。

将旱獭 IFN-α、IL-6、IL-10、IL-15、IRF-1、STAT-1 等多种基因与土拨鼠相应基因比较，核苷酸同源性高达 96% 以上（表 5-1）。转录组学序列同源性分析也提示两者 74% 的序列同源性高达 90%～100%，9.9% 的序列同源性高达 80%～90%，7.67% 的序列同源性高达 60%～70%（图 5-1），进一步提示了旱獭与土拨鼠遗传特征的一致性。

表 5-1 旱獭与土拨鼠重要免疫应答分子基因同源性分析

基因	长度（bp）	编码区序列	同源性（%）
β-actin	349	部分	99
GAPDH	571	部分	99
IRF-1	447	部分	99
STAT-1	861	部分	99
IL-6	624	全长	99
IL-10	537	全长	99
IL-15	486	全长	99
IFN-α1a	591	全长	97
IFN-α1b	591	全长	97
IFN-α2	558	全长	98
IFN-α4	570	全长	98
IFN-α5	570	全长	99
IFN-α7	603	全长	99

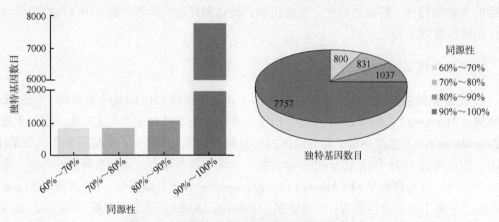

图 5-1 土拨鼠和旱獭转录组学序列同源性分析

3. 土拨鼠的生活习性　土拨鼠平均体重为 4.5kg，最大可达 8kg，身长约为 60cm。土拨鼠栖息于平原、山地的各种草原和高山草甸。善于挖掘地洞，也具备游泳及攀爬的能力。多数都在白天活动，喜群居，不贮存食物，而是在夏天向体内贮存脂肪以便冬眠。在北美地区，成体的雄土拨鼠一般 11 月份进入冬眠，到次年 2 月份出蛰，雌土拨鼠和亚成体雄土拨鼠要迟 20 天才出蛰。交配期在出蛰之后，约有一半的亚成体雌性土拨鼠（12 月龄）能够妊娠，而成年土拨鼠的妊娠率为 100%，雄土拨鼠只有到 21 月龄才能达到性成熟。雌土拨鼠妊娠期为 31～32 天，一窝 1～9 只，哺乳期平均 44 天。

土拨鼠冬眠后体重降低程度不一，幼龄土拨鼠为 12%，成年土拨鼠为 16%；幼龄雌土拨鼠在冬眠期体重减轻约 24%，成年雌土拨鼠减轻约 29%。在春天野外食物较少时期体重可持续下降，雄土拨鼠约在 4 月中旬后体重逐渐恢复，而雌土拨鼠体重恢复大约会滞后 2 周多。从 5 月到 9 月体重逐渐增长，雄土拨鼠每天约增长 13g，雌土拨鼠每天约增长 11.5g。新生土拨鼠的体重在 26～34g，在哺乳期间每天体重增加 16g，断奶之后，每天增长 18～20g。幼土拨鼠在断奶后开始散居，并且可以持续到第二年的 4 月份，迁移可以超过 3000m，在这个时期幼土拨鼠更容易捕获。成年土拨鼠通常活动于距离巢穴 2500m 范围内。由于疾病、抢掠和狩猎，野生土拨鼠有较高的自然死亡率，年死亡率接近 50%。平均死亡年龄为 14.9 个月，生存超过 8 个月者仅约 50%。

4. 土拨鼠的人工饲养　国内外均已成功人工饲养与繁殖土拨鼠/旱獭（图 5-2）。但是由于土拨鼠/旱獭是鼠疫的自然宿主，因此，对野外捕捉的动物必须严格检疫排除鼠疫杆菌感染，并予以体内外杀寄生虫药物消毒和杀虫，确认动物为健康土拨鼠后方可进入人工饲养场所。

人工饲养土拨鼠一般以幼体和亚成体为宜，因其性情较温顺、易驯化，食物信号反应建立也较迅速，所以饲养成功率较高。

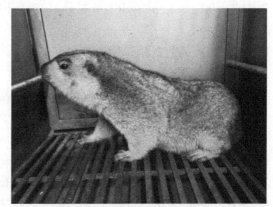

图 5-2　实验室饲养的土拨鼠

土拨鼠喜低温，怕热，环境最适温度为 10～15℃，相对湿度 70%～90%，适当通风和避光。按时清扫和消毒，保持室内清洁。食物从近似土拨鼠野外嗜食食物为主逐渐过渡到人工饲料，适当添加精饲料。土拨鼠在人工饲养条件下入出蛰时间均大约推迟 1 个月。

（二）土拨鼠在嗜肝 DNA 病毒研究中的应用

1. 土拨鼠肝炎病毒　WHV 与 HBV 同属嗜肝 DNA 病毒家族，形态学同 HBV 相似，成熟的病毒颗粒呈直径 45nm、有包膜的球状。病毒包膜由 3 种病毒编码的表面抗原和宿主细胞类脂组成，核衣壳由直径 27nm 的衣壳蛋白组成。WHV 基因组大小为 3300bp，稍大于 3200bp 的 HBV 基因组。4 个部分重叠的可读框（ORF）为 C 区编码衣壳蛋白或核心抗原，同时翻译 E 抗原并分泌到血清中；S 区编码大、中、小表面抗原；P 区编码病毒逆转录酶、RNase H 和基因组连接蛋白；X 区编码具有反式激活作用的蛋白。WHV 和 HBV 病毒蛋白的氨基酸同源性较高。

在慢性 WHV 感染的土拨鼠血清中可检出缺陷的 WHV 基因组，如 C 区基因缺失，所有突变株均与野生株同时存在。缺失的大小从 103bp 到 312bp，均位于 C 区中段，这些缺失可能导致 3 种不同后果：①C 区氨基酸丢失导致核心蛋白变小；②移码改变形成新的核心蛋白；③C 区 312bp 的缺失可导致 WHV P 区前 10 个氨基酸的丢失，从而影响 P 区功能。同一动物体内可同时存在不同类型的突变株，并伴有大量的点突变，与 HBV C 区突变株有极其相似的特性。进一步研究发现，WHV 野生株核心蛋白可被兔抗 WHc 识别，而 WHV 核心基因中段框内缺失突变株所表达的核心蛋白则不能被上述抗体识别，提示这种突变导致核心抗原的表位丧失，或者突变株缺乏独立的复制能力。用含此核心中段缺失突变株的血清感染土拨鼠，则被感染动物血清和肝脏内均检不到突变株，仅可检出野生株，说明 WHV 核心基因中段突变株的复制与传播可能需要特殊选择条件。

2. 土拨鼠免疫分子鉴定及 T 细胞应答分析方法 评价预防性和治疗性疫苗在土拨鼠模型中的效果和机制，均需要建立分析免疫应答的方法。鉴于缺乏商品化分析试剂，克隆并鉴定重要的土拨鼠免疫分子并制备相关试剂则极为重要。目前，一些重要的土拨鼠免疫分子如 MHC-Ⅰ、CD3、CD4、CD8、IFN-α、TNF-α、IL-6、IL-10、IL-15、CTLA-4、PD-1、PD-L1、PD-L2、Tim-3、Galectin-9 等均已被克隆或者表达，并建立了相应的免疫学与分子生物学分析方法。土拨鼠 IFN-α 可分为 12 个不同 IFN-α 基因亚型。中国旱獭与土拨鼠 IFN-α 基因同源性极高（平均约 90%），而与其他种属动物平均同源性在 70% 以下。对中国旱獭 IFN-α 基因家族的克隆和分析进一步阐明了旱獭的免疫遗传学特性，为在该动物模型中开展抗病毒治疗研究提供了新的可能性。

模式识别受体（PRR）是病毒感染启动固有免疫并介导适应性免疫的重要分子。目前多种土拨鼠 PRR 已被成功克隆和进行功能分析，包括 TLR2、TLR3、TLR4、TLR7、TLR8、TLR9、干扰素 γ 诱导蛋白 16（gamma-interferon-inducible protein 16，IFI16）、AIM2（absent in melanoma 2）和维甲酸诱导基因 Ⅰ（retinoic acid-inducible gene Ⅰ，RIG-Ⅰ）。研究发现 TLR2 配体刺激诱导的固有免疫应答可降低 HepG 2.2.15 细胞中 HBV 与土拨鼠原代肝细胞中 WHV 的病毒复制和基因表达水平。土拨鼠 WHV 慢性感染时，外周血单个核细胞（PBMC）和肝组织中 TLR2 的表达水平相对较低，而急性感染或恩替卡韦经治的慢性感染土拨鼠，其外周血单个核细胞中 TLR2 表达水平与 WHV DNA 滴度呈负相关。上述研究提示 TLR2 介导的抗病毒免疫应答在控制嗜肝 DNA 病毒感染中发挥重要作用。研究也发现 IFI16 和 AIM2 转录物的表达在急性 WHV 感染后的肝脏和脾脏中上调，而 IFI16 在慢性感染后的肝脏中下调，体内转染 IFI16 的配体 VACV ds 70 mer 导致 IFI16 和 IFN-β 的上调，提示 IFI16 和 AIM2 参与了 WHV 感染的免疫控制过程。

已知 T 细胞应答在控制和清除 HBV 感染中起重要作用。由于土拨鼠淋巴细胞缺乏胸腺嘧啶激酶（TK），常规的以胸腺嘧啶摄入为基础的淋巴细胞增殖实验检测到的淋巴细胞应答较小鼠和人的结果低。改用氚标记腺嘌呤或者检测培养上清中 IL-2 及用 CSFE 染色的方法则明显提高了检测淋巴细胞增殖应答的敏感性。后续的研究提示，WHV 特异性的 Th 细胞应答与病毒清除有关。最近，以 T 细胞表面 CD107a 为检测靶分子的流式细胞术被成功地用于分析土拨鼠 WHV 特异性 CTL 的功能。与 HBV 感染者和黑猩猩模型的研究结果相似，在急性 WHV 感染过程中，特异性的 CTL 应答明显，而慢性 WHV 感染的动物则缺乏病毒特异性的 CTL 应答。

3. 土拨鼠用于乙肝发病机制的研究 WHV 自然感染途径同 HBV，主要通过血液和分泌物传播。WHV 自然感染主要发生于宫内或分娩时。冬眠后野生土拨鼠在三四月生产，2～3 个月后可观测到病毒血症。实验感染土拨鼠可以造成与人类 HBV 感染相似的急性感染与慢性感染，动物年龄、病毒毒株和剂量是影响感染结局的重要因素。新生土拨鼠接种病毒后的慢性感染率为 60%～75%，而成年土拨鼠接种病毒后的慢性感染率仅约 5%。如果在潜伏期或者感染早期使用免疫抑制剂环孢素 A 处理动物，则慢性感染率可达 50% 以上。WHV 感染的潜伏期根据感染量不同而不同。常规接种剂量下，在接种病毒 6～8 周后血清中可以检测到 WHV DNA。在部分抗 WHsAg 血清转换后感染恢复期的土拨鼠肝细胞内，可以检测到微量以非复制形式存在的 WHV DNA，如果用免疫抑制剂处理这些动物，可以导致 WHV 感染再活动，提示一些土拨鼠在急性感染后不能彻底清除 WHV 基因组。肝细胞内 WHV 基因组持续存在可能是抗 WHsAg 阳性较抗 WHV 阴性土拨鼠发生肝细胞癌危险性高的原因。

感染 WHV 的土拨鼠肝脏组织学改变与人类极为相似，包括各种炎症、坏死及肿瘤等病理变化，但是罕见纤维化和肝硬化病变。肝脏内寄生虫感染也是较常见的土拨鼠肝脏病理现象。土拨鼠肝组织内 WHV 抗原的表达及其与肝细胞病理变化的关系也和人类 HBV 感染相似（图 5-3，图 5-4）。

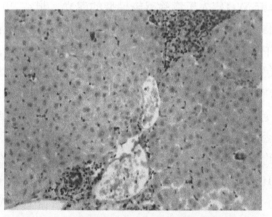

图 5-3 慢性 WHV 感染土拨鼠肝脏内炎症细胞浸润（×200） 图 5-3

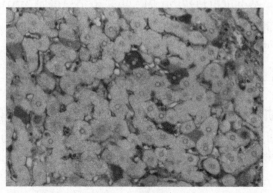

图 5-4 慢性 WHV 感染土拨鼠肝脏内 WHsAg（×400） 图 5-4

对土拨鼠模型的研究发现，被病毒感染肝细胞的自发清除可能是肝细胞再生与肝内抗病毒免疫应答效应联合作用的结果。此外，在对 WHV 感染的土拨鼠肝细胞培养系统的研究中发现，病毒 cccDNA 的半衰期很长，拉米夫定处理 36 天后细胞内 cccDNA 才开始下降。而这种下降更可能是肝细胞死亡的结果，并非是 cccDNA 的清除。这些结果在使用拉米夫定治疗 WHV 感染土拨鼠的体内实验中也得到了证实。

4. WHV 持续性感染与原发性肝细胞癌（HCC） 持续 WHV 感染主要与不同严重程度的慢性肝炎有关，包括轻型到重型肝炎，以及类似人慢性携带状态的毛玻璃样细胞周围的胆管增生。病变肝细胞病灶类似化学致癌过程中肝细胞的表现，可能代表癌前小结节。慢性感染 WHV 的土拨鼠最终可发展为 HCC。考虑到土拨鼠的寿命，土拨鼠发生 HCC 的概率远高于人类。感染 WHV 的土拨鼠肝癌发生率最高，仅次于致癌物诱导的肿瘤，表明 WHV 是非常强的致肝癌因素之一。WHV 在哺乳动物嗜肝 DNA 病毒中致癌作用最强。与树鼩感染 HBV 相比，土拨鼠感染 WHV 后出现 HCC 更快、更多见。

对土拨鼠肝癌基因组 DNA 的分析证实，90%慢性携带者和发生血清转换的土拨鼠发生的肿瘤中存在 WHV 序列整合。与 HBV 不同，WHV 可通过将病毒序列整合在宿主 DNA 中而激活细胞癌基因。研究发现 WHV DNA 常常插入 C-myc 和 N-myc 基因周围，N-myc mRNA 常过度表达，WHV 所致肝癌的 N-myc 表达激活作用类似鼠白血病病毒。在这两种肿瘤中，病毒序列通常插入转录嵌合 RNA 的 N-myc 3′非编码区。

5. 我国土拨鼠/旱獭 WHV 人工实验感染模型的建立 早在 20 世纪 80 年代初期，我国学者曾对生活在我国西北及北方地区的土拨鼠/旱獭进行了嗜肝病毒感染状况的血清学调查，提示我国旱獭中可能存在嗜肝 DNA 病毒的自然感染。但是，由于缺乏 WHV 特异性检测方法，其结果仍有待证实。近 10 年来，采用 WHV 特异性检测方法对来自青海、新疆不同地区旱獭血清和肝组织样本的研究表明，虽然部分血清和肝组织标本 WHV 标志物阳性，但是缺乏稳定重复的结果，迄今仍未获得确定的嗜肝 DNA 病毒序列。

虽然中国旱獭是否存在嗜肝 DNA 病毒自然感染仍有待于进一步证实，但是建立旱獭人工感染 WHV 模型的工作取得了长足进展。人工感染成年旱獭后第 4 周，在被感染动物血清中可以检测到 WHsAg 和 WHV DNA，第 8～10 周达到高峰，第 12 周开始下降。WHcAb 在第 8 周开始被检出。病毒接种后第 10 周旱獭肝组织中可检测出 WHV DNA 复制中间体和转录子，肝组织内可见 WHsAg 和 WHcAg 的表达。WHV 可以在中国旱獭中传代感染，病毒血症在部分动物中至少可以持续 20 周，提示中国旱獭对 WHV 易感并且部分动物可以形成慢性感染。不同地区旱獭对 WHV 易感性有明显差异，这种差异与遗传背景包括细胞色素 B 基因多态性及 MHC-Ⅰ类分子多态性有关。

（三）土拨鼠用于乙肝治疗和预防策略的研究

1. 抗 HBV 新药研发 具有完全病毒复制周期的土拨鼠模型提供了独具优点的评价抗病毒药物的新途径，可用来研究用药途径、药物毒性、免疫调节、药物对各复制时期 WHV 的抑制效应等。研究发现，在感染 WHV 的土拨鼠肝细胞培养系统中，长期应用拉米夫定进行治疗并不能清除 cccDNA。慢性感染的土拨鼠应用拉米夫定进行治疗，虽然血清病毒滴度下降了 10^2～10^3，但被感染肝细胞数量甚至在持续治疗 18 个月仍未下降，提示细胞内 cccDNA 的持续存在和病毒感染肝细胞的长期存活是病毒感染无法清除的关键原因。其他的核苷类似物药物如阿德福韦酯、恩替卡韦的抗病毒作用也在土拨鼠模型中进行了详尽的研究。恩替卡韦可比拉米夫定发挥更有效的抗病毒效果。在 3 个月的治疗期间，WHV滴度下降很明显，病毒颗粒数从每毫升 $10^7 \sim 10^8$ 下降至 $10^2 \sim 10^3$，同时肝内病毒 DNA 复制中间体也明显下降；但停药后血清病毒滴度又恢复至治疗前的水平。值得注意的是，在维持有效的抗病毒效果时，肝脏内的炎症反应也相应减轻。活检肝组织的电镜观察未发现线粒体超微结构的改变。然而，病毒复制的抑制及肝脏组织学改变的改善并不足以阻止大多数动物进展为 HCC。总之，对土拨鼠模型的研究加深了对病毒清除动态过程及逆转录酶抑制剂治疗局限性的认识。

　　除核苷类似物外，土拨鼠模型也被用于 TLR7 刺激剂 GS-9620 的临床前研究。研究发现 GS-9620 可快速、显著且持续降低土拨鼠血清 WHV DNA、肝内 WHV DNA 复制中间体、肝内 WHV cccDNA 和 WHV RNA 水平，使血清 WHsAg 水平低于检测下限。GS-9620还可诱导部分土拨鼠对 WHsAg 产生持续的抗体应答，在持续低病毒载量的土拨鼠中显著降低肝癌的发生率。

　　国内旱獭 WHV 感染模型的建立解决了我国缺乏嗜肝 DNA 病毒自然感染模型的短板，不仅用于抗 HBV 新药的药代动力学、安全性及药效学评估，也已用于实现功能性治愈慢性 HBV 感染新策略、新方案的探索，有力促进了我国抗 HBV 新药研发工作及乙肝防治工作的开展。

　　2. 乙肝预防性疫苗和暴露后预防新策略的研究　纯化的血清来源或重组 HBsAg 接种可保护机体免受病毒感染，是现今使用的有效、安全预防 HBV 感染疫苗的基础。然而，接种者需要加强免疫来维持足量的抗体滴度，有时接种后无应答。同样，WHV 慢性携带者血清来源的 WHsAg 疫苗也可保护土拨鼠。合成的 HBsAg 的 110～135 和 125～137 肽段在猩猩模型中证实可作为疫苗。用 WHsAg 和 HBsAg 交叉免疫土拨鼠和猩猩，WHsAg 免疫的猩猩可耐受 HBV 的攻击，说明 WHsAg 与 HBsAg 存在着交叉反应表位，交叉免疫应答产生的保护程度与诱导的 HBsAb 血清水平有关。相反，HBsAg 免疫的土拨鼠可以产生 HBsAg 特异性抗体，但是不能保护土拨鼠免受 WHV 感染。抗 WHs 的体液免疫应答不能改变 WHV 感染的病程，提示 WHsAg 与 HBsAg 之间仅存在单向的免疫交叉反应。

　　近年来的研究发现，针对核心蛋白的 CTL 在病毒清除中起重要作用。HBcAg 疫苗可部分保护猩猩免受 HBV 感染，WHcAg 疫苗可保护土拨鼠免受 WHV 感染。WHcAg 免疫后有保护力的动物体内抗 WHs 应答早于无保护力或未免疫的动物。进一步研究表明，50mg HBcAg 免疫土拨鼠两次后，部分动物可完全耐受 WHV 的攻击，这种保护能力产生的原因可能是由于 WHV 和 HBV 核心区氨基酸序列之间的部分同源性。

　　随着新生儿乙肝疫苗接种率提高，围产期传播 HBV 的风险大大降低，但是由意外暴露和职业性暴露而造成的 HBV 感染仍是 HBV 传播的重要途径。经典的 HBV 暴露后预防措施是联合使用高效价乙肝免疫球蛋白和乙肝疫苗。但是由于乙肝免疫球蛋白来源有限，价格较高，需要冷链系统保证供应等因素，在偏远地区、自然灾害和战争等无法及时得到的情况下，急需替代的方案和策略预防 HBV 感染。基于应用核苷类似物药物预防艾滋病病毒暴露后感染的成功经验，笔者小组应用旱獭模型证实，单用核苷类似物药物可以有效预防 HBV 暴露后感染,而联合核苷类似物药物和乙肝疫苗则不仅能够阻断 HBV 暴露后感染,而且可以预防再次暴露造成的感染,从而为预防 HBV 感染、降低 HBV 感染率提供了一种有效、廉价且易行的方法。

3. 乙肝治疗性疫苗和免疫治疗策略的评估 随着土拨鼠免疫系统研究方法的完善,以 WHV 核心抗原或者表面抗原为基础,联合不同辅助性多肽、佐剂及抗病毒药物等的多种治疗策略和方案,在土拨鼠 WHV 慢性感染模型中得以深入研究。结果表明,上述方法可以有效诱导特异性 B 细胞和 T 细胞应答,但是单纯的治疗性疫苗不足以控制病毒复制,提示治疗性疫苗作用机制相关的基础研究仍需加强。

在前瞻性研究中,10 只 WHV 慢性携带土拨鼠接种了 WHcAg 或 HBcAg,以验证是否可以激发针对核心蛋白的免疫应答并打破免疫耐受清除病毒。结果表明,WHcAg 免疫的 6 只土拨鼠中 1 只在免疫 4 次后清除了病毒,WHV DNA 在首次免疫 66 天后转阴,其他土拨鼠的 WHV DNA 和 WHsAg 未发生变化,抗 WHc 也未升高。HBcAg 免疫的 4 只土拨鼠产生了抗 HBc 和抗 HBe,但这些动物 WHV 未消失。抗 HBc 反应在 WHV 慢性感染和 WHV 阴性的土拨鼠中相同。然而,抗 HBc 滴度在慢性携带者中低,而在 WHV 阴性土拨鼠中高达 $1/10^5$,这种差别的原因可能是针对诱导抗体产生的 T 细胞表位免疫耐受或循环 WHeAg 和抗 HBe 交叉抗体反应。

鉴于有效的抗病毒治疗可以恢复或者上调乙肝患者的特异性 T 细胞应答,因此,抗病毒治疗联合治疗性疫苗的策略有可能增强治疗性疫苗的效果。在土拨鼠模型中,拉米夫定、克拉夫定或者恩替卡韦联合血源性 WHsAg 或者 WHsA/WHcAg DNA 疫苗免疫的研究提示,此种联合治疗措施均较单纯的治疗性疫苗更有效。乙肝表面抗原抗体复合物疫苗是一种新的治疗性疫苗,在患者和小鼠中的研究均证实可以诱导抗 HBV 免疫应答并减少病毒载量和抗原表达。对慢性 WHV 感染土拨鼠联合应用拉米夫定、WHsAg-抗 WHs 复合物和 WHs DNA 疫苗治疗,与对照组相比不仅病毒载量和 WHsAg 持续减少,而且可诱导较长期的抗 WHs 产生,进一步证实含抗原抗体复合物的联合治疗是一种治疗慢性乙肝的有效策略。

4. 其他免疫调节治疗策略 近年的研究提示机体针对 HBV 的特异性 T 细胞应答低下可能是 HBV 持续性感染的重要原因之一,其具体分子机制尚未完全明了,可能与病毒抗原的量、固有免疫的诱导效率、抗原提呈细胞的类型、辅助性 T 细胞与调节性 T 细胞的数量与功能,以及共刺激分子的负调控等有关。因此,围绕这些不同的调节机制可以设计不同的免疫调节治疗策略。例如,慢性 HBV 感染患者外周血和肝内病毒特异性 $CD8^+$ T 细胞表面 PD-1 分子高表达与 T 细胞耗竭和功能缺陷有关,应用抗体阻断 PD-1/PD-L1 通路则可以使 T 细胞功能部分恢复。土拨鼠研究证实,在核苷类似物治疗基础上,联合治疗性疫苗和 PD-1/PD-L1 通路阻断剂不仅部分恢复 HBV 特异性 T 细胞应答,还有助于实现 HBsAg/抗 HBs 的血清学转换,进而实现慢性乙肝的功能性治愈,为设计慢性乙肝的免疫调节治疗策略提供了新的可能。

CTL 对肝细胞内 HBV 复制的非细胞溶解抑制作用主要依赖细胞因子 IFN-γ 和 TNF-α。虽然在慢性 WHV 感染土拨鼠原代肝细胞培养中直接加入 IFN-γ 和 TNF-α 对 WHV RNA 和 WHV DNA 复制中间体并无明显影响,但是转染 IFN-γ 和 TNF-α 表达质粒却能使原代肝细胞产生类似感染恢复期肝细胞的部分应答，并对 WHV 复制的晚期步骤产生抑制作用。进一步将表达 IFN-α 和 IFN-γ 的腺病毒载体直接注射进慢性感染土拨鼠肝脏，IFN-α 载体可以导致肝内 WHV DNA 水平短暂轻微（1 log）下降，但是 IFN-γ 载体却对 WHV 复制无抑制作用，提示慢性感染土拨鼠肝脏细胞对 IFN-γ 应答的功能已经发生改变或者对 IFN-γ 产生了抗性/耐受性。另一研究在慢性感染土拨鼠肝脏内注射表达 IFN-α 的腺相关病毒载体，大多数动物出现了短暂但是显著（平均下降 2 log）的抑制 WHV 复制作用，2 只动物表现为血清中 WHV DNA 水平的持续抑制。这表明应用基因转输技术直接在肝脏内增强 Th1 类细胞因子应答，可能会部分恢复慢性感染者的抗病毒和免疫功能。

直接将免疫后动物或者急性感染痊愈动物的骨髓或者淋巴细胞过继输注给组织相容的慢性 WHV 感染动物，将有助于修复和重建有效的病毒特异性 T 细胞免疫应答。同理，将免疫后动物肝脏移植给慢性 WHV 感染动物也可以产生相似的效应。

（四）小结

土拨鼠模型是研究 HBV 复制、乙肝发病机制和机体免疫应答的非常有效的动物模型。利用该动物对病毒感染早期固有免疫应答的深入研究将有助于明确预测感染转归的指标，建立早期转归评估体系和给予更合理的治疗干预措施。土拨鼠的人工饲养和实验动物化将使得动物的质量与数量能够满足不断增长的需求，如新的乙肝预防性疫苗、抗病毒药物、治疗性疫苗及联合治疗策略的研发需要大量实验时间和条件可控的小动物感染及疾病模型。因此，包括土拨鼠在内的 HBV 感染和致病模型的建立与完善必将极大地促进乙肝相关基础和应用性研究，为最终控制和消除 HBV 感染提供切实可靠的支撑与保障。

（杨东亮　王宝菊　华中科技大学）

第二节　乙肝病毒的小鼠模型

小鼠模型是生命科学和医学研究中常用的动物模型。转基因小鼠是向小鼠体内导入并表达外源基因，常通过基因注射技术向小鼠受精卵中导入外源基因，或使用携带外源基因的慢病毒转导受精卵。上述方法得到的转基因小鼠，外源基因整合在小鼠染色体上，可以使用条件型的启动子控制外源基因在特定的组织、时间或条件下表达。在成体小鼠中通过转导或转染方法也可以导入外源基因，如由慢病毒载体、腺病毒载体和腺相关病毒载体等携带外源基因转导成体小鼠，或通过尾静脉高压水动力注射、脂质体介导跨膜运输等非病毒载体技术转染体内细胞。基因敲除技术对研究基因的生物学功能具有重要的价值，传统上利用同源重组原理在小鼠胚胎干细胞中特异性敲除（knockout）小鼠的相关基因，随着 CRISPR/Cas9 基因编辑技术的广泛运用，基因敲除更多地使用了这一新兴技术。在基因敲除技术上发展了敲入（knock-in）技术，即将外源基因定点插入小鼠染色体的特定位置。总之，通过转基因、基因敲除或基因敲入技术可以构建各种小鼠模型供科学研究使用。

乙肝病毒的感染具有严格的种属专一性和肝细胞专一性。在自然感染情况下，乙肝病毒只感染人和黑猩猩。黑猩猩被乙肝病毒感染后通常呈现急性感染，症状轻微，表现出类似人体被乙肝病毒急性感染的细胞免疫学特征。Asabe 等研究显示，实验中接种黑猩猩的乙肝病毒数量对体内病毒扩散的动力学、免疫活化和清除病毒有重要影响，最终决定了感染的结果。高接种量[10^{10} 基因组当量（GE）]和极低接种量（10^0GE）情况下，虽然病毒增殖和扩散的速率不同，但都造成 100%肝细胞被感染，在对数期病毒扩散后能检测到 $CD4^+$ T 细胞反应，并在经历较长（10~30 周）的免疫病理过程后病毒才被清除。而中等接种量（10^7 GE、10^4 GE）情况下，在对数期病毒扩散之前即能检测到 $CD4^+$ T 细胞反应，仅有约 0.1%的肝细胞被感染，病毒清除较快，免疫病理过程短促（约 3 周）。另外，10^1GE 接种量除了造成所有肝细胞被感染和诱导 T 细胞反应外，还造成持续感染（>42 周）并伴随严重的免疫病理表型。

由于伦理的原因，黑猩猩作为乙肝病毒的动物模型已不再使用。土拨鼠和鸭能分别被土拨鼠乙肝病毒和鸭乙肝病毒感染，但不能被人乙肝病毒感染。因此，目前人乙肝病毒的研究中最广泛使用的仍是小鼠模型。根据是否能被乙肝病毒感染的性质，乙肝病毒的小鼠模型可分为两大类：非感染型和感染型。非感染型小鼠又依据制备技术的不同，可分为两类：受精卵转基因小鼠和成体转基因小鼠。

一、非感染型小鼠模型

1. 受精卵转基因小鼠　乙肝病毒的基因组长约 3.2kb，包含 4 个可读框，分别为①表面蛋白（S）基因：编码大、中、小 3 个表面蛋白（合称 HBsAg），3 个表面蛋白由不同的起始位点翻译，但都终止于同一个 C 端；②核心蛋白（C）基因：编码核心蛋白（HBc）和分泌的 e 抗原（HBeAg）；③聚合酶（P）基因：编码聚合酶，负责病毒基因组的复制，是核苷（酸）类抗病毒药物的作用靶点；④X 基因：X 蛋白（HBx）具有多种调控功能，可能是体内乙肝病毒复制所必需的，在乙肝病毒相关肝癌的发生中也具有重要的作用。

（1）HBsAg 转基因小鼠：1985 年，Chisari 等构建了表达 HBsAg 的转基因小鼠。他们向小鼠受精卵注射了一段编码表面抗原和 X 蛋白的病毒亚基因组序列，这些病毒基因的表达受病毒启动子或金属硫蛋白启动子的控制。在转基因小鼠中可观察到 HBsAg 在肝细胞质和肾小管上皮细胞质中表达，血清中可检测到 HBsAg。不过，没有观察到组织损伤，提示转基因小鼠对 HBsAg 是免疫耐受的，同时也提示乙肝病毒致病性并不是由 HBsAg 所导致。

1987 年，Chisari 等构建了表达乙肝病毒表面大蛋白（LHB）的转基因小鼠。在 LHB 转基因小鼠的肝细胞中可观察到由病毒表面蛋白形成的直径 22nm 的管状亚病毒颗粒，这些亚病毒颗粒不能有效分泌出细胞，而是积累在肝细胞的内质网上。当内质网上积聚了大量亚病毒颗粒时，肝细胞呈现出增大、肿胀等毛玻璃状细胞的特征。随着亚病毒颗粒的积累，毛玻璃状细胞逐渐死亡，出现肝脏的损伤及血清氨基转移酶水平的升高。进一步的病理发展引起肝组织增生，最终导致肝细胞肿瘤的发生。Dunsford 等对 59 只 LHB 转基因小鼠进行了 24 个月的跟踪研究，发现 4 个月时转基因小鼠即出现生化和组织学上的慢性肝炎，6 个月时出现再生性结节和卵圆细胞增生，8 个月时出现肝细胞腺瘤，12 个月时出现肝细胞肿瘤，20 个月时所有小鼠都发生了肝细胞肿瘤。综合上述研究结果说明 LHB 在内质网的积聚会造成肝脏炎症、增生和肿瘤细胞转化，这可能是乙肝病毒诱发肝癌的原因之一。

（2）HBc 和 HBeAg 转基因小鼠：相对于 HBc，HBeAg 不是病毒装配、感染或复制所必需的。为了研究 HBeAg 的功能，Chen 等构建了 T 细胞受体（TCR）和 HBc 双转基因小鼠，以及 T 细胞受体、HBc 和 HBeAg 三转基因小鼠。他们的研究结果表明 HBeAg 可能诱导 T 细胞免疫耐受，而 HBc 没有该功能。双转基因小鼠在早龄即自发发生抗 HBc 的血清转换，在三转基因小鼠中却没有观察到类似的现象，提示 HBeAg 的存在可能阻止了抗 HBc 的产生。因此，HBeAg 可能作为 T 细胞免疫耐受原，阻止机体针对病毒衣壳的免疫反应，这也许是新生儿围生期感染乙肝病毒易发展为慢性乙肝的原因。

（3）HBx 转基因小鼠：HBx 具有转录激活活性，据此 Koike 等推测 HBx 可能改变宿主细胞的基因表达，导致肝癌的发生。为了验证该假设，他们构建了表达 HBx 的转基因小鼠。在 HBx 转基因小鼠中可观察到肝细胞病灶，这些病灶逐渐发展为良性腺瘤，并最终转为恶性肿瘤，雄性小鼠的疾病发生率和死亡率都高于雌性小鼠。他们发现 HBx 的高水平表达与小鼠中肝细胞肿瘤的发生密切相关。根据这些研究结果，他们认为 HBx 的表达水平高于某个临界值时，将可能诱导肝细胞的肿瘤转化。

Slagle 等将 X 基因置于人 α_1-抗胰蛋白酶基因启动子控制下构建了表达 HBx 的转基因小鼠（ATX 转基因小鼠）。他们发现在 ATX 转基因小鼠中只出现轻微的肝组织病理变化，但是这些转基因小鼠对肝特异的肿瘤诱变剂对二乙基亚硝胺（DEN）更为敏感。与非转基因对照小鼠相比，ATX 转基因小鼠肝癌的发生率增加了 2 倍，表明 HBx 可以增强肿瘤诱变剂的作用效果。

（4）复制型乙肝病毒转基因小鼠：1988 年，Farza 等将乙肝病毒基因组头尾相连的二聚体注射入小鼠受精卵获得乙肝病毒复制型转基因小鼠。在该转基因小鼠中，编码表面抗原和核心蛋白的 RNA 及病毒 DNA 复制中间体在肝脏、肾脏和心脏中被检测到，在细胞核中观察到大量核心蛋白和衣壳。不过，转基因小鼠没有明显的病理变化。1995 年，Guidotti 等用 1.3 拷贝的乙肝病毒基因组进行了类似的复制型转基因小鼠的构建。他们在肝细胞中观察到高水平的乙肝病毒复制，但没有明显的细胞病理变化。病毒基因的表达主要分布在肝脏和肾脏组织。在这些小鼠中，病毒 RNA 表达和 DNA 复制主要集中在肝小叶中央的肝细胞，但不含病毒基因组的衣壳在肝小叶绝大多数肝细胞核中都能被检测到。这些研究表明，乙肝病毒可以在小鼠肝细胞中复制，并且乙肝病毒的基因表达和复制在小鼠模型上不会导致肝细胞的病理变化。

无论是整合乙肝病毒全基因组还是基因组片段的转基因小鼠都缺乏针对病毒抗原的 T 细胞反应及肝炎症状，显示乙肝病毒的复制和基因表达本身并无细胞毒性和造成炎症的活性。Moriyama 等使用 HBsAg 转基因小鼠的研究表明表达 HBsAg 的肝细胞能被抗原特异的 $CD8^+CTL$ 识别，这种相互作用导致体内肝细胞的死亡，说明乙肝病毒感染导致的肝细胞损伤是免疫介导的。Larkin 等在严重联合免疫缺陷（SCID）小鼠背景上构建了乙肝病毒复制型转基因小鼠。向该转基因小鼠体内转移未经病毒抗原活化的同品系小鼠的脾细胞，可以诱导这些小鼠清除肝脏和血清中的病毒及其抗原，且能诱发慢性肝炎。

Ando 等在 HBsAg 转基因小鼠体内移植表面抗原特异性的 CTL 构建了急性/暴发性乙型肝炎模型。他们的研究揭示了 CTL 介导的急性肝炎发病机制是一个多步骤的有序过程，包括 CTL 激活后的直接和间接效应：首先是抗原特异性 CTL 与靶细胞相互作用，触发 HBsAg 阳性肝细胞的凋亡；其次，在短时间内局部 CTL 引起细胞病变的作用被抗原非特异性淋巴细胞和中性粒细胞参与的炎症反应放大；最后，CTL 在体内遇到对应抗原，分泌 γ 干扰素，激活肝内巨噬细胞，诱导Ⅳ型变态反应，造成肝组织损伤。

Guidotti 等证明还存在 CTL 介导的非细胞杀伤性机制。他们发现乙肝病毒特异性 CTL 可以清除肝脏中的乙肝病毒基因表达和复制而不杀死肝细胞。这个功能是由 CTL 或抗原刺激活化后的抗原非特异性 T 细胞和巨噬细胞分泌的 γ 干扰素和肿瘤坏死因子 α 介导的。这些细胞因子激活两个独立的清除病毒途径：途径 1 清除乙肝病毒核衣壳及内含的病毒基因组；途径 2 使病毒 RNA 不稳定。

2. 成体转基因小鼠　上述的转基因小鼠模型都将乙肝病毒基因组或基因组片段插入小鼠的染色体。为了更好地模拟乙肝病毒的自然感染，又发展了成体转基因小鼠模型。根据乙肝病毒基因组导入体内方法的不同，可分为病毒载体转导和非病毒载体转染 2 类。

（1）病毒载体转导：Sprinzl 等将 1.3 拷贝的人乙肝病毒或鸭乙肝病毒的基因组插入腺病毒（Adv）载体，利用腺病毒介导的基因转移方法，在体外培养细胞株、不同物种的原代肝细胞和小鼠肝脏中都可以检测到乙肝病毒蛋白、RNA 和 DNA 复制中间体。小鼠血清中能检测到高滴度的感染性乙肝病毒颗粒。

Huang 等将 1.3 拷贝的人乙肝病毒基因组插入腺病毒载体。他们发现将高剂量（如 10^9IU）的携带乙肝病毒基因组的重组腺病毒注射入小鼠体内，血液中乙肝病毒抗原的持续表达时间很短；但当将低剂量（$<3×10^8$IU）的重组腺病毒注射入小鼠体内时，却能观察到病毒抗原的持续表达。多个课题组将人乙肝病毒基因组插入腺相关病毒（AAV）载体，获得了携带乙肝病毒基因组的重组腺相关病毒。将此重组腺相关病毒注射入小鼠体内，可得到持续稳定表达乙肝病毒抗原的小鼠模型。同样，Chuai 等利用慢病毒载体将乙肝病毒基因组带入小鼠体内，也获得了类似的乙肝病毒慢性感染小鼠模型。

综上所述，利用常用的病毒载体（如腺病毒、腺相关病毒、慢病毒等）携带乙肝病毒基因组转导成体小鼠是构建急性和慢性乙肝病毒小鼠模型的简单有效的方法。不过，需要指出的是，小鼠对载体病毒的免疫反应及载体病毒对机体免疫系统的调节与乙肝病毒相关的免疫应答交织在一起，需要仔细地区分。此外，携带乙肝病毒基因组的重组病毒具有不容忽视的生物安全风险，应予以关注。

（2）非病毒载体转染：以成体小鼠为转基因对象，Yang 等建立了向体内转染乙肝病毒基因组的高压水动力尾静脉注射方法。该方法在数秒内向小鼠尾静脉注射 2ml 左右的含乙肝病毒基因组的质粒，可以使质粒进入肝细胞。转染的肝细胞中可以检测到病毒抗原和 DNA 复制中间体的合成，血液中可以检测到病毒抗原和 DNA。在转染后 7 天，血液中就无法检测到病毒抗原，与抗体的出现同步。15 天后肝脏中病毒转录和复制中间体消失，与抗病毒 $CD8^+$ T 细胞的出现同步。该方法提供了一种简单、快速地研究宿主抗乙肝病毒免疫反应的有效手段。

Huang 等将 1.2 拷贝的乙肝病毒基因组克隆在腺相关病毒载体质粒骨架上。利用高压水动力尾静脉注射方法将该质粒注射入小鼠体内，在 C57BL/6 小鼠品系上能获得乙肝病毒慢性感染小鼠模型，且慢性化依赖于腺相关病毒的骨架序列和小鼠遗传背景，因为在

BALB/c 小鼠品系上，同样的操作只能获得急性乙肝病毒小鼠模型。

Shen 等从乙肝病毒临床毒株中筛选到一株乙肝病毒，命名为 B 基因型持续毒株（BPS）。将 1.3 拷贝的 BPS 基因组克隆入普通的载体质粒（如 pPUC18）后，利用高压水动力尾静脉注射方法注射入小鼠体内，在 C57BL/6 和 BALB/c 小鼠品系上均能获得乙肝病毒慢性感染小鼠模型。这显然与其他乙肝病毒毒株在相同的情况下只能形成乙肝病毒急性小鼠模型不同，提示 BPS 毒株具有特殊的性质，值得深入探索。

乙肝病毒持续感染的基础在于其在细胞核内形成的 cccDNA，但在小鼠中，由于尚未了解其机制，乙肝病毒基因组虽能在小鼠肝细胞中复制，但不能形成 cccDNA。Qi 等首先在体外细胞水平设计并建立了一种基于 Cre 重组酶和内含子模拟 cccDNA 的重组 cccDNA（rcccDNA）技术。随后，Li 等利用高压水动力尾静脉注射方法将带有 rcccDNA 的质粒注射入 Cre 转基因小鼠，形成了乙肝病毒急性小鼠模型；进一步将 rcccDNA 置入腺病毒载体，通过重组腺病毒转导小鼠，可形成乙肝病毒慢性感染小鼠模型。

二、感染型小鼠模型

前述的转基因小鼠并不能实现乙肝病毒的感染。为了在小鼠中研究乙肝病毒的感染，构建了在小鼠肝脏中移植人肝细胞的嵌合小鼠模型。

最常用的此类小鼠模型是在尿激酶型纤溶酶原激活蛋白（uPA）转基因/重组活化基因 2（RAG-2）基因剔除小鼠基础上构建的。RAG-2 基因缺失使淋巴前体细胞不能重组它们的免疫球蛋白基因或 T 细胞受体基因，从而不能产生成熟的 B 细胞和 T 细胞，成体小鼠表现为 SCID 表型。淋巴细胞发育的障碍保证了移植肝细胞不被排斥，能够在小鼠肝脏中定植。但是，移植肝细胞重新填充小鼠肝脏的能力有限，因为它们在正常条件下不能增殖。在小鼠肝细胞中表达 uPA 转基因可以造成小鼠肝细胞的死亡，从而使移植肝细胞具有选择优势，通过增殖逐渐填充小鼠的肝脏。类似方法还包括在小鼠肝细胞中缺失延胡索酰乙酰乙酸水解酶（FAH）基因（移植肝细胞因为表达该基因而具有选择优势）；在 Fas 抗体诱导凋亡的小鼠体内移植表达人 bcl-2 的肝细胞也可以使移植肝细胞因抵抗凋亡而获得选择优势。

应用 uPA/RAG-2 小鼠体系，通过脾内注射相继成功地移植了土拨鼠肝细胞、树鼩肝细胞和人肝细胞。树鼩肝细胞嵌合的 uPA/RAG-2 转基因小鼠能被乙肝病毒和绒毛猴乙肝病毒（WMHBV）感染，定量 PCR 检测显示出病毒颗粒及细胞内病毒 DNA 的存在，包括共价闭合环状 DNA（cccDNA）。人肝细胞嵌合的 uPA/RAG-2 转基因小鼠能被乙肝病毒感染。对人肝细胞嵌合的 uPA/RAG-2 转基因小鼠中人血白蛋白的检测表明，人肝细胞在小鼠肝中至少可以维持 2 个月以上的正常肝细胞功能。根据人基因组 DNA 的分析和肝组织染色，人肝细胞可重新填充达 15% 的 uPA/RAG-2 小鼠肝脏。综上所述，人或树鼩肝细胞嵌合的 uPA/RAG-2 转基因小鼠为研究乙肝病毒的体内感染过程和抗病毒药物药效的临床前评价提供了重要的实验动物模型。不过，由于 uPA/RAG-2 小鼠的免疫缺陷背景，该模型在针对乙肝免疫治疗研究中的应用仍有局限性。

综上所述，目前已经建立了多种乙肝病毒的小鼠模型。对于乙肝病毒治疗性疫苗研究而言，一方面，在免疫系统健全的成体小鼠上制备的乙肝病毒慢性感染小鼠模型更接近人体被乙肝病毒自然感染的状态，因此，这些小鼠模型在乙肝病毒治疗性疫苗研究中具有更广泛的用途。另一方面，乙肝病毒的小鼠模型具有明显的局限性。第一，小鼠和人之间的物种差异显而易见；第二，乙肝病毒不感染小鼠肝细胞，因此除了人肝细胞嵌合小鼠之外，乙肝病毒小鼠模型事实上仅能模拟乙肝病毒的复制；第三，小鼠模型都是利用小鼠的近交系建立的，近交系简单的遗传背景不能反映遗传多样性；第四，小鼠模型的饲养和试验是在可控的环境条件下开展的，没有考虑实际情况下多变的环境因素的影响；第五，限于成本，实验中使用的小鼠数量是有限的，利用小鼠模型进行的研究经常不进行长期效果的跟踪。因此，研究者应根据研究目的合理选择小鼠模型并充分了解所用模型的局限性。

（谢幼华　复旦大学）

第三节　自身免疫病模型

自身免疫病是由自身反应性 T 细胞和（或）自身抗体介导的一类疾病。自身免疫病主要可分为器官特异性（如 1 型糖尿病、炎性肠病等）或全身性疾病（如系统性红斑狼疮、类风湿关节炎等）。小鼠作为用于模拟自身免疫病最常使用的动物，已被广泛用于研究疾病发病机制及寻找新疗法中。自从 60 多年前建立了第一个多发性硬化症小鼠模型后，已建立数百种小鼠模型来模拟数十种自身免疫病。这些小鼠模型总体上可以分为 3 类：①诱导型，即通过免疫接种、过继转移或环境因素来诱导自身免疫病的模型；②自发型，即小鼠在没有进一步诱导的情况下发展为自身免疫病的模型；③人源化型，即携带人源的细胞、组织或基因的小鼠自发或通过诱导发展为自身免疫病的模型。本节以 1 型糖尿病和系统性红斑狼疮为例，介绍自身免疫病小鼠模型的研究进展。

一、1 型糖尿病动物模型研究进展

（一）1 型糖尿病的危害和流行病学特点

1 型糖尿病（T1D）又名胰岛素依赖型糖尿病（insulin dependent diabetes mellitus, IDDM），是一种由基因和环境多种因素共同引起的自身免疫病，疾病的发生是由于自身反应性 T 细胞攻击胰腺中的胰岛 B 细胞使其受损，造成胰岛素表达不足而引起的。胰岛 B 细胞在机体能够监测血糖浓度并分泌胰岛素，将血糖控制在一个正常的范围。一旦胰岛 B 细胞功能受损，胰岛素的分泌受阻，血糖无法控制在正常水平，就会诱发酮症酸中毒和严重的高血糖，还会诱发失明和晚期肾病等严重并发症。T1D 治疗给患者和社会带来了严重的经济负担，美国一项研究显示每年花费在 T1D 上的医疗费用高达 144 亿美元。全球大约每 300 人中有 1 人是 T1D 患者，且 T1D 患病率每年以 3% 的速度增加。T1D 在我国尤其是 0~14 岁儿童中的发病率在 1997~2011 年翻了近 3 倍，同时 1997~2012 年的数据表明我国 T1D 患者的寿命缩短了约 20 年。因此 T1D 带来的危害性值得大家关注。建立动物模型了解发病机制及探索治疗技术将对 1 型糖尿病的控制有所裨益。

（二）1 型糖尿病的发病机制

从对 T1D 患者的研究中发现免疫异常是导致 T1D 发病的一个原因，患者胰岛中浸润了大量的炎症细胞，其中 $CD8^+$ T 细胞占大多数，且炎性胰岛细胞表面高表达主要组织相容性复合体（MHC）-I，胰岛炎症的程度和 MHC-I 高表达与恶化的血糖控制密切相关。另一个原因是在已发生胰岛炎症的 T1D 患者发病早期，胰岛中 B 细胞表面表达的 FAS 受体与浸润胰岛的单核细胞表面的 FAS 配体结合启动细胞凋亡信号，促进了 B 细胞的凋亡。随着疾病的长期发展，胰岛中残存的分泌胰岛素的 B 细胞无法再生，但是也有报道称在婴幼儿患者中 B 细胞可再生。所以 T1D 胰岛再生的机制与发病之间的关系仍不清楚。

为了更加深入地了解 T1D 的发病机制，从而找到更好的治疗方法，现在越来越多的研究通过制造动物模型来模仿人类 T1D 发病的进程。现概述以下常用的 3 类动物模型的优缺点。

（三）1 型糖尿病的动物模型

1. 自发性 T1D 模型 由于动物能自发产生疾病，与人的疾病发生很相似，所以被广泛应用于研究人的发病过程。

NOD 小鼠由 JCL-ICR 老鼠中的白内障易感型 CTS 小鼠通过近亲繁殖得到，其发病特征表现为多尿、多饮、糖尿、高血糖伴随消瘦。雌鼠在 2~4 周出现胰岛炎症，雄性稍晚，为 5~7 周。无菌环境中，30 周龄雌鼠发病率为 90% 以上，雄鼠为 50%~80%。NOD 小鼠出现早期高血糖和糖尿时，无需胰岛素治疗仍可存活数周。尽管 NOD 小鼠现在作为一个常用的 T1D 动物模型来研究人 T1D 的发病进程和治疗方法，但是它与人的 T1D 之间有很多差异。组织学上显示发病的 NOD 小鼠胰岛中心有大量炎症细胞浸润，而 T1D 患者胰岛中只检测到少量的白细胞。B 细胞被认为是 NOD 小鼠发病的先决条件，但是遗传性 B 细胞缺乏的人也患糖尿病，说明 B 细胞不是临床 T1D 发病的先决条件。人的 T1D 易感性基因位点 DQ0302 等位基因位于 MHC-II 上，决定 NOD 糖尿病基因易感性最重要的易感基因位点 $H2^{g7}$ 也在 MHC 上，但小鼠非 MHC 上的糖尿病易感基因不能作为鉴定人 T1D 易感的同源基因位点的参照。因为小鼠基因组不同于人，它有两个不相连的但都表达的胰岛素基因，而人的非 MHC 分子上的糖尿病易感基因控制着紧密相连的胰岛素基因的表达。NOD 小鼠作为 T1D 模型的其他不足点在于药物在 NOD 小鼠和 T1D 患者疗效的差异，如用 T1D 抗原肽 GAD65 免疫 NOD 小鼠能预防糖尿病，但是用 GAD65 免疫 T1D 患者，却使其病情恶化；另外一些药物如人 CTLA-4 免疫球蛋白对 NOD 小鼠疗效不佳，但是在 T1D 患者上有一定效果。可能由于用来免疫评价的数据来源于淋巴器官，在小鼠上容易获取，而在人体上不容易实现，并且治疗的药物在小鼠上的有效剂量、治疗时间、治疗时小鼠的周龄等诸多因素对治疗效果影响很大，这些条件无法轻易转换到人体的治疗上。

NOD 小鼠是最普遍使用的 T1D 动物模型，在其基础上又衍生了许多新的品种，用作 T1D 模型。研究表明 NOD 小鼠发病不是基因组累积致 T1D 的稀有突变导致，而是致病的等位基因（如 $H2\text{-}Ab^{g7}$）与其他非糖尿病致病基因变体结合来加剧糖尿病发生。将 NOD 与无糖尿病的 C57BL/6 小鼠（B6 小鼠）回交产生后代 NOD.B6Idd14 小鼠，它的 13 号染色体在 NOD 遗传背景基础上包含来源于 B6 的间隔，染色体上包含糖尿病易感性基因 idd4。相比于正常的 NOD 小鼠，NOD.B6Idd14 小鼠累计发病率明显升高。在普通房间饲养的 25 周龄的 NOD 雌鼠累计自发产生糖尿病的概率达到 80%左右，而雄鼠约 25%。糖尿病模型小鼠与非糖尿病种属的小鼠回交产生的糖尿病模型可以用来研究特定等位基因对糖尿病发病率的影响，缺点是需要回交近 10 代，花费大量时间。与 T1D 临床患者不同，NOD 小鼠发病主要由 CD4$^+$ T 细胞介导，且长期发病的 NOD 小鼠不发生酮尿症。

BB 大鼠来源于加拿大的渥太华，筛选自一种自发性高血糖的 Wistar 大鼠，随后繁育了很多后代包括糖尿病易发型（diabetes prone，DP）后代 BBDP/Wor 大鼠。发病的大鼠与 T1D 患者消瘦、高血糖等临床特点相似，它们在 60～120 天的青春期发病，且在无病毒抗体（virus antibody-free，VAF）的环境中，雌雄大鼠发病率无差异，均高达 90%。多数的 BB-DP 大鼠有胰岛炎症而不发展为糖尿病，早期高血糖需要胰岛素治疗，否则小鼠会死于酮血症。BB 大鼠的基因组相对 NOD 小鼠简单，其糖尿病易感基因位点也在 MHC 上。BB 大鼠的缺点在于有淋巴细胞减少症，而多数的 T1D 患者没有类似情况。所以 BB 大鼠不如 NOD 小鼠适于长期的 T1D 研究。

KDP（Komeda diabetes prone）大鼠是 LETL（Long Evans Tokushima Lean）大鼠选择性近亲繁殖产生的，通过自身免疫攻击胰岛 B 细胞产生 T1D。KDP 大鼠 60 天左右自发产生糖尿病，累计发病率超过 70%，120～220 天所有动物均出现胰岛炎症。缺点是 KDP 大鼠的甲状腺和肾脏也有淋巴细胞浸润。KDP 大鼠发病没有性别偏好，也不引发淋巴细胞减少症，这些特征与人 T1D 更接近。KDP 大鼠对糖尿病的基因易感性与人体一样，由位于 MHC-II（如 u 单倍体）和非 MHC 上（如 Iddm/Kdp1）的多个基因位点共同决定。KDP 大鼠必须由患糖尿病或者有中重度胰岛炎症的 LETL 大鼠杂交，为了保持繁殖中大鼠发病后的存活率，需给予胰岛素治疗。这些都降低了 KDP 的获得率。

Lew.1AR1-iddm 大鼠是由 Lewis 大鼠 MHC 单倍型自发突变产生的，通过自身免疫系统损伤胰岛 B 细胞，自发产生糖尿病。58 天左右发病，通过近亲繁殖，发病率从起初的 20%升高到 60%以上，没有性别差异。临床特点表现为高血糖、糖尿、酮尿症、多尿、低胰岛素血症，伴随早期体重下降。组织学显示，胰岛中浸润了以 CD8$^+$ T 细胞为主的炎症细胞，包括 CD4$^+$ T 细胞、CD8$^+$ T 细胞、巨噬细胞、NK 细胞和 B 细胞。Lew.1AR1-iddm 大鼠优于 NOD 小鼠、BB 大鼠和 KDP 大鼠模型的方面在于，Lew.1AR1-iddm 更特异性地针对胰岛 B 细胞，其他组织器官没有出现免疫细胞浸润。与 T1D 患者不同的是，在发病的 Lew.1AR1-iddm 大鼠胰岛中没有检测到自身抗体，而 T1D 患者的胰岛中检测到了高滴度的自身抗体。在疾病发生过后 Lew.1AR1-iddm 大鼠比 BB 大鼠和 KDP 大鼠存活时间更长，因此，该模型可用于疾病发展机制的研究。

2. 化学药物诱发型 T1D 模型　最常用的诱导急性 T1D 的化学药物是四氧嘧啶（alloxan，ALX）和链佐星（streptozotocin，STZ），它们属于葡萄糖类似物，通过 GLUT2 葡萄糖转运体预先在胰岛 B 细胞中积累。胞内存在硫醇的情况下，四氧嘧啶通过反应产物羟基自由基导致胰岛 B 细胞死亡，同时通过抑制葡萄糖激酶来阻止胰岛素的分泌。STZ 可直接烷基化胰岛 B 细胞 DNA，或者通过损伤线粒体 DNA 来抑制胰岛 B 细胞的线粒体代谢，从而阻止胰岛素的分泌，STZ 也可产生 NO 直接破坏胰岛 B 细胞。

早在 1976 年就发现多次低剂量（40mg/kg）STZ 注射到 CD-1 雄性小鼠腹腔，5～6 天后小鼠血糖呈现渐进式升高，能够持续升高 3 周，组织学显示 STZ 诱导的是自身免疫的糖尿病模型，有明显的胰岛炎症。多次小剂量的 STZ 能促进转基因小鼠局部淋巴细胞增殖及加强胰岛 B 细胞表面 T 细胞共刺激分子 CD80 表达，另有研究表示 STZ 诱导的糖尿病可能依赖于 $CD4^+$ 和 $CD8^+$ T 细胞。STZ 作为葡萄糖类似物通过诱导胰岛 B 细胞坏死引发糖尿病，而没有 $CD8^+$ T 细胞参与。目前免疫细胞在 STZ 诱导的糖尿病模型中的机制仍不清楚。给予小鼠注射高剂量（150mg/kg）的 STZ 能诱发急性糖尿病，不引发任何并发症。与人 T1D 不同的是这种急性的糖尿病不是免疫介导的，高剂量 STZ 直接对胰岛 B 细胞产生毒性导致严重的毒性糖尿病。根据调节 STZ 剂量能够快速获得所需的糖尿病模型。但是 STZ 诱导的模型不稳定，容易受实验的动物种类、食物摄取量、实验起始体重等外在因素影响。实验初始体重较轻的小鼠在 STZ 注射后体重下降速度是起始体重偏重小鼠的 2 倍，小鼠在黑暗环境（小鼠活跃）下被禁食后的空腹血糖比照明环境下禁食下降得更快。小鼠昼伏夜出的习性跟人相反，所以为了增加 STZ 诱发的 T1D 模型的稳定性，应尽量减少外界因素的影响。

3. 转基因诱发的 T1D 模型　转基因技术能够选择性地敲入或者敲除基因，所以被广泛使用在动物模型制备上。最早的糖尿病转基因动物是将大鼠的胰岛素基因 II 与猿猴病毒 40（simian virus40，SV40）大 T 抗原病毒融合导入小鼠单细胞胚胎，部分转基因小鼠出生 2～3 个月后无法对 T 细胞抗原耐受，发展为针对胰岛 B 细胞的自生免疫反应和胰岛炎症，缺点是不诱发糖尿病。另外，一部分出生前发展为对 T 细胞耐受的小鼠要被排除，这种随机性降低了造模的成功率。病毒诱发的转基因 T1D 模型已逐渐发展起来。1991 年 Ohashi 和 Oldstone 等用大鼠胰岛素启动子（rat insulin promotor，RIP）使得胰岛 B 细胞分别表达淋巴细胞脉络丛脑膜炎病毒（lymphocytic choriomeningitis virus，LCMV）糖蛋白（glycoprotein，GP）和核蛋白（nucleoprotein，NP）。只有在 LCMV 感染的情况下，胰岛中才会有细胞浸润、功能失常的胰岛 B 细胞，出现高血糖症。感染后几乎诱发全部转基因小鼠产生 T1D，且 GP 转基因（RIP-GP）小鼠大约 2 周发病，明显早于 1～6 个月才发病的 NP 转基因小鼠（RIP-NP）。RIP-GP 发病仅仅由抗病毒的 $CD8^+$ T 细胞介导，而 RIP-NP 发病由 $CD4^+$ T 细胞和低亲和力 $CD8^+$ T 细胞共同作用。这种方法能够快速高效地建立所需要的糖尿病动物模型，但是成本较高，经过基因修饰过后的动物可能产生与该疾病无关的表型。

仅修饰动物胰岛素相关的基因不能完全反映人 T1D 的发病机制，所以出现了人源化的 T1D 动物模型。为了反映 T1D 患者胸腺表达胰岛素的能力下降但是不消失的临床特点，新的 T1D 模型将表达人的主要组织相容性复合体（HLA-A）的 NOD 小鼠（NOD.β_2m^{KO}HHD）和胰岛素基因（Ins）2 敲除的小鼠杂交，产生能表达人的 HLA-A*02：01 且胸腺能分泌少量胰岛素的 Ins2^{het}NOD.β_2m^{KO}HHD 小鼠。雌性 Ins2^{het}NOD.β_2m^{KO}HHD 小鼠在 9 周龄开始发病，27 周全部发病。雄性 Ins2^{het}NOD.β_2m^{KO}HHD 小鼠略晚且发病率低于雌性，约在 10 周龄发病，17 周龄为发病高峰，接近一半小鼠发病。相比于任何一种性别的 NOD.β_2m^{KO}HHD 小鼠，新的动物模型发病更快、更剧烈。这种新的人源化模型更接近人 T1D 的发病特点，但是成本高，技术要求高，费用高。

综上，越来越多的 T1D 动物模型被开发用于 T1D 发病机制的探讨，但是目前的动物模型与人 T1D 临床特点很难高度一致（表 5-2），不能完全用来解释人 T1D 的发病过程。而且在动物模型上验证有效的药物在临床上屡屡失败，说明这些动物模型的缺点不容忽视。因此，未来需要制造与人 T1D 高度一致的动物模型用于 T1D 发病机制的研究。

表 5-2 T1D 临床与动物模型比较

分类	动物模型	优点	缺点
自发性	NOD 小鼠	自发产生糖尿病；有胰腺炎；疾病易感基因位于 MHC-Ⅱ	CD4$^+$ T 细胞主导；非 MHC 上易感基因与人不同；不产生酮尿症
	BB 大鼠	青春期发病；有胰腺炎；患酮血症	有淋巴细胞减少症
	KDP 大鼠	易感基因位于 MHC-Ⅱ 和非 MHC 上	造模需要与患病鼠杂交，且繁殖中需要胰岛素维持存活率
	Lew.1AR1-iddm 大鼠	针对胰岛 B 细胞损伤引起的糖尿病；CD8$^+$ T 细胞主导；有胰腺炎	检测不到自身抗体
化学药物诱发型	STZ 诱导小鼠	低剂量损伤胰岛 B 细胞，引起胰岛素依赖型糖尿病	高剂量引起无 T 细胞参与的糖尿病
	ALX 诱导小鼠	损伤胰岛 B 细胞引起胰岛素依赖型糖尿病	无胰腺炎；ALX 代谢产物损伤肝脏
转基因诱发型	RIP-LCMV-NP 小鼠	损伤胰岛 B 细胞引起糖尿病；CD4$^+$ T 细胞和 CD8$^+$ T 细胞介导	成本高，基因修饰后可能产生无关表型
	Ins2^{het}NOD.β$_2$m^{KO}HHD 小鼠	表达人源化的 HLA-A 基因；胸腺分泌少量胰岛素	成本和技术要求高

二、系统性红斑狼疮动物模型研究进展

（一）系统性红斑狼疮概述

"红斑狼疮"（LE）一词最早由 Cazenave 于 1853 年引入，取代之前由 Hebra 命名的 seborrheah congestiva。这些对典型皮肤病变的早期描述清楚地将该疾病与皮肤结核（狼疮）区分开来。在 19 世纪下半叶，卡波西（Kaposi）更详细地描述了皮肤病变，并且还认识到该疾病的系统性和其他器官系统的参与。现在系统性红斑狼疮通常被认为是自身免疫病中最多样化和最复杂的，根据地理、种族背景和其他因素，年发病率为每 10 万人中 2.2～7.8 人。该疾病的特征在于 DNA 和核抗原的自身抗体可导致免疫细胞活化、免疫复合物沉积和器官损伤。随着时间的推移，器官系统的参与可能是累积的，并且随着疾病持续时间的增加导致发病率增加。由于疾病的可变过程和涉及多个器官系统，准确诊断系统性红斑狼疮可能具有挑战性。为了提高诊断水平，美国风湿病学会（ACR）制定了 11 项标准，用于识别和分类系统性红斑狼疮患者。最常见的临床表现包括皮肤受累（颧骨和盘状皮疹）、光过敏、口腔溃疡、关节炎、肾功能及神经障碍和血液学异常。如果可以连续或同时观察到这些标准中的 4 种或更多种的任何组合，则可以将患者确诊为系统性红斑狼疮。

遗传因素可能导致发生系统性红斑狼疮。该疾病的家族聚集和单卵双胞胎与双卵双胞胎更高的一致性进一步支持了系统性红斑狼疮发展的遗传成分。除了种族，性别是影响系

统性红斑狼疮发病易感性的另一个重要因素，系统性红斑狼疮在育龄妇女中最常见，女性与男性的平均比例约为 9：1。最近的一项大型研究调查了 8329 例患者队列中 16 个易感基因位点与系统性红斑狼疮表型的相关性。该研究的结果表明，选择基因中的单核苷酸多态性（SNP）确实与系统性红斑狼疮的特定临床表现相关。

自身抗体还可以与其各自的抗原形成免疫复合物，激活多种炎性细胞并刺激细胞因子的产生。含有免疫复合物的核酸触发浆细胞样树突状细胞（pDC）诱导的 I 型干扰素。在被 FcγRⅡA 捕获后，含有免疫复合物的 DNA 和 RNA 可被内吞，并通过激活内体 TLR7 和 TLR9 触发 I 型干扰素的产生。实际上，升高的 I 型干扰素水平在红斑狼疮患者中表现是显著的，已经涉及疾病的各个方面，并且与疾病严重性相关。在最近对 1089 名患有非洲、欧洲或西班牙裔血统的系统性红斑狼疮患者的研究中，Weckerle 等研究了血清中 α 干扰素活性、自身抗体和 ACR 临床标准之间的关联。虽然自身抗体和 α 干扰素与系统性红斑狼疮的任何特定临床特征无关，但血清中 α 干扰素活性与自身抗体，特别是抗 Ro、抗 dsDNA 和抗 RNP 之间存在强烈关联。

（二）系统性红斑狼疮动物模型

有许多系统性红斑狼疮小鼠模型用于帮助我们理解引起疾病的遗传学和细胞组织病变过程，并且可以用作测试治疗手段的工具。典型的自发型狼疮样疾病的模型包括 MRL/lpr 小鼠、新西兰黑（NZB）型鼠和新西兰白（NZW）型鼠的 F1 杂种（NZB/W F1）及其衍生种，以及 BXSB/Yaa 型鼠。通过各种相关性分析，导致疾病易感性的遗传基因座已经被确定。此外，Pristane 诱导型的模型研究还为驱动疾病的机制提供了有价值的见解。每个动物模型都有自己独特的与狼疮相关的特征，但所有这些模型的共同点是自身抗体的产生、淋巴激活和增生及狼疮性肾炎。下面将简要描述这些模型，并讨论其与 I 型干扰素途径的交叉点。

1. MRL/lpr 模型　MRL 亚型鼠的表征化研究显示，由于 B220⁻CD4⁻/CD8⁻ 双阴性 T 细胞的积累，一种称为 MRL/lpr 的小鼠发展出伴随淋巴结肿大的系统性红斑狼疮样表型。这些小鼠具有高浓度的循环免疫球蛋白，具有抗核苷酸抗体（ANA）、抗 ssDNA、抗 dsDNA、抗 Sm 和类风湿因子的自身抗体特异性及循环免疫复合物，这些自身抗体和循环免疫复合物与肾炎和死亡加速相关。淋巴组织增生（lpr）系统性红斑狼疮表型归因于隐性常染色体突变所导致的 Fas 受体表达缺陷。细胞表面的 Fas 受体与 Fas 配体的结合对于诱导细胞凋亡和 T 细胞的稳态控制是必需的。FasL 基因的突变导致全身性淋巴组织增生性疾病（GLD），诱发了类似的自身免疫病。Toll 样受体和 I 型干扰素在具有缺陷性 Fas 信号传导的小鼠发展狼疮样疾病中的作用相当关键。在体外，TLR9 是染色质免疫复合物激活类风湿因子 B 细胞所必需的，体内 TLR9 被证明是产生抗 dsDNA 和抗染色质抗体所必需的。值得注意的是，MLR 或 MLR/lpr 小鼠的 TLR9 缺陷会导致 I 型干扰素表达的增加和更严重的狼疮表型，而 TLR7 的缺乏可改善疾病。有研究者将缺乏 Treg 功能归因于 TLR9 的缺陷，也有的提出 TLR9 驱动的反应可能调节更多致病性 TLR7 驱动的自身抗体反应，或者抗 DNA/染色质抗体可能在清除细胞碎片中起到重要的作用，从而限制或减少内源性炎症介质的表达。有趣的是，缺乏 I 型干扰素受体也使 MRL/lpr 小鼠的疾病恶化。γ 干扰素是

MRL/lpr 模型中淋巴细胞增殖和狼疮样病理发展所必需的，因此 I 型干扰素不是主要驱动因素，可能是对抑制这些小鼠 Th1 的显性反应很重要。然而，应该注意将这些数据外推到人类时与动物模型的区别，Fas 信号传导的缺陷导致自身免疫性淋巴细胞增生综合征（ALPS），由此可以相对容易地与系统性红斑狼疮区分。淋巴结肿大、脾大或肝大是 ALPS 患者的常见特征，并且它们通常表现为自身免疫介导的血细胞破坏，而与系统性红斑狼疮患者相关的皮肤、肾脏、关节和神经系统表现的发展则相当不常见。

2. NZB/W F1 模型 NZB 和 NZW 都表现出有限的自身免疫表型，但 NZB/W F1 小鼠表现出严重的狼疮样表型。与人类系统性红斑狼疮类似，NZB/W F1 小鼠也表现出强烈的雌性易感性，可能发展为淋巴结肿大、脾大、血清中抗核苷酸抗体水平升高和免疫复合物介导的肾衰竭。然而，与系统性红斑狼疮的 MRL/lpr 和 BXSB/Yaa 模型不同，NZB/W F1 小鼠不产生抗 RNA 相关的自身抗体。NZB/W F1 小鼠通常在 5～6 个月后发生肾小球肾炎，导致肾衰竭并在 10～12 个月时死亡。雌性性别偏见证明了其至少部分受雌激素调节，因为卵巢切除的 NZB/W F1 小鼠延迟了疾病的发作并降低了自身抗体滴度，这可以通过添加雌二醇来规避。I 型干扰素不一定与 NZB/W 小鼠或其同类衍生物相关，但操纵该路径会影响疾病的发展。I 型干扰素受体缺陷减少 NZB 小鼠中的狼疮样疾病，相反，用 α 干扰素体内免疫的 NZB/W F1 小鼠迅速产生严重的系统性红斑狼疮。在用 α 干扰素治疗 10 天后，这些小鼠就会产生抗 dsDNA 自身抗体，并且在第 9 周和第 18 周分别在所有治疗的小鼠中发生蛋白尿和肾小球肾炎诱导的细胞死亡，比在未用 α 干扰素治疗的小鼠中产生症状明显提前。同源型 NZM2328 和 NZM2410 来自 NZB 与 NZB 交配的杂交后代，并育种至纯合型。NZM2410 的连锁分析已经鉴定出 3 个系统性红斑狼疮易感位点（系统性红斑狼疮 1、2、3）与肾小球肾炎的发展显著相关。小鼠 α_5 干扰素的腺病毒递送也加速了同源 B6.系统性红斑狼疮 1、2、3 小鼠（但不是 B6 对照组）免疫复合物介导的肾损伤。确定系统性红斑狼疮 1、2、3 基因座内哪些基因导致 I 型干扰素介导的肾损伤敏感性的研究正在进行中。

3. BXSB/Yaa 模型 观察到 C57BL/6J 和 SB/Le 小鼠之间交配产生的雄性小鼠表现出淋巴细胞增殖。将 F1 小鼠与 SB/Le 背景回交，得到近交 BXSB 型，其发展出狼疮样疾病，其中雄性表现出更严重的疾病和更早发病。小鼠发生淋巴组织增生，抗核苷酸抗体、抗红细胞抗体（RBC 抗体）和单核细胞增多的高球蛋白血症。免疫复合物介导的增殖性肾小球肾炎是导致雌性小鼠过早死亡的主要因素，通常发生在 14 个月时，雄性小鼠发生在 5 个月时。组织学研究表明，当与 NZW 或 MRL 遗传背景相结合时，BXSB Y 染色体加剧了疾病进展。这与 Y 相关的自身免疫加速剂（Yaa）元件相关，它是 X 染色体的端粒末端易位至 Y 染色体的结果，导致包括 TLR7 在内的至少 16 个基因的重复。TLR7 在 B 细胞和抗原提呈细胞中表达。通过病毒或内源配体激活 TLR7 促进 B 细胞活化和分化，以及 MyD88 依赖性的 I 型干扰素和其他促炎细胞因子的表达。疾病活动对 TLR7 表达极其敏感，其表达增加 2 倍足以在其他易感基因存在下诱导明显的疾病，在没有其他狼疮易感基因座的情况下，TLR7 表达增加也足以导致疾病。当从 X 染色体中删除 TLR7 的内源性拷贝时，Yaa 诱导的单核细胞增多症、脾大、肾小球肾炎和死亡减少，证实了 TLR7 作为 Yaa 表型的主要贡献者的重要性。X 连锁基因的重复（没有 X 染色体的实际重复）

也可以解释该小鼠品系中发生狼疮样疾病的雄性偏见。有趣的是，在人类中也观察到类似的现象。由男性 X 染色体重复引起的 Kleinefelter 综合征的患病率在系统性红斑狼疮患者中比在没有狼疮患者中高得多。事实上，患有 Kleinefelter 综合征的男性发展为系统性红斑狼疮的平均风险略高于女性，这进一步强调了 X 连锁基因与系统性红斑狼疮发展的相关性。

4. Pristane 诱导模型　腹腔注射 Pristane[2，6，10，14-四甲基十五烷（TMPD）]——一种在矿物油中发现的类异戊二烯烷烃，在 BALB/c 小鼠中可诱导一系列系统性红斑狼疮相关自身抗体，包括抗 Sm、抗 U1RNP、抗 DNA 和抗组蛋白抗体的水平与在 MRL/lpr 模型中诱导的水平相当。免疫复合物沉积导致严重的蛋白尿和肾脏损伤，并且小鼠还发展出与系统性红斑狼疮相关的其他表型，如出血性肺毛细血管炎和关节炎。几乎所有小鼠品系都不同程度地对 Pristane 诱导的自身免疫和狼疮样表现敏感，这非常有利于通过使用敲除小鼠来研究驱动狼疮表型的机制。抗 dsDNA 和抗染色质抗体的诱导是 IL-6 依赖性的，IL-12 缺乏阻断了对抗 RNP/Sm、抗 Su 和抗 RNP 抗体和肾炎的诱导。γ 干扰素缺乏可阻止 Pristane 诱导的肾损伤的发展，而 IL-4 缺乏没有效果，这表明 Pristane 治疗的小鼠中的狼疮表型可能受 Th1 反应驱动。有趣的是，Pristane 诱导的狼疮是唯一具有显著 I 型干扰素基因特征的模型。干扰素受体缺陷完全阻断了 I 型干扰素特征，消除了抗 RNP、抗 Sm 和抗 dsDNA 抗体，阻止了 IL-12 的诱导，并显著改善了肾小球肾炎。在该模型中 I 型干扰素的诱导似乎仅通过 TLR7/MyD88 途径驱动，因为 TLR7 缺陷阻断了 I 型干扰素及自身抗体的产生和肾病发生。尽管还有一些缺陷，但 I 型干扰素的主导作用、类似的自身抗体谱和广泛的受影响器官可以使 Pristane 诱导的狼疮成为研究人类狼疮的首选模型。TLR7 被激活的确切机制仍不清楚，因为 I 型干扰素诱导似乎不依赖于 FcγR 介导的免疫复合物激活。此外，对于在人系统性红斑狼疮中产生 I 型干扰素而言，似乎最重要的 pDC 不同，不成熟的 Ly6C^{hi} 表达单核细胞群是该模型中 I 型干扰素的主要产生者，因为它们的消耗消除了干扰素特征和自身抗体的产生。另外，驱动出血性肺毛细血管炎和关节炎的机制值得进一步关注，它们可能不一定依赖于 I 型干扰素，因为 TNF-α 中和抗体改善了关节炎症状。

三、结语和展望

由于人类自身免疫病的异质性，每个小鼠模型可能只反映整个发病机制的一部分。到目前为止，已建立数百种小鼠模型来模拟数十种自身免疫病。这些模型极大地促进了我们对自身免疫病病理机制和发病机制的了解。同时也是我们寻找新的诊断学标记和发现新疗法不可或缺的工具（如抗 TNF-α 的疗法）。此外，它们有助于我们探索免疫耐受和自身免疫的关联。但是，由于人类和老鼠之间的差异，仍有一些相关的知识需要在未来予以填补。填补这些空白的方法之一可能是建立新型人性化小鼠模型，使它们能够全面模仿人类自身免疫病的基本特征。

（陈　波　上海齐鲁制药研究中心，王　宾　复旦大学）

第四节　治疗性疫苗肿瘤动物模型

在 2013 年 *Science* 杂志评选的十大科技突破中,"肿瘤免疫治疗"居于首位。肿瘤疫苗作为肿瘤免疫治疗的一个重要组成部分,近年来也取得了长足发展,在基础研究和临床研究领域均有突破性成果。肿瘤疫苗有广泛的需求,已有进入Ⅲ期甚至Ⅳ期临床验证阶段,但真正应用到临床治疗实例还有待优化,更多的肿瘤疫苗尚处于临床前验证及向临床转化阶段。

一、肿瘤疫苗的种类和作用

预防性疫苗着眼于肿瘤的预防和控制,既预防肿瘤的形成,又控制肿瘤的复发和转移,通过免疫接种降低一种或多种肿瘤的发病率。成熟的预防性疫苗主要包括抗致癌病原体预防性疫苗,如通过降低乙肝病毒感染率、减少原发性肝细胞癌(hepatocellular carcinoma,HCC)发病率的乙肝疫苗。为预防宫颈癌的发生,现有针对人乳头状瘤病毒(HPV)感染的疫苗,分为针对 16、18 型 HPV 的二价重组疫苗,针对 6、11、16、18 型 HPV 的四价重组疫苗及针对 6、11、16、18、31、33、45、52、58 型 HPV 的九价重组疫苗。这些疫苗除可预防 HPV 引起的宫颈癌外,还可预防这一病毒所致的外阴癌、阴道癌和肛门癌等。预防性疫苗是预防病原体感染所致肿瘤的首道防线,也是从根本上消除相应病原感染最有效的手段。治疗性疫苗代表着以增强主动免疫为主攻方向的肿瘤治疗方案,旨在调动患者免疫系统产生持续性抗肿瘤免疫力,以治疗和控制肿瘤复发或转移。尽管治疗性肿瘤疫苗在临床试验取得了一些成功,如治疗前列腺肿瘤的 Sipuleucel-T(Provenge®)疫苗获得批准,开始用于控制前列腺癌转移,但大多数肿瘤治疗性疫苗仍在临床试验之中。

因治疗性肿瘤疫苗种类繁多,分类方法各不相同。Guo 等根据治疗性肿瘤疫苗的组成将其分为细胞(包括肿瘤或免疫细胞)疫苗、蛋白质(肽)疫苗和核酸(DNA、RNA 和病毒载体)疫苗三大类。英国癌症研究所将肿瘤疫苗分为抗原疫苗、全细胞疫苗、树突状细胞(DC)疫苗、DNA 疫苗和独特型疫苗 5 类。Thomas 等将肿瘤疫苗分为抗原疫苗(蛋白质疫苗、肽疫苗)、肿瘤细胞疫苗(自体肿瘤细胞疫苗、异体肿瘤细胞疫苗)、DC 疫苗、DNA 疫苗和病毒载体疫苗等几类。综合这些分类方法及临床试验数据库(http://www.ClinicalTrials.gov/)注册的Ⅲ期和Ⅳ期临床试验统计,我们暂且将治疗性肿瘤疫苗分为以下 5 种类型:①抗原疫苗;②肿瘤细胞疫苗;③DC 疫苗;④核酸疫苗;⑤其他疫苗(表皮生长因子通路靶向疫苗)。了解肿瘤疫苗的分类有助于理解制备疫苗的成分、攻击肿瘤的方式、动物模型的选择、给药途径、毒副作用等。

1. 抗原疫苗　主要由一个或多个抗原、蛋白质或肽组成,将抗原疫苗注射到患者的肿瘤部位,利用肿瘤特异性抗原(蛋白质或肽段),疫苗可以刺激机体免疫系统,产生特异性抗体或细胞毒性 T 细胞(亦称杀伤性 T 细胞),以攻击携带该特异性抗原的肿瘤细胞。肿瘤疫苗抗原的成分不同于正常细胞分子,通常需要优化,以确保疫苗激发有效免疫应答，并能选择性靶向携带该抗原的肿瘤细胞而非正常细胞。例如，作为第一个治疗肾细胞癌（RCC）的疫苗，IMA901 包含 10 种与 RCC 高度相关的多肽，这些多肽在大多数 RCC 组织中均呈现过度表达。肿瘤抗原疫苗也可以与淋巴细胞（如 DC 或细胞毒性淋巴细胞）联合使用，从而更有效地抑制肿瘤细胞的增殖，导致肿瘤的持久性消退。

2. 肿瘤细胞疫苗　是由手术切除标本制备，包含多种抗原的全肿瘤细胞疫苗。制备过程包括取患者肿瘤组织，将肿瘤细胞分离，用放射线将肿瘤细胞灭活。在通常情况下，需要在肿瘤细胞组分中添加化学成分或引入新的蛋白成分使其更具抗原性，再给患者接种。患者免疫系统如能识别注入的肿瘤细胞组分抗原，并能激发免疫系统，将针对表达相同抗原的肿瘤细胞发生特异性细胞或体液免疫攻击。肿瘤细胞疫苗基本分为 2 种，即自体肿瘤细胞疫苗和同种异体肿瘤细胞疫苗。自体肿瘤细胞疫苗抗原从患者肿瘤组织中提取肿瘤细胞，经灭活处理后使其丧失致瘤性，但仍保持其免疫原性。自体肿瘤细胞疫苗可在手术后很快接种到患者体内，也可培养或冷冻保存以备用。同种异体肿瘤细胞疫苗是将某个患者特定类型肿瘤细胞制备成抗原，接种到患相同类型肿瘤的患者身上。某些异体肿瘤细胞疫苗则是混合数个患者肿瘤细胞制备而成。例如，GVAX 疫苗是转染粒细胞–巨噬细胞集落刺激因子（GM-CSF）基因的肿瘤细胞疫苗，不久前已完成针对胰腺癌 II 期临床试验（NCT01417000）。

3. DC 疫苗　代表着可以挽救晚期癌症的一种免疫疗法。DC 可帮助免疫系统识别肿瘤细胞，担负起识别、加工和提呈外源性抗原的任务。因此，它能够将肿瘤细胞分解为肽并提呈给 T 细胞，很容易让免疫细胞识别并攻击携带该抗原的肿瘤细胞。美国 FDA 批准了一种 DC 疫苗：Provenge（Sipuleucel-T）。该疫苗用于治疗转移性去势抵抗性前列腺癌；瑞士和巴西分别批准了另一种 DC 疫苗，DCVax®-Brain 用于治疗脑肿瘤，而 HybriCell 用于治疗肾癌、黑色素瘤。

4. 核酸疫苗　可细分为 DNA 质粒疫苗、RNA 疫苗和病毒载体疫苗。尽管还没有获得批准的核酸疫苗，但不少 DNA 疫苗和病毒载体疫苗已进入临床验证阶段，结果表明这类疫苗安全可靠，并具有免疫原性；RNA 疫苗，如 ProstAtak®可释放大量肿瘤特异性抗原，提供协同刺激信号，诱导体液和细胞免疫应答，具有良好的耐受性，且缺乏致癌潜能等，也越来越受到重视。ProstAtak®疫苗用于预防肿瘤复发，方法是在前列腺肿瘤内注射带有单纯疱疹病毒胸苷激酶基因（aglatimagene besadenovec，AdV-tk）的疫苗，继后连续服用伐昔洛韦 14 天。其原理是伐昔洛韦磷酸化产生的核苷类似物可介导局部细胞毒性，并快速启动免疫效应细胞，识别和攻击残留和复发的癌细胞。

5. 其他疫苗　表皮生长因子通路靶向疫苗（EGF-PTI）是英国 Bioven 生物制药（欧洲）有限公司从古巴哈瓦那分子免疫学中心获得的治疗性肿瘤疫苗，已得到欧洲、亚洲、澳大拉西亚和美国等地的使用许可。该疫苗在古巴被称为 CIMAvax EGF，于 2008 年上市。该疫苗包含与脑膜炎球菌外膜蛋白 P64K 缀合的重组人表皮生长因子（epidermal growth factor，EGF），靶向与肿瘤生长相关的 EGF/人表皮生长因子受体（EGFR）信号通路。该疫苗的作用机制是诱导产生抗 EGF 抗体，通过增加抗 EGF 抗体，降低血液中 EGF 的浓度，以防止 EGF 与 EGFR 结合。因此，EGF-PTI 并不直接靶向癌细胞，而是通过阻止生长因子的作用抑制肿瘤生长。Lu 等提出采用 DC 产生的外排体制备"无细胞疫苗"，因这些外排体靶向抗原特异性肿瘤细胞，可对小鼠体内的肝癌微环境进行重塑，且外排体携带肿瘤特异性抗原，可以激发针对该肿瘤的疫苗攻击。

以下根据临床试验数据库注册的Ⅲ期和Ⅳ期临床试验，汇总了部分肿瘤疫苗的基本信息（表5-3）。

表5-3 部分已进入Ⅲ期临床试验的肿瘤疫苗

癌种	疫苗	分类
前列腺癌	Provenge® (Sipuleucel-T)	DC疫苗
前列腺癌	ProstAtak®	核酸疫苗
非小细胞肺癌	Tecemotide (L-BLP25)	抗原疫苗
非小细胞肺癌	EGF疫苗	表皮生长因子通路靶向疫苗
黑色素瘤/肾细胞癌/非小细胞肺癌/前列腺癌	GVAX	肿瘤细胞疫苗
胶质母细胞瘤	DCVax®-L	DC疫苗
乳腺癌	THERATOPE (STn-KLH)	与MUC1黏蛋白相关的碳水化合物
肝癌	Hepcortespenlisimut-L (Hepko-V5)	病毒载体疫苗
黑色素瘤	Allovectin-7	核酸疫苗
转移性结肠癌	AlloStim	肿瘤细胞疫苗
软组织肉瘤	CMB305	DC疫苗
非小细胞肺癌	TG4010	病毒载体疫苗
胰腺癌/非小细胞肺癌/前列腺癌	GV1001	抗原疫苗

二、评估肿瘤疫苗疗效的动物模型

任何肿瘤疫苗临床使用前必须经动物实验评估，因疫苗的特殊性，不是任何肿瘤动物模型都适用于评估疫苗的免疫原性、免疫攻击性、对肿瘤的清除能力及毒副作用。由于疫苗针对的是人体肿瘤，用于评估肿瘤疫苗的动物模型都为移植人肿瘤细胞和组织。由化学药物或致癌剂诱发的鼠原发肿瘤仅用于评估鼠类的肿瘤疫苗。因此，以下着重概述适用于评估人肿瘤疫苗的鼠类模型。

1. 细胞系衍生的异种移植物（CDX）体内模型 使用小鼠模型研究人类肿瘤生长可以追溯到20世纪60年代后期。自20世纪70年代以来，CDX已被广泛用于癌症研究。早期CDX模型多为利用同品系鼠源肿瘤细胞系接种近交系小鼠而建成。该类肿瘤模型仅具有小鼠免疫系统。目前，接受CDX移植的小鼠常为免疫缺陷品系，如nu/nu无胸腺裸鼠、NOD-SCID、B-NSG等。CDX肿瘤模型主要通过皮下注射（s.c.），形成皮下移植瘤。也可在腹膜内（i.p.）或肌肉内（i.m.）植入肿瘤细胞，建立相应部位移植瘤模型。皮下接种CDX模型应用最广泛，因为其接种简易，肿瘤生长可以直视观察，并可用游标卡尺测量。药物疗效可通过肿瘤生长延迟，T/C值（治疗组肿瘤体积与对照组肿瘤体积比）或RTV（相对肿瘤体积：治疗期间个体肿瘤体积与治疗开始时肿瘤体积的差异）来判定。用CDX模型评估抗癌制剂的疗效受多种因素的影响。尽管CDX模型已被用于测试不同制剂的疗效，但由CDX模型试验得出的数据与临床相关性仍然有限。这是由于CDX模型缺少肿瘤异质性和肿瘤生长的微环境，不能完整地模拟临床上癌症治疗所面临的难题，如宿主缺乏免疫反应等，因此，CDX对判断肿瘤疫苗的免疫攻击性更为局限。不过，以溶瘤病毒载体为直接杀伤途径的基因治疗，通过肿瘤内注射，可以比较客观地判断溶瘤病毒的杀伤效果。

人类发生癌症原因极其复杂，参与肿瘤演变的因素多样，同一肿瘤间个体差异也很大，且动物与人类间免疫系统和代谢系统存在显著种族差异。因此，利用合适动物模型进行常规药效评价或肿瘤疫苗疗效评价面临巨大挑战。随着对癌症认识的不断深入，研究者设计出了更为接近人肿瘤生物学特征的小鼠癌症模型，如下述的基因工程小鼠模型和人源性肿瘤组织异种移植模型就是这类模型的代表。

2. 基因工程小鼠模型 由于 CDX 模型的局限性，转基因小鼠模型逐渐成为研究的重要工具，用于揭示特定基因功能及调节机制、验证药物靶点等。转基因或基因缺失模型在肿瘤研究领域也有极其重要的地位。在近 10 年中，因小鼠和人类基因组信息逐步完善及基因工程技术（"睡美人"转座子、Cre-lox、FRT-FLT、CRISPR/Cas9）的进展，人们对基因工程小鼠（GEM）模型的研究及利用也逐年增加。最初，GEM 模型依赖于特定基因在特定组织内的短暂过表达，表达的基因可以是致癌基因或变异肿瘤抑制基因。这些基因通过组织特异性启动子和增强元件，如人绒毛蛋白启动子（用于肠上皮），将转基因表达限制在特定器官、组织或细胞类型内。这种短暂转基因动物仅用于研究基因功能或基因治疗。通过特定控制机制，如四环素开关（Tet-on/Tet-off）、他莫昔芬或 Cre-lox 系统，在基因组或转录水平控制转基因的表达水平、时段或组织细胞类型，形成稳定转基因或基因敲除小鼠种系。这对研究"癌基因"的生物学效应帮助巨大。特别是将 Cre-lox 或 FRT-FLT 技术用于细胞类型特异的基因敲除，建立器官、组织或细胞特异的基因敲除或变异小鼠模型，在此基础上形成肿瘤，以更好地模拟人类癌症的镶嵌表型，如 p53 缺失或变异。这类转基因小鼠免疫系统通常完善，肿瘤在这种小鼠体内的生存环境与在人体特定组织或器官微环境相近，因此，观察到的肿瘤生长变化、浸润、转移等特性具有代表性。这是 GEM 模型区别于人异种移植瘤模型的主要特征。GEM 模型的优势在于能将特定信号通路的靶基因，如 *EGFR*、*KRAS*、*BRAF*、*TP5*、*APC* 的作用在突变细胞株中放大，因此，GEM 模型对研究正常免疫功能状态下特定靶基因促进肿瘤进展和转移至关重要。这些基因也是目前不同化疗药物常用的肿瘤分子靶点。GEM 模型建立不仅加深了人们对癌症演化机制及动力学、关键基因突变、肿瘤微环境与转移和侵袭关系等一系列肿瘤生物学特征的认知，还为指导化疗药物选择与组合、疗效测试及分子生物标记提供了参考数据。利用 CRISP/Cas9 技术以人源基因替代鼠源基因（如免疫检查点基因 PD-1、PD-L1、CTLA-4），可建立整合人类基因靶点的小鼠模型。该模型用于评估免疫检查点抑制剂对鼠类免疫系统的干扰，但缺乏人肿瘤组织的突变多样性及人类免疫系统。对于肿瘤疫苗而言，由转基因或基因突变所诱导的肿瘤原发于鼠，其肿瘤抗原性为鼠源。其疫苗针对鼠类肿瘤，对人体肿瘤的意义有限，可用于治疗性肿瘤疫苗研发时的初步评估。Zhu 等利用 C57BL/6 小鼠建立了胶质瘤 GL261 细胞系原位模型，用于验证新型神经胶质瘤疫苗 STDENVANT 的免疫治疗效果。该疫苗含有胶质瘤干细胞裂解液、未成熟 DC 和 CpG 佐剂。研究发现 STDENVANT 可以改善胶质瘤小鼠模型的存活率和促进肿瘤消退。

3. 人源性肿瘤组织异种移植（patient-derived xenograft，PDX）**模型** 顾名思义是一种直接将患者新鲜肿瘤细胞或组织通过原位或异位（多为皮下或肾包膜）等方式移植到免疫缺陷小鼠体内，依靠小鼠提供生长环境的一种移植瘤模型。其最主要的优势就是移植瘤高度保留了原肿瘤的组织学、遗传学及生物学特性，同时也保留了原肿瘤的微环境，包括细胞外基质、免疫因子及其他微环境因素。

PDX 的生存需在免疫缺陷小鼠体内建立肿瘤自身的脉管系统。这为研究血管再生的调控机制和干扰血管生成提供了有用平台。PDX 模型因在很大程度上保留了原肿瘤大多数关键基因与信号通路活性，已成功用于测试或选择不同化疗药物的敏感性、靶向效率、组合疗效等。该模型尤其对研究原发耐药、诱导耐药的形成及生物标志物有特殊价值。

一般来说，PDX 模型的成瘤时间在 2～4 个月，移植瘤小鼠应在早期进行传代扩增。PDX 建模的成功率（以获得可以传代的 PDX 肿瘤为标准）在 23%～75%，与肿瘤类型密切相关。据报道，结直肠癌（64%～89%）和胰腺癌（62%）移植成功率较高，而乳腺癌（13%～27%）的建模成功率较低。此外，肿瘤组织的恶性程度及分化程度对移植成功率影响很大。恶性程度高、分化程度低的肿瘤移植成功率较高。移植部位也影响 PDX 的生长。皮下移植因其操作简单、手术并发症少、可以精确监测和测量肿瘤尺寸及适合传代等优点被广泛使用，但成功率相对较低，为 40%～60%。肾包膜下移植因其血供比较丰富，成功率达到 95% 以上。但是肾包膜下移植也有局限性，如肾包膜脆弱、操作困难、对受体小鼠的损伤较大、易导致感染等。与异位移植相比，原位移植瘤对始发该器官的肿瘤回到原"天然"环境更有利，可促进肿瘤的生长、回复原有的生物学特性。因在内脏器官移植相应肿瘤的技术更具挑战性、耗时，通常需要超声、CT 或 MRI 等影像学检查或剖腹探查确认肿瘤的生长状况，从而阻碍了原位移植瘤模型的推广应用。PDX 需要建立在免疫缺陷小鼠体内。NOD-SCID 小鼠缺乏 B 细胞、T 细胞，NSG 小鼠缺乏 T 细胞、B 细胞和 NK 细胞。严重的免疫缺陷背景对人肿瘤的存活有利，但影响肿瘤疫苗免疫攻击效能的发挥。同时，高度免疫缺陷对小鼠品系的维持、繁殖，以及日常饲养和维护技术要求、设施及环境的标准都很高。为评估肿瘤疫苗疗效，迫切需要建立既可以模拟人肿瘤特征，又同时存在"人源化"免疫系统的动物模型。

4. 人免疫系统重建小鼠模型（人源化小鼠模型）　因常规 PDX 模型缺乏免疫系统而不适合用于治疗性疫苗的药效测试，研究者在传统 PDX 模型基础上建立了人源化小鼠模型。人源化小鼠是将人体免疫细胞和组织移植到免疫缺陷小鼠体内构建起具有功能性人免疫系统的小鼠模型。在这一免疫背景基础上，可以建立针对人体组织的免疫应答。根据免疫系统建立方法的不同，目前免疫系统人源化小鼠模型主要分为 3 类：①人外周血单个核细胞（human peripheral blood mononuclear cell，Hu-PBMC）模型；②人造血干细胞（human hematopoietic stem cell，Hu-HSC）模型；③人骨髓、肝脏、胸腺（human bone marrow，liver and thymus，Hu-BLT）模型。

（1）Hu-PBMC 小鼠模型：是通过腹腔注射或尾静脉注射将人成熟 PBMC 移植到免疫缺陷小鼠。人体免疫细胞持续数周，并可在一定程度上显示免疫效应。人 PBMC 中含有大量成熟 T/B 细胞，因此，Hu-PBMC-SCID 小鼠模型具有较高的人 T 细胞移植水平，并且带有供体的免疫记忆。但是 Hu-PBMC-SCID 小鼠可能在短期内产生严重移植物抗宿主病（graft-versus-host disease，GVHD），从而限制了该模型的长期应用。随着免疫缺陷程度更高的 NOD/Shi-SCID IL2rg^{null}（NOG）、NOD/LtSz-SCID IL2rg^{null}（NSG）和 NOD-Rag2^{null}IL2rg^{null}（NRG）小鼠的推广，可将这类免疫缺陷程度更高的小鼠作为受体动物，建立 Hu-PBMC 模型。Kametani 等通过 Hu-PBMC-NOG 小鼠模型对人表皮生长因子受体 2（HER2）多表位肽疫苗进行了免疫原性评价，结果显示 HER2 多表位肽疫苗能够诱导人源化小鼠产生 HER2 特异性人 IgG 抗体，说明人源化小鼠可真实地反映肿瘤疫苗的治疗效果。LIU 等建立 Hu-PBMC-NOD- SCID 小鼠模型，并用于评估人脐静脉内皮细胞（human umbilical vein endothelial cell，HUVEC）疫苗对人食管鳞状细胞癌（ESCC）的抗血管生成作用。

（2）Hu-HSC 小鼠模型：是将 CD34$^+$人造血干细胞（HSC）移植到免疫缺陷鼠体内构建人源化小鼠模型。使用新一代 IL2rg^{null} 小鼠，如 NRG、NOG 或 NSG 小鼠。获得 HSC 途径包括骨髓、脐带血和粒细胞集落刺激因子（G-CSF）动员后的外周血或胚胎肝脏。胚胎肝脏和脐带血最常用，因为其较成年人 HSC 更易定植于免疫缺陷小鼠。与 Hu-PBMC 小鼠相比，Hu-HSC 小鼠具有更完整的人体免疫系统，其体内能够产生包括人 T 细胞、B 细胞在内的多种免疫细胞。经放射线照射清除小鼠自身的造血系统后，将 HSC 注射入免疫缺陷小鼠虽会产生多种造血谱系，但 T 细胞的产量很低。为改变这一状况，研究者将 HSC 经肝途径注射到新生 NRG、NSG 或 NOG 小鼠后产生了完整的 T 细胞、B 细胞、巨噬细胞、NK 细胞和树突状细胞，远优于直接植入相应的人细胞。再用特定人类病原体感染受体小鼠或用抗原免疫，这些受体小鼠可产生针对人源病毒或抗原的有效免疫应答。Veselinovic 等利用人胎肝来源的 CD34$^+$造血干细胞建立人源化（RAG-hu）小鼠模型，并利用此模型测试了 HIV 中和抗体。该小鼠模型已经被广泛应用到研究人类造血发育、细胞介导免疫反应及 HIV 和 EBV 等病毒感染性疾病中。未来随着肿瘤疫苗研究更为广泛，该人源化肿瘤模型也将应用于治疗性肿瘤疫苗的效果评测。

（3）BLT（bone marrow-liver-thymus）小鼠模型：是将 HSC 和自体同源的骨髓、胎肝和胸腺组织共移植到免疫缺陷小鼠体内所建成的模型。植入表达人类白细胞抗原（human leukocyte antigen，HLA）分子的同源胸腺为 HSC 提供了较为完整的人体微环境，使其能够经历正常分化、筛选过程并发育成熟，成为免疫细胞。因此，在 BLT 小鼠模型所有组织内都能检测到 T 细胞、B 细胞、NK 细胞、树突状细胞、单核细胞、巨噬细胞、红细胞和血小板等多种髓系细胞种类。更重要的是，由于 T 细胞在同源胸腺中发育并得到筛选，BLT 小鼠拥有具有高度识别 HLA 能力的 T 细胞库，能够与同源 APC 相互作用，从而产生有效的适应性免疫应答。早期BLT模型采用的是NOD-SCID小鼠，改良模型更多采用NSG、NOG 或 NRG 小鼠。因这类小鼠模型人源化程度高，在不同组织分布有成熟 T 细胞、B 细胞、NK 细胞、树突状细胞、单核细胞、巨噬细胞、红细胞和血小板等几乎所有髓细胞种类，可以满足治疗性肿瘤疫苗评估。

HPV 诱导癌症或癌前病变代表了治疗性癌症疫苗接种的理想靶标，感染细胞的恶性转化是由 E6 和 E7 两种病毒蛋白所致。E6 和 E7 蛋白质可导致细胞连续分裂并阻碍细胞凋亡。既往用于开发靶向 HPV16 E6/E7 治疗性疫苗的大多数临床前研究都需 C57BL/6 小鼠接种鼠源 TC-1 细胞后进行。该类模型仅可验证鼠源表位，不能用于检测 HLA 分子提呈的表位。Kruse 等研究发现，在 17 种 HPV E6/E7 衍生 HLA-A2-结合物中，有 11 种存在于人宫颈癌细胞表面，可用于针对 HPV 诱导癌症治疗性疫苗的研究。为解决小鼠模型问题，Kruse 等利用慢病毒转导HPV16 E6/E7蛋白到来源于A2.DR1小鼠的功能性CD4$^+$和CD8$^+$ T细胞中。

化学诱导肉瘤细胞系 2277NS，建立了 HPV16 E6$^+$/E7$^+$A2.DR1 相容的肿瘤模型。这种新模型为缺乏鼠 MHC 分子的人源化小鼠模型，用于检测 HLA-A2 限制性 HPV16 表位疫苗。表位 E7/11-19 预防性和治疗性疫苗实验证明，在新型 MHC 人源化小鼠模型中接种这些疫苗可以激发有效免疫应答，呈现出抗肿瘤作用。

5. 肿瘤疫苗特定抗原的加入或改造 肿瘤细胞抗原的特异性及免疫原性都不高，为增加肿瘤的免疫原性，在制备肿瘤疫苗过程中，不少研究者将病毒抗原（如麻疹病毒血凝素）或标记蛋白加入肿瘤组织制备成混合物。以此混合物诱发特异性免疫反应，既针对加入的病毒标记或标记蛋白，又针对肿瘤组织成分，由此制备的疫苗可激发多价抗体或细胞毒性攻击模式。为评价这种疫苗的效果，受试动物往往需要有完整的免疫系统。Qi 等构建了稳定表达麻疹病毒 H 蛋白的 Lewis 肺肿瘤细胞和黑色素瘤 B16 细胞，并将表达 H 蛋白的肿瘤细胞接种到 CD46（+/+）IFNAR（−/−）转基因 C57BL/6 小鼠，建立了表达 MHV-H 蛋白的肿瘤移植模型。利用该异种移植模型验证了麻疹疫苗所诱导免疫应答对表达 H 蛋白的肿瘤具有治疗效果。

三、小　结

已获批准治疗前列腺肿瘤的 Sipuleucel-T（Provenge®）疫苗在临床前动物实验时利用同源性小鼠模型，验证负载特异性肿瘤抗原的树突状细胞疫苗的效果。该肿瘤疫苗临床前基础研究将鼠源肿瘤细胞系接种到免疫系统完善的小鼠中，建立同源小鼠模型，进行肿瘤治疗性疫苗临床前验证。随着免疫缺陷小鼠自身免疫系统缺陷程度加重，人免疫细胞、免疫器官及肿瘤细胞在其体内的重建水平得到不断提高，为建立完善人免疫系统小鼠模型及人肿瘤细胞或组织的共移植提供了理论及技术支持。这些人源化小鼠模型具有完整的人源化免疫体系，将逐步应用于肿瘤疫苗的开发和临床前验证。

（曲昱蓉　闻丹忆　上海立迪生物技术股份有限公司，

周笑天　吴　健　复旦大学）

第五节　其他动物模型及应用问题

本节将介绍其他用于持续性感染、肿瘤和神经退行性疾病等治疗性疫苗研究中的常见动物模型，包括非人灵长类的黑猩猩和恒河猴、树鼩、其他啮齿类动物、其他易获取哺乳动物和斑马鱼等，比较各自的特点和在治疗性疫苗研究中的应用，探讨动物模型的应用问题和可能的解决方案。

一、黑　猩　猩

黑猩猩（chimpanzee，*Pan troglodytes*），猩猩属（*Pan*），原产地在非洲中部和西部，

是与人类亲缘关系最近的动物，与人类基因相似度达 98.77%，因此成为研究人类疾病及验证治疗手段的最可靠动物模型。而且由于黑猩猩的疾病谱及疾病进程和转归与人类高度相似，其作为实验动物的适用范围非常广泛。但由于高昂的成本、较高的饲养条件、实验操作的难度和危险性、缺少标准的品系和无特定病原体（SPF）级动物、数量限制及伦理学等问题，黑猩猩的使用范围受到严重限制，并非各类实验动物首选。然而在缺乏其他可替代动物，或经其他动物验证后用于人体之前进行安全评估时，黑猩猩可成为理想的动物实验对象。

（一）用于 HBV 和 HCV 研究

HBV 和 HCV 感染的高度专一性，限制了实验动物的选择范围。黑猩猩被认为是能感染 HBV 和 HCV 的少有几种动物之一。由于可感染人类 HBV 和 HCV，并表现急性肝炎症状，黑猩猩被广泛用于血源性乙肝疫苗及其他血制品的安全性研究，以及 HCV cDNA 克隆的感染性研究。也正基于此原因，黑猩猩还被用于 HCV 感染后即刻反应和病毒清除的研究。用 HBsAg 免疫后，所有黑猩猩都产生高效价的抗体，所以它也被用于 HBV 疫苗的免疫性研究。

作为治疗性疫苗的候选动物模型，黑猩猩除了有安全性验证价值外，也被期待能有疗效的评估价值及疫苗作用机制的研究价值。这需依赖于黑猩猩对 HBV 和 HCV 感染的慢性化。研究发现在非洲捕获的野外黑猩猩 3%～6% 为 HBsAg 阳性，而约一半老年黑猩猩为 HBsAg 阳性。过去普遍认为这是由于被捕获的黑猩猩曾被人血清污染，而近来多个研究小组发现并证实存在黑猩猩序列特异的毒株，并与野生黑猩猩血清高滴度 HBsAg 相关。Lanford 等观察了 46 只被确认感染 HCV 黑猩猩的血清，发现有 18 只（约 40%）为 HCV 抗体和 RNA 双阳性，被认为呈 HCV 持续性感染状态。这些数据表明黑猩猩存在 HBV 和 HCV 慢性感染的状态，因此可作为以清除病毒为目的的治疗性疫苗研究的候选动物模型。此外，目前研究认为，黑猩猩感染 HBV 或 HCV 后，缺少慢性肝病表现，特别是肝硬化和肝细胞癌，从而限制了它在治疗性疫苗领域更广泛的应用前景。

（二）用于 HIV 研究

许多 HIV-1 的原始毒株经黑猩猩传代后能在其体内高水平地复制，建立慢性感染模型，并引起 CD4 阳性淋巴细胞的丢失，诱发艾滋病样综合征。因此，黑猩猩是研究 HIV 疫苗理想的动物模型，可被用于预防性疫苗的研发。理论上，它也是 HIV 治疗性疫苗的候选动物模型。美国学者发现一种 DNA 疫苗在黑猩猩模型中可阻断 HIV 感染，兼具预防和治疗作用。

（三）用于其他人类疾病研究

黑猩猩可感染众多人类病原体，并被用作感染模型，如作为戊肝病毒感染模型等。但考虑到前述缺点，黑猩猩在治疗性疫苗动物模型的使用范围不广，特别是在具有可替代模型的人类疾病研究中，黑猩猩不是实用的模型。

二、其他非人灵长类动物

与人类亲缘关系密切的灵长类具有作为人类疾病动物模型的独特优势。除黑猩猩外的其他非人灵长类动物可替代黑猩猩成为多种人类疾病模型，特别是体态较小、种群数量庞大的种类具有较高的实用价值。目前已经报道的可作为乙肝研究的其他灵长类动物包括恒河猴（rhesus monkey，*Macaca mulatta*）、长臂猿（gibbon）、熊猴（*Macaca assamensis*）、红脸猴（*Macaca speciosa*，又称短尾猴）、蜂猴（*Nycticebus coucang*）及豚尾猴（*Macaca nemestrina*）等。在艾滋病研究中也大量使用了非黑猩猩的灵长类动物，其中应用最多的是恒河猴。而 HCV 感染的动物模型也有恒河猴和绢毛猴（tamarin）等。另外，在免疫相关的神经系统疾病和自身免疫病的研究中，恒河猴和狒狒（baboon）等灵长类也常作为治疗性疫苗研究的动物模型。

恒河猴，学名猕猴，是医学和生物学研究领域使用最广泛的灵长类动物。2001 年，恒河猴 ANDi 成为第一个转基因灵长类动物。2007 年完成了恒河猴的全基因测序，发现其与人类有 93% DNA 序列相同。研究表明，恒河猴对 HBV 易感，血清表现为 HBsAg 阳性和 HBV 病毒阳性，但急性感染中不出现氨基转移酶升高和其他肝脏损害表现。恒河猴也被用于 HBV 疫苗及治疗性疫苗研究。在一项联用 HBsAg 和 HBcAg 的治疗性疫苗试验中，被免疫的恒河猴能有效地诱生出 IFN-α 和分泌 IL-2 的 T 细胞，并产生抗 HBs 和抗 HBc 抗体。恒河猴对 HCV 的易感性不如黑猩猩，但可对 HCV 产生免疫反应，适合于疫苗研究。猴免疫缺陷病毒（SIV）作为 HIV 替代模型已广泛应用。SIV 在其天然寄主体内无致病性，但某些毒株在恒河猴体内能持续性高水平复制，并诱发类艾滋病症状。为克服 HIV 与 SIV 包膜结构和抗原性存在差异的影响，用 HIV-1 和 SIV 重组了嵌合病毒（SHIV）。SHIV 在恒河猴体内传代后，可持续性高水平复制，并引起 CD4 阳性细胞数量减少，导致恒河猴发生机会性感染而死亡。该模型已被广泛用于 HIV 疫苗研究，并在治疗性疫苗研究中具有很高的价值和实用性。恒河猴亦用于自身免疫病研究，在实验性变态反应性脑脊髓炎（experimentally allergic encephalomyelitis，EAE）中，醋酸格拉替雷（glatiramer acetate，GA）可诱生特异性抗体和 GA 特异性抑制性 T 细胞，抑制 80%的急性反应。

最近发现豚尾猴对 HIV-1 易感，并且不限制其在细胞内复制，使得豚尾猴成为 HIV-1 研究的理想模型。食蟹猕猴（*Macaca fascicularis*）也被用作检测 HIV-1/SIV 疫苗效力的模型。

此外，非人灵长类动物也作为重要细菌感染（如结核分枝杆菌）、神经退行性疾病理想的模型，可充分再现人类疾病的病程和症状，用于相关治疗性疫苗的临床前疗效评价和免疫学评估等。

三、树   鼩

树鼩（tree shrew，*Tupaia belangeri*，*Tupaia glis*），属哺乳纲，分类存在争议，多数学者赞同将其归于灵长目和食虫目之间一个独立的攀缘目（Scandentia）。树鼩是除黑猩猩外仅有的一类能感染 HBV 和 HCV 的动物。树鼩体态小，非常适合实验室饲养和使用。这些特点决定了它在 HBV 和 HCV 研究领域广阔的应用前景。但至今对树鼩是否可用作动物模型还有争论，主要是实验结果可重复性较低。特别是多数实验用的树鼩均为捕获，背景不明而存在一定不确定因素。近来昆明理工学院与中国科学院动物研究所开展了人工饲养树鼩，如能繁殖成群，则将为检验树鼩作为肝炎病毒研究模型的可信性提供依据。

文献报道，树鼩的原代肝细胞能被 HBV 感染，并形成 cccDNA，产生病毒 mRNA，分泌 HBsAg。体内实验发现树鼩肝脏也能被 HBV 感染，出现类似人自限性感染的表现。而 HBV 疫苗可以保护树鼩免受病毒感染，保护率约 88%。HBV 慢性感染的树鼩可在 160 周发生 HCC；感染 HBV，并暴露于黄曲霉素，可明显加重树鼩 HCC 的发生。这些数据都支持树鼩作为 HBV 感染和慢性化研究的理想模型，用于 HBV 治疗性疫苗的研究。

树鼩支持 HCV 感染和复制，产生典型的肝炎表现和病毒血症，是 HCV 感染理想的体内模型。因此，树鼩在 HCV 研究，包括疫苗研究中有潜在价值。但是这一模型的价值尚需进一步考核及获得公认。

四、啮齿类动物模型

啮齿类动物是实验室最常用的动物模型，主要包括各类小鼠、大鼠、豚鼠和家兔等。该类动物模型具有多种优点，包括品系繁多、遗传背景清楚、易于繁殖和饲养、易于操作、经济、数量大、结果再现性好和研究工具齐全等。特别是转基因技术的发明，使得转基因小鼠成为医学和生物学领域研究的利器。近来，小动物活体成像系统的发展，不仅增加了病变与毗邻组织的观察，也使得对该类模型的研究不再局限于终点观察，而是可以连续、动态地进行观察，结合细胞标记技术，可以为治疗性疫苗诱导产生的免疫机制提供更多直接的证据。组织透明化技术的应用，更增加了对动物模型中器官和组织水平多维度的立体观察，可以回答不同类型免疫细胞参与靶器官效应的空间分布情况。

其中 HBV 研究中的土拨鼠和各类转基因小鼠模型见前述。在自身免疫病和神经退行性疾病研究中，多种品系的小鼠模型被用于观察治疗性疫苗诱生免疫反应的情况和组织病理学的变化。在小鼠中利用 Cre/LoxP 基因打靶技术，可产生各类诱导型基因敲除实验模型，该模型避免了伴随胚胎发育产生的免疫耐受，更适合作为治疗性疫苗免疫学研究的工具。

此外，小鼠模型用于治疗性疫苗研究的另一个重要应用为过继免疫的研究。特别是在细胞型的治疗性疫苗研发中，由于基因背景清楚、便于操作等优势，小鼠模型被广泛使用。研究工具充足，加之动物体积较小带来的经济节省的优势，也使小鼠模型成为多肽类治疗性疫苗和抗体类治疗性疫苗开始体内试验的首选模型。

相对于小鼠模型，大鼠利于手术操作，更多被用于需手术建立的疾病动物模型。通过仙台病毒（Sendai virus）-脂质体法介导，可建立表达 HBsAg 的大鼠模型。此外，在 SD 大鼠和 Wistar 大鼠中移植人肝细胞产生嵌合肝脏，建立乙肝感染模型，可维持 HBsAg 表达超过 60 天，因此可用于 HBV 感染的研究。大鼠也可作为血管留置插管生成生物膜的动物模型，用于抗细菌感染的治疗性疫苗研究。

豚鼠（guinea pig）是另一类常用的啮齿动物模型，在结核等细菌感染和疫苗研究中已被广泛应用。豚鼠被广泛用于阿尔茨海默病（Alzheimer disease）、亨廷顿病（Huntington disease）、EAE 等神经系统疾病的治疗性疫苗研究。利用此模型，不仅可研究豚鼠对治疗性疫苗的免疫反应，也可进行病理学观察。

五、其他家养哺乳动物

家养的犬和猫与人类生活环境联系密切，可被用来作为人类疾病的模型。最近研究发现犬和猫都可以罹患乳腺肿瘤。其中，雌猫乳腺癌的组织学和受激素调控特性与人类高度一致，并表达 EGFR、HER2 和 HER3，而且研究证明在猫乳腺癌细胞系中 HER2 和 AKT 可被磷酸化，说明 ERBB 家族受体起作用。基于这些人类乳腺癌和猫乳腺癌之间惊人的相似性，猫可能是人类乳腺癌研究有价值的模型。同时由于兽用疫苗比人用疫苗研究更加便利，所以以犬和猫疾病模型作为治疗性疫苗的尝试有独特的价值。在所有物种中，第一个临床批准的治疗性癌症疫苗是用于犬口腔黑色素瘤治疗的编码人类酪氨酸酶的 DNA 疫苗。另一种用于犬口腔黑色素瘤治疗的 DNA 疫苗编码了人类硫酸软骨素蛋白聚糖-4（chondroitin sulfate proteoglycan-4，CSPG-4），已被证实能诱导特异性 T 细胞免疫。在患有非霍奇金淋巴瘤的犬中，用自体肿瘤 RNA 转染的 CD40-B 细胞刺激产生了抗肿瘤免疫。因此，远交家猫和犬是癌症疫苗的有效中间体测试系统，并且代表了遗传异质性群体，更能预测人类的免疫应答情形。

与小鼠相比，猪在治疗性疫苗研究上也具有独特的优点，包括与人类类似的使用剂量，与人类更加接近的免疫系统等。加之获得的便捷度，使得猪成为研究治疗性疫苗的良好大动物模型。基于猪制备的肿瘤模型已被用于肿瘤治疗性疫苗的研发和评估。

此外，牛、羊和猪等大型家养哺乳动物因具有与人类类似的结核感染的表现和抵抗性，也是结核治疗性疫苗研究的良好模型。

六、斑　马　鱼

斑马鱼是一种脊椎动物，作为模式生物被广泛用于遗传和发育研究，同时，它也是感染性疾病的理想模型。相对于哺乳动物而言，虽然斑马鱼缺乏适应性免疫，难以为治疗性疫苗评估和机制提供全面解析，但是它的经济、便于基因操作、生长迅速等优势，可为固有免疫在治疗性疫苗中的作用及机制研究提供初筛工具。随着基因工程技术的应用，目前已经建立了细菌病毒感染斑马鱼模型、白血病斑马鱼模型、免疫基因筛选斑马鱼模型与药物筛选斑马鱼模型。斑马鱼为感染性疾病、免疫制剂和药物研究提供了简易高效的模型。对于依赖于宿主免疫反应发挥作用的治疗性疫苗，斑马鱼模型也可发挥其在转基因操作等方面的优势，帮助人们了解固有免疫的作用，为疫苗研究提供快速有力的工具。有学者用斑马鱼研究猪链球菌 2 型的致病性及疫苗的筛选。作为结核分枝杆菌的替代菌种，海分枝杆菌为结核的致病机制和防治研究提供了有效的工具。斑马鱼作为海分枝杆菌的感染模型，可用于结核治疗新型方法的筛选。也有学者利用斑马鱼开展 siRNA 治疗性疫苗用于鱼神经坏死病毒（nerve necrosis virus）的研究。斑马鱼也用于免疫病理参与的先天性疾病的研究，在自身免疫病治疗方法的开发和筛选中发挥作用。

此外，尚有众多应用于感染性疾病和肿瘤研究的成熟动物模型，可有效地帮助人类战胜疾病威胁，如雪貂（ferret）为流感疫苗的研究做出了不可磨灭的贡献。

七、用于治疗性疫苗研究的各种动物模型存在的问题与局限

治疗性疫苗严格依赖宿主的免疫系统发挥作用，因此与其他药物研究相比，具有完善的免疫系统的体内模型对治疗性疫苗的研发更加重要。非人灵长类与人类在生物学特性上有诸多相似之处，能较好地模拟多种人类疾病，是理论上最有价值的动物模型，但伦理、操作、经济等原因限制了其使用。小鼠和人类免疫学之间有许多相似之处，但免疫系统存在显著差异。尽管可移植的肿瘤模型已经被用于检测免疫治疗的功效，并且仍然是肿瘤免疫学研究的主要支柱，但许多在实验动物中看起来很有前景的肿瘤疫苗在临床上被证明是无效的。这其中的原因较为复杂，但动物模型与人体免疫系统的差异是最主要的问题，也是治疗性疫苗研究选择动物模型必须要考虑的重要问题。

此外，实验动物的洁净度也被认为是影响实验结果的重要原因之一。不同于人类生活在一个开放的空间中，实验动物对于来源和饲养环境往往有严格的要求，并且根据清洁度的不同分为清洁级、SPF级甚至无菌等级别。虽然这样的实验动物级别设置可减少微生物变量因素的干扰，但由此导致的免疫系统的状态与真实人类环境差距较大，难以在人类实际生活环境中再现，也导致了治疗性疫苗动物研究面临困境。学者们已经认识到该问题，近来，来自明尼苏达大学的研究人员尝试利用来自开放环境的所谓"脏动物"作为模型来回答免疫学问题。但如何控制这些动物身上携带的微生物，使得实验结果可靠、可重复是研究者面临的新问题。而菌群微生态的研究把菌群的组成变化与模型动物的状态相关联，可为菌群与免疫状态提供证据，为涉及免疫相关研究提供解决方案。目前已经有关于慢性感染、肿瘤和阿尔茨海默病的药物研究提示动物模型的菌群可能是影响药效的重要因素之一。

随着医学的发展，对于疾病动物模型种类的需求越来越多，同时，由于化学和生命科学等技术的发展，可供选择的动物模型也日益增多。针对不同的疾病和研究目的，权衡各类动物模型的优缺点，选择合适的动物模型将使治疗性疫苗的体内研究取得事半功倍的效果，也必将加速治疗性疫苗的应用研究进程。

（赵　超　复旦大学）

参 考 文 献

丁佳，王虹，吴健，2014. 肝细胞癌免疫治疗离临床应用还有多远？中华肝脏病杂志，22（5）：393-396.

闻丹忆，张菲菲，龙媛，等，2017. 人源性肿瘤组织异种移植模型的应用研究新进展. 药学进展，5：65-75.

闻玉梅，1999. 嗜肝DNA病毒科//闻玉梅. 现代医学微生物学. 上海：上海医科大学出版社，971.

Ando K, Moriyama T, Guidotti LG, et al, 1993. Mechanisms of class I restricted immunopathology. A transgenic mouse model of fulminant hepatitis. J Exp Med, 178：1541-1554.

Asabe S，Wieland SF，Chattopadhyay PK，et al，2009. The size of the viral inoculum contributes to the outcome of hepatitis B virus infection. J Virol，83：9652-9662.

Atkinson MA，Eisenbarth GS，Michels AW，2014. Type 1 diabetes. Lancet，383（9911）：69-82.

Babad J，Ali R，Schloss J，et al，2016. An HLA-transgenic mouse model of type 1 diabetes that incorporates the reduced but not abolished thymic insulin expression seen in patients. J Diabetes Res，7959060.

Balsitis S，Gali V，Mason PJ，et al，2018. Safety and efficacy of anti-PD-L1 therapy in the woodchuck model of HBV infection. PLoS One，13（2）：e0190058.

Bedikian AY，Vecchio MD，2008. Allovectin-7 therapy in metastatic melanoma. Expert Opin Biol Ther，8（6）：839-844.

Bluestone JA，Herold K，Eisenbarth G，2010. Genetics，pathogenesis and clinical interventions in type 1 diabetes. Nature，464（7293）：1293-1300.

Boonstra A，van der Laan LJ，Vanwolleghem T，et al，2009. Experimental models for hepatitis C viral infection. Hepatology，50（5）：1646-1655.

Chassot S，Lambert V，Kay A，et al，1993. Duck hepatitis B virus（DHBV）as a model for understanding hepadnavirus neutralization. Arch Virol Suppl，8：133-139.

Chen MT，Billaud JN，Sällberg M，et al，2004. A function of the hepatitis B virus precore protein is to regulate the immune response to the core antigen. Proc Natl Acad Sci U S A，101：14913-14918.

Chen Y，Zhu J，2013. Anti-HBV effect of individual traditional Chinese herbal medicine *in vitro* and *in vivo*：an analytic review. J Viral Hepat，20（7）：445-452.

Chisari FV，Filippi P，Buras J，et al，1987. Structural and pathological effects of synthesis of hepatitis B virus large envelope polypeptide in transgenic mice. Proc Natl Acad Sci U S A，84：6909-6913.

Chisari FV，Pinkert CA，Milich DR，et al，1985. A transgenic mouse model of the chronic hepatitis B surface antigen carrier state. Science，230：1157-1160.

Chowdhary VR，Grande JP，Luthra HS，et al，2007. Characterization of haemorrhagic pulmonary capillaritis：another manifestation of Pristane-induced lupus. Rheumatology（Oxford），46（9）：1405-1410.

Christensen SR，Shupe J，Nickerson K，et al，2006. Toll-like receptor 7 and TLR9 dictate autoantibody specificity and have opposing inflammatory and regulatory roles in a murine model of lupus. Immunity，25（3）：417-428.

Chuai X，Wang W，Chen H，et al，2014. Lentiviral backbone-based hepatitis B virus replicon-mediated transfer favours the establishment of persistent hepatitis B virus infection in mice after hydrodynamic injection. Antiviral Res，101：68-74.

Chung DS，Kim CH，Hong YK，2012. Animal models for vaccine therapy. Adv Exp Med Biol，746：143-150.

Cooper A，Paran N，Shaul Y，2003. The earliest steps in hepatitis B virus infection. Biochim Biophys Acta，1614：89-96.

Cova L，2017. Present and future DNA vaccines for chronic hepatitis B treatment. Expert Opin Biol Ther，17（2）：185-195.

Dandri M，Burda MR，Török E，et al，2001. Repopulation of mouse liver with human hepatocytes and *in vivo* infection with hepatitis B virus. Hepatology，33：981-988.

Dandri M，Volz T，Lutgehetmann M，2006. Modeling infection with hepatitis B viruses *in vivo*. Future Virol，1：461-469.

Deane JA，Pisitkun P，Barrett RS，et al，2007. Control of toll-like receptor 7 expression is essential to restrict autoimmunity and dendritic cell proliferation. Immunity，27（5）：801-810.

Deng Y，Tsao BP，2010. Genetic susceptibility to systemic lupus erythematosus in the genomic era. Nat Rev Rheumatol，6（12）：683-692.

Dion S，Bourgine M，Godon O，et al，2013. Adeno-associated virus-mediated gene transfer leads to persistent hepatitis B virus replication in mice expressing HLA-A2 and HLA-DR1 molecules. J Virol，87：5554-5563.

D'Ugo E，Argentini C，Giuseppetti R，et al，2010. The woodchuck hepatitis B virus infection model for the evaluation of HBV therapies and vaccine therapies. Expert Opin Drug Discov，5（12）：1153-1162.

Farza H，Hadchouel M，Scotto J，et al，1988. Replication and gene expression of hepatitis B virus in a transgenic mouse that contains the complete viral genome. J Virol，62：4144-4152.

Feng F，Teoh CQ，Qiao Q，et al，2010. The development of persistent duck hepatitis B virus infection can be prevented using antiviral therapy combined with DNA or recombinant fowlpoxvirus vaccines. Vaccine，28（46）：7436-7443.

Fletcher SP，Chin DJ，Gruenbaum L，et al，2015. Intrahepatic transcriptional signature associated with response to interferon-α treatment in the woodchuck model of chronic hepatitis B. PLoS Pathog, 11（9）: e1005103.

Fletcher SP, Chin DJ, Ji Y, et al, 2012. Transcriptomic analysis of the woodchuck model of chronic hepatitis B. Hepatology, 56（3）: 820-830.

Foster WK, Miller DS, Marion PL, et al, 2003. Entecavir therapy combined with DNA vaccination for persistent duck hepatitis B virus infection. Antimicrobial Agents Chemother, 47: 2624-2635.

Gan MJ, Albanese-O'Neill A, Haller MJ, 2012. Type 1 diabetes: current concepts in epidemiology, pathophysiology, clinical care, and research. Curr Probl Pediat Adolesc Health Care, 42（10）: 269-291.

Gesner ML, Heeke DS, Maritins E, et al. 2008. A novel therapeutic HBV vaccine induces potent surface- and core-specific immunogenicity in mice rhesus macaques. FASEB J, 22: 859-863.

Guha C, Lee SW, Chowdhury NR, et al, 2005. Cell culture models and animal models of viral hepatitis. Part Ⅱ: hepatitis C. Lab Anim（NY）, 34（2）: 39-47.

Guidotti LG, Ishikawa T, Hobbs MV, et al, 1996. Intracellular inactivation of the hepatitis B virus by cytotoxic T lymphocytes. Immunity, 4: 25-36.

Guo C, Manjili MH, Subjeck JR, et al, 2013. Therapeutic cancer vaccines: past, present, and future. Adv Cancer Res, 119: 421-475.

Guo WN, Zhu B, Ai L, et al, 2018. Animal models for the study of hepatitis B virus infection. Zool Res, 39（1）: 25-31.

Hall JC, Rosen A, 2010. Type Ⅰ interferons: crucial participants in disease amplification in autoimmunity. Nat Rev Rheumatol, 6（1）: 40-49.

Hantz O, Zoulim F, 2004. Duck hepatitis B virus primary hepatocyte culture model. Methods Mol Med, 96: 189-197.

Hdeib A, Sloan AE, 2015. Dendritic cell immunotherapy for solid tumors: evaluation of the DCVax® platform in the treatment of glioblastoma multiforme. CNS Oncology, 4（2）: 63-69.

Howlader DR, Sinha R, Nag D, et al, 2016. Zebrafish as a novel model for non-typhoidal Salmonella pathogenesis, transmission and vaccine efficacy. Vaccine, 34（42）: 5099-5106.

Huang LR, Gäbel YA, Graf S, et al, 2012. Transfer of HBV genomes using low doses of adenovirus vectors leads to persistent infection in immune competent mice. Gastroenterology, 142: 1447-1450.

Huang LR, Wu HL, Chen PJ, et al, 2006. An immunocompetent mouse model for the tolerance of human chronic hepatitis B virus infection. Proc Natl Acad Sci U S A, 103: 17862-17867.

Huang MA, Lok AS, 2003. Natural history of hepatitis B and outcomes after liver transplantation. Clin Liver Dis, 7: 521-536.

Huang YH, Fang CC, Tsuneyama K, et al, 2011. A murine model of hepatitis B-associated hepatocellular carcinoma generated by adeno-associated virus-mediated gene delivery. Int J Oncol, 39: 1511-1519.

In't Veld P, 2014. Insulitis in human type 1 diabetes: a comparison between patients and animal models. Semin Immunopathol, 36（5）: 569-579.

Inchauspe G, Bach G, Martin P, et al, 2009. Vaccination against hepatitis B and C: towards therapeutic application. Int Rev Immunol, 28（1）: 7-19.

Jilbert AR, Kotlarski I, 2000. Immune responses to duck hepatitis B virus infection. Dev Comp Immunol, 24: 285-302.

Kametani Y, Katano I, Miyamoto A, et al, 2017. NOG-hIL-4-Tg, a new humanized mouse model for producing tumor antigen-specific IgG antibody by peptide vaccination. PloS One, 12（6）: e0179239-e0179258.

Kim CM, Koike K, Saito I, et al, 1991. HBx gene of hepatitis B virus induces liver cancer in transgenic mice. Nature, 351: 317-320.

Kim H, Seo EH, Lee SH, et al, 2016. The telomerase-derived anticancer peptide vaccine gv1001 as an extracellular heat shock protein-mediated cell-penetrating peptide. Int J Mol Sci, 17（12）: 2054-2062.

Kim-Howard X, Maiti AK, Anaya JM, et al, 2010. ITGAM coding variant（rs1143679）influences the risk of renal disease, discoid rash and immunological manifestations in patients with systemic lupus erythematosus with European ancestry. Ann Rheum Dis, 69（7）: 1329-1332.

King A, Bowe J, 2016. Animal models for diabetes: Understanding the pathogenesis and finding new treatments. Biochemical pharmacology, 99: 1-10.

Klinghammer K, Walther W, Hoffmann J, 2017. Choosing wisely-preclinical test models in the era of precision medicine. Cancer Treatment Reviews, 55: 36-45.

Kosinska AD, Zhang E, Johrden L, et al, 2013. Combination of DNA prime—adenovirus boost immunization with entecavir elicits sustained control of chronic hepatitis B in the woodchuck model. PLoS Pathog, 9（6）: e1003391.

Kruse S, Buchler M, Uhl P, et al, 2019. Therapeutic vaccination using minimal HPV16 epitopes in a novel MHC-humanized murine HPV tumor model. Oncoimmunology, 8（1）: e1524694.

Lai Y, Wei X, Lin S, 2017. Current status and perspectives of patient-derived xenograft models in cancer research. J Hematol Oncol, 10（1）: 106-141.

Larkin J, Clayton M, Sun B, et al, 1999. Hepatitis B virus transgenic mouse model of chronic liver disease. Nat Med, 5: 907-912.

Le DT, Andrea WG, Vincent P, et al, 2016. Safety and survival with GVAX pancreas prime and Listeria Monocytogenes-expressing mesothelin（CRS-207）boost vaccines for metastatic pancreatic cancer. J Clin Oncol, 33（12）: 1325-1333.

Lee PY, Kumagai Y, Li Y, et al, 2008. TLR7-dependent and FcgammaR-independent production of type Ⅰ interferon in experimental mouse lupus. J Exp Med, 205（13）: 2995-3006.

Li G, Zhu Y, Shao D, et al, 2018. Recombinant covalently closed circular DNA of hepatitis B virus induces long-term viral persistence with chronic hepatitis in a mouse model. Hepatology, 67: 56-70.

Liu H, Zhao J, Yang Y, et al, 2018. Human umbilical vein endothelial cell vaccine suppresses the angiogenesis of esophageal squamous cell carcinoma in a humanized mouse model. Oncol Rep, 40（5）: 3006-3014.

Liu J, Zhang E, Ma Z, et al, 2014. Enhancing virus-specific immunity in vivo by combining therapeutic vaccination and PD-L1 blockade in chronic hepadnaviral infection. PLoS Pathog, 10（1）: e1003856.

Liu Y, Wang B, Wang L, et al, 2016. Transcriptome analysis and comparison of marmota monax and marmota himalayana. PLoS One, 11（11）: e0165875.

Liu Y, Wang J, Wang L, et al, 2017. Molecular cloning, characterization and expression analysis of Tim-3 and Galectin-9 in the woodchuck model. Mol Immunol, 83: 127-136.

Lu M, He LF, Xu Y, et al, 2008. Evaluation of combination therapies of chronic HBV infection with lamivudine and DNA-vaccines or antigen-antibody complexes in the woodchuck model. J Virol, 82（5）: 2598-2603.

Lu Z, Zuo B, Jing R, et al, 2017. Dendritic cell-derived exosomes elicit tumor regression in autochthonous hepatocellular carcinoma mouse models. J Hepatol, 67（4）: 739-748.

Mason WS, 2015. Animal models and the molecular biology of hepadnavirus infection. Cold Spring Harb Perspect Med, 5（4）: a021352.

Meng Z, Zhang X, Pei R, et al, 2016. Combination therapy including CpG oligodeoxynucleotides and entecavir induces early viral response and enhanced inhibition of viral replication in a woodchuck model of chronic hepadnaviral infection. Antiviral Res, 125: 14-24.

Menne S, Butler SD, George AL, et al, 2008. Antiviral effects of lamivudine, emtricitabine, adefovir dipivoxil, and tenofovir disoproxil fumarate administered orally alone and in combination to woodchucks with chronic woodchuck hepatitis virus infection. Antimicrob Agents Chemother, 52（10）: 3617-3632.

Menne S, Tumas DB, Liu KH, et al, 2015. Sustained efficacy and seroconversion with the Toll-like receptor 7 agonist GS-9620 in the Woodchuck model of chronic hepatitis B. J Hepatol, 62（6）: 1237-1245.

Mignon A, Guidotti JE, Mitchell C, et al, 1998. Selective repopulation of normal mouse liver by Fas/CD95-resistant hepatocytes. Nat Med, 4: 1185-1188.

Miller DS, Bertram EM, Scougall CA, 2004. Studying host immune responses against duck hepatitis B virus infection. Methods Mol Med, 96: 3-25.

Mitra B, Thapa RJ, Guo H, et al, 2018. Host functions used by hepatitis B virus to complete its life cycle: Implications for developing host-targeting agents to treat chronic hepatitis B. Antiv Res, 158: 185-198.

Morel L, 2010. Genetics of SLE: evidence from mouse models. Nat Rev Rheumatol, 6（6）: 348-357.

Morera-Díaz Y, Gavilondo JV, Bequet-Romero M, et al, 2018. Specific active immunotherapy with the HEBERSaVax VEGF-based cancer vaccine: from bench to bedside. Seminars in Oncology, 45（1-2）: 68-74.

Mori H, Cardiff RD, Borowsky AD, 2018. Aging mouse models reveal complex tumor-microenvironment interactions in cancer progression. Front Cell Dev Biol, 6: 35-52.

Moriyama T, Guilhot S, Klopchin K, et al, 1990. Immunobiology and pathogenesis of hepatocellular injury in hepatitis B virus transgenic mice. Science, 248: 361-364.

Mosca M，Tani C，Aringer M，et al，2010. European League Against Rheumatism recommendations for monitoring patients with systemic lupus erythematosus in clinical practice and in observational studies. Ann Rheum Dis，69（7）：1269-1274.

Noordeen F，Vaillant A，Jilbert AR，2013. Nucleic acid polymers prevent the establishment of duck hepatitis B virus infection *in vivo*. Antimicrob Agents Chemother，57（11）：5299-5306.

O'Neill S，Cervera R，2010. Systemic lupus erythematosus. Best Pract Res Clin Rheumatol，24（6）：841-855.

Overgaard NH，Frøsig TM，Welner S，et al，2015. Establishing the pig as a large animal model for vaccine development against human cancer. Front Genet，6：286.

Overgaard NH，Principe DR，Schachtschneider KM，et al，2018. Genetically induced tumors in the oncopigmodel invoke an antitumor immune response dominated by cytotoxic CD8β$^+$ T cells and differentiated γδ T cells alongside a regulatory response mediated by FOXP3$^+$ T cells and immunoregulatorymolecules. Front Immunol，9：1301.

Patterson C，Guariguata L，Dahlquist G，et al，2014. Diabetes in the young-a global view and worldwide estimates of numbers of children with type 1 diabetes. Diabetes Res Clin Pract，103（2）：161-175.

Peng Z，Hui C，Danyi W，et al，2018. Personalized treatment based on mini patient-derived xenografts and WES/RNA sequencing in a patient with metastatic duodenal adenocarcinoma. Cancer Commun，38（1）：38-54.

Perry D，Sang A，Yin Y，et al，2011. Murine models of systemic lupus erythematosus. J Biomed Biotechnol，2011：271694.

Petri M，Genovese M，Engle E，et al，1991. Definition，incidence，and clinical description of flare in systemic lupus erythematosus. A prospective cohort study. Arthritis Rheum，34（8）：937-944.

Pisitkun P，Deane JA，Difilippantonio MJ，et al，2006. Autoreactive B cell responses to RNA-related antigens due to TLR7 gene duplication. Science，312（5780）：1669-1672.

Ploemen IH，Hirschberg HJ，Kraan H，et al，2014. Minipigs as an animal model for dermal vaccine delivery. Comp Med，64（1）：50-54.

Qi Y，Xing K，Zhang L，et al，2018. Protective immunity elicited by measles vaccine exerts anti-tumor effects on measles virus hemagglutinin gene-modified cancer cells in a mouse model. J Cancer Res Clin Onco，144（10）：1945-1957.

Qi Z，Li G，Hu H，et al，2014. Recombinant covalently closed circular hepatitis B virus DNA induces prolonged viral persistence in immunocompetent mice. J Virol，88：8045-8056.

Quinet J，Jamard C，Burtin M，et al，2018. Nucleic acid polymer REP 2139 and nucleos（T）ide analogues act synergistically against chronic hepadnaviral infection in vivo in Pekin ducks. Hepatology，67（6）：2127-2140.

Rosell R，Neninger E，Nicolson M，et al，2016. Pathway targeted immunotherapy：rationale and evidence of durable clinical responses with a novel，EGF-directed agent for advanced non-small cell lung cancer. J Thorac Oncol，11（11）：1954-1961.

Sanchez E，Nadig A，Richardson BC，et al，2011. Phenotypic associations of genetic susceptibility loci in systemic lupus erythematosus. Ann Rheum Dis，70（10）：1752-1757.

Scanga A，Flynn JL，2014. Modeling tuberculosis in nonhuman primates. Cold Spring HarbPerspect Med，4（12）：a018564.

Schachtschneider KM，Schwind RM，Newson J. 2017. The oncopigcancer model：an innovative large animal translational oncology platform. Front Oncol，7：190.

Scofield RH，Bruner GR，Namjou B，et al，2008. Klinefelter's syndrome（47，XXY）in male systemic lupus erythematosus patients：support for the notion of a gene-dose effect from the X chromosome. Arthritis Rheum，58（8）：2511-2517.

Seeger C，Mason WS，2015. Molecular biology of hepatitis B virus infection. Virology，479-480：672-686.

Shen ZL，Yang HJ，Yang SS，et al，2017. Hepatitis B virus persistence in mice reveals IL-21 and IL-33 as regulators of viral clearance. Nat Commun，8（1）：2119.

Shultz LD，Brehm MA，Garcia-Martinez J V，et al，2012. Humanized mice for immune system investigation：progress，promise and challenges. Nat Rev Immunol，12（11）：786-798.

Shultz LD，Fumihiko I，Greiner DL，2007. Humanized mice in translational biomedical research. Nat Revi Immunol，7（2）：118-130.

Shurtleff AC，Bavari S，2015. Animal models for ebolavirus countermeasures discovery：what defines a useful model？ Expert Opin Drug Discov，10（7）：685-702.

Slagle BL，Lee TH，Medina D，et al，1996. Increased sensitivity to the hepatocarcinogen diethylnitrosamine in transgenic mice carrying the hepatitis B virus X gene. Mol Carcinog，15：261-269.

Sprinzl MF，Oberwinkler H，Schaller H，et al，2001. Transfer of hepatitis B virus genome by adenovirus vectors into cultured cells and mice：crossing the species barrier. J Virol，75：5108-5118.

Summers J，1981. Three recently described animal virus models for human hepatitis B virus. Hepatology，1：179-183.

Tarakanovskaya MG，Chinburen J，Batchuluun P，et al，2017. Open-label Phase Ⅱ clinical trial in 75 patients with advanced hepatocellular carcinoma receiving daily dose of tableted liver cancer vaccine，hepcortespenlisimut-L. J Hepatocell Carcinoma，4：59-69.

Thomas S，Prendergast GC，2016. Cancer vaccines：a brief overview. Meth Mol Biol，1403：755-762.

Tosch C，Bastien B，Barraud L，et al，2017. Viral based vaccine TG4010 induces broadening of specific immune response and improves outcome in advanced NSCLC. J Immunothe Cancer，5（1）：70-80.

Veselinovic M，Neff CP，Mulder LR，et al，2012. Topical gel formulation of broadly neutralizing anti-HIV-1 monoclonal antibody VRC01 confers protection against HIV-1 vaginal challenge in a humanized mouse model. Virology，432（2）：505-510.

Vickery K，Cossart Y，Dixon R，1999. Cellular immune response of ducks to duck hepatitis B virus infection. J Med Virol，58：19-25.

von Herrath M，Nepom GT，2009. Animal models of human type 1 diabetes. Nat Immunol，10（2）：129-132.

von Landenberg P，Bauer S，2007. Nucleic acid recognizing Toll-like receptors and autoimmunity. Curr Opin Immunol，19（6）：606-610.

Wang B，Zhu Z，Zhu B，et al，2014. Nucleoside analogues alone or combined with vaccination prevent hepadnavirus viremia and induce protective immunity：alternative strategy for hepatitis B virus post-exposure prophylaxis. Antiviral Res，105：118-125.

Wang BJ，Tian YJ，Meng ZJ，et al，2011. Establishing a new animal model for hepadnaviral infection：susceptibility of Chinese Marmota-species to woodchuck hepatitis virus infection. J Gen Virol，92（Pt 3）：681-691.

Wang L，Wang J，Liu Y，et al，2016. Molecular cloning，characterization and expression analysis of TGF-β and receptor genes in the woodchuck model. Gene，595（1）：1-8.

Weckerle CE，Franek BS，Kelly JA，et al，2011. Network analysis of associations between serum interferon-alpha activity，autoantibodies，and clinical features in systemic lupus erythematosus. Arthritis Rheum，63（4）：1044-1053.

Wei WZ，Jones RF，Juhasz C，et al，2015. Evolution of animal models in cancer vaccine development. Vaccine，33（51）：7401-7407.

Wen D，Zhang FF，Long Y，2017. Studies of Cancer Heterogeneity Using PDX Models//Patient-Derived Xenograft Models of Human Cancer. Human Press：59-69.

Williams JB，Hüppner A，Mulrooney-Cousins PM，et al，2018. Differential expression of woodchuck toll-like receptors 1-10 in distinct forms of infection and stages of hepatitis in experimental hepatitis B virus infection. Front Microbiol，9：3007.

Willyard C，2018. Squeaky clean mice could be ruining research. Nature，556：16-18.

Xu Y，Zhang F，Pan X，et al，2018. Xenograft tumors derived from malignant pleural effusion of the patients with non-small-cell lung cancer as models to explore drug resistance. Cancer Commun，38（1）：19-31.

Yan Q，Li M，Liu Q，et al，2016. Molecular characterization of woodchuck IFI16 and AIM2 and their expression in woodchucks infected with woodchuck hepatitis virus（WHV）. Sci Rep，6：28776.

Yang PL，Althage A，Chung J，et al，2002. Hydrodynamic injection of viral DNA：a mouse model of acute hepatitis B virus infection. Proc Natl Acad Sci U S A，99：13825-13830

Ye J，Li TS，Xu G，et al，2017. JCAD promotes progression of non-alcoholic steatohepatitis to liver cancer by inhibiting LATS2 kinase activity. Cancer Res，77（19）：5287-5300.

Yugo DM，Hauck R，Shivaprasad HL，et al，2016. Hepatitis virus infections in poultry. Avian Dis，60（3）：576-588.

Zhang F，Wang W，Long Y，et al，2018. Characterization of drug responses of mini patient-derived xenografts in mice for predicting cancer patient clinical therapeutic response. Cancer Commun，38（1）：60-72.

Zhang P，Zhang L，Jiang Z，et al，2011. Evaluation of mitochondrial toxicity in *Marmota himalayana* treated with metacavir，a novel 2′，3′-dideoxyguanosine prodrug for treatment of hepatitis B virus. Antimicrob Agents Chemother，55（5）：1930-1936.

Zhang X，Kraft A，Broering R，et al，2012. Preclinical development of TLR ligands as drugs for the treatment of chronic viral infections. Expert Opin Drug Discov，7（7）：597-611.

Zhang X，Ma Z，Liu H，et al，2012. Role of Toll-like receptor 2 in the immune response against hepadnaviral infection. J Hepatol，57（3）：522-528.

Zhang YH，Gu JF，Zhao LL，et al，2006. Complete elimination of colorectal tumor xenograft by combined MnSOD and TRAIL gene-virotherapy. Cancer Res，66（8）：4291-4298.

Zhao Z，Sun C，Wang C，et al，2014. Rapidly rising incidence of childhood type 1 diabetes in Chinese population：epidemiology in Shanghai during 1997-2011. Acta Diabetol，51（6）：947-953.

Zhou ZY，Bi XX，2018. Evaluation of the inactivation effect of riboflavin photochemical method on duck hepatitis B virus. Exp Ther Med，15（1）：751-754.

Zhu B，Zhu Z，Wang J，et al，2018. Chinese woodchucks with different susceptibility to WHV infection differ in their genetic background exemplified by cytochrome B and MHC-DRB molecules. Virol J，15（1）：101.

Zhu S，Lv X，Zhang X，et al，2018. An effective dendritic cell-based vaccine containing glioma stem-like cell lysate and CpG adjuvant for an orthotopic mouse model of glioma. Int J Cancer，144（11）：2867-2879.

第六章 抗原抗体复合物型治疗性疫苗
Antigen-Antibody Immunogenic Complex Therapeutic Vaccines

摘　要

　　体内抗原与抗体结合后多数情况下可被吞噬细胞吞噬，在吞噬体内被消化后，最终自体内清除，不会构成对机体的损伤。免疫复合物引起的Ⅲ型变态反应可由于微生物持续性感染造成的抗原持续存在于体内；机体出现变性的 IgG（如类风湿因子）；抗原、抗体比例不恰当，形成中等大小（19S）的可溶性抗原抗体复合物，不易被吞噬或清除；抗体亲和力低，不能有效地与抗原结合而清除抗原等，从而使其沉积在微血管壁，引起器官损伤。抗原抗体复合物（IC）是一把双刃剑，既可引起Ⅲ型变态反应等病理作用，也可发挥免疫调节作用，而被应用于研发预防性及治疗性疫苗。21 世纪启动了对抗体 Fc 受体的克隆与功能研究，使 IC 的功能研究有了进一步的发展。IC 通过 Fcγ受体可更有效地被抗原提呈细胞（APC）摄取并提呈给 T 细胞，诱生有效的细胞及体液免疫。过去 IC 仅被用作强化的预防性疫苗，本章将介绍用 IC 作为治疗性疫苗的理论及应用，并对 IC 的进一步发展前景进行评价与讨论。

第一节　抗原抗体反应

　　适应性免疫中，抗体是很重要的成员。T 细胞与 B 细胞表面都有为数众多的受体，其中 B 细胞表面针对抗原的受体被称为免疫球蛋白（immunoglobulin, Ig）受体。B 细胞起源于骨髓，经过了不同阶段的发育时期。在此期间 Ig 基因通过转录调控与 RNA 剪切，聚合成完整的 Ig 基因，最终重链与轻链基因组合而在细胞膜表面表达 IgM，从而具有多样性。当 B 细胞进入外周淋巴器官中遇到抗原和淋巴器官中的 T 细胞，或直接被抗原所选择转化为浆细胞而产生抗体，或受 APC-T 细胞的作用，在 Th2 及细胞因子的作用下诱导生成浆细胞而分泌 Ig。T 细胞表面的受体 TCRα的基因座与 Ig 轻链基因座相似，也位于第 14 号染色体，而 TCRβ基因座则位于第 7 号染色体。TCR 重排是在胸腺内进行的，并连续在 T 细胞的分化、发育的阶段中发生，也有多样性，从而限制了对抗原表位多肽的识别。

一、抗体的早期应用

　　Ig（抗体）存在于血清或分泌液（IgA）中，因此是最早在感染中可被测得的标志。此外，由于白喉、破伤风等抗毒素可被有效地用于治疗患者，故抗体是最早被应用的基于免疫学的产品。Landsteiner 研究发现机体不仅能对蛋白质产生抗体，还可对与蛋白质载体相连的小分子产生抗体。这类分子物质被称为半抗原（hapten）。半抗原的发现，在理论研究上一方面可用于分析抗体分子及与半抗原的结合；另一方面也揭示了如青霉素等小分子物质因能作为半抗原与机体自身蛋白质结合而引起过敏反应。此后还发现糖类（carbohydrate）、核酸等均可作为半抗原而诱生免疫应答。虽然有些蛋白抗原可直接激活 B 细胞，但更为有效地激活 B 细胞的途径必须有 T 细胞参加。蛋白质类抗原先经 APC 识别，被摄入后在 APC 内加工成多肽片段，然后与 MHC-Ⅰ类或 MHC-Ⅱ类分子结合后提呈给 T 细胞，T 细胞中的 Th1 及 Th2 类细胞因子（如 IL-4、IL-10 等）可激活 B 细胞而产生抗体，这一过程被称为原发性免疫（primary immunization），也可称为初免（priming）。当动物或人体再次遇到同一种抗原时，通过 Tm 可很快活化 B 细胞而快速产生更多的 Ig，称为再次免疫应答（secondary immune response）。多次重复用同一种抗原免疫被称为超免疫（hyperimmunization），一般可更加强机体对同一种抗原的免疫应答，特别是可产生更多的特异性抗体。通过对蛋白质抗原诱生 Ig 的不同实验发现，大分子结构复杂的蛋白质诱生的 Ig 比小分子结构相对简单的分子诱生 Ig 的效果更好。如果抗原为小分子，则聚合型比单纯型的组合好，因为分子量大者与小分子聚合者被 APC 摄取的量会更多。另外，外来蛋白质与被免疫机体蛋白的差异越大，则诱生 Ig 作用越强。这是由于抗原蛋白质在被 APC 加工成肽后需与 MHC 类分子组成复合物后提呈给 T 细胞，后者需选择非自身应答 T 细胞才可反应。如果提呈的肽–MHC 类分子复合物类似自身抗原，则 T 细胞不能与之反应，也不能辅助 B 细胞产生 Ig。此外，各种抗原免疫机体经不同途径也会对 Ig 产生多重影响。如经黏膜免疫，局部产生 IgA，而全身产生 IgG。皮下注射抗原一般引起的 Ig 应答最强，而抗原或聚合的抗原经静脉注入，若不能很快与宿主细胞表面结合，则会被血管内皮或附近 APC 所摄取，难以到达外周淋巴器官，结果可导致无应答性。

佐剂是一类可以加强抗原免疫原性的物质，但佐剂不与蛋白质抗原物质形成稳定的连接体。一般佐剂仅在初免中起作用，在以后的加强免疫中（除非是半抗原）可以不再使用。目前我国批准可用于人体的佐剂仅为铝佐剂，而另一些佐剂在国外已用于人体，如 MF59（为水包油乳剂）、MPL（沙门氏菌来源的 LPS 衍生物）等，均可增强抗原的免疫原性。

由于病原微生物入侵人体一般总是由少量开始，以后随病原微生物的繁殖，在体内病原微生物的量逐步增多。因此，免疫系统的应答也随之达到一定阈值，即升高达到足以控制感染的发展水平。但是免疫应答也有一定限度，如发现针对大量抗原的免疫应答，则常可出现"获得性高区耐受"（acquired high zone immune tolerance，又称获得性高剂量免疫耐受性）。这一现象可视作机体对可能引起自身免疫应答的一种保护性反应。

抗原与抗体在体外（试管内）可发生特异性结合，而最早被用于检测对一些病原微生物感染的体液免疫应答，甚至可作为诊断的指标之一。比较精确的诊断是比较机体在感染初期的抗体水平与感染后期或恢复期的抗体水平。如后者的水平（效价）达到前者的 4 倍或以上，即可作为病原学诊断的指标之一。在鉴定预防性疫苗的免疫效果时，目前也以诱生的抗体效价作为判定效果的指标。对抗体的检测方法，目前临床及流行病学调查较多应用的是酶联免疫吸附测定（ELISA），但需注意可能造成假阳性、假阴性，以及检测方法的敏感性与特异性常受所用抗原、抗体的质量影响。在免疫学研究方面，抗体水平常被认为是 B 细胞免疫应答水平的检测指标。此外，Th2 类细胞因子水平也是检测指标之一。

抗原与抗体的特异性结合是抗原与抗体结合反应的关键。虽然抗原与抗体结合反应最早是由细菌学家发现的，但现已拓宽至非微生物抗原，包括多种蛋白质抗原、肿瘤抗原及血型抗原等。抗体与抗原的特异性结合已应用于纯化抗原（亲和层析）、鉴定基因表达产物及组织细胞内抗原等。除特异性外，抗原抗体的结合还有可逆性，即结合的抗原抗体处于动态的平衡状态，在一定条件下可以解离。

二、抗原抗体结合反应的分级阶段

抗原与抗体的结合反应可分为一级、二级和三级 3 个阶段。一级反应指的是形成简单的抗原抗体复合物。一级的结合依赖于抗原与抗体分子结构间的互补作用，即抗原决定簇与抗体的抗原结合部位（antigen combining site）在分子结构上互相对应。早年将这种互相对应比喻为钥匙与锁的关系。这是抗原抗体能特异性结合的基础，这一过程及形成的抗原抗体结合物的稳定性与抗体亲和力（affinity）密切相关。测定一级反应时需有纯化的抗原和（或）抗体，并有直接标记抗原或抗体的方法（荧光素标记或核素标记）。二级反应指的是抗原抗体结合后，抗原抗体间进一步交联而构成复合物。这一过程随抗原分子量、决定簇数目、抗体 Ig 的类别（IgG、IgM、IgA 等）而异。常用各种类型的沉淀反应（包括免疫扩散、对流电泳等）、凝聚反应（包括间接凝集反应）及细胞膜表面抗原形成帽状等反应测定。三级反应指除抗原抗体结合外，尚有其他体液或细胞因子参加，构成的免疫效应更强烈、更复杂。补体激活、吞噬细胞参与的调理作用、NK 细胞参与的 ADCC 效应、肥大细胞参与发生的 I 型变态反应、独特型抗体参与的免疫调节作用均属三级反应。

抗体分子由 4 条多肽键组成，2 条重链与 2 条轻链。4 条链配对而组成抗原结合位点（antigen binding site）。抗原结合位点是由 Fab 片段顶端部分的 3 条高变区环（hypervariable loop）组成的，常被称为互补决定区（complementary determining region，CDR），包括 CDR1、CDR2 与 CDR3，CDR 是由重链与轻链联合组成的。由重、轻链组成的 CDR 表面有袋形与沟形，可与该 CDR 互补的表面分子结合。短肽、半抗原等均可与之结合。一个分子表面能被抗体特异性识别的结构称为抗原决定簇（antigenic determinant）或表位（epitope）。当蛋白质表面氨基酸由不同部分的氨基酸组成时，称之为构象型（conformational）或不连续型表位（discontinuous epitope）。如果是由连续氨基酸分子组成的表位，则称为连续型或线型表位（continuous or linear epitope）。

抗原和抗体相互作用时，抗原决定簇与抗体分子 Fab 段的抗原结合部位之间，存在几种相互吸引力。这些作用力对稳定抗原抗体分别起不同的作用。此外，抗原决定簇与部分相应或不相应的抗体间还存在排斥力。①氢键：为氢原子与带负电原子间形成的共价键。在抗原抗体作用时，主要由氨基及羟基间形成氢键。氢键在稳定抗原抗体结合物中并不是起主要作用的，因反应环境中存在的电解质可与氢键起竞争作用。②非极性键：为抗原、抗体分子间的非极性基团（或称疏水基团结合键）。结合后，结合物的水溶性降低，随温度升高，基团间的吸引力增强。其在稳定抗原抗体结合物中起主要作用。③极性作用力：为抗原、抗体分子之间带不同电荷的基团，如—NH_3^+ 与—COO^- 间形成的吸引力。在稳定结合物中不起主要作用。④范德瓦耳斯力：抗原、抗体的极性基团外围有电子层，带不同电荷极性基团电子层间的相互作用可构成一种吸引力。基团间分子结构互补性越强，两个分子间的距离越短，范德瓦耳斯力越强。

在不构成键的分子间存在互相排斥的作用力，这种排斥力来自不构成键分子外围的电子层。如果抗原决定簇与抗体的结合部位相应，则因三维构型不互补而出现的排斥力极小；如果抗原决定簇与不相应（即非特异）的抗体相互作用，因三维构型不互补的排斥力较强，上述吸引力很低，则不能发生结合反应。因此，排斥力可看作抗体选择性作用于特异性抗原决定簇的基础。近来，在解析蛋白分子结构时，利用蛋白分子与其相应抗体结合的复合物制成晶体后进行分析是一种有用的技术。此外，这一分析技术还可用于精细分析病毒表面的抗原决定簇及与抗体结合的位点。

三、抗体的亲和力

抗体的亲和力，是抗体的结合部位与相应抗原决定簇之间的非共价引力与斥力之和。高亲和力的抗体仅需少量即可与抗原充分结合，而低亲和力抗体则需要大量方可与抗原充分结合。这一特点对于中和抗体尤为重要。目前对于用杂交瘤技术获得的单克隆抗体，以及用重组基因工程获得的工程抗体，除测定其效价外还应测定其亲和力，以保证应用的价值。过去用的 ELISA 或固相放射免疫测定（SPRIA）是测定抗体效价的敏感方法，但对于 ELISA 是否也依赖于抗体亲和力，学者们认为，如果梯度稀释抗体，测光密度（OD）的 P/N 值（即阳性对照孔 OD 值/阴性对照孔 OD 值）则检测的仅是抗体的量，如用同一抗体浓度测 ELISA，对各份血清 OD 的 P/N 值高低进行比较，则各份血清抗体亲和力均会影响检测结果。近来，由于检测仪器及技术的改进，对抗体与某一抗原的结合采取了表面等离激元共振（surface plasmon resonance，SPR）生物传感器（biosensor）定量测定抗体亲和力的方法。这一方法的原理为将抗体标本注入一个生物传感器的表面，此表面有固定的高密度的抗原，用此技术只需 20μl 血清即可根据其结合过程，实时测定其结合与解离时的动态。有研究应用此技术比较了单链 scFv 抗体与人 CD47 结合力及 F（ab′）$_2$ 与 Fab 片段对 CD47 的结合力，发现前者略逊于后者。这一测定抗体及抗体片段亲和力的技术是一种简单可行的方法，可用于对抗体进行质控及药代动力学研究。

抗体的亲和力可受遗传因素影响，用同一抗原免疫不同品系的小鼠，产生的亲和力显著不同。亲和力高低与抗体效价高低间无相应性。已知制约抗体亲和力的基因不在 MHC 内。T、B 细胞的功能可影响抗体的亲和力。Th 细胞的正常功能是产生高亲和力抗体的必需条件；而 Treg 的抑制性功能影响抗体的亲和力，营养状况和年龄也会影响抗体的亲和力。低亲和力的抗体在体内清除相应抗原的能力比高亲和力抗体差，因此可与相应抗原在机体血流中形成抗原抗体复合物，并沉积在毛细血管壁，而引起病理过程。

第二节 抗原抗体复合物的病理作用

在体内抗原与抗体结合后，多数情况下可被吞噬细胞吞噬，在吞噬体内被消化后，最终自体内清除。实验证明，局部注入抗原抗体复合物，可吸引中性粒细胞在局部聚集，在24～48小时，约90%的复合物可被清除。用静脉注射复合物，大部分复合物可在24小时左右被清除。它主要通过肝、脾清除，其次为骨髓和微血管中具有吞噬功能的细胞。一般，体内出现的抗原抗体复合物在数天后可完全被清除。因此抗原抗体复合物的形成和清除在体内经常发生但并不致病。当抗原初次免疫机体后，抗体的出现是初次免疫应答。初次应答的晚期随抗原被清除，多数的效应T细胞（Teff）和浆细胞逐渐死亡，抗体的浓度也逐渐下降。但免疫应答过程中形成的记忆性T、B细胞却会长期保留，当抗原再次进入机体，记忆细胞可快速、高效、特异地应答，抗体浓度也大大高于初次免疫应答，称为再次应答。初次应答主要产生IgM类抗体，后期则由于B细胞发生了抗体类别的转换，产生IgG，但其亲和力较低。再次反应时由于记忆性B细胞在初次免疫应答中已经历过抗体类别的转换，仅在最早期的免疫应答中产生少量的IgM，主要产生大量的IgG与一定量的IgA（或IgE），这一现象至今被用于免疫预防中各种预防疫苗的策略研究及用抗体作病原体的诊断，即以机体产生特异抗体效价升高4倍或以上，作为病因学诊断依据。

抗原抗体复合物的病理作用发生在抗原抗体复合物在机体内持续存在的情况下，形成的条件可包括①微生物持续性感染造成的抗原持续存在于体内；②机体出现变性的IgG（如类风湿因子）等；③抗原抗体比例不恰当，形成中等大小（19S）的可溶性抗原抗体复合物，不易被吞噬或清除；④抗体亲和力低，不能有效地与抗原结合而清除抗原。当抗原抗体复合物不能被吞噬细胞去除，复合物在血循环中将沉积在多种器官的小血管内皮细胞，通过激活固有免疫细胞表面的补体受体，引起炎症及损伤。但是也有研究发现免疫复合物可以与免疫细胞的Fc受体作用而发挥免疫调节作用。在研究影响免疫复合物与Fc受体作用的诸多因素中发现，复合物的大小、IgG的亚类、IgG糖基化的种类等均被涉及。

一、局部抗原抗体复合物的病理作用

早年治疗中常用马制备的抗血清进行被动免疫治疗，局部需多次注射马血清，结果可出现局部炎症反应。Arthus曾在家兔皮下多次注射马血清后，发现局部出现了水肿、出血、坏死等炎症反应，后这一现象被称为Arthus现象。其机制为当机体产生了大量针对马血清的抗体后再注射马血清，抗原与抗体在局部形成了复合物，沉积于小静脉血管壁基膜，进一步激活补体，吸引中性粒细胞、血小板聚集，导致局部出现上述炎症。Arthus现象常见于多次注射狂犬病疫苗后的局部反应。当机体已产生高效价的胰岛素抗体后，再次注射胰岛素也可出现Arthus反应。但这些局部炎症以后会消失。此外，在免疫复合物沉积引起的关节炎中，复合物与FcγRⅠ结合的反应与关节炎的严重程度相关；在红斑狼疮性肾炎中复合物可通过FcγRⅢA选择性地聚集促炎性单核细胞，在局部表达TNF-α。

二、全身性抗原抗体复合物的病理作用

有些微生物感染如A型链球菌感染后，慢性乙肝、慢性丙肝患者可出现肾炎、关节炎

等。目前认为其主要机制是病原体的抗原与相应抗体（一般为低亲和力抗体）在血循环中形成 19S 左右的抗原抗体复合物沉积在毛细血管壁或肾小球基底膜上。沉淀的抗原抗体复合物通过激活补体，产生过敏毒素，诱导肥大细胞等释放组胺，或促进血小板释放血管活性物质，导致血管通透性增加。此外，抗原抗体复合物还可通过吸引中性粒细胞聚集在复合物周围，并促使巨噬细胞将溶酶体释放至细胞外，而引起炎症。有些情况下，全身性抗原抗体复合物并非由入侵的病原微生物抗原抗体复合物所致，而可以由体内持续出现的 DNA-抗 DNA 复合物或变性 IgG 分子与其产生的自身抗体所致。前者导致系统性红斑狼疮，后者导致类风湿关节炎。

此外，近来还发现当胞内感染的微生物（如病毒）与非中和抗体形成复合物时，可加强胞内感染，成为胞内抗体依赖性感染，即具有抗体依赖性感染增强（antibody-dependent enhancement of infection，ADE）作用。不同于胞外 ADE，这类感染可使感染的细胞数增多，并产生过多的 IL-10，可见于出血性登革热。近来在鼠 LCMV 持续性感染模型中发现血流中的免疫复合物可以抑制依赖 FcγR 的大量固有免疫应答，如抑制 NK 细胞功能能降低一些治疗性抗体的效应等。

第三节 抗原抗体复合物的免疫调节作用

抗原抗体复合物在体内的生理、病理作用受到重视的同时，有学者基于抗原注射的再次免疫应答的特点，设想用抗原抗体在体外组成复合物以提高抗原免疫原性。实验主要是用抗原与抗体组成复合物后免疫动物以获得更高效价的抗体。Campell 曾清楚地显示用牛血清白蛋白抗原（BSA）与抗体组成不溶性沉淀免疫家兔可获得的抗体比单用 BSA 免疫的抗体效价明显增高。Downie 在用白喉抗毒素与毒素组成复合物免疫中发现抗体免疫应答出现延迟，并发现延迟的程度与组建复合物抗体的量呈相关性。Leskowitz 进一步研究发现 BSA 与抗 BSA 在最适比例造成沉淀时产生抗体量最高，但如抗体过量则不能出现抗原抗体复合物增强免疫的效应。Terres 等用 BSA-抗 BSA 在少量 BSA 过量的情况下研究，发现复合物的免疫原性增强。上述研究显示，当将抗原和抗体在体外组成复合物作为免疫原，机体可对这类复合物产生更强的免疫应答，从而奠定了抗原抗体复合物组成免疫原性复合物的基础。免疫原性复合物（immunogenic complex，IC）具有调节免疫应答的作用，不同于可引起Ⅲ型变态反应的免疫复合物。两者在组合成分、组合比例、作用机制等方面都完全不同，可以归纳见表 6-1。

表 6-1 抗原抗体免疫原性复合物与可引起Ⅲ型变态反应的免疫复合物的差异

	免疫原性复合物	免疫复合物
复合物中的抗体组分	用抗原免疫正常机体获得，亲和力高	患者体内已存在，亲和力低
复合物的大小	按抗原、抗体最适比例或抗原略过量组建，适合被 APC 提呈	在患者体内形成，大小为 8.8～19S，不易被清除
提供形式	局部注射免疫	由患者体内的抗原与抗体在血循环中形成

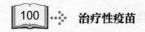
续表

	免疫原性复合物	免疫复合物
剂量	仅含数十微克抗原结合一定的抗体量	不断形成不能被吞噬的复合物
作用机制	作为免疫原被 APC 摄取加工，提呈给 T、B 细胞，产生有效细胞免疫，诱生高效价、广谱抗体，重塑胞内应答	沉积在毛细血管，如在肾小球基底膜或血管内壁，吸引补体、中性粒细胞，引发炎症，构成Ⅲ型变态反应

IC 主要通过 APC 起作用。根据 APC 表面膜分子表达和功能的不同，APC 可分为专职 APC（包括 DC、巨噬细胞和 B 细胞）与非专职 APC。后者在炎症或 IFN-γ 的诱导下，可表达 MHC-Ⅱ类分子，处理和提呈抗原。虽然 APC 表面除有与抗体 Fc 段结合的 Fc 受体，还有识别病原体相关分子模式（pathogen associated molecular pattern，PAMP）的模式识别受体（pattern-recognition receptor），Toll 样受体（TLR），以及可随内吞并再循环于胞内与胞外的受体 DEC-205，IC 的作用主要还是通过 IC 中抗体的 Fc 段与 Fc 受体结合而发挥作用。当抗体 Fc 段被水解后再与抗原组成仅有 F（ab'）$_2$ 的 IC，则被巨噬细胞或 APC 摄取量会大大下降。如果用与 APC 不同种动物来源的抗体组成 IC，被 APC 摄取的量也会大大下降。

近来 Nimmerjahn 等对 Fc 受体作为免疫应答的重要调节作用进行了详细的综述。DC 表面针对 IgG 的 FcγR 表达可影响抗体介导的免疫应答。FcγR 家族共有 4 种不同类型的受体，即 FcγRⅠ、FcγRⅡ、FcγRⅢ与 FcγRⅣ。FcγRⅡA 和 FcγRⅡB 的胞外组分相同，但 FcγRⅡA 的胞内部分有一段免疫激活基序——免疫受体酪氨酸激活模体（immunoreceptor tyrosine-based activation motif，ITAM），而 FcγRⅡB 则被认为是具有抑制作用的胞内基序。各类受体中，FcγRⅠ具有与相应抗体 Fc 段的强亲和力，而其他 FcγR 仅有中等或低度的亲和力。目前认为 FcγRⅡB 在抗体应答中起一个"控制点"的作用。当抗体与 FcγR 结合后，即可诱生炎症反应，从而可清除病毒感染细胞或肿瘤细胞。由于这类应答也有可能损伤正常组织，并引起自身免疫应答，FcγRⅡB 的抑制调控作用可防止 B 细胞过度活化而对机体的损伤。FcγR 的动态表达随 DC 成熟的过程可表现为激活或抑制。

IC 与 FcγR 间的相互作用可影响 DC 将抗原提呈给 T 细胞的过程，即选择性地对激活或抑制性 FcγR 活化可以改变抗原交叉提呈的效能，FcγRⅡA 在未成熟及成熟 DC 表面表达的水平无明显差别，但 FcγRⅡB 在未成熟 DC 表面高表达，而当 DC 成熟后或出现 TNF-α、IL-1β，IL-6 及 PEG$_2$ 等炎症因子的条件下则下调。因此 IC 通过 FcγR 被 DC 所摄取、加工、提呈的过程随 IC 注射的局部及全身的周围环境不同而有所不同。此外，IC 还可影响固有免疫的效应细胞，如肥大细胞、嗜酸性粒细胞、单核/巨噬细胞等。这些细胞可通过释放趋化因子、释放血管活性物质、吞噬或释放杀细胞因子等发挥作用。IC 经 DC 加工后将抗原肽与 MHC-Ⅰ类或 MHC-Ⅱ类分子提呈给抗原特异的 CD4$^+$ T 细胞（Th 细胞），CD8$^+$ T 细胞（细胞毒性 T 细胞）或 Treg。这些能识别加工后的肽–MHC 类分子复合体可发挥杀伤靶细胞作用，或辅助抗原特异性 B 细胞发挥功能。B 细胞表面仅表达 FcγRⅡB，通过 B 细胞表面受体（BCR）调节应答。浆细胞则可产生抗原特异性抗体。抗原抗体复合物对细胞的多重作用见图 6-1。抗原抗体复合物的免疫病理与免疫调节作用见图 6-2。

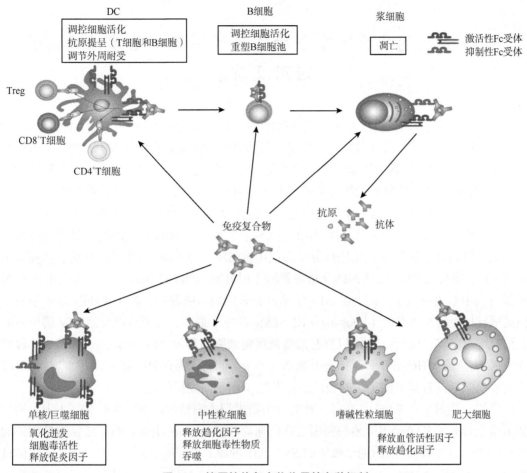

图 6-1　抗原抗体复合物作用的多种机制

修改自 Nimmerjahn F，Ravetch JV. Fcgamma receptor as regulators of immune responses. Nat Rev Immunol，2008，8（1）：34-47

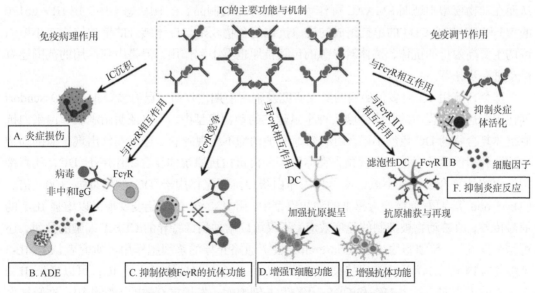

图 6-2　抗原抗体复合物的免疫病理与免疫调节作用

引自 Wang XY，Wang B，Wen YM. From therapeutic antibodies to immure complex vaccines. NPJ Vaccines，2019，4：2

第四节 免疫原性复合物作为预防性和治疗性疫苗的应用及前景

以免疫原性复合物（IC）为免疫原在动物中作为预防性疫苗已广为应用。1991 年起 IC 已开始被用于新城鸡瘟及猪等家禽、家畜的预防性疫苗研究。在此基础上，兽医学者们还开展了对 IC 在动物中诱生细胞免疫与体液免疫的相应基础研究。这一策略一直沿用至今。

用 IC 作为免疫原制备动物抗体的研究逐步发展，为应用这一策略治疗持续性感染提供了线索。1988 年 Celis 等在体外应用乙肝疫苗免疫机体所建立的 T 细胞克隆作为体外模型进行了研究。他们发现在有 APC 存在的条件下，加入抗 HBs 可以促进 T 细胞克隆的增殖反应。但是如果不用整个抗 HBs 分子而仅用抗 HBs 的 F（ab′）$_2$ 则无此反应，从而提出 IC 中的 Fc 段与 APC Fc 受体的结合是主要的作用机制。1988 年 Berzosky 在试图用 HIV 包膜蛋白 gp160 蛋白重组痘苗免疫 HIV 感染但并未发病的患者后，再在体外用 HIV 包膜蛋白抗原抗体复合物再刺激（boosting）HIV 感染者的 T 细胞，发现可以改善 HIV 感染者的 T 细胞增殖反应，提出：IC 可以更有效地被巨噬细胞与其他 APC 所摄入，加工成片段并与 APC 表面的 MHC-Ⅱ类分子结合并激活 T 细胞。他们认为在 HIV 感染者中 IC 技术可能更有效地激活具有特异性 T 细胞表位的辅助性 T 细胞而发挥作用。

同年，英国学者 Randall 在另一种病毒感染模型（副粘病毒属猴病毒 SV5）中，用类似策略也研究了 IC 的作用。他们利用金黄色葡萄球菌 Cowan Ⅰ 株表面有结合 IgG 受体的特点，以此菌为基质，然后通过吸附的 SV5 抗体再加上相应抗原，组成的固相基质抗体抗原复合物（solid matrix antibody antigen complexe，SMAAC）免疫小鼠，可以有效地诱生特异性抗体与细胞免疫。此后在已实验感染 SV5 的小鼠中，用 SMAAC 免疫可以清除病毒，从而在动物模型中证明 SMAAC 可作为一种治疗用的制品。在 HIV 感染中，用 HIV gp120 的 V3 和 C1 与抗 CD4 的单抗组成的抗原抗体复合物较未与抗体结合的单独抗原在小鼠内可诱生更高效价的抗体，抗体对异源的包膜抗原也有中和作用，但是中和作用的范围还有待于进一步拓宽。

迄今，应用 IC 对多种疾病的实验研究及临床前期治疗研究已有多篇报道。Ossendorf 等在用表达卵白蛋白的肿瘤细胞接种小鼠建立的动物模型中，不仅证明用承载卵白蛋白抗原抗体复合物的 DC 免疫小鼠，可有效地保护动物不出现肿瘤，还可在已出现肿瘤的动物中延缓肿瘤的生长。他们发现预先在体外用卵白蛋白抗原抗体复合物作用于 DC，比直接用抗原抗体复合物注入小鼠，或单独用卵白蛋白抗原先作用于 DC 的效果强 1000 倍。Usherwood 等在鼠γ疱疹病毒感染的动物模型中，用 IL-2-抗 IL-2 免疫发现可以增强 IL-2 的信号传导，改善动物被抑制的免疫效应，不仅可以增加病毒特异的 CD8 T 细胞的数量，还可增强穿孔素–粒细胞酶（perforin-granzyme）通路介导的杀细胞作用。研究者认为 IL-2 免疫复合物可以作为治疗病毒持续性感染的方法。IL-2 与抗体形成的 IC，可以延长 IL-2 在体内的半衰期，扩大 NK 和 CD8$^+$记忆性 T 细胞库，发挥更有效的治疗作用。在肾缺血性损伤的鼠模型中 IL-2 IC 可降低炎症反应和炎症细胞浸润。在实验动脉粥样硬化动物模型中 IL-2 IC 加 CD3 抗体可显著增加 Treg/Teff 值，并减少病变斑块。

此外，还发现 IC 免疫可以导致更广谱的 HIV 中和抗体产生，提示 Fc–补体作用可以塑造成熟的体液免疫应答。为了研发可以预防几种季节性流感病毒的疫苗，用一株三价流感疫苗的 HA 与单抗或多抗组成复合物，发现如果抗体的 Fc 段的糖基有更多的唾液酸，免疫后可产生更高效价的抗体，并可中和 H3 流感病毒与禽来源的 H5 流感病毒（H1 流感病毒除外）。其机制为 HA 复合物中的 Fc 上调了 FcγR II B，并选择了高亲和力受体的 B 细胞。Peligrin 等更将 IC 归纳为将抗体的被动免疫作用转换为主动免疫作用。

近来研究发现，在微生物感染中，巨噬细胞中可以繁殖的微生物与非中和抗体结合后，可以增强胞内感染，这被称为内源性抗体增强反应（ADE），表现为抑制宿主的固有免疫，增加 IL-10 表达，倾向 Th2 型应答等。近来发现在 LCMV 感染中，血循环中的 IC 可与 FcγR 竞争和细胞结合，从而抑制 FcγR 介导的免疫应答，如 NK 细胞的作用。

用 IC 作治疗性疫苗不仅限于针对病原微生物所致的持续性感染。在 1990 年已有学者报道用 IC 可以调控机体的抗体应答，并可表现为抑制一些 B 细胞的应答。这一现象提示 IC 还有很强的反馈作用，如类风湿因子与抗独特型抗体（anti-idiotypic antibody）均可潜在地在不同水平干扰抗体的产生。IC 的这一作用为发展用 IC 治疗自身免疫病提供了基础。

由于 IC 可有效地在正常人中诱生更高效价的抗体及 IL-2、IFN-γ 等细胞因子，因此建议考虑在某些人群中（如老年人、接受免疫抑制剂治疗者等）对某一疫苗低应答或无应答者用 IC 作为强化型的预防性疫苗。

由于 IC 通过激活机体免疫应答达到治疗的目的，属主动免疫，而不同于被动免疫；因此接受 IC 免疫的机体的固有免疫应答状态十分重要。如果固有免疫低下或缺失将很难对 IC 治疗产生应答。因此在治疗前用简便的方法检测固有免疫应答非常必要。由于 IC 主要通过 FcγR 起作用，为进一步提高 IC 的疗效，也可以根据感染者各类 FcγR 的不同表达水平选择适当的患者。对于目前常用的抗微生物药物是否能与 IC 协同治疗，也值得进行不同组合的临床试验做循证式（data-based）的研究。由于 IC 治疗常可伴有 CTL 杀伤感染细胞的后果，在应用 IC 治疗性疫苗的不同过程加用抗微生物药物治疗或许可减少对机体细胞的损伤。此外，对 IC 中应用的抗体种类也可进一步选择与考核。用单克隆抗体组成 IC 的优点是来源一致、稳定且便于生产，但缺点是单克隆抗体所针对的抗原表位相当局限，可能需要用多种单克隆抗体组合，从而增加了研发产品的复杂性与难度。如何获得高亲和力的单克隆抗体也很重要。多克隆抗体的缺点是不均一，各批制品会有差异，在制备产品中会受到影响。另外，用于人体治疗的抗体需来自人的免疫球蛋白，需要用抗原高强度免疫人体，这也是个难题。近年由于重组抗体技术的迅速发展，制备人源化单克隆抗体已不是问题，因此为研发 IC 疫苗提供了方便。此外将抗原表位插入抗体分子，制成单一重组 IC，并在植物中大量表达这样的分子也已有报道，进一步为 IC 疫苗开辟了创新的途径。

（闻玉梅　复旦大学）

参 考 文 献

郭振红，曹雪涛，2009. 抗原提呈细胞与抗原提呈的研究进展//曹雪涛. 免疫学前沿进展. 北京：人民卫生出版社：65-94.

谭政，龚非力，2009. 适应向免疫应答的特点及免疫调节//龚非力. 医学免疫学. 北京：科学出版社：176-196.

姚忻，闻玉梅，2009. 抑制性 IgG 受体（FcγⅡB）的免疫调节作用及其意义. 生命科学，21：49-52.

Boross P，van Montfoort N，Stapels DA，et al，2014. FcRgamma-chain ITAM signaling is critically required for cross-presentation of soluble antibody-antigen complexes by dendritic cells. J Immunol，193（11）：5506-5514.

Bournazos S，DiLillo DJ，Ravetch JV，2015. The role of Fc-FcgammaR interactions in IgG-mediated microbial neutralization. J Exp Med，212（9）：1361-1369.

Chatterjee B，Smed-Sörensen A，Cohn L，et al，2012. Internalization and endosomal degradation of receptor-bound antigens regulate the efficiency of cross presentation by human dendritic cells. Blood，120（10）：2011-2020.

Choi JH，Dekker J，Schafer SC，et al，2012. Optimized adenovirus-antibody complexes stimulate strong cellular and humoral immune responses against an encoded antigen in naive mice and those with preexisting immunity. Clin Vaccine Immunol，19（1）：84-95.

Hioe CE，Visciano ML，Kuamr R，et al，2009. The use of immune complex vaccines to enhance antibody responses against neutralizing epitopes on HIV-1 envelope gp120. Vaccine，28（2）：352-360.

Lambour J，Naranjo-Gomez M，Piechaczyk M，et al，2016. Converting monoclonal antibody-based immunotherapies from passive to active：bringing immune complexes into play. Emerg Microbes Infect，5（8）：e92.

León B，Ballesteros-Tato A，Randall TD，et al，2014. Prolonged antigen presentation by immune complex-binding dendritic cells programs the proliferative capacity of memory CD8 T cells. J Exp Med，211（8）：1637-1655.

Molloy MJ，Zhang W，Usherwood EJ，2009. Cutting edge：IL-2 immune complexes as a therapy for persistent infection. J Immunol，182（8）：4512-4515.

Nimmerjahn F，Ravetch JV，2006. Fcgamma receptors：old friends and new family member. Immunity，24（1）：19-28.

Nimmerjahn F，Ravetch JV，2008. Fc receptors as regulators of immune responses. Nat Rev Immunol，8（1）：34-47.

Roić B，Cajavec S，Ergotić N，et al，2006. Immune complex-based vaccine for pig protection against parvovirus. J Vet Med B Infect Dis Vet Public Health，53（1）：17-23.

Schuurhuis DH，van Montfoort N，Ioan-Facsinay A，et al，2006. Immune complex-loaded dendritic cells are superior to soluble immune-complexes as antitumor vaccine. J Immunol，176（8）：4573-4580.

Wang XY，Wang B，Wen YM，2019. From therapeutic antibodies to immune complex vaccines. NPJ Vaccines，4：2.

第七章 核酸治疗性疫苗
Nucleic Acid Therapeutic Vaccines

摘　要

核酸疫苗是 DNA 疫苗和 RNA 疫苗技术的统称。DNA 疫苗是继灭活疫苗、弱毒疫苗和亚单位疫苗之后，20 世纪 90 年代发展起来的"第三代疫苗"。由于 DNA 疫苗既能使外源基因在机体内表达抗原，激活机体的免疫系统产生特异性的体液免疫和细胞免疫反应，又具有很高的安全性，同时具有制作简单经济、易于储存运输等优点，得到了广泛研究和关注。随着技术和方法学的发展，除 DNA 疫苗外，RNA 疫苗近年来也越来越多地引起了人们的研究和开发兴趣。作为另一种新型的核酸疫苗，通过将模板体外转录出的 RNA 分子注入机体，可利用机体的翻译系统翻译出抗原蛋白质，从而激活免疫系统。其优点在于，此过程 RNA 分子无须突破核膜到达细胞核进行基因表达，而是直接在细胞质中完成抗原蛋白的表达，其表达效率高于 DNA 疫苗技术。所以，RNA 疫苗也成为研究和开发的热点之一。以上两种核酸疫苗不但可以作为感染性疾病的预防疫苗，又可作为细菌性疾病、病毒性疾病、寄生虫病、过敏性疾病及肿瘤的治疗疫苗。到目前为止已有预防动物感染性疾病和肿瘤的 DNA 疫苗批准上市，但仍然缺乏人用核酸疫苗。本章将对目前这方面的研究工作和进展进行介绍。

第一节　DNA 疫苗

一、DNA 疫苗的概念

DNA 疫苗（DNA vaccine）是指编码某种蛋白质抗原的基因重组到真核表达载体后，直接或经包装后导入宿主体内，使外源基因在宿主体内表达其抗原，而激活机体的免疫应答，从而诱导产生出特异性的体液免疫和细胞免疫反应，以达到预防和治疗疾病的目的。DNA 疫苗又被称为"裸"DNA 疫苗（naked DNA vaccine）、基因疫苗（genetic vaccine），亦有核酸疫苗（nucleic acid vaccine）、多核苷酸疫苗（polynucleotide vaccine）等相关名称，被称为继传统疫苗及基因工程亚单位疫苗之后的"第三代疫苗"。

二、DNA 疫苗研究的重要里程碑

DNA 疫苗的发展始于 20 世纪 90 年代。1990 年，美国威斯康星大学的 John Wolff 等偶然发现给小鼠肌内注射外源性重组质粒后，质粒被摄取并能在体内至少两个月稳定地表

达所编码蛋白，随后发现外源基因输入体内的表达产物可诱导产生免疫应答。标志性的进展始于 1993 年美国 3 个实验室独立发表了利用 DNA 疫苗诱导免疫反应抗流感病毒和抗 HIV 的论文，引起了全世界科学家的关注，并引发了该技术的蓬勃发展，随后的大量动物实验都说明，DNA 疫苗在接种后既能引起细胞免疫，又能引起体液免疫。因此，1994 年 5 月在日内瓦召开的 DNA 疫苗专题会议充分肯定了 DNA 疫苗的潜在应用价值，DNA 疫苗从效力到成本的潜在优势都使其成为今后疫苗制造的选择之一。2003 年 2 月 15 日澳大利亚昆士兰医学研究所的 Waine 和 McManus 在 *Parasitology Today* 杂志上将 DNA 疫苗技术称为"第三次疫苗革命"。

在近 20 年的时间里，科技工作者在鱼、鼠、鸡、猫、犬、猪、牛、马、猴和黑猩猩等动物中进行了广泛深入的抗病毒、抗细菌、抗寄生虫、抗肿瘤及免疫不育的 DNA 疫苗研究和探索。2005 年 7 月 8 日，美国 Fort Dodge 公司的西尼罗河病毒（West Nile virus）DNA 疫苗被美国农业部批准作为全世界第一个上市的 DNA 疫苗产品。之后又有其他几个动物保健方面的 DNA 疫苗产品上市，如预防鲑鱼感染传染性造血组织坏死病毒的 DNA 疫苗、用于治疗犬黑色素瘤的 DNA 疫苗、用于提高母猪产仔量和降低嗣产期发病率及死亡率的生长激素释放激素（GHRH）DNA 产品，2018 年中国农业部批准了哈尔滨兽医研究所研制的禽流感 H5 抗原 DNA 疫苗的注册申请。这些上市的 DNA 疫苗也带动了此领域的研发，目前还有更多的 DNA 疫苗项目，包括艾滋病 DNA 疫苗、肿瘤 DNA 疫苗、结核菌 DNA 疫苗、抗自身免疫病 DNA 疫苗等正在进行人体临床试验，其中部分项目显示出良好的临床进展，对今后疾病的防治起到了重要作用。

三、DNA 疫苗的设计策略

DNA 疫苗由抗原编码的基因和载体质粒两部分组成，所以设计首先从此两方面考虑。

（一）外源目的基因的选择

研究证明在动物免疫中，选择不同的外源目的抗原基因会引起不同的免疫效果，所以目的基因的选择至关重要。通常选择该病毒的主要保护性抗原基因，最好是对大多数毒株都有保护作用的抗原基因。候选的抗原基因可以是单一抗原或完整的一组基因，也可以是编码抗原决定簇的一段序列，其表达产物可以是病原体的中和活性部分，也可以是多个抗原决定簇串联在一起，从而可引发更强和更广谱的保护性免疫反应。有研究表明，单个抗原基因可能不足以产生足够的保护性免疫反应，多个抗原基因的选择对于免疫反应可能更有效。因此，对于那些具有不同亚型的病原体，应该选择较保守的保护性抗原基因，也可同时选择同一病原体的多种保护性抗原基因，使机体对该病原体产生较全面的免疫保护效力。由于宿主对基因序列表达有一定的偏好性，所以在确定了抗原基因后，应对其基因序列进行相应的优化，优化的程度直接影响其抗原的表达效率。

对于靶基因的优化可以从以下几个方面考虑。DNA 疫苗进入机体细胞后，以携带的靶基因 DNA 为模板，进入细胞核后利用细胞的表达系统，顺应 DNA→RNA→蛋白质的中心法则，表达出靶蛋白，再经过抗原提呈细胞（APC）提呈，激活机体的免疫系统。现有分子生物学方法能够对 DNA 疫苗靶基因进行优化，以使其激发更强的免疫反应。治疗不同类型疾病的 DNA 疫苗，需要根据希望引起的免疫反应类型、抗体、中和抗体、细胞毒性 T 细胞（CTL）等进行靶基因的优化，表 7-1 中列出了常用的优化策略和进展。

表 7-1　靶基因优化策略

优化策略	目的	优化手段
靶基因设计	提高抗原性	表位筛选与表位预测
		表位多拷贝构建
转录（DNA→RNA）	提高转录效率	载体具有强启动子与终止子
翻译（RNA→蛋白质）	提高核糖体翻译起始率	Kozak 序列
	提高真核翻译效率	密码子优化
靶蛋白降解	提高降解效率	加入泛素相关序列
靶蛋白提呈	提高提呈效率	去除靶基因提呈保护区段
	提高 MHC-I 提呈效率	加入 ER 插入序列、HSP70 等
		构建表位-MHC-I 三聚体
	提高 MHC-II 提呈效率	加入 LAMP-1 融合蛋白等
蛋白定位	定位分泌型、胞内型	加入信号肽序列

病毒源的 DNA 疫苗免疫效果差的主要原因可能在于转录出的 RNA 具有较多稀有密码子，在翻译成蛋白质过程中无法被宿主细胞 tRNA 有效识别，从而导致翻译效率低下。解决方案为通过在线数据库或软件优化密码子，再进行克隆或基因合成。Kozak 发现特定序列可提高 DNA 片段在真核细胞内的翻译，因此，推荐将 Kozak 序列克隆到起始密码子前用于提高表达效率。由于表达出的蛋白需要经过溶酶体有效切割，才可被 MHC 分子优先提呈来激活免疫反应。已有报道证明加入泛素蛋白降解途径序列可促进靶蛋白的有效降解。剔除降解保护序列，融合表达 ER 插入序列等，可提高 MHC-I 提呈靶蛋白的效率。亦有报道证明融合表达 MHC-I 与表位肽可提高免疫反应。融合表达 LAMP-1 等序列可提高 MHC-II 提呈靶蛋白的效率。对于需要分泌胞外靶蛋白，或者只用于定位于细胞膜上时，可加入一些相应的信号肽指导定位。

由于免疫反应以表位（可被 MHC、TCR 识别的短肽序列）为基础，且表位较靶蛋白序列短，便于操作，因此近年来表位 DNA 疫苗研究较多。针对目标抗原表位谱（epitope mapping）的持续研究为 DNA 疫苗的设计提供了大量信息和筛选依据。同时根据现有表位文献整合后的生物信息学工具（CBS Server）也为表位预测提供了线索。已有报道证明多表位或单表位多拷贝的构建可提高免疫反应。

（二）载体的选择

在选定抗原基因后，该基因能否在机体内得到高效表达成为影响 DNA 疫苗免疫效果的关键因素之一，所以载体的选择是 DNA 疫苗高效表达的主要因素之一。质粒载体必须能在大肠杆菌中高拷贝地扩增而在动物细胞内能高效表达，要避免使用在宿主细胞可复制型载体，并应选择不含有向宿主细胞基因组内整合的序列。

一个完整的载体必须有能够在细菌中生长的复制子，有抗生素选择基因、强的启动子和 mRNA 的终止信号等，其中启动子类型是影响外源基因表达的主要因素之一。不同的启动子在不同的机体组织中调控表达的水平可以显著不同，从而直接影响 DNA 疫苗免疫应答的强度和持续性。目前常用的启动子为巨细胞病毒（CMV）早期启动子、猿猴病毒 SV40 的早期启动子，也有报道表明用劳斯肉瘤病毒（Rous sarcoma virus，RSV）的启动子。另外，最近的研究发现 VP22、牛疱疹病毒外壳蛋白有自发性的向细胞内运动的特性，同时能向其四周的细胞传递蛋白。将 VP22 与目的基因融合后给小鼠注射，可增强 DNA 疫苗的免疫效果。

综上所述，构建 DNA 疫苗必须符合下列要求：抗原蛋白基因具有正确的可读框，载体一般选择具有强启动子、终止子、原核复制元件、多克隆位点、抗生素选择基因等主要元件的真核表达载体。以 Invitrogen 公司的 pVAX1 载体为例，它具有提高靶基因转录的强启动子 pCMV、终止子 BGH Poly（A），卡那霉素抗性基因用于原核筛选且被证明可用于人体。另外，有报道认为在强启动子后加入 Intron A 可提高转录效率。

四、DNA 疫苗的作用机制

目前对 DNA 疫苗的机制研究证明，DNA 疫苗免疫后主要存在 4 种作用机制和途径：①抗原可以通过 DNA 载体进入细胞核后转录为 mRNA，再结合在游离核糖体上并进行翻译而表达。其表达的一部分抗原蛋白结合到泛肽上，经进一步结合为多个泛肽蛋白后，提呈到蛋白酶小体，降解为多肽，通过抗原肽转运结构（TAP）运送到内质网腔，与 MHC-I 类分子以亲和吸附方式形成聚合体。其多肽–MHC-I 类分子聚合体再通过内质网和高尔基体，最终到达细胞膜的表面，诱发 CD8$^+$ 细胞毒性 T 细胞应答的产生。②另一部分分泌到胞外的蛋白抗原，被 APC 捕获后，利用经典的 MHC-II 类途径提呈给 CD4$^+$ T 细胞。具体途径为，进入 MHC-II 类提呈途径的蛋白被 APC 内吞后，在溶酶体中水解，产生 13～19 个氨基酸的多肽片段，这些溶酶体和包含 MHC-II 分子的囊泡融合，MHC-II 分子结合合适的多肽形成 MHC 异聚体，成熟的 MHC 异聚体在细胞膜表面提呈给 CD4$^+$ T 细胞，并激活而引发偏向于 Th2 型免疫反应的应答。③通过细胞凋亡后，凋亡小体被 APC 捕获，并经过 MHC-I 类途径加工和提呈。另外提呈后的 CD4$^+$ T 细胞活化、增殖可产生多种细胞因子，进一步促进和强化体液免疫和细胞免疫。④DNA 疫苗本身具有佐剂作用，有些抗原 DNA 序列或载体具有 CpG 序列，能够非特异刺激固有免疫反应，刺激巨噬细胞和单核细胞释放细胞因子 IFN-γ、IL-12 和 IL-18，这些细胞因子会激活 T 细胞向 Th1 细胞分化，同时还能够刺激 DC 的成熟，增强抗原引起的免疫反应。

五、DNA 疫苗现状及存在的问题

DNA 疫苗能够诱导产生较为全面的免疫反应，尤其能够产生高水平的细胞免疫是其最大的优点，同时兼有减毒活疫苗的有效性和亚单位疫苗的安全性，弥补了传统疫苗的不足，许多 DNA 疫苗的研究已经取得了很大进步，并在免疫学尤其是疫苗学领域引起了一场重大的革命。尽管 DNA 疫苗有能诱导机体产生体液免疫和细胞免疫等独特的优势（表 7-2），但还有许多亟待改进的问题（表 7-3）。随着基础研究和临床应用的进一步深化，这些问题都将会得到解决。在不久的将来，DNA 疫苗将会以其他疫苗无可比拟的优点而获得广泛应用，不仅在动物疾病防治方面取得更大进步，同时在人类医学领域也将呈现更大发展。

表 7-2　DNA 疫苗的优点

设计	设计方便，可用化学合成或 PCR 方法得到抗原 DNA 序列，通过密码子和 RNA 结构变化进行优化
制备	制备简单快速，制备和检测方法过程重现性好，不因抗原不同而改变，对新药开发优势明显
安全性	安全性比传统疫苗高
性质	性质稳定，易于储存和运输。基因疫苗具有共同的理化特性，因此可以将含有不同抗原基因的质粒混合起来进行联合免疫；质粒载体没有免疫原性，因此可以反复使用
免疫原性	免疫原性强，DNA 疫苗接种后，蛋白抗原在宿主细胞内表达，加工处理过程与病原的自然感染相似，抗原提呈过程也相同，因而可以同时诱导机体产生细胞免疫和体液免疫
免疫反应维持时间	外源基因在体内存在较长时间，不断表达外源蛋白，持续给免疫系统提供刺激，因此能够刺激机体产生较强而持久的免疫应答

表 7-3　DNA 疫苗有待改进的问题

潜在的安全性问题	外源 DNA 注入体内后，可能整合到宿主基因组上，使宿主细胞转化成癌细胞，尽管此风险很小
自身免疫病	目前大量人和动物实验证明质粒 DNA 诱发自身免疫病的可能性极小，质粒 DNA 仍然有可能诱导自身免疫反应，产生针对 DNA 的自身抗体
抗生素问题	DNA 疫苗在大肠杆菌内进行筛选和制备用到抗生素基因可能会在生物体中产生一定的耐药性
免疫耐受	质粒长期过高水平地表达外源抗原，可能导致机体对该抗原的免疫耐受
大型动物体内免疫原性低	DNA 疫苗在小型动物实验中效果显著，但在大型动物和人类中，诱导免疫应答的效率相对较低，免疫效力尚不理想，需要进行改进

六、DNA 疫苗的发展前景

DNA 疫苗具有制作简单、经济、易于储存运输等优点，在细菌、病毒、寄生虫等导致的多种疾病的防治中有很大的潜在应用价值，可能对人类疾病的防治及畜牧业的健康发展起到划时代的作用。目前，已经上市的五种用于动物保健的 DNA 疫苗证明了 DNA 疫苗的可行性，其能够低成本、进行大规模商业化生产。

无论是在预防领域，还是在治疗方面，安全和高效是 DNA 疫苗未来研究和开发的理想目标。目前，前列腺癌、肺癌、乳腺癌、肺结核、艾滋病等多种疾病的 DNA 疫苗都处于临床试验阶段，希望在不久的将来可以看到第一个 DNA 疫苗完成临床验证进入市场。这预示着 DNA 疫苗在 21 世纪将成为人类和动物与各种疾病抗争的有力武器，也显示出 DNA 疫苗巨大的拓展空间和应用前景。

第二节　改进和增强 DNA 疫苗的策略

一、物理方法——电击穿孔免疫技术

DNA 疫苗的免疫作用是通过 DNA 质粒进入宿主细胞核中进行表达，使其表达后的抗原可以通过 MHC-Ⅰ 和 MHC-Ⅱ 分子的提呈完成抗原激活 T 细胞活性，从而达到激活免疫反应的效果。一般认为 DNA 疫苗的免疫效率与 DNA 质粒在体内的表达水平呈正相关。通过物理方法改善靶细胞的转染效率是提高蛋白表达、增强疫苗免疫作用的重要途径之一。现阶段 DNA 疫苗采用传统的肌内注射接种，质粒的转染效率低，在大型动物上难以激起有效的免疫保护效力。为提高 DNA 表达水平，提高其递送能力是这方面的热点研究之一。正在研发的物理接种方式有很多种，如皮肤微针（transcutaneous microneedle）、低频率超声递送质粒、DNA 疫苗涂布、微粒介导的表皮递送（particle mediated epidermal delivery）、喷枪注射（jet-injection）、文身针（tattoo perforating needle）、电击免疫（electroporation）等。前期的研究证明电击免疫技术是最有潜力应用于临床上、最可能替代肌内注射的高效率接种方式。

电击仪通过释放可控的电流在宿主细胞膜上形成微孔，使 DNA 质粒有效进入细胞，可以大幅度提高 DNA 质粒的细胞转化效率。这种仪器在生物领域早已得到广泛应用，如电击转化仪、基因枪等。其原理是使用瞬时高压电处理细胞悬液，使细胞膜在高压电的作用下发生去极化，产生微孔，溶液中的核酸质粒通过细胞膜上的微孔进入细胞内，进行复制和表达。

DNA 疫苗兴起之后，科学家做了大量探索性研究，将电击仪引入 DNA 疫苗可改进递送效率，以提高体内 DNA 免疫的表达水平。1998 年 Aihara 等通过电击免疫将 IL-5 表达质粒转入小鼠肌肉细胞，发现血液中表达出的 IL-5 的浓度从普通肌内注射的 0.2μg/ml 提高到 20μg/ml，注射部位肌肉中明显可见注射质粒的大量表达，说明电击免疫能显著提高 DNA 疫苗在体内的表达效率。尽管电击方式可能对肌肉细胞造成一些损伤，但是，肌细胞生长迅速，能快速修复其损伤部位，此副作用可以在接受的范围内。电击方法的简单、高效和可重复性为基础研究、基因治疗和临床免疫学提供了很好的可利用价值。

在基因治疗的研究中，Rizzut 等发现使用高频低压电流能使红细胞生成素高效并持续稳定表达；在肿瘤的免疫治疗中，使用电击免疫抗肿瘤基因或细胞因子的疫苗能更加有效地减缓肿瘤的生长速度，达到抗肿瘤的目的。

在以小鼠为模型的 DNA 疫苗研究中，电击免疫方式能有效增强细胞免疫和体液免疫水平，在抗病毒感染上取得了很好的疗效。电击能有效提高乙肝病毒 DNA 疫苗的抗体滴度，增强 CTL 反应。对于 HIV 的 DNA 疫苗，通过电击免疫方式接种也能上调细胞免疫和抗体水平，产生高保护性。有研究表明，电击免疫能数十倍地提高巨噬细胞、树突状细胞的浸润能力，T 细胞和 B 细胞的活性也随之加强。

电击免疫能改善 DNA 疫苗在大型动物实验中免疫效果不理想的状况，广泛应用于大型动物上。电击免疫能显著地提高牛疱疹病毒和乙肝病毒 DNA 疫苗在猪身上的体液和细胞免疫水平；在绵羊上电击免疫乙肝病毒 DNA 疫苗后能有效提高抗体滴度，并产生记忆细胞，维持免疫反应；电击免疫技术应用于兔子，能产生有效的递送抗原，且电击对肌细胞的损伤能可逆修复。最近，这种电击免疫方式已经应用到灵长类动物和人体试验中。乙肝病毒 DNA 疫苗通过电击免疫注射入猕猴体内，产生的体液免疫和细胞免疫能维持超过一年。丙肝病毒的 DNA 疫苗在猩猩上的研究表明，电击免疫能改善 Th1 型细胞免疫，提高 CD8 和 CD4 T 细胞分泌 IFN-γ 的能力。在猪和猕猴上的实验表明，如电击免疫部位在皮下真皮部位，和非电击组相比，能产生较强的 Th1 型细胞免疫，使 IFN-γ 表达水平提高 1/2，抗体滴度提高数百倍。

人体 HPV 治疗性疫苗 II 期临床试验表明，对大部分受试者来说，对电击免疫产生的疼痛忍耐反应是可以接受的。可喜的是，经电击免疫，受试者产生了较高水平的体液免疫反应和较强的细胞免疫反应。随着临床数据的积累，届时我们可以对此技术的前景有一个较为清晰的认识。

总之，电击免疫技术使用低剂量抗原能产生高水平的抗原性，可提高 DNA 疫苗的递送方式且免疫原性效果显著。它在人体临床试验上所取得的成绩令人欣慰，拓展了 DNA 疫苗在预防和治疗疾病方面的应用前景；但是稳定统一的电击条件还需要做进一步的探索，包括 DNA 疫苗注射过程中电流强度、电击仪的恒压或恒流条件、电极针的穿刺部位、电脉冲强度等。现在已经有一些设计更新和更为智能的电击仪设备应用到临床评价中，其结果令人期待。

二、化学方法——化学佐剂

一些化学分子可以作为佐剂增强 DNA 疫苗的免疫反应，它们被认为能够提高宿主细胞对 DNA 疫苗的吸收效率、表达和抗原提呈过程，被称为化学佐剂。1993 年 Wang 等首先发现使用布比卡因能作为佐剂增强 DNA 疫苗的免疫效果，其后布比卡因被广泛应用于 DNA 疫苗的研究领域。DNA 疫苗的佐剂包括化学佐剂和分子佐剂，其中化学佐剂增强基因疫苗的研究一直受到研究者的重视。例如，后续发现的乌苯美司具有双重抗癌作用，可激活人体细胞免疫功能，刺激细胞因子的生成和分泌，促进抗肿瘤效应细胞的产生和增殖。它对肿瘤细胞膜上的氨基肽酶 B 和亮氨酸氨基肽酶有竞争性抑制作用，干扰肿瘤细胞的代谢，直接抑制肿瘤细胞增殖，从而促进肿瘤细胞凋亡。有研究发现，将乌苯美司作为 HIV DNA 疫苗的佐剂可以增强 Th1 细胞的活化，增强抗体水平和毒细胞杀伤能力，是一种比较好的基因疫苗佐剂。单磷酰脂质 A 由 β-1,6 糖苷键相连的 D-氨基葡萄糖双糖组成基本骨架，双糖骨架的游离羟基和氨基可携带多种长链脂肪酸和磷酸基团，是内毒素的毒性和生物学活性的主要组分。研究发现，单磷酰脂质 A 能够激活巨噬细胞，增强 IL-2 和干扰素的表达，从而增强 DNA 疫苗的细胞免疫反应，同时增强抗体 IgA 的分泌，是一种比较好的 DNA 疫苗佐剂。皂素是一种比较传统的免疫激活佐剂，被分离出的低毒性 QS21 具有增强 IL-2 分泌、促进干扰素产生的能力。DNA 疫苗与皂素一起免疫能够激起很高的免疫反应，起到很好的佐剂效果。左旋咪唑（levamisole，LMS）为四咪唑的左旋体，有非特异性免疫增强作用，能使受抑制的巨噬细胞和 T 细胞功能恢复正常。这可能与激活环核苷酸磷酸二酯酶，从而降低淋巴细胞和巨噬细胞内 cAMP 含量有关。研究发现，左旋咪唑作为 DNA 疫苗佐剂，可能通过激活 TLR7/8 而增强 DNA 疫苗的细胞和体液免疫水平，是一种增强 DNA 疫苗的很好的佐剂。西咪替丁是一种 H_2 受体拮抗剂，用于治疗胃溃疡和十二指肠溃疡。近年来研究发现，它可以增强 IL-12 活性和降低 IL-10 抑制活性，增强 DNA 疫苗的免疫原性，从而增强 DNA 疫苗的细胞和体液免疫水平。砒喹酮是一种治疗血吸虫病的有效药物，可以使虫体表皮破裂，杀死血吸虫。研究发现，砒喹酮能有效地增强 DNA 疫苗的细胞和体液免疫水平，尤其对 $CD8^+$ T 细胞的免疫反应具有很强的诱导作用。激活 TLR 的小分子化合物能够促使免疫细胞分泌干扰素和其他细胞因子，目前已经有研究报道，多种激活 TLR 的小分子能够作为黏膜免疫的佐剂增强疫苗的效果，如 PolyI：C、MPL 和咪喹莫特。激活 NOD 受体的小分子化合物也能够作为鼻腔黏膜免疫或口服的佐剂增强疫苗的效果，如 L18-MDP、莫拉丁酯和肽聚糖（PGN）。激活 TLR、NOD 受体的小分子化合物能否作为增强 DNA 疫苗的佐剂尚不清楚，有研究发现，这些佐剂分子与 HPV DNA 疫苗进行皮下注射，并没有明显增强细胞和体液免疫水平，这也许与免疫途径或者免疫剂量有关。

三、免疫学方法——分子佐剂

分子佐剂是指将某些分子的基因与 DNA 疫苗所编码的抗原基因共同应用于机体后，这些分子基因的表达产物可通过募集和活化淋巴细胞，促进疫苗编码抗原的摄取、加工和提呈，刺激共刺激分子表达和细胞因子分泌等作用，调节疫苗编码抗原所诱导的免疫应答的强弱和方向，提高疫苗的效力。

1. 细胞因子 是一类可溶性的小分子多肽或蛋白质，通过与细胞膜表面受体相互作用发挥其生理活性。细胞因子在体内能激活和调节免疫细胞，对免疫应答的产生和调节具有重要作用。近年来人们发现多种细胞因子（如 GM-CSF、IFN-γ、IL-2、IL-4 和 IL-12）具有佐剂作用，可不同程度地增强 DNA 疫苗的免疫效果，并可引导机体免疫朝有利的方向转化，有重要的理论和实用价值。

Guo 等发现将干扰素基因与质粒 DNA 同时注射小鼠，T 细胞增殖和 NK 细胞的活性都得以增加，IgG 抗体水平提高。IL-12 也能诱导 Th0 细胞向 Th1 型细胞分化，Campos-Neto 等用表达 IL-12 的质粒与编码利什曼虫抗原的质粒共同免疫小鼠，能够保护小鼠不被病原体感染。多种免疫活性细胞能够被 GM-CSF 诱导而分化、增殖和活化，不仅可以刺激巨噬细胞的形成，还可以诱导体液和细胞免疫，Geissler 等的实验表明将 HCV 的核心抗原与 GM-CSF 基因共同免疫 BALB/c 小鼠后，与单独注射核心抗原相比，其抗体滴度和 CTL 活性均明显提高。IL-6 和 TNF-α 在许多机体的病毒感染中对提高固有免疫起着很重要的作用。IL-7 在 T 细胞增殖和维持外周 T 细胞平衡中起着重要的作用。IL-15 的处理也可以提高体内人类记忆性 $CD4^+$ T 细胞和老鼠抗原特异性记忆性 $CD4^+$ T 细胞的增殖。

2. 共刺激分子 T 细胞激活除需要抗原肽–MHC 分子复合物与 TCR 特异性结合外，还需要 APC 表面的共刺激分子的协同作用。共刺激分子可启动 T 细胞进入细胞周期，加速分化增殖，增加细胞因子分泌量。T 细胞、B 细胞的共刺激分子均可作为佐剂运用。

CD28 分子表达于 CD4⁺ T 细胞和 CD8⁺ T 细胞膜表面，属于免疫球蛋白超家族成员，Linsley 等证明 CD28 信号通路能被 B7 激活，导致 T 细胞因子分泌的增加和 T 细胞的增殖。CTLA-4 分子与 CD28 高度同源，能促进 CD28-B7 的共刺激作用，刺激表达 CD4⁺ T 细胞增殖，研究者多将 CTLA-4 与 IgG 的 Fc 段进行融合，进行协同刺激分子的研究。Deliyannis 等将流感病毒 HA 与 CTLA-4-hIg 融合，免疫小鼠后，加速和增强了其抗体应答，用非致死量流感病毒攻击小鼠后，病毒滴度下降了 100 倍，DNA 疫苗的保护力增强。DC 的分化和激活在机体 T 细胞免疫应答中起重要的作用，而 CD40 和 CD40L 能够提高 NF-κB 的活性，从而增强 DC 的功能。表达 CD40L 的质粒能在基因免疫中起刺激作用，与 RSV 的 F 或 G 基因同时注射于 BALB/c 小鼠后，其抗 RSV 感染的能力和持久力都明显增强。利用共刺激分子 4-1BBL、OX40L 等作为分子佐剂，能够显著增强表达乙肝表面抗原核酸疫苗的免疫效果和免疫记忆反应。

3. 趋化因子（chemokine） 是一类对不同靶细胞具有趋化效应的小分子。目前在人类中已发现了 34 种趋化因子（在病毒中还发现了多种趋化因子类似物）。这些趋化因子在氨基酸序列上都存在约 20% 的同源性。根据其分子 N 端 Cys 的数目及间隔，可分为 CC、CXC、C、CX3C 4 个亚家族（X 代表除 Cys 以外的其他氨基酸），并且据此建立了趋化因子的系统命名法。适应性免疫反应需 APC 和抗原特异性淋巴细胞定位于淋巴器官的特定区域中，这一过程是在趋化因子的介导下完成的。另外，趋化因子还可以诱导细胞因子的极化和调节免疫反应的强弱。基于这些特性，外源性趋化因子可以作为佐剂来加强机体对 DNA 疫苗的免疫反应。

TCA3 是 β 趋化细胞因子家族中的一员，能够募集和激活单核细胞、巨噬细胞和中性粒细胞。将 TCA3 的表达质粒和 HIV-1 的 gp160 糖蛋白或 Rev 蛋白的表达质粒共同肌内注射于小鼠后，发现较单独注射 DNA 疫苗 TCA3 能使特异性 CTL 效应高 2 倍，Ⅳ型变态反应（DTH）也明显加强，IgG2a 略有上升，说明 TCA3 可以加强抗原诱生的 Th1 型免疫应答。鉴于 TCA3 在体内还能够抑制 HIV 的复制，认为 TCA3 的表达质粒可能不仅可用于 HIV 的预防，还可以用于对 AIDS 的治疗。另外，巨噬细胞炎症蛋白（MIP）-1 是一种重要的炎症细胞趋化因子，能调节单核细胞、B 细胞和 T 细胞的功能，激活 CD4⁺ T 细胞，促进 IFN-γ 的分泌。以 MIP-1 表达质粒与 HSV 的 DNA 疫苗通过鼻腔接种于共免疫小鼠，观察到显著的 Th1 型应答，并能提高小鼠对致死性 HSV-1 攻击的保护效率。RANTES（regulated on activation, normal T cell expressed and secreted）主要由 CD8⁺ T 细胞、上皮细胞和成纤维细胞表达，在抗病毒感染中有重要作用。Sin 等在 HSV-2 的小鼠模型中发现 RANTES 与 HSV-2gD 的 DNA 疫苗共注射于小鼠促进了 CD4⁺ T 细胞的增生，降低了 HSV-2 感染后小鼠的死亡率。

4. 免疫刺激 DNA 序列（immunostimulator sequence, ISS） 为非甲基化的短核苷酸重复序列，即 CpG 基序，是一种强有力的非特异性免疫刺激基因。在 DNA 疫苗载体骨架中导入该基序，能够快速活化 T、B 细胞，诱导产生 Th1 型细胞因子及多价 IgM，增强 MHC-Ⅱ类分子、CD80、CD40、B7 表达，还能促进 APC 的增生与成熟。CpG 基序是目前被广泛接受的基因佐剂。近来有报道用编码 HIV tat 序列和非甲基化 CpG 基序免疫猴，可保护其抵抗猴/人免疫缺陷嵌合病毒（SHIV）的感染。而非甲基化 CpG 基序的存在可以提高固有免疫，驱动更多的 T 细胞参与免疫应答。CpG 可以激发更强的 CTL 应答和诱导其他 CD8 分子介导的抗病毒活性，因此在预防和治疗 AIDS 的疫苗中有广阔的应用前景。还有研究认为，人工合成 CpG-ODN 是目前最有效的疫苗佐剂，不仅能刺激固有免疫系统的细胞，而且能有效引发特异性 T 细胞和 B 细胞，对诱导长期效应和免疫记忆有显著优势，对寄生虫感染有治疗作用。

5. 补体 有研究利用补体 C3d 分子作为佐剂来增强核酸疫苗的免疫应答，C3d 与其特异性的受体 CR2 结合后，能提供共刺激信号，促进 B 细胞活化，促进抗体的亲和性成熟，维持免疫记忆，对机体的免疫反应有很强的正调控作用。将流感病毒血凝素基因（HA）胞外段与 3 个 C3d 融合起来免疫小鼠，显著增强了疫苗诱导的抗体滴度、抗体亲和力和免疫保护力。此外，将 HIV-1 的包膜 Env 基因与 3 个 C3d 融合后免疫小鼠，得到了相同的结果。

6. 凋亡分子和泛素 细胞凋亡对免疫系统的建立及免疫反应的正常进行均有重要的作用。在细胞免疫反应中，被病毒感染或癌变的细胞会被激活的 CTL 或 NK 细胞攻击而最终死亡，这一过程也属于凋亡。许多分子，如 TNF 蛋白家族、Fas 和 caspase 家族均参与细胞凋亡的过程，病原体感染引起的细胞凋亡会在一定程度上增加凋亡细胞裂解物的提呈，从而刺激 MHC-I 和 MHC-II 类分子及其限制性 CTL 产生，激活 CD4$^+$T 细胞和 CD8$^+$T 细胞。细胞内源性蛋白的降解主要通过泛素途径。泛素（ubiquitin）是一种由 76 个氨基酸组成的蛋白质分子，其 C 端为甘氨酸（Gly）。当要降解的底物蛋白被识别后，其赖氨酸（Lys）与泛素末位 Gly 共价结合，其他泛素分子的 Gly 再顺次结合到前一分子的 Lys 上，形成多聚泛素 2 底物蛋白复合物，该复合物最终将被蛋白酶体降解。利用此降解途径，将淋巴细胞脉络丛脑膜炎病毒（LCMV）的核心蛋白（NP）与泛素蛋白（Ub）融合表达，其中 Ub 被稍作改动，即将末位的 Gly 改为丙氨酸（Ala），以防止融合蛋白降解为 NP 和 Ub 单体，结果发现泛素化显著加快了 NP 的降解速度。除非使用蛋白酶体抑制剂，否则在细胞内几乎检测不到完整的 NP 蛋白。NP 在胞内的加速降解虽然使它不能很好地诱导产生体液免疫反应，但提高了它被 MHC-I 类分子识别、提呈的概率，从而大大提高了 CTL 活性和对小鼠的保护效率。

7. 其他基因佐剂 除上述基因佐剂外，尚有大量基因佐剂也被广泛研究，包括 MHC 分子基因佐剂；细菌、病毒等病原微生物的成分及其毒素分子的基因佐剂，如热休克蛋白基因；颗粒酶基因；淋巴细胞活化基因 3（lymphocyte activation gene-3，LAG-3）。

第三节 治疗性 DNA 疫苗的应用

一、细菌性疾病的 DNA 治疗性疫苗

（一）概述

细菌性疾病对人类健康、公共卫生危害很大。有许多细菌性疾病在世界范围内是很普

遍的，如肺结核、细菌性胃溃疡。从 19 世纪末到 20 世纪初期，人类发明了多种细菌性疾病疫苗，用于预防各种细菌感染造成的细菌性疾病，这些疫苗在当下仍然具有重要的作用，如白喉、百日咳、破伤风疫苗等。但是对于细菌性疾病治疗性疫苗的研究相对较少。近十几年来，随着 DNA 疫苗在许多疾病治疗的研究中被证明具有体液免疫和细胞免疫的双重效果，并且它能激发机体对特异性抗原的攻击，因此 DNA 治疗性疫苗也被人们用于治疗细菌性疾病的研究当中。

（二）细菌性疾病发生的机制

细菌性疾病是致病菌或条件致病菌侵入血循环或者组织，并在生长繁殖的过程中产生毒素和其他代谢产物，继而引起的急性或慢性疾病。构成致病菌毒力的主要因素是侵袭力和毒素。构成侵袭力的主要物质有细菌的酶、荚膜及其他表面结构物质。有些细菌在生长过程中，能产生外毒素，并可从菌体扩散到环境中。外毒素毒性强，小剂量即能使易感机体致死。产生外毒素的细菌主要是某些革兰氏阳性菌，也有少数革兰氏阴性菌，如志贺氏痢疾杆菌可产生神经毒素，霍乱弧菌可产生肠毒素等。外毒素具有亲组织性，可选择性地作用于某些组织和器官，引起特殊病变。内毒素存在于菌体内，是菌体的结构成分；且细菌在生活状态时不释放出来，只有当菌体自溶或用人工方法使细菌裂解后才释放，故称内毒素。大多数革兰氏阴性菌都有内毒素，如沙门氏菌、痢疾杆菌、大肠杆菌、奈瑟氏球菌等。内毒素对组织细胞的选择性不强，不同革兰氏阴性细菌的内毒素引起的病理变化和临床症状大致相同。

（三）细菌性疾病的 DNA 治疗性疫苗

1. 肺结核的 DNA 治疗性疫苗 肺结核是由结核分枝杆菌感染肺部引起的传染性疾病。每年都有上百万人被感染而发生肺结核病。大多数治疗方案是利用抗细菌性的化学药物治疗，但是此方法治疗周期太长，很多患者无法忍受。许多患者无法完成所有的疗程，并且大量的药物治疗增加了患者产生耐药性的风险。在长达 80 多年的时间里，卡介苗作为预防肺结核的疫苗是唯一应用广泛的抗肺结核疫苗，但是它的保护率并不高。在这样的情况下，近年研究者们投入了大量的精力来研究新型的抗肺结核疫苗。目前有 170 多种肺结核疫苗在动物模型上做测试，但是世界范围内有 1/3 的人群感染过结核分枝杆菌，公共健康正承受着来自肺结核潜在相互传染的威胁。

1999 年 Lowrie 等在小鼠模型上研究了第一个肺结核的 DNA 治疗性疫苗，编码 HSP65 蛋白的 DNA 疫苗注射到感染 *M. Tuberculosis* H37Rv 小鼠体内后，小鼠脾脏和肺部中的细菌量都有明显的降低。编码 HSP70 和 ESAT6 蛋白的 DNA 疫苗也同样具有降低细菌量的作用。而更多时候 DNA 疫苗作为有效的佐剂来使用，以增强抗细菌性化学药物的治疗效果。也有研究表明，编码 Ag85A 蛋白的 DNA 疫苗注射到小鼠体内后，能够明显降低脾脏中细菌量，但是肺部的细菌量和免疫组化显示没有任何改变。2003 年另一个研究小组研究表明编码 HSP65 蛋白的 DNA 疫苗，不仅有预防肺结核的作用，还具有治疗的效果。将编码 HSP65 蛋白的 DNA 疫苗与抗细菌性化学药物联合使用，治疗 1 个月后细菌量显著降低，治疗 6 个月后肺部已检测不到细菌。并且，利用此方法治疗能有效抵抗耐多药性结核病，这个结果暗示着，DNA 治疗性疫苗可能具有增强抗菌化学药物的作用，从而抵抗耐多药性结核病发生。蔡宏等发现利用重组抗原基因 *Ag85B*、*MPT64*、*MPT63* 和 *ESAT6* 4 种分泌蛋白编码基因组成的四联 DNA 疫苗具有很高的免疫应答水平和保护效率。

2. 幽门螺杆菌的 DNA 治疗性疫苗 幽门螺杆菌传染在世界范围内是非常普遍的现象。它是造成胃炎、胃溃疡、胃黏膜淋巴瘤和胃恶性腺癌的主要原因。一般人在幼年时感染幽门螺杆菌，若不治疗细菌将持续存在于体内。在过去几年里，人们开始对利用 DNA 疫苗治疗幽门螺杆菌感染引起的疾病越来越感兴趣。将编码病原菌蛋白的 DNA 插入到质粒上，这样的 DNA 疫苗可以以裸露 DNA 形式接种到受体上，也可以利用微生物作为载体侵入宿主细胞中，如利用沙门氏菌等。Sun 等构建了减活的鼠伤寒沙门菌菌株（包含幽门螺杆菌 NAP），以口服接种方式给小鼠免疫，这个疫苗免疫后在小鼠体内能产生体液免疫和黏膜免疫应答。最近，有研究发现，一个能表达尿素酶 B 蛋白和 IL-2 蛋白的重组鼠伤寒沙门菌 DNA 疫苗，在动物模型上能产生很好的免疫应答。虽然目前 DNA 疫苗并没有发挥最大的潜能，但是在未来 DNA 疫苗有可能作为有效的治疗幽门螺杆菌感染的治疗性疫苗。

3. 沙眼衣原体的 DNA 治疗性疫苗 沙眼衣原体引起的人类生殖道感染是最常见的由细菌引起的性传播疾病。沙眼衣原体 DNA 疫苗的研究已有将近 10 年的时间，其选择的目的基因大多是外膜蛋白（MOMP）基因，此外还有肺炎衣原体 HSP60 基因和沙眼衣原体 pgp3 基因。其中对 MOMP 基因的 DNA 疫苗的研究主要集中在优化 MOMP 基因和改变接种方式以增强 DNA 疫苗的免疫原性方面，以期达到保护性的免疫效果。HSP60 DNA 疫苗主要通过诱导 IFN-γ 依赖的细胞免疫实现保护性作用。而 Donati 等设计了沙眼衣原体 pgp3 DNA 疫苗免疫 C3H/HeN 小鼠，结果表明，其不仅抑制生殖道衣原体感染的向上蔓延，而且体液和黏膜均产生抗 pgp3 抗体，沙眼衣原体再感染的数量显著降低。

二、病毒性疾病的 DNA 治疗性疫苗

（一）DNA 治疗性疫苗在病毒性疾病中的临床应用

1. 流感病毒（influenza virus） 疫苗的研制是疫苗研究领域中的热点，近年来 DNA 疫苗以其独特的优点使流感病毒疫苗的研究有了很大的发展。目前流感 DNA 疫苗的目的基因主要针对 NA 和 HA 蛋白。采用 HA DNA 和 NA DNA 混合免疫的方式免疫小鼠，小鼠不仅能在致死量流感病毒感染下存活，而且病毒感染 3 天后小鼠肺中几乎不存在病毒。有研究表明将编码 H7-HA 的质粒 DNA 通过点眼、滴鼻、静脉注射、肌内注射、皮下注射等方式免疫鸡后，用致死量的 H7N7 攻击，结果存活率达 10%～63%，且研究发现多种途径的接种效果优于单一途径的接种效果。Kodihalli 等构建了编码 H5N1 人流感病毒分离株 A/HK/156/97 HA 的 DNA 疫苗，动物实验表明该疫苗诱导小鼠产生了抗 H5N1 感染的免疫反应，对在 HA 第 154 位没有糖基化位点的人 A/HK/156/97（H5N1）病毒和在 HA 第 154 位具有糖基化位点的鸡 A/Ck/HK/156/97（H5N1）病毒均具有抗性。不仅如此，还有研究发现 NA 和 HA 的 DNA 疫苗能够提供足够的中和抗体，使小鼠在致死量流感病毒感染下

生存，并且 NA 和 HA DNA 疫苗混合使用的效果好于单独使用。

2. HIV 人类获得性免疫缺陷（即艾滋病）是由感染 HIV 引起的。1993 年 Wang 等选用 HIV-1 病毒的包膜蛋白基因作为免疫原并构建真核表达质粒，发现注射这种质粒 DNA 可激活动物体（鼠、猴、猩猩）产生中和抗体和细胞毒性 T 细胞（CTL）。它们在体外的 HIV 感染系统中可以有效阻止 HIV 进入机体和消除已经感染病毒的机体细胞。其中，猴在注射了膜蛋白的 DNA 疫苗后，产生了不同程度的抗感染能力。其中一组抗感染效力接近 100%。所激活的 CTL 以 $CD8^+$ 细胞为主。在以大猩猩为对象的实验中得到的结果也是令人鼓舞的，已经感染了 HIV 的大猩猩在注射这种疫苗 3 个月后，其体内病毒数量明显下降，半年后即便使用敏感的 PCR 技术，也检测不到 HIV DNA。目前利用 HIV 的 *Gag*、*Pol*、*Env*（gp120 和 gp160）基因及调节基因（*Nef*、*Rev*、*Vif*、*Vpr*、*Vpu*）等构建了不同的 DNA 疫苗，已经完成了上百项的临床研究，其中使用的 HIV-1 DNA 疫苗超过 30 种，但大部分在 Ⅱ期后即中止，能够进入Ⅲ期临床研究的不多。除 HIV 的易变性外，其主要原因仍然是 DNA 疫苗在人体中激活的免疫反应不够强。

3. HBV 全世界大约有 3.5 亿的慢性乙肝病毒携带者，且数量仍在不断增加。Davis 首先构建了乙肝病毒表面抗原（HBsAg）的真核细胞表达载体（pCMV-S），注入经预处理的小鼠骨骼肌后，成功地诱发了体液免疫反应。随后 Davis 和 Kwissa 在小鼠中证实用含 HBsAg 和 PreS 基因的重组 DNA 免疫，可诱发抗 HBs 的抗体及 CTL 反应。由于研究发现表达 HBsAg 的 DNA 疫苗比 HBsAg 的基因工程疫苗诱发 CTL 应答的能力强，因此有理由认为 HBV DNA 疫苗有望用于治疗慢性 HBV 感染。1999 年 Tacket 等首次进行了 HBsAg 的 DNA 疫苗的临床试验，结果表明 HBsAg 的 DNA 疫苗通过基因输送系统进入人体皮肤，仅有一名志愿者产生了高滴度的抗体。其余 6 名志愿者在完成接种后仅诱生出血清转化水平的抗体，经回溯调查认为该志愿者接种前可能有乙肝暴露史。但是，在一项利用 PreS2+S DNA 疫苗免疫慢性乙肝患者的 Ⅱ期临床研究中得到的结果不尽如人意。利用 DNA 初免天花载体加强的免疫策略在临床试验中也没有显示出应有的疗效。

4. HCV 是目前输血后肝炎的主要病因。HCV 是一种易变异、多型别的病毒，这使得按传统方法研制疫苗困难很大。HCV 的 DNA 疫苗研究始于 20 世纪 90 年代。1995 年，Major 等首次将 HCV 的 C 区部分基因用于核酸疫苗，并且同 HBsAg 基因相结合，构建可产生 HBsAg 和 C 区融合蛋白的质粒并进行基因免疫。研究结果表明这种方法可产生针对这两种病毒的抗体。Geissler 等还证实将 HCV 核心蛋白和 HBV 表面蛋白共表达有利于提高 HCV C 区基因的免疫效果。其原因可能是，当单独的 C 区基因用于基因免疫时，表达的核心蛋白被锚定在转染细胞的胞质中，无法进行分泌表达；而当与 HBsAg 共表达时，由于 HBsAg 是分泌型病毒结构蛋白，则有利于提高 C 区基因的免疫效果。C 区是 HCV 的结构基因中最保守的区域，E 区是包膜区，含有重要的中和抗原表位；但临床效果均不显著。由于近年来抗 HCV 药物的使用，各国研究者们已经基本停止了新 HCV 疫苗的开发。

5. 汉坦病毒（HV） 属布尼亚病毒科汉坦病毒属，可引起肾综合征出血热（hemorrhagic fever with renal syndrome，HFRS）。临床特征主要有发热、出血和肾损害，发病急，病情重，病死率为 0.1%~10%。汉坦病毒流行广泛，危害严重，已成为一个全球性的公共卫生问题。一般认为 HV 包膜糖蛋白 G1 和 G2、衣壳蛋白 N 均可引发免疫反应。Koletzki 等通过将 PUUV 编码 N 蛋白的 S 片段裸质粒 DNA 疫苗注射入小鼠后测定体液免疫应答，推测其至少含有两个保护性区域。不仅如此，将经硫代磷酸酯（PTO）修饰线性化的 PUUV 编码 N 蛋白的 S 片段裸质粒 DNA 片段转染哺乳动物细胞 3 天后仍具有很稳定的生物活性，基因枪免疫小鼠后检测到强烈的 Th2 型免疫应答。

6. HPV　大量的流行病学、病毒学研究表明，HPV 感染与宫颈癌的发生密切相关。已发现 99.7% 以上的宫颈癌和其前体病变（鳞状上皮内瘤变）中存在 HPV DNA。因此阻断 HPV 感染可预防宫颈癌的发生。另外，还可通过诱导机体产生抗 HPV 特异性免疫反应达到治疗宫颈癌的目的。HPV 的 2 个早期基因 E6 和 E7 DNA 疫苗接种后产生的预防作用相对较弱，而 HPV 的 2 个晚期基因 L1 和 L2 有预防性疫苗的理想抗原表位，其结构、功能及免疫学特性已相当明确，L1 和 L2 DNA 疫苗接种后能产生强烈的体液免疫应答，因此 L1、L2 是 HPV 预防性疫苗经常利用的抗原。Kim 等发现，用 E7 与内质网钙结合蛋白连接产生的 DNA 疫苗免疫能诱导产生最大数量的 E7 特异性 $CD8^+$ T 细胞，以及针对 E7 肿瘤细胞系 TC-1 的长期保护和治疗效应。而将 E7 基因与内涵体或溶酶体靶蛋白溶酶体相关的膜蛋白 1 连接产生的嵌合性 E7 DNA 免疫小鼠时，能通过增强 MHC-II 提呈而增强 E7 特异性的 $CD4^+$ T 细胞应答，使免疫小鼠能够抵御 TC-1 的攻击及抑制已存在肿瘤的生长。最近，INOVIO 公司基于 HPV16 和 HPV18 病毒 E6 和 E7 基因开发的 VGX3100 治疗性 DNA 疫苗在临床 II b 期中对宫颈上皮内瘤变（CIN）2/3 级患者治疗后显示出了令人鼓舞的效果。

7. 口蹄疫病毒　口蹄疫（foot-and-mouth disease, FMD）是由口蹄疫病毒（FMD virus, FMDV）引起的一种偶蹄动物的急性、热性、高度传染性疾病，能引起多种动物长时期持续感染，是世界动物卫生组织（OIE）规定的一类传染病。Ward 等将 FMDV 全长基因组的 cDNA 克隆到真核表达质粒载体中，但去除编码核衣壳蛋白 VP1 的细胞结合部位 DNA 序列，然后将重组质粒转染细胞，在细胞中可产生 FMDV 的感染性循环，但不能起始第 2 轮 FMDV 的感染性循环。将其作为 DNA 疫苗免疫猪，以 200μg 肌内注射或皮内注射，共免疫接种 4 次，初次免疫接种后 2～4 周，所有猪都产生特异的病毒中和抗体，但对 FMDV 的攻击只有部分保护作用。目前的研究认为，体液免疫对于 FMDV 的免疫至关重要，但细胞免疫的作用也必不可少。对 FMDV 急性发作期的控制主要依靠中和抗体的作用，而 $CD8^+$ T 细胞对 FMDV 持续性免疫发挥重要作用。

（二）展望

质粒 DNA 作为疫苗导入机体后可以长期稳定地表达抗原蛋白。若选择编码病毒保守蛋白序列，则能够获得对异源毒株的交叉保护性免疫；DNA 疫苗不仅可以诱导体液免疫应答，而且能够诱导细胞免疫应答，因而可用于慢性病毒性感染的临床治疗，如 HIV、HBV、HPV 感染等；因为不依赖病毒的感染因子及病毒颗粒的包装，所以 DNA 疫苗的安全性较传统疫苗高，但其效果如何，还需要在临床试验中进一步确认。

三、寄生虫病的 DNA 治疗性疫苗

（一）概述

寄生虫感染是一个世界性的公共卫生问题，各种寄生虫病给人类健康带来巨大的威胁。寄生虫疫苗研究的早期主要是死疫苗和减毒疫苗，主要使用寄生虫的天然成分作为免疫原，主要有原头蚴的冻干粉末、囊液或囊肿膜及成虫或蚴期的匀浆物和培养的分泌排泄物等。由于其抗原成分复杂，其中有些抗原成分能够抑制宿主的免疫反应或对宿主免疫系统有毒性作用，故都不能获得好的免疫效果。多肽疫苗的制备费用高、抗原性弱，且需重复接种、冷藏，因此应用受到一定限制。DNA 疫苗的出现大大推动了寄生虫疫苗的发展。自 DNA 疫苗发展以来的十几年，针对寄生虫预防和治疗的 DNA 疫苗研究也得到了长足的发展。

（二）DNA 疫苗在寄生虫病中的应用

1. 疟疾　是世界上寄生虫感染最严重的疾病之一。每年都有 3 亿～5 亿人感染疟疾，而有 200 万～500 万人死于疟疾。疟疾由疟原虫引起，疟原虫分为间日疟原虫、恶性疟原虫、约氏疟原虫等。其中恶性疟原虫是最主要、最严重的致病疟原虫，以按蚊为媒介。在发展中国家，由于疟疾的高发病率和致死率，对这些疟疾病区的旅游业等造成了严重的影响。更由于杀虫剂如氯喹的广泛使用导致寄生虫对药物的抵抗力增强，因此迫切需要一种新的预防控制疟疾的手段。

疟原虫有复杂的生活史，在人体内，当雌按蚊叮咬宿主时，子孢子进入血循环，约经 30 分钟后陆续侵入肝细胞。在肝细胞内经裂体增殖形成含有约 30 000 个裂殖子的裂殖体，肝细胞破裂后裂殖子释放入血循环，侵入红细胞，并在红细胞内裂体增殖形成裂殖体，感染红细胞释放的裂殖子再侵入其他红细胞。因此对疟原虫的 DNA 疫苗应该是复合多价的，近来对疟原虫不同生活史的有效抗原基因的研究逐步深入，并可以此为基础诱导机体产生更好的细胞免疫水平和抗体水平。

人们在感染啮齿动物的约氏疟原虫上进行了一些重要的研究。目前构建的红细胞前期抗原的 DNA 疫苗主要是约氏疟原虫环子孢子蛋白（PyCSP）、子孢子表面蛋白 2（PySSP2）、肝细胞红细胞蛋白 17（PyHEP17）等。PyCSP 是子孢子表面最丰富、抗原性也最强的蛋白。Sedegah 等将 PyCSP 基因克隆到 pDIP 和 nkCMVint 载体上，两者都含有 CMV 即早期基因的启动子。用这两种 DNA 疫苗免疫 BABL/c 小鼠。前者对子孢子感染的免疫保护作用是 56%，后者达到 83%。PyCSP 的 DNA 疫苗在小鼠体内能诱导产生高水平的 CSP 特异性抗体，并具有剂量依赖性。而且 PyCSP DNA 疫苗还诱导机体产生抗原特异的 MHC 限制性的 CD8$^+$细胞毒作用，而且这种细胞毒作用对肝细胞的特异裂解率远高于射线灭活的减毒疫苗。同时对 PyHEP17 的 DNA 疫苗的研究也发现其可降低虫体密度，延迟虫血症的发生。由于疟原虫的 DNA 疫苗应该是多价的，单一的 DNA 疫苗不能引起足够的保护，因此对 PyCSP 和 PyHEP17 DNA 疫苗联合免疫的保护作用也进行了研究，对各种背景小鼠进行免疫后，发现其保护率都达到 80% 以上。也有人对全长和部分 PySSP2 基因进行构建后免疫

A/J 小鼠，发现其可以产生保护作用，且全长的 DNA 疫苗优于部分片段的 DNA 疫苗。

针对红细胞内期抗原 PyMSP-1 构建了没有 Th 细胞识别位点的编码 PyMSP-1 C 片段的 DNA 疫苗，其 C 端含有保守的半胱氨酸残基，编码于裂殖子表面。在一些模型中，大量的实验都证明 MSP-1 是一种保护性免疫反应的靶标。用 MSP-1 构建的 DNA 疫苗免疫后发现产生了抗体作用，但是低于用重组蛋白和佐剂免疫的效果。攻虫的实验结果也表明这样的疫苗需要进一步更改调整策略，以提高抗体反应和保护作用。

另外，在应用以霍乱毒素 B 亚基为载体的重组多价疟疾的 DNA 疫苗免疫恒河猴两次后就能产生较高的细胞和体液免疫反应，并且在攻虫后保护的时间比对照组更长。这也说明鸡尾酒式的复合抗原表位的 DNA 疫苗能产生更好的免疫保护作用。在改善疫苗的免疫原性方面，Angov 等应用 Bax、Bcl-xL 作为分子佐剂，以期通过促进寄主细胞凋亡来改善 CSP 疫苗的保护效果。

2. 血吸虫病（schistosomiasis） 是仅次于疟疾的危害人类健康最为严重的寄生虫病，全球有 2 亿人受感染，约 6 亿人生活于疫区，年死亡人数多达数十万。我国目前仍有 108 个县有血吸虫病流行，69.5 万人感染血吸虫病。半个世纪以来，我国血吸虫病防治（简称血防）工作成果显著，但由于日本血吸虫保虫宿主多，钉螺分布广且难以消灭，以吡喹酮化疗为主的血防对策难以阻断传播，再感染频繁发生，致使湖区及大山区血吸虫病的防治难以取得持续进展。国内外血防科学界已取得一项共识，认为发展疫苗有助于控制血吸虫病的传播。

目前血吸虫疫苗在抗原方面的研究主要集中于筛选血吸虫抗原，目前主要的抗原为膜蛋白、肌小体及酶等。

（1）血吸虫膜蛋白 DNA 疫苗：目前研究的血吸虫膜蛋白主要有 23kDa 膜蛋白（Sj23）、脂肪酸结合蛋白（FABP）等。Sj23 存在于尾蚴、童虫、晚期童虫和成虫等各期的表膜上，是最早应用的血吸虫抗原之一。最初的研究发现 Sj23 蛋白疫苗对小鼠有保护作用，后来在羊、猪、水牛等动物的实验中发现该 DNA 疫苗均有保护效果。使用该 DNA 疫苗不仅可以减少成虫及虫卵数量，还可以减小虫卵肉芽肿的大小。用 Sj23 核酸疫苗免疫动物，尾蚴攻击后细胞因子 IL-2 和 IFN-γ 水平明显升高，细胞毒活性增强，可诱导机体产生抗原特异性的细胞毒作用及细胞免疫作用，对血吸虫感染具有免疫保护作用。Sj23 免疫小鼠获得了 26.90%～28.10% 的减虫率和 22.20%～37.90% 的减卵率。该疫苗免疫猪也取得了较好的保护效果，减雌虫率、减卵率分别为 50.80% 和 48.20%。

（2）血吸虫肌小体 DNA 疫苗：目前已经研究的血吸虫小体 DNA 疫苗主要有肌球蛋白 62kDa 片段（Sj62）、副肌球蛋白（Sj97）等。Sj97 是一种 97kDa 的具有卷曲螺旋结构的肌原纤维蛋白，为无脊椎动物所特有。Zhou 等以 pcDNA 作载体，免疫小鼠体内可诱导 Th2 型反应，但未能对尾蚴的感染产生保护作用。他们又以 pCMV-Sj97 免疫 C57BL/6 小鼠，其免疫血清产生特异性的抗体 IgG2a 和 IgG2b，血清中细胞因子 IFN-γ、IL-2 表达水平增高，而 IL-4 和 IL-5 免疫前后并未发生显著变化，且免疫血清能在体外诱导抗体依赖的细胞毒性杀死血吸虫童虫，说明 pCMV-Sjc97 免疫小鼠产生了 Th1 型免疫应答。在尾蚴攻击实验中，免疫鼠产生了显著的减虫率（35.00%～41.10%）及肝、脾组织减卵率（44.54%～73.4% 和 56.69%～83.40%）。用 Sj97 全长 DNA 疫苗对 C57 小鼠进行试验的研究表明该 DNA 疫苗可明显抑制虫卵肉芽肿的形成，并可以减轻血吸虫感染的病理损害。

（3）血吸虫酶 DNA 疫苗：目前已经研究的血吸虫酶类 DNA 疫苗较多，主要有磷酸丙糖异构酶（TPI）、谷胱甘肽-S-转移酶（GST）、天冬酰胺酸肽链内切酶（Sj32）、精氨酸酶（ARG）、组织蛋白酶（B1N）等。TPI 是一种糖醇解酶，可催化磷酸二羟丙酮与 3-磷酸甘油醛之间的可逆反应。以 pcDNA3.1-SjTPI 肌内注射免疫实验动物，免疫组化结果显示 TPI 在肌细胞质和胞膜上得到表达。免疫血清具有抗 TPI 抗体，出现弱阳性，ELISA 和蛋白质印迹法（Western blot）检测表明 IL-2 水平升高，^{51}Cr 释放法测定结果表明免疫组细胞毒活性显著增加。日本血吸虫 TPI 免疫 BALB/c、C57BL/6 小鼠所得减虫率分别为 30.30% 和27.90%，减卵率分别为 52.90% 和 13.70%；对猪也产生了免疫保护作用，减虫率为 48.30%，减雌虫率为 53.60%，减卵率为 49.40%。

此外，可用于 DNA 疫苗的血吸虫抗原序列还有黏蛋白样蛋白（MLP）、卵黄铁蛋白（Fer1）、抱雌沟蛋白（GCP）、极低密度脂蛋白结合蛋白（sVLBP）及混合或多价核酸疫苗。

3. 猪带绦虫（*Taeniasolium*） 又称猪肉绦虫、链状带绦虫、有钩绦虫。幼虫主要寄生在猪体内，也可以寄生在人的肌肉和脑组织中，引起囊尾蚴病；成虫寄生在人体小肠中，可以引发猪带绦虫病。

有研究尝试用 Ccl 蛋白和副肌球蛋白质粒接种小猪，在小猪体内诱发了体液免疫和细胞免疫，Ccl 疫苗使小猪获得了保护作用。副肌球蛋白核酸疫苗保护作用的研究尚在进行中。将编码绦虫保护性抗原基因（45W）分别克隆到真核质粒表达载体 pcDNA3 和羊腺病毒载体（DAV200）中构建出 pcDNA3-45W 核酸疫苗，分别给羊注射核酸疫苗和重组病毒疫苗后，再注射常用的 45W 亚单位疫苗，引起的免疫反应比单独注射核酸疫苗和重组病毒要强，先注射核酸疫苗再注射重组病毒疫苗产生的 IgG 要比分别注射至少高 65 倍。Guo等将猪带绦虫 B 抗原核酸基因克隆到 pcDNA3.1 质粒载体中构建了 pcDNA3-B 核酸疫苗，并以不同剂量免疫猪。结果显示当用等剂量的猪带绦虫卵攻击以每只 1000mg 的量接种过该疫苗的猪时，其保护力可达 92.6%，其中 4/5 的受感染猪不能形成有活力的包囊。

四、肿瘤的 DNA 治疗性疫苗

（一）概述

肿瘤是一直以来对人生命威胁最大的疾病之一。如何治愈及预防肿瘤一直是国际上研究的主题。DNA 疫苗技术的出现增加了开发有效肿瘤疫苗的可能，成为免疫治疗肿瘤方面重要的手段之一。DNA 疫苗能通过表达编码肿瘤相关抗原来引发机体的抗肿瘤反应。肿瘤抗原是肿瘤细胞中可以被机体抗原提呈细胞（APC）MHC-Ⅰ或Ⅱ分子加工并有效提呈而被 T 细胞所识别的抗原。这些主要包括两类：肿瘤相关抗原（tumor-associated antigen，TAA）和肿瘤特异性抗原（tumor specific antigen，TSA）。非肿瘤细胞所特有的、正常细胞和其他组织上也存在的抗原，只是其含量在细胞癌变时明显增高，称之为肿瘤相关抗原。另外一种是 TSA，肿瘤细胞特有的或只存在于某种肿瘤细胞而不存在于正常细胞的新抗原则称之为肿瘤特异性抗原。肿瘤 DNA 疫苗是指将编码肿瘤特异性抗原蛋白的外源基因（DNA）与质粒重组后，把裸露的 DNA 直接注入动物机体，肿瘤 DNA 被体内肿瘤细胞或正常细胞识别、摄入，并通过宿主细胞的转录、翻译系统合成肿瘤特异性抗原蛋白，诱导宿主产生对该抗原蛋白的免疫应答，引发机体持久的细胞免疫和体液免疫。过去一直认为，一旦发现和鉴定出这些抗原就可以极大促进肿瘤疫苗的研发进度。通过免疫学理论研究的深入发展和近些年的研究发现，肿瘤细胞在生长过程中不断受到机体免疫系统的压力，大部分肿瘤抗原序列进行了修饰和突变，使得免疫系统对改变的抗原应答反应不强或者不识别。这些新生肿瘤抗原又被称为"neoantigen"。最近的研究发现突变相关的新抗原可以激活肿瘤中的淋巴细胞并诱导抗肿瘤免疫反应，这显示了新抗原在进行疫苗治疗癌症患者中的潜在作用。得益于肿瘤新抗原的发现，个性化癌症疫苗在临床试验中也取得了巨大成功。

（二）肿瘤相关抗原 DNA 疫苗的临床应用

长期以来，针对特定肿瘤类型的最佳抗原的鉴定一直是癌症免疫疗法领域的优先考虑因素。肿瘤抗原（表 7-4）通常可以归类为肿瘤相关抗原或肿瘤特异性抗原。如下所述，积累的实验证据支持肿瘤特异性新抗原作为真正的肿瘤排斥抗原，是癌症疫苗接种的最佳选择。

表 7-4　一些主要肿瘤抗原及其类别

抗原类别	抗原	治疗性疫苗靶向肿瘤类别	是否经过治疗性疫苗研究
肿瘤相关抗原			
癌症-睾丸：在健康组织中只在正常睾丸中表达	CT83、MAGEA-1～4、NY-ESO-1、PRAME 和 SSX2	膀胱、乳房、肺部肿瘤，黑色素瘤，骨髓瘤和卵巢肿瘤	是
分化特异性或谱系特异性：由相同器官或组织类型的正常细胞和肿瘤细胞表达	CD19、GP100、MART1、PSA、PSMA 和酪氨酸酶	B 细胞淋巴瘤、黑色素瘤和前列腺癌	是
过度表达：与正常组织相比，肿瘤表达水平明显更高，并且优先通过免疫系统靶向肿瘤	CEA、cyclin B1、EGFR、EPHA2、HER2、间皮素、MUC1、存活蛋白和端粒酶	膀胱、乳房、颈椎、结肠的肿瘤，胶质母细胞瘤，遗传性非息肉病，结肠癌，肺癌，骨髓瘤及食管、卵巢、胰腺和前列腺肿瘤	是
肿瘤特异性抗原			
翻译后修饰：肿瘤特异性糖基化和其他修饰变化的产物	糖肽类（MUC1T 和 MUC1Tn）、磷肽类（LSP1 和 NCOA1）、瓜氨酸肽类	所有肿瘤	是
突变的癌基因：常见的体细胞突变或基因易位的产物	BCR-ABL1、EGFR 突变体Ⅲ、HRAS 和 KRAS	急性淋巴细胞白血病、急性髓样白血病、慢性粒细胞白血病、胶质母细胞瘤、肺和胰腺肿瘤	是
突变的新抗原：包含个别肿瘤随机体细胞突变的肽	每一个个体都不尽相同	所有肿瘤	是

注：BCR-ABL1，BCR 断点簇区蛋白与 ABL1 融合；CEA，癌胚抗原；CT83，癌症-睾丸抗原 83；EGFR，表皮生长因子受体；EPHA2，肝配 A 型受体 2；HER2，人表皮生长因子受体 2；LSP1，淋巴细胞特异性蛋白 1；MAGEA，黑色素瘤相关抗原 A；MART1，T 细胞识别的黑色素瘤抗原 1；MUC1，黏蛋白 1；NCOA1，核受体辅激活因子 1；PRAME，优先在肿瘤中表达黑色素瘤抗原；PSA，前列腺特异性抗原；PSMA，前列腺特异性膜抗原。

1. 肿瘤相关抗原（TAA）　目前的研究已经确定了一大类 TAA，包括过度表达、参与组织分化或优先由癌细胞而非正常组织表达的抗原。过表达的肿瘤抗原的突出实例包括人表皮生长因子受体 2（HER2，也称为 ERBB2）、人端粒酶逆转录酶（TERT）和抗凋亡蛋白（如存活蛋白，也称为 BIRC5）等。组织分化抗原由特定细胞谱系表达基因编码，在该细胞谱系出现的肿瘤及其相应的正常组织中普遍表达。这类 TAA 的实例包括乳房珠蛋白-A，前列腺特异性抗原（PSA），由正常黑色素细胞和黑色素瘤细胞表达的 T 细胞识别抗原 1（MART1，也称为 melan-A），黑色素细胞蛋白（PMEL）和酪氨酸酶识别黑色素瘤抗原。对于过表达和组织分化抗原，当这些蛋白质的高水平表达达到 T 细胞识别的阈值时，可能诱导抗肿瘤免疫应答，从而破坏免疫耐受性，但这具有诱导针对相应正常组织的自身免疫的风险。

此外，由于这些抗原也在健康组织中表达及胸腺中的高亲和力 T 细胞的阴性选择，天然 T 细胞识别通常具有低亲和力。癌症–睾丸抗原（CTA）是 TAA 的一个特殊子集，被认为可提供更高的肿瘤特异性，因为除了种系和滋养细胞，它们通常不在正常成人组织中表达，但在癌症中高度表达。已经鉴定了超过 60 种编码 CTA 的基因，其中研究最好的是黑色素瘤相关抗原（MAGE）家族、肉瘤抗原 1（SAGE1）和癌症–睾丸抗原 1（CTAG1A，通常称为 NY-ESO-1）。类似于 CTA，癌胚抗原，如 5T4 癌胚抗原（也称为 TPBG）被认为对肿瘤具有特异性，因为它们在胎儿发育期间存在，在成体组织中通常有限表达，但在癌性体细胞中上调。然而，值得注意的是，所有上述 TAA 都具有一定程度的中枢耐受性，并且对肿瘤缺乏完全特异性。

2. 黑色素瘤的 DNA 治疗性疫苗　恶性黑色素瘤是起源于神经外胚叶、产生于黑色素细胞或其母细胞的恶性肿瘤。人黑色素瘤抗原 MAGE-3 是一种 CT 抗原（cancer testis antigen），在多种肿瘤组织中表达，但在正常组织中除胎盘和睾丸外均不表达，因此是肿瘤免疫治疗中理想的靶抗原。目前，在恶性黑色素瘤免疫治疗中，MAGE-3 基因是国内外学者研究的热点之一，并在动物模型上取得了满意的结果。Tagawa 等基于 DNA 免疫局部 APC 被大量转染的机制，用酪氨酸酶 DNA 疫苗治疗Ⅳ期黑色素瘤患者，不采用通常的肌内注射方式，而是将 DNA 泵入使之浸润扩散进入腹股沟淋巴结，剂量为 $200 \sim 800 \mu g$，12 个月后，26 例患者中的 16 人仍存活。毒副作用研究观察，只有 5 人显示 $1 \sim 2$ 级的毒性反应。利用 pcDNA3.1 为载体，构建重组表达质粒 pcDNA3.1-MAGE-3 并免疫小鼠，发现其外周血中 $CD4^+$ 及 $CD8^+$ T 细胞升高，脾淋巴细胞在体外对 MAGE-3 阳性肿瘤细胞表现出明显的杀伤作用，由此可以预见这种质粒疫苗免疫动物后，将会取得较好的肿瘤预防和治疗效果。

3. B 细胞淋巴瘤的 DNA 治疗性疫苗　随着肿瘤免疫学和分子生物学技术的发展，淋巴瘤的 DNA 疫苗被认为是清除肿瘤残留病变的有效方法。King 等将 scFv 与无毒的破伤风毒素 C 片段（FrC）编码基因连接起来形成 scFv2-FrC 融合的 DNA 疫苗，该疫苗能够诱导针对 5T33 骨髓瘤小鼠的抗肿瘤效应。Rice 等发现，FrC 的第 2 个结构域包含两个 $CD8^+$ T 细胞表位，这两个表位与肿瘤抗原竞争 CTL，使抗 FrC 的 CTL 增多，而在一定程度上抑制了抗肿瘤 CTL 的产生。这一发现为制备更有效的 DNA 融合疫苗提供了新的思路。Biragyn 等研究显示，将 scFv 与促炎症趋化因子一部分编码基因连接构成的融合基因，能够明显增强体内 DNA 疫苗的效率，最近应用这些融合策略的 DNA 疫苗已经开始进入临床试验阶段。

Timmerman 等构建了编码独特型（idiotype，Id）抗原序列与小鼠的 MsIg 恒定区序列融合的嵌合型 DNA 疫苗，对 12 例经化疗达临床缓解的滤泡型 B 细胞淋巴瘤患者进行了 I/II 期临床试验。意大利一个研究小组设计了基于 CDR3 区序列与 L-2 融合的 DNA 疫苗（V$_H$ CDR3-L2、VL CDR3-L2）免疫 C3H/HeN 小鼠，结果显示 60% 的小鼠产生抗 2 倍致死量 38C13 B 细胞（淋巴瘤细胞）的攻击且肿瘤攻击后 4 个月仍以无瘤状态存活，而对照组均死亡。实验结果为应用 CDR3 区基因疫苗治疗 B 细胞淋巴瘤提供了依据，这一方法更具有方法学上的便利性，有利于独特型 DNA 疫苗在临床上的广泛应用。

4. 前列腺癌的 DNA 治疗性疫苗　Minchef 等 1998 年开始用人的前列腺特异性膜抗原（PSMA）裸露 DNA 进行前列腺癌免疫治疗的 I、II 期临床试验，分别构建了 3 种质粒：PSMA DNA、CD86 DNA 和 PSMA/CD86 DNA，对 26 例前列腺癌患者每周进行皮内注射，剂量为 100～800mg，结果显示均无立即和长期的副作用。最近，Pavlenko 等将构建的 PSA 合并佐剂 GM-CSF 和 IL-2，用于治疗激素难于控制的前列腺癌患者，在 I 期临床试验中发现，900mg 的剂量可诱导较强的细胞和体液免疫，检测结果显示患者有 IFN-γ 和抗 PSA 的 IgG 水平升高。

5. 结肠癌的 DNA 治疗性疫苗　癌胚抗原（CEA）是 1965 年发现的一种肿瘤相关抗原（TAA），具有较强的免疫原性，主要存在于胎儿肠道、结直肠癌、乳腺癌和非小细胞性肺癌中。Conry 等在早期比较了皮内、皮下及肌内注射 CEA DNA 疫苗治疗表达 CEA 的恶性腺癌研究基础上，进行了 CEA DNA 疫苗治疗 17 例结肠癌患者的 I 期临床试验。该研究将 CEA 质粒 DNA 与乙肝表面抗原（HBsAg）表达质粒结合，共同肌内注射患者，CEA 作为目的基因，而 HBsAg 仅作为阳性指控指标，肌内注射剂量为 0.1～2.0mg。结果发现，重复使用剂量的 8 位患者中有 6 人产生了 HBsAg 抗体，4 人产生了 CEA 保护性抗体，而已有广泛转移性结肠癌的患者未能产生针对该 DNA 疫苗的临床反应。

6. 宫颈癌的 DNA 治疗性疫苗　Brinkman 等构建了真核表达质粒 E7IR，他将 HPV16 E7 基因分为 3 段，每段一个重复串联起来，并且利用点突变降低 E7 的转化活性，因此提高了 DNA 疫苗的安全性；用修饰后的 DNA 疫苗 E7IR 接种至 C57BL/6 小鼠，通过观察肿瘤体积变化，进行脾细胞的体内 CTL 检测及肿瘤保护性实验。研究人员发现：E7IR 确实能够减小肿瘤体积，延长小鼠的存活时间。此外，E7IR 还能显著提高 CTL 介导的靶细胞杀伤作用，进一步说明了 E7IR 作为治疗性 DNA 疫苗的潜在价值。Huang 和 Peng 等设计的 DNA 疫苗编码单链三聚物（SCT），包括 HPV16 E6 蛋白最重要的免疫原表位（aa48—57）、β 微球蛋白和 MHC-I 重链，这样就可以跳过抗原处理而直接把 E6 肽提呈到细胞表面；此外，在注射该疫苗时还辅以修饰后的编码抗凋亡蛋白（Bcl-xL）的 DNA，经过多年的小鼠实验发现，与野生型 Bcl-xL 相比，皮内共同注射两种 DNA 增强了 E6 特异性 CD8$^+$ T 细胞免疫应答，并且提高了对 E6 表达型癌细胞的抗肿瘤功效。当前国际上进入临床试验的 DNA 疫苗中，以 HPV 病毒类肿瘤治疗性疫苗取得的进展尤为突出。目前开展治疗性 HPV 疫苗以 VGX3100（特异性针对 16 型和 18 型 HPV 中 E6 及 E7 蛋白）为代表的多项临床试验。其中 VGX3100 疫苗在宫颈癌患者上的试验已经完成临床 II 期研究，取得了预期治疗效果，并已开展Ⅲ期临床验证。

第四节　RNA 疫苗

一、RNA 疫苗的概念

RNA 疫苗是指以 cDNA 为模板通过体内或者体外转录的能编码某段抗原序列的 mRNA 分子。将这种 mRNA 分子进行纯化后，再注射于体内，可利用机体细胞质中的翻译系统将所编码的抗原蛋白质表达出来，从而激发机体产生特异性免疫反应。它不同于 DNA 疫苗之处在于：RNA 疫苗可以通过体外转录系统制备 mRNA（*in vitro* transcription RNA，IVR RNA），使得制备和纯化过程大幅度简化；mRNA 分子无须穿越核膜入核，可直接在细胞质中被翻译后发挥作用，因此也不存在与机体基因组整合的担忧；另外，mRNA 进入细胞中表达后即被代谢降解，不会在体内长期逗留和持续表达，在一定程度上增强了其安全性。由于 RNA 疫苗是在体外以无细胞形式生产，容易规模化生产，具有成本效益的优势，且可避开用细胞培养方法制备活病毒疫苗、亚单位蛋白或病毒载体时在安全和生产方面的相关问题。因此该方法可能提供潜在的通用技术平台，用来生产能同时诱导体液免疫和细胞免疫反应的高效的通用疫苗。

二、RNA 疫苗的结构

尽管 RNA 疫苗有许多优点，但由于 mRNA 在环境中极易被降解，因此 IVR RNA 的稳定性和翻译效率成为最大的挑战。IVR RNA 的序列结构包括 5′帽子（5′cap）、5′非翻译区（5′ untranslational region，5′UTR）、编码区（coding region）、3′非翻译区（3′ untranslational region，3′UTR）和 poly（A）尾。研究证明这些结构对于蛋白质有效翻译非常重要，其中 5′帽子序列能被真核系统翻译起始因子 4E（EIF4E）有效识别并启动翻译，还可以防止脱帽酶结合对 mRNA 的降解。5′UTR 和 3′UTR 是 mRNA 序列中重要的调控元件，其中含有核糖体识别序列，也有增强表达和翻译效率序列。临床前和临床研究中最常用的 UTR 序列是 α-球蛋白和 β-球蛋白的 5′UTR 和 3′UTR 序列。编码区需经过密码子优化提高翻译效率。poly（A）尾序列对 mRNA 的稳定性起着非常重要的作用，随着 mRNA 在细胞中翻译时间延长，poly（A）尾的长度逐步变短，mRNA 进入降解过程。有研究表明 poly（A）尾在 120~150 个核苷酸为最适长度。所以，5′帽子和 poly（A）尾序列均能起到增强 mRNA 稳定性和翻译效率的作用。IVR RNA 的制备是通过 DNA 模板在体外转录实现的。DNA 模板可以是线性化的质粒或者 PCR 产物，DNA 序列中包括 T7 或 SP6 启动子和结构序列。在 T7 或 SP6 RNA 聚合酶催化下，mRNA 的 5′端被引入 m^7G 的 GTP，通过 5′-5′三磷酸连接后面的核糖核苷酸，随后 mRNA 由 4 种核糖核苷酸通过碱基互补配对合成。为提高 mRNA 的稳定性，mRNA 的 3′端会被加入一段 poly（A）序列，poly（A）序列可在 DNA 模板中直接加入固定数量的 ATP，或者体外转录时在 3′端加入非固定数量的 ATP。另外，

5′UTR 和 3′UTR 的加入也是一种提高 mRNA 稳定性和翻译效率的策略。

为提高穿越层层阻碍进入细胞的 IVR RNA 的翻译效率，RNA 的结构还可以被进一步改造以实现自我复制。自我复制型 RNA 来源于甲病毒基因组，其中编码结构蛋白的基因被靶抗原的编码基因取代，原有的 RNA 复制元件则被保留。由于 RNA 复制和蛋白表达都在靶细胞的细胞质中进行，RNA 不需要穿越核膜，因而也不存在 RNA 整合到细胞基因组的风险。自我复制型 RNA 的产生能够减少 RNA 的免疫剂量，对于小鼠剂量可以从微克级降低至纳克级。但是序列的加长对于 RNA 递送进入细胞造成了技术挑战。

三、RNA 疫苗的递送

许多类型的细胞能自发摄取裸 mRNA，主要通过清道夫受体介导的内吞作用被储藏于溶酶体中，仅有很少一部分 mRNA 能被渗漏至细胞质中。但大多数细胞（除 DC 外）摄取 mRNA 的效率比较低且极易饱和。未成熟 DC 能持续内吞环境中的液体，而且 DC 能通过巨胞饮作用以一种线性非饱和方式摄取 mRNA。但由于胞外 RNA 酶对 RNA 的降解，在实际应用中，仍需研究能促使 IVR RNA 有效进入细胞的保护机制和与之配套的制剂。因此，目前 RNA 疫苗研究的两个最大挑战：一是需要协助其进入更多细胞的有效方法；二是在其进入细胞后可表达足够量的蛋白抗原。

因为皮内和淋巴结中均存在大量原位的 DC，免疫途径多选择为皮下、肌内及淋巴结内注射。两项临床研究分别做了这些尝试，皮内注射或淋巴结内注射裸 mRNA 或鱼卵胺-RNA 复合物。而系统性递送 RNA 疫苗的方式比较少，主要是根据特殊需要的疾病模型而定。另外，RNA 本身带负电的性质更不利于其突破细胞膜进入胞内。因此许多研究利用带正电的纳米颗粒材料作为协助 RNA 递送的载体，其中包括阳离子纳米颗粒、脂质体或树状大分子聚合物等。

四、RNA 疫苗的作用原理

RNA 疫苗进入机体之后，一部分会被细胞外的 RNA 酶降解，很少一部分能突破细胞膜到达胞质，一旦其进入细胞质，就会像天然 mRNA 一样被翻译修饰成为蛋白质抗原，然后作为内源性抗原经蛋白酶体途径被 MHC-I 分子提呈给 $CD8^+$ T 细胞，从而激活较强的细胞免疫反应。如果该段蛋白质序列包含一段分泌型信号肽序列使其可被释放至胞外，则抗原会作为一种外源性物质被 APC 捕获，经溶酶体途径被 MHC-II 提呈给 $CD4^+$ T 细胞。此外，mRNA 在体内还能被很多介导固有免疫反应的受体识别，包括 TLR3、TLR7 和 TLR8 等。这些固有免疫途径被激活后会引发炎症反应，使多种细胞因子（包括 TNF-α、IFN-α/β、IL-6 和 IL-12 等）表达上调，从而激活整个免疫体系，因此 RNA 本身就具有免疫活化的佐剂效果。但这个特点并不一定会对免疫反应起增强效果，因为 RNA 的佐剂作用同时也会削弱其编码蛋白的翻译效率，所以近来一些研究工作集中在如何对 RNA 结构进行修饰，如引入假尿苷代替尿嘧啶降低其佐剂效果，更多地达到表达蛋白抗原的目的（图 7-1）。

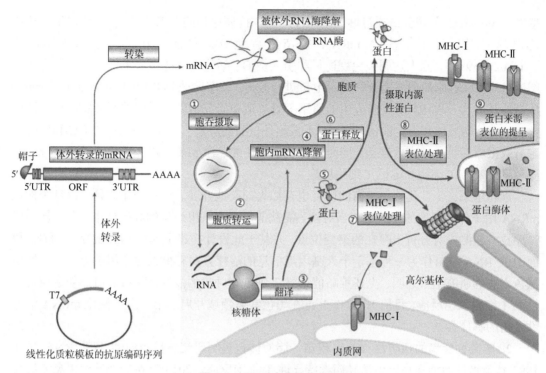

图 7-1　RNA 疫苗的作用机制

五、RNA 疫苗的应用

1. 肿瘤治疗的 RNA 疫苗　从 1995 年发现肌内注射编码癌胚抗原的 mRNA 能够诱发特异性的抗体反应以来，mRNA 疫苗用于肿瘤免疫治疗的研究一直方兴未艾。其中一部分研究集中于用 IVR RNA 体外转染 DC、T 细胞和 NK 细胞，用于制备 DC 疫苗、CAR-T 和 TCR-T 及 CAR-NK 等。考虑到细胞治疗的过程繁琐、价格高昂等因素，很多研究致力于将 IVR RNA 直接注射至体内，使抗原在体内被 DC 表达和提呈。因此增强抗原提呈效果并激发机体免疫反应成为关键。早期的临床研究发现，以 GM-CSF 为佐剂与鱼精蛋白和 IVR RNA 的复合物皮内注射，能激发机体特异性的抗体和 T 细胞反应，简便易行，副作用小。随后，该研究结果进一步被 CureVac 公司优化并在前列腺癌（NCT00831467 和 NCT01817738）和非小细胞肺癌（NCT00923312 和 NCT01915524）患者中进行临床试验。但是前列腺癌的临床 Ⅱ b 期试验由于没有达到延长生存期的首要目标，最终以失败告终。目前 CureVac 公司致力于将上述 IVR RNA 免疫制剂与抗 PD-L1 和抗 CTLA-4 联合使用在非小细胞肺癌患者中，开展临床 Ⅰ / Ⅱ 期试验（NCT03164772）。另外一种促进 IVR RNA 被 DC 提呈的方式是淋巴结内注射。由于大量 DC 的存在，IVR RNA 能被较高效率地捕获和表达提呈，加上 RNA 的佐剂效果促进 Th1 型促炎反应，从而可引发强烈的抗原特异性 T 细胞反应对抗肿瘤。此外，还可以通过一些活化 DC 的佐剂（如 Flt3）与 IVR RNA 联用，还有研究将编码免疫调节剂 CD40L、CD70 和活化 TLR4 的 IVR mRNA 与编码抗原的 IVR RNA 共转染淋巴结原位的 DC，这些方法都增强了抗原特异性的免疫反应。针对黑色素瘤患者，BioNTech 公司尝试通过淋巴结内注射编码抗原序列的 IVR RNA，并针对不表达该抗原的患者设计了个性化 mRNA 疫苗进行免疫，目前正在进行临床 I 期试验（NCT02035956）。除上述调整免疫途径和引入促 DC 活化的功能性分子外，一项研究还试图通过对 RNA-脂质载体复合物的带电量进行改造，以期促进 IVR RNA 突破细胞膜屏障，从而使其成为一种 RNA 疫苗应用的通用手段。该项研究结果表明这种所带净电荷量被调整的 RNA-脂质体复合物能保护 RNA 不被胞外核酸酶降解，并介导 RNA 被 DC 和巨噬细胞有效摄取后抗原的有效表达。同时这种复合物还能刺激 pDC 和巨噬细胞释放 IFN-α，诱导较强的效应 T 细胞和记忆 T 细胞反应。

近几年来，个性化肿瘤疫苗的研究也在如火如荼地开展。针对个体差异，设计个性化 mRNA 用于体内注射的疗效也相当可观。需获取每一个入组患者的肿瘤样本，利用新一代测序技术检测比对分析出存在的突变位点，并基于此设计构建个体化 IVR mRNA 疫苗。故而 IVR RNA 疫苗作为一种基于个人基因组信息的治疗方案有很大的应用潜力。一项针对黑色素瘤的研究结果表明，上述策略能诱导 T 细胞在肿瘤的浸润，并激活机体新表位特异性的 T 细胞杀伤反应。目前 BioNTech 已在黑色素瘤领域开启了第一次个性化 mRNA 治疗性疫苗的临床尝试。

2. 感染性疾病的预防性 RNA 疫苗 脂质体包裹编码流感核蛋白的 IVR RNA 早在1993 年就被证明能在小鼠中诱导病毒特异性 T 细胞反应。2012 年在一项针对甲型流感病毒防治的研究中证明，直接皮内注射裸 mRNA 能在小鼠和猪体内诱导长期的交叉免疫保护反应。同年通过肌内注射自我复制型 IVR RNA 的脂质纳米颗粒也被证明能够诱导 RSV 特异性保护性抗体反应。无独有偶，在塞卡（Zika）病毒流行后，一项研究表明皮内免疫脂质体纳米颗粒包裹的编码塞卡病毒部分膜结构的 RNA，通过对核酸结构的部分修饰，仅需很低剂量的一针免疫即可诱导持续的保护性中和抗体。有研究表明对于埃博拉病毒、H1N1 流感病毒和弓形体等的感染，IVR RNA 均能提供有效的攻毒保护效果。

3. 缓解过敏性反应的 RNA 疫苗 对于 IgE 介导的 I 型变态反应，抗原特异性免疫疗法是一种有效的治疗措施，其主要是通过调节 T 细胞反应并诱导产生 IgG 抗体与 IgE 竞争过敏原的结合位点，从而缓解过敏症状。早期的研究表明，用 DNA 疫苗诱导 Th1 型 T 细胞免疫反应能够抑制抗原特异性 IgE。但在临床上应用编码过敏原的 DNA 疫苗可能存在一定的安全风险，因为 DNA 在体内存留的时间能长达两周，且从注射部位扩散至其他非免疫组织，可能会引发较强的过敏性不良反应。因此 IVR RNA 凭借其在胞外可被快速降解而在胞内半衰期很短的特点，成为在这方面应用的理想方法。例如，在一项小鼠鼻炎模型的研究中，在抗原致敏前皮内注射 IVR RNA 能诱导持续的过敏原特异性 Th1 型免疫反应，从而有效地抑制了过敏原特异性 IgE 产生诱发的肺部炎症。

六、临床应用展望

综上所述，mRNA 可作为 DNA 编码表达蛋白抗原过程中的必需中间产物。将其用于疫苗的开发生产，具有 DNA 疫苗和蛋白质疫苗两者所不具备的重要优势。其一，生产过程简单，可以只在试管中完成，即不依赖于大型发酵罐发酵过程，也无须纯化。其二，得益于 RNA 的极易降解的特点，在现有的临床试验中，RNA 疫苗均未出现安全问题，机体表现出良好的耐受性。RNA 疫苗在肿瘤治疗和预防感染性疾病方面的临床前研究均得到较好的结果，能诱导机体产生抗原特异性 T 细胞反应，实现长期持续性的免疫保护效果。尤其是在肿瘤免疫治疗领域，针对多种癌症的治疗性 RNA 疫苗的研究正在如火如荼地开展，但是距离真正的应用还面临很多挑战。在应用方面，RNA 疫苗接种的剂量、时间、免疫途径和递送等都有待于探究，其中也包括对于 RNA 疫苗药代动力学特征的详细阐明，这些均导致 RNA 疫苗作为一种药物开发存在一定的复杂性。随着研究的不断深入，治疗方式的多样化和个性化相结合将实现更好的疗效。

（王 宾 复旦大学）

参 考 文 献

Apostolopoulos V, Weiner DB, 2014. Development of more efficient and effective DNA vaccines. Exp Rev Vac, 8: 1133-1134.

Bergmann-Leitner ES, Leitner WW, Duncan EH, et al, 2009. Molecular adjuvants for malaria DNA vaccines based on the modulation of host-cell apoptosis. Vaccine, 27 (41): 5700-5708.

Bialkowski L, van Weijnen A, van der Jeught K, et al, 2016. Intralymphatic mRNA vaccine induces CD8 T-cell responses that inhibit the growth of mucosally located tumours. Sci Rep, 6: 22509.

Biragyn A, Belyakov IM, Chow YH, et al, 2002. DNA vaccines encoding human immunodeficiency virus-1 glycoprotein 120 fusions with proinflammatory chemoattractants induce systemic and mucosal immune responses. Blood, 100 (4): 1153-1159.

Cai H, Tian X, Hu X, et al, 2003. Immunogenicity and protective efficacy study using combination of four tuberculosis DNA vaccines. Sci China C Life Sci, 46 (5): 495-502.

Cavenaugh JS, Awi D, Mendy M, et al, 2011. Partially randomized, non-blinded trial of DNA and MVA therapeutic vaccines based on hepatitis B virus surface protein for chronic HBV infection. PLoS One, 6 (2): e14626.

Deliyannis G, Boyle JS, Brady JL, et al, 2000. A fusion DNA vaccine that targets antigen-presenting cells increases protection from viral challenge. Proc Natl Acad Sci U S A, 97 (12): 6676-6680.

Geissler M, Gesien A, Wands J, 1997. Inhibitory effects of chronic ethanol consumption on cellular immune responses to hepatitis C virus core protein are reversed by genetic immunizations augmented with cytokine-expressing plasmids. J Immunol, 159 (10): 5107-5113.

Guo A, Jin Z, Zheng Y, et al, 2007. Induction of protection against porcine cysticercosis in growing pigs by DNA vaccination. Vaccine, 25 (1): 170-175.

Guo HC, Liu ZX, Sun SQ, et al, 2004. The effect of bovine IFN-alpha on the immune response in guinea pigs vaccinated with DNA vaccine of foot-and-mouth disease virus. Acta Biochim Biophys Sin (Shanghai), 36 (10): 701-706.

Harcourt JL, Brown MP, Anderson LJ, et al, 2003. CD40 ligand (CD154) improves the durability of respiratory syncytial virus DNA vaccination in BALB/c mice. Vaccine, 21 (21-22): 2964-2979.

Iurescia S, Fioretti D, Pierimarchi P, et al, 2010. Genetic immunization with CDR3-based fusion vaccine confers protection and long-term tumor-free survival in a mouse model of lymphoma. J Biomed Biotechnol, 2010 (1): 316069.

Kim D, Hoory T, Monie A, et al, 2008. Enhancement of DNA vaccine potency through coadministration of C II TA DNA with DNA vaccines via gene gun. J Immunol, 180 (10): 7019-7027.

King CA, Spellerberg MB, Zhu D, et al, 1998. DNA vaccines with single-chain Fv fused to fragment C of tetanus toxin induce protective immunity against lymphoma and myeloma. Nat Med, 4 (11): 1281-1286.

Koletzki D, Schirmbeck R, Lundkvist A, et al, 2001. DNA vaccination of mice with a plasmid encoding Puumala hantavirus nucleocapsid protein mimics the B-cell response induced by virus infection. J Biotechnol, 84 (1): 73-78.

Kranz LM, Diken M, Haas H, et al, 2016. Systemic RNA delivery to dendritic cells exploits antiviral defence for cancer immunotherapy. Nature, 534 (7607): 396-401.

Lowrie DL, Tascon RE, Bonato VLD, et al, 1999. Therapy of tuberculosis in mice by DNA vaccination. Nature, 400: 269-271.

Pardi N, Hogan MJ, Pelc RS, et al, 2017. Zika virus protection by a single low-dose nucleoside-modified mRNA vaccination. Nature, 543 (7644): 248-251.

Petsch B, Schnee M, Vogel AB, et al, 2012. Protective efficacy of in vitro synthesized, specific mRNA vaccines against influenza A virus infection. Nat Biotechnol, 30 (12): 1210-1216.

Rizzuto G, Cappelletti M, Maione D, et al, 1999. Efficient and regulated erythropoietin production by naked DNA injection and muscle electroporation. Proc Natl Acad Sci U S A, 96 (11): 6417-6422.

Sahin U, Derhovanessian E, Miller M, et al, 2017. Personalized RNA mutanome vaccines mobilize poly-specific therapeutic immunity against cancer. Nature, 547 (7662): 222-226.

Sahin U, Kariko K, Tureci O, 2014. mRNA-based therapeutics—developing a new class of drugs. Nat Rev Drug Discov, 13 (10): 759-780.

Sun B, Li ZS, Tu ZX, 2006. Construction of an oral recombinant DNA vaccine from *H pylori* neutrophil activating protein and its immunogenicity. World J Gastroenterol, 12 (43): 7042-7046.

Tacket CO, Roy MJ, Widera G, et al, 1999. Phase 1 safety and immune response studies of a DNA vaccine encoding hepatitis B surface antigen delivered by a gene delivery device. Vaccine, 17 (22): 2826-2829.

Tagawa ST, Lee P, Snively J, et al, 2003. Phase I study of intranodal delivery of a plasmid DNA vaccine for patients with Stage IV melanoma. Cancer, 98 (1): 144-154.

Trimble CL, Morrow MP, Kraynyak KA, et al, 2015. Safety, efficacy, and immunogenicity of VGX-3100, a therapeutic synthetic DNA vaccine targeting human papillomavirus 16 and 18 E6 and E7 proteins for cervical intraepithelial neoplasia 2/3: a randomised, double-blind, placebo-controlled phase 2b trial. Lancet, 386 (10008): 2078-2088.

Ward G, Rieder E, Mason PW, 1997. Plasmid DNA encoding replicating foot-and-mouth disease virus genomes induces antiviral immune responses in swine. J Virol, 71 (10): 7442-7447.

Wolff JA, Williams P, Chong W, et al, 1990. Direct gene transfer into mouse muscle in vivo. Science, 247 (4949): 1465-1468.

Zhou S, Liu S, Song G, et al, 2000. Protective immunity induced by the full-length cDNA encoding paramyosin of Chinese *Schistosoma japonicum*.Vaccine, 18 (27): 3196-3204.

第八章　多肽治疗性疫苗

Peptide Therapeutic Vaccines

摘　要

疫苗本质上是个免疫学问题，即通过疫苗"训练""改变"人体免疫系统，产生针对病原（疾病相关抗原）的保护性免疫及记忆。预防性疫苗的根本目的是通过接种在暴露前（pre-exposure）就建立预存免疫（pre-existing immunity）以防止未来相应病原建立感染；治疗性疫苗的根本目的是改进暴露后（post-exposure）已有的预存免疫（improving on nature），从而阻止疾病进展或治愈疾病。疫苗的三大要素——免疫原、递送系统和佐剂协同配合是关键。传统疫苗包括减毒疫苗、灭活疫苗、亚单位疫苗等，在传染病（如白喉、破伤风、黄热病、麻疹、乙肝等）预防性疫苗（暴露前）上取得了巨大成功；但对于暴露后疫苗的研究迄今未取得决定性突破。除了大部分暴露后状态（疾病）的保护性免疫不清楚、疫苗设计缺少靶标之外，从疫苗学角度这主要归因于：①暴露后比暴露前的预存免疫更复杂，需要更精细调控保护性免疫；②疫苗技术，如全病原、全抗原的"粗调"不能满足治疗性疫苗所需要的"细调"。尽管目前仅极少数多肽治疗性疫苗已上市，但多肽治疗性疫苗作为特异性治疗的一种重要方式，越来越受到人们的关注，但仍然有很多理论和技术问题需要继续研究。本章在假定疾病的保护性免疫（疫苗设计靶标）已清楚的前提下，从疫苗学角度介绍多肽治疗性疫苗的概念、研制策略、研究技术和研究进展等相关内容。

第一节　多肽治疗性疫苗的概念

一、第三次疫苗革命催生多肽治疗性疫苗

研究者采用 250 多年前 Jenner 模拟自然感染过程的策略、传统技术（细菌或病毒纯培养或基因克隆天然抗原）、传统的无靶、试错（trial-and-error）研究模式，研制出了 26 种传染病的预防性疫苗，其中 9 种进入 WHO 的扩大免疫规划（EPI），使得一些重大传染病得到了控制或消灭，人类疾病谱改变，人类的平均寿命也相应延长。WHO 评价"在生命科学还没有哪个领域比疫苗贡献大"。但全球每年仍有约 1700 万人死于传染病，其中 2/3 因无疫苗可用、1/3 与疫苗质量或应用有关；随着寿命的延长和疾病谱的改变，慢性感染（炎症）、老年认知性疾病、肿瘤、自身免疫病、代谢性疾病等成为新的重大健康问题。我国健康与公共卫生面临的巨大挑战是"老传染病时有起伏、新传染病不断出现、肿瘤等现代生活病飙升"。防治这类疾病已刻不容缓，而治疗性疫苗被寄予厚望，通过治疗性疫苗可望进一步改变疾病谱，延长人类寿命。

尽管疫苗是传染病最经济和最有效的防治措施，是肿瘤、自身免疫病等慢性病最具潜力的治疗手段，但传统疫苗学面临重大挑战。既往疫苗学经验型研究模式到达了极限，急需探讨新模式；国际上多是针对暴露前设计疫苗，虽认识到暴露后疫苗有很大不同，但相关研究尚未取得决定性突破。近年来疫苗学家认识到：如能引起比天然感染（疾病）更好的免疫应答，就可研究出新的、更好的疫苗。现代免疫学前沿理论和技术进步支撑着正在发生的第三次疫苗革命。疫苗学也必然从过去用"（灭活或减毒）病原、抗原的粗调"转变为"多肽或表位特异性的细调"，"多肽"作为"细调"的最可能形式，必将被广泛研究和试用。

人类研究、使用疫苗的历程见图 8-1。

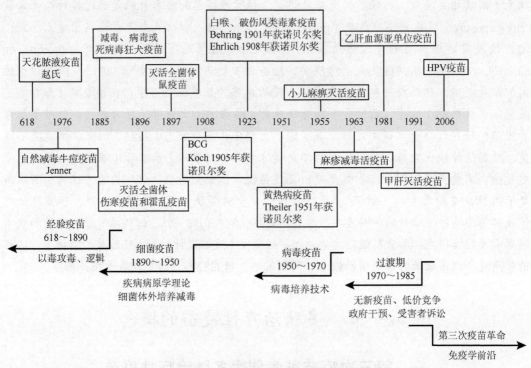

图 8-1　人类研究、使用疫苗的历程

二、治疗性疫苗的挑战和多肽治疗性疫苗的优势

如前所述，治疗性疫苗必须做到改进预存免疫。已有的预存免疫研究提示了治疗性疫苗面临的严峻挑战。①不齐免疫：指的是因宿主先前感染或接种过非相关病原导致的宿主针对病原的不完全应答。部分归因于 T 细胞对 2 种病原的交叉反应性；同一病毒属内可以发生，特别是不相关病毒间也会发生。当机体感染另外一个有交叉反应表位的病原时，记忆 T 细胞因为比初始 T 细胞反应强而占优势，免疫优势性会转移。②TCR 库谱缩窄：感染引起高宽度 T 细胞 TCR V 克隆应答，但用另一种病毒挑战，T 细胞库马上缩窄，不但 T 细胞应答缩窄到亚优势表位水平，TCR 使用也缩减到很窄的寡克隆反应，这是交叉记忆 CD8 增殖的后果。对这样窄的 T 细胞应答，表位变异就足以引起持续性感染。但是还不清

楚为什么 TCR 库在第一次感染中具有多样性，有人发现与表位氨基酸侧链复杂性相关。③个体 TCR 特异性影响：同卵双生子具有遗传学上不同的免疫系统。初始 T 细胞库具有百万个低频率的 T 细胞克隆，遗传学背景相同的小鼠对病毒感染的免疫应答是类似的，但 TCR 使用却不同；被其他病原再感染，TCR 的个性库就表现为交叉反应的程度有很大不同，交叉反应的 TCR 使用也不同，这反映出个体免疫库的特性不同。说明个体特异的 TCR 库在感染发生交叉反应和不齐免疫应答时起核心作用，不齐免疫也说明个体经历过不同的病原或疫苗注射。④免疫病理和交叉反应性：病原特殊的 T 细胞表位会引起感染时的病理损害。机制是刺激了免疫优势性低亲和力寡克隆反应，从而抑制了广谱的高亲和力反应；细胞因子从保护到损害性偏移；引起了自身免疫反应。这些病理性表位把免疫反应从最适合清除病原方向引开了。已发现一些病原的 T/B 细胞表位与自身表位交叉反应，活化自身免疫 T 细胞造成自身免疫损害，在人和小鼠的感染都可能引起自身免疫病。这也可以通过旁观者激活引起，而不齐免疫可能放大由病毒感染引发的自身免疫。虽然自身免疫启动通常只与少数病原表位有关，但通常会扩展到其他蛋白的表位。⑤病原载量与不齐免疫：对一种疫苗或病毒的免疫可能促进同一病毒不同血清型、不同病毒的易感，感染机制不明，可能与不齐免疫有关。不齐免疫与初始免疫库相比，控制病毒滴度效力更差。⑥免疫偏移：T 细胞分化、再唤醒记忆细胞产生 I 型细胞因子（如 IFN-α），则免疫反应向 Th1 方向，产生 II 型细胞因子（IL-4）则向 Th2 方向。⑦疫苗走错（vaccine gone wrong）：典型的是甲醛灭活的呼吸道合胞病毒疫苗。接种后的儿童对野生呼吸道合胞病毒暴露不但不保护，反而呈现感染加重甚至发生死亡，这是由于疫苗接种后再感染引起 Th2 应答，这种免疫偏移与呼吸道合胞病毒 G 蛋白 II 型表位有关。⑧不同时相而有不同免疫状态：指疾病不同时期免疫状态不同，增加了不齐免疫的复杂性，提示对同一种疾病不同时期治疗性疫苗的免疫学起点是不同的，所需要的保护性免疫也是不同的。这些挑战是预防性疫苗不曾遇到的，使得治疗性疫苗研究更加复杂。

近年来疫苗作为疾病特异性治疗手段得到了更多的关注。迄今为止的研究涉及慢性感染性疾病（如 AIDS、结核、疟疾、人乳头状瘤病毒感染）、肿瘤、自身免疫病（如多发性硬化症、红斑狼疮、糖尿病）及认知性疾病（如老年痴呆症、亨廷顿病、朊病毒病）等。治疗性疫苗的研制必须建立在对疾病免疫保护、免疫损伤机制充分认识的基础上，找到干预环节或靶点，再进行疫苗设计。在自然感染不能引发长时间免疫力时，以及对于引起慢性持续性感染的疾病，如许多寄生虫感染、分枝杆菌感染及一些病毒性感染，模拟自然感染过程的策略并不能制备出高效疫苗。近年来的研究已经表明：这不单归因于细胞免疫比体液免疫更为重要，而且天然病原体的感染会通过其"不合理"的表位组分引起 T 细胞极化改变而继发免疫偏差（immune deviation）、免疫缺陷或通过引发免疫活性细胞之间的"兄弟互相残杀"机制加重感染过程和病理过程；此外，由于进化的原因，天然病原体或抗原上含有各种不同的细胞因子、补体或趋化因子受体等高同源性顺序，从而干扰细胞间通信，产生免疫颠覆（immune subversion）。病原体可通过这些机制逃避机体的免疫清除而使机体呈现病原携带状态或持续性感染状态。另一方面，对于某些非感染性疾病，随着其致病因子和机制的阐明，采用特异性免疫手段进行治疗成为可能，而此类疾病多与自身抗原密切联系。

多肽治疗性疫苗与其他形式的治疗性疫苗相比，有其独特的优势。除了成分单一、化学性质稳定、避免了细菌病毒的沾染、无致癌潜能、便于判断毒副作用、便于制造和质控外，它尚有以下优势：①可以摒除天然抗原中的不利成分，包括 Treg 表位、致病相关表位、自身交叉免疫原性成分等。②可以从头设计，强化所需要的反应和应答。可以采用理性设计（rational design），调变与 MHC 分子的结合、与 TCR 的结合而调变其 T 细胞库（谱）（图 8-2）。③可以方便引入非氨基酸结构（如脂肪酸）、特殊功能肽段（如穿膜肽、亚细胞器或囊泡定位肽、器官或组织靶向肽）等增强疫苗的功能和效应。④可以像化学药那样通过理性设计，改进其药代动力学。⑤可以模仿设计化学药中的受体阻断剂来设计负调疫苗，从而丰富了免疫治疗的手段，对自身免疫病的治疗具有特别重要的意义。

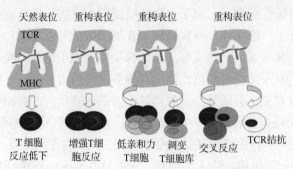

图 8-2　通过调变与 MHC、TCR 的结合调变免疫应答

　　一般而言，多肽治疗性疫苗对递送系统的要求更高。启动 Th2 和抗体应答比较容易，但实际需求不大；启动 Th1 和 CTL 应答则需要特殊递送系统和合适的佐剂。可以期望，随着对疾病免疫保护、免疫损伤机制认识的不断深入，在体诱导 Th 细胞极化和 CTL 应答技术的进步，多肽治疗性疫苗将在特异性治疗领域创造与预防性疫苗在特异性预防性领域一样的辉煌。

第二节　多肽治疗性疫苗的靶标

　　长期以来，疫苗的研制采用 250 年以前 Jenner 的模拟自然感染过程的策略和试错模式，而不是基于靶标的研究。药物学的研究则更为先进，几乎所有的药物设计、评价都是基于靶标的。要提升治疗性疫苗的研究水平，就必须将疫苗的"无靶设计"转变为"有靶设计"。

　　如何寻找治疗性疫苗的靶标？其主要基于疾病自然史的免疫学研究，如感染患者可以自愈或不愈，肿瘤可快速进展也可以慢速进展，自身免疫病也可以自然缓解或自然加重。用现代免疫学手段，寻找、确定那些决定不同临床后果的免疫反应，找到保护性免疫反应，就找到了治疗性疫苗设计的靶标。

　　就 HBV 感染而言，绝大部分 HBV 感染者可自动清除病毒而自愈，也有急性感染者发展为急性肝炎而后自愈。既往研究发现急性感染者自愈主要依赖于 HBV 特异性 CD8+ T 细胞应答。但这个发现并不能直接指导治疗性疫苗的设计，还需要用现代免疫学理论和技术进一步明确保护性库（谱）。我们最近比较了临床上 HBeAg/HBeAb 血清转换队列与未发生转换队列的 HBV 特异性 CD8+ CTL 库（谱），发现 HBV 感染一个保护性库（谱）（a）（图 8-3）

和一个损伤性库（谱）（b）。a 与病毒载量呈负相关，与 HBeAg/HBeAb 血清转换率和丙氨酸转氨酶（ALT）复常率呈正相关。如果 a 达到某个阈值，则 90%以上患者发生 HBeAg/HBeAb 血清转换。b 则与 a 正相反。而 a/b 值能更准确预测 HBeAg/HBeAb 血清转换发生（图 8-4）。

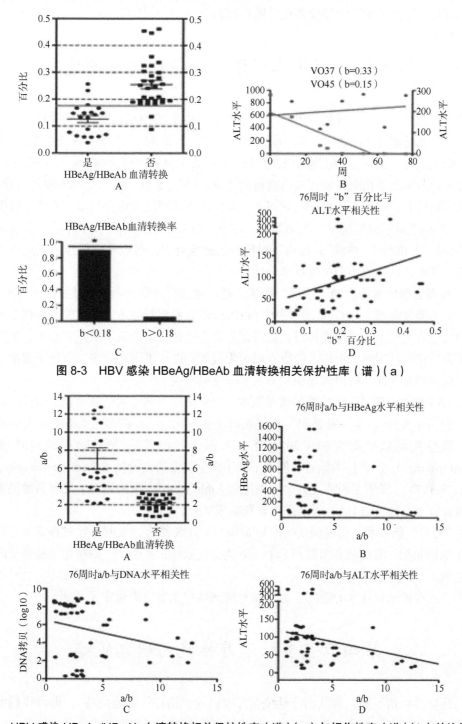

图 8-3 HBV 感染 HBeAg/HBeAb 血清转换相关保护性库（谱）（a）

图 8-4 HBV 感染 HBeAg/HBeAb 血清转换相关保护性库（谱）（a）与损伤性库（谱）（b）的比值与临床 HBeAg/HBeAb 血清转换、HBeAg 滴度、ALT 和病毒载量的关系

进一步的临床试验证明：如果用疫苗将 a 保持一定阈值 52 周以上，则逐渐发生 HBeAg/HBeAb 血清转换（未发表资料）。

与 HBV 感染类似，通过现代免疫学技术可以找到针对其他慢性感染、肿瘤、认知性疾病、自身免疫病等的治疗性疫苗设计的靶标。

第三节　抗原工程理论和技术体系的建立

确定了靶标，下一步就是采用疫苗学理论和技术实现靶标作用。其关键是免疫原。因为治疗性疫苗是面对"已病"人群，在免疫学中属于"暴露后"状态：天然抗原已经存在，天然抗原免疫反应也存在，但疾病仍在进展。既往采用预防性疫苗的策略未能成功。例如，对乙肝患者分别给予预防性疫苗预防剂量的 2 倍、4 倍、8 倍、16 倍，均未取得治疗效果。关键原因是没有关注预存免疫中的前述 8 个挑战。要做到改进预存免疫，笔者小组提出了"不用天然抗原而用模拟抗原"的新策略，创立了抗原工程理论和技术体系，实现了对病毒的"快拆""能装""可调"，提高了对抗原的操控能力，可以精细调控不齐免疫为保护性免疫。其中，发明的 3 个关键技术分述如下。

1. 病毒在表位水平上的"快拆"技术　通过建立我国第一个表位数据库（EDC）、国际第一个超型数据库（SDC），发明表位 in silico 研究系列新技术，获软件著作权 2 项，实现了对病毒在表位水平的快速拆解，将研究分辨率提升到单个氨基酸残基水平，使描绘某个病毒表位图谱的用时，由过去的数年缩短为数周，提高了研究效率，节约了成本。揭示了表位结构信息规律，提出抗原识别的氨基酸密码学说。

2. 基于表位"组装"新抗原和病毒技术　于美国纽约州立大学制造出"假脊髓灰质炎病毒"的同年（2002 年）制造出了模拟病毒（mimovirus），在美国威斯康星大学研制出 H1N1 流感病毒致命新变种（2014 年）之前（2010 年）制造出模拟逆转录病毒（mimoretrovirus），形成技术储备；创立了基于表位的疫苗设计技术（epitope-based vaccine design，EBVD），发明了国际上首个模拟抗原（mimogen），作为创新生物制品被国家食品药品监督管理总局（CFDA）批准进入Ⅲ期临床试验。

3. "可调"新技术　通过调变抗原与 MHC 和 TCR 结合，发明了针对特定遗传背景人群的 T 细胞超型、激动剂和阻断剂，上、下调变抗原性；发明了"颗粒化"及分子内佐剂等新佐剂，上调免疫反应。

抗原工程理论和技术的建立，为多肽等精细调控免疫应答奠定了基础。

第四节　多肽治疗性疫苗研制策略

与预防性疫苗不同，多肽治疗性疫苗需要启动"治疗性免疫应答"，即以疾病的保护性免疫应答和损伤性免疫应答的细胞、分子机制为前提，需要回答：为什么有些人群患病后痊愈了而有些人则持续或恶化；为什么疾病进展情况不同；其免疫分子、细胞的相关性和因果关系是否清楚；其免疫保护机制、免疫损害机制必须深入到表位特异性应答水平，即回答什么表位是保护性的、什么表位是损害性的，这是在表位水平上进行组分取舍、改造、设计的基础。

与其他形式的治疗性疫苗不同，多肽治疗性疫苗需要精细的调控。其疫苗分子中的每个氨基酸残基、每个功能团都需要精心设计。这必须建立在对抗原精细免疫识别研究的基础上，需要了解高分辨率的 B 细胞表位图谱、CD4$^+$ T 细胞表位图谱、CD8$^+$ T 细胞表位图谱，获得其表位最高分辨率的多肽片段，表位内必需氨基酸残基、非必需氨基酸残基。由于多肽疫苗结构更清楚、更接近化学药，可以采用理性设计的方法对疫苗特性进行特殊改造。如前所述，可以加强、摒弃、调变结构和应答。

基因组研究的不断进展，使得设计多肽疫苗能够从基因序列开始，结合上述要求形成了反向疫苗学（reverse vaccinology）研究新策略（图 8-5）。

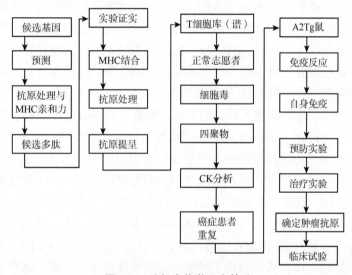

图 8-5　反向疫苗学研究策略

第五节　多肽治疗性疫苗研究技术

一、多肽治疗性疫苗的设计

多肽疫苗在设计方面的发展紧跟免疫学中不断出现的新概念。当前高纯度的多肽疫苗是一个完全的合成产品，通过造成人工"感染"，使 DC 摄取 MHC-Ⅰ类及Ⅱ类分子来提呈。多肽治疗性疫苗设计的需要考虑的主要因素如下。

1. 组分和配方　早在 1991 年，两份最初的研究报告显示：以弗氏不完全佐剂为免疫佐剂，用精确的 MHC-Ⅰ类分子 CTL 多肽表位复合体对小鼠进行的免疫接种对随后的活病毒感染有明确的保护作用，但随之而来的是对于这种疫苗设计有效性的疑问。虽然在有些模型体系中，这种疫苗可以诱导保护性作用，如可抑制小鼠中 HPV16 阳性肿瘤细胞的生长或抑制原有肿瘤的转移，但是其他一些报道指出这种最小量的 CTL 肽表位疫苗仅能够诱发低水平的 CTL，导致小鼠中特异性 CTL 的删除缺失，或增强病毒转染而诱发的肿瘤细胞生长。尽管对于这些疫苗的效率还有诸多疑虑，但人们已做了相当数量的治疗性接种实验，结果显示在 200 例免疫接种的实体瘤患者中，使用弗氏不完全佐剂，注射未修饰的最小量 CTL 多肽表位仅能够诱导一小部分患者的 T 细胞免疫应答。目前产生这种结果的原因不足为奇，因为我们对于免疫应答的诱导条件及其维持 T 细胞免疫的极化、多肽疫苗和免疫佐剂的药代动力学的了解并不十分深入。因此，需强调合成性肽疫苗在设计、配制和递送等方面的主要进展及这些变化在临床试验中所起的相应效果。

2. 增强最小单位 CTL 肽表位疫苗的免疫原性 $CD8^+$ CTL 识别的靶抗原是细胞表面由 MHC 分子提呈的小分子蛋白片段或多肽。肿瘤细胞所提呈的供识别的多肽中，有很多是来源于调控异常或突变的自身蛋白。如果 CTL 已经逃避了免疫耐受的诱导，上述自身来源的多肽则很容易被作为已充分激活的 CTL 的识别靶位。但事实上这些自身多肽大多数并不是良好的免疫原，它们往往不能诱导充分激活的 CTL 应答。这种免疫原性内在缺失的主要原因之一是这些多肽与 MHC 分子的亲和力很差。如前所述通过修饰 MHC 抗原结合槽中的保守氨基酸分子可以改变这些多肽与 MHC 分子的亲和力，其结果是可以得到在体内能诱导更强烈的多克隆 CTL 应答的所谓异变性多肽（有更强的生物潜能），该多肽能够识别野生型表位，排斥新植入的肿瘤及原有肿瘤。这一概念在转移性黑色素瘤患者中使用黑色素瘤相关性抗原 gp100 来源的免疫优势表位的试验中得到了证实。在 11 例接受了经修饰的 gp100 多肽免疫接种的患者中有 10 例出现应答，与此同时，在 8 例接受野生型 gp100 免疫接种的对照组中，只观察到 2 例出现免疫反应。gp100 多肽在修饰后体内免疫原性得到增强，这一点在更大规模的临床试验中也得到了证实，其中转移性黑色素瘤患者阳性反应的比例增加到超过 75%，多于 90%的患者手术切除Ⅰ～Ⅲ期。混合使用野生型和异变的 MART-1 多肽对 17 例患者进行接种，诱导出 12 例特异性 $CD8^+$ T 细胞的扩增，其中免疫应答最强的 2 例患者还出现了肿瘤消退的临床迹象。然而，这种增强 MHC 分子与多肽结合的亲和力的方法并不能应用到所有多肽，因为通过改造黑色素瘤相关性酪氨酸酶抗原来改进 CTL 应答的相似尝试失败了。此外，在接受 Wilms 瘤特异性野生型多肽（WT-1）或异变 WT-1 多肽接种的病例中，没有观察到免疫应答的程度、应答者的数量或临床反应性上的差异。这表明 MHC-多肽之间缺少合适的亲和仅仅是我们要获取高效多肽疫苗所面临诸多困难中的一个方面。

3. 加入辅助性 T 细胞表位，提高疫苗的强度和质量 对使用最小量 MHC-Ⅰ类分子结合性肽疫苗诱导的抗 LCMV 免疫反应进行更为仔细的检测后发现，这种小分子多肽表位也包含 $CD4^+$辅助性 T 细胞表位，因此也会诱导出伴随而来的辅助性 T 细胞应答。体内实验中，接种前如果去除 $CD4^+$辅助性 T 细胞，病毒特异性 CTL 免疫反应会大大减弱。这表明合成性肽疫苗的有效性同时取决于 $CD4^+$辅助性 T 细胞和 $CD8^+$CTL。在弗氏不完全佐剂中用疟疾来源的辅助性 T 细胞和 CTL 多肽表位制成的混合剂接种小鼠，结果发现与单独使用 CTL 多肽表位相比，混合剂所诱导的疟疾特异性 CTL 免疫应答更为强烈。此外，联合使用小鼠白血病病毒来源的辅助性 T 细胞和 CTL 多肽表位接种小鼠可以诱导出有保护性作用的抗小鼠白血病病毒的免疫应答，但是只使用 CTL 多肽表位接种小鼠则不能诱导以上抗病毒作用。一项在黑色素瘤高危患者中开展的临床 I 期试验进一步支持了这一结论。该试验中使用黑色素瘤相关性酪氨酸酶的 MHC-I 限制性 CTL 表位和非特异性的辅助蛋白 KLH 对患者进行免疫接种。在联合使用以上两种成分的 9 例患者中，有 5 例患者最早在第二次接种后的 2 周就可以检测到酪氨酸酶特异性的 IFN-γ 分泌性 T 细胞。但是在仅使用酪氨酸酶多肽进行接种的病例中检测不到上述分泌细胞的存在。虽然在多次接种以后这种差异不再这么显著，但联合使用上述两种成分的病例组比其他组的反应好。

辅助性 T 细胞多肽和 CTL 肽表位的物理连接进一步增加了 CTL 应答的量级，这提示在一个 APC 上提呈辅助性 T 细胞表位和 CTL 多肽表位比在不同的 APC 上提呈这两种表位更为有效，前者可存在于两种表位混合递送的情况（图 8-6）。这些数据与近来的一些研究结果相吻合，研究表明抗原特异性 $CD4^+$ 辅助性 T 细胞对于有效的 $CD8^+$ T 细胞免疫应答的诱导、扩增及维持起着关键作用。$CD4^+$ 辅助性 T 细胞通过利用 CD40/CD40L 信号转导途径充分激活 DC 及分泌 IL-2 来辅助 $CD8^+$ CTL。此外，辅助性 T 细胞表位和 CTL 表位的物理连接增加了多肽的长度，这有利于多肽提呈的动力学。然而，并非所有这样的连接都是毫无代价的。在一项由黑色素瘤 IV 期肿瘤患者的临床试验中，在用黑色素瘤相关性免疫优势 gp100 表位接种的患者中可以检测到抗该表位的免疫反应，但在该表位的 C 端连接上破伤风病毒来源的辅助性 T 细胞表位后接种患者，并不能观察到免疫应答。对此一个潜在的解释就是由于 CTL 表位 C 端可被蛋白酶作用所裂解，这一背景的变化被提呈至蛋白酶体。有些 C 端重要的裂解位点会被周围氨基酸的改变所破坏，类似两个表位被连接在一起时的情形；或者一个完全无关的辅助性 T 细胞表位的连接会对肿瘤特异性CTL 的诱导期有促进作用，但仍然不能在免疫应答的效应阶段诱导有效的辅助作用。在上述小鼠白血病病毒体系中，只有当小鼠接种的是肿瘤特异性辅助性 T 细胞表位而非不相关的辅助性 T 细胞表位时，才能诱导出特异性免疫应答。这强调了同时激活针对病原体/肿瘤的特异性 CTL 和辅助性 T 细胞的重要性。这种作用有可能发生，因为在免疫应答的后期 CTL 的持续激活必须得到辅助性 T 细胞的辅助作用，而后者的激活又有赖于APC 在病变处对病原体/肿瘤的交叉提呈。有很多自然状态下辅助性 T 细胞表位和 CTL表位连接的例子，而且表位之间常常发生交叉重叠。辅助性 T 细胞表位的部分重叠在小鼠"初免–再免"接种方案中，显著增强了 HPV16 E7-特异性 CTL 的免疫应答。人体中，多肽的天然序列中植入 $CD4^+$ 和 $CD8^+$ T 细胞表位可以有效诱导黑色素瘤患者中NY-ESO-1-特异性辅助性 T 细胞和 CTL。在 15 例乳癌或卵巢癌患者中诱导出 12 例HER2/Neu 特异性 $CD4^+$ 和 $CD8^+$ T 细胞免疫。与之前实验中使用最小量 HER2/Neu-特异性 CTL 表位仅能诱导较低水平和短暂的 CTL 应答相反，该实验中 T 细胞反应时间更长（1 年），而且能够识别和杀伤 HER2/Neu 阳性的肿瘤细胞。此外，Lopez 等报道在 15 例健康志愿者中，一种长度为 100 个氨基酸、提呈恶性疟原虫子孢子蛋白 C 端的多肽，可以诱导 13 例较强的 IFN-γ 分泌性 $CD4^+$ 和 $CD8^+$ T 细胞免疫。因此，与只含有 CTL 表位的疫苗相比，$CD4^+$ 和 $CD8^+$ T 细胞的同时激活不仅导致了对疫苗更强的免疫应答比，而且增强了 $CD8^+$ T 细胞的应答。

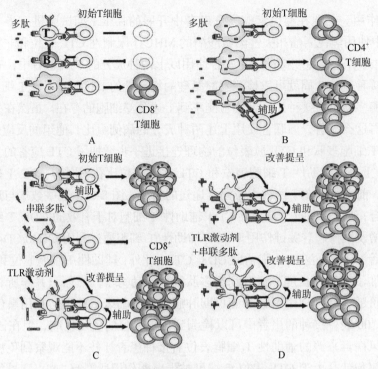

图 8-6　多肽疫苗的发展与体内提呈的关系

A. CTL 多肽疫苗可以直接和 MHC-Ⅰ类分子结合，对 T 细胞或 B 细胞提呈的同源抗原的识别会导致顿挫的增殖反应及应答的 CD8⁺细胞死亡。成熟 DC 表面对最小 CTL 肽表位的提呈可以使抗原特异性 CD8⁺记忆 T 细胞扩增，但一般来说，这些细胞不会有很强的效应。B. 疫苗中加入辅助性 T 细胞表位可以增强疫苗的有效性。例如，多肽疫苗可以和 A 所述细胞结合，辅助性多肽能被 DC 摄取并有效地与 MHC-Ⅱ类分子结合。理论上，这使得 DC 提呈 CTL 表位肽或者辅助性表位肽，或两种都有。后者发生时，DC 将激活抗原特异性 CD4⁺辅助性 T 细胞，反过来，DC 接到活化信号，允许它赋予 CD8⁺ T 细胞杀伤信号。此外，CD8⁺ T 细胞接受到来自 CD4⁺辅助性 T 细胞的直接作用。C. 辅助性多肽和 CTL 多肽的物理连接保证了任何摄取了抗原肽的 DC，会同时激活 CD4⁺辅助性 T 细胞和 CD8⁺ T 细胞。当该疫苗和 DC 激活组分（如 TLR）混合时，DC 获得更强的激活 CD4⁺和 CD8⁺ T 细胞的能力，这导致更强有效的免疫应答。D. 把 DC 激动剂和多肽抗原共价连接，所有摄取了抗原的 DC 会强烈激活，排除 C 中所述的有些 DC 并不激活，或者激活后不能有效进行抗原提呈的情况。结果可以诱导强有效的细胞免疫应答，可以很好地抵抗细菌、病毒的感染及新发肿瘤的威胁

4. 增加多肽长度以获取体内抗原提呈的最佳效果，片段大小是关键　虽然包含辅助性 T 细胞表位的合成肽疫苗可以诱导较强的效应性 CD8⁺ T 细胞反应，但这并非较长的多肽疫苗比最小的 MHC-Ⅰ类分子结合性肽疫苗更有效的唯一原因。排除 T 细胞辅助的条件下，在 MHC-Ⅱ基因敲除及 CD40 基因敲除的小鼠中，含有长片段多肽的疫苗与仅有最小肽表位的疫苗相比可以显著诱导更高的 CD8⁺ T 细胞应答水平。这表明由多肽长度增加所导致的疫苗免疫原性的提升还有其他机制。其中之一就是多肽被提呈给免疫系统时所处的背景。合成的长片段多肽不能与 MHC-Ⅰ/Ⅱ分子直接结合，因此只能由 DC 摄取、处理和提呈。相反，最小 CTL 表位是在 MHC-Ⅰ分子外部载入，可以被专职 APC（DC）或非专职 APC（T 细胞、B 细胞）所提呈。B 细胞对 CTL 肽表位的提呈会诱导一过性的 CTL 反应及随后对这些 CD8⁺ T 细胞的免疫删除，这也许是原因之一，如有试验观察到免疫接种后肿瘤生长增加。将 MHC-Ⅰ分子结合性肽表位载入 DC 可以把诱导 CTL 耐受性的多肽转换

为激活性多肽,该多肽可以激活抗肿瘤 CTL 的免疫应答。因此,DC 提呈多肽对 T 细胞的激活而言是必要的。

诱导较强的 CD8$^+$ T 细胞反应需要在激活性的微环境中持续抗原提呈。因此,体内起作用的另一因素可能是细胞外蛋白酶的生物降解。DC 表面的内肽酶和外肽酶,以及血浆来源的蛋白酶会对肽疫苗进行修饰,这就减少了对 CTL 表位的提呈作用。

已研制出可以抵抗血浆蛋白酶,同时保留和来源多肽同样抗原性、免疫原性的 CTL 表位非自然衍生物。但是通常情况下这些改变会导致免疫反应性的完全丧失。另外一种克服酶解缺点的方法是 1 周内以多种途径给予多次的重复性疫苗接种。应用此方法对黑色素瘤高危患者接种 HLA-Ⅰ 高亲和性 gp100 异变多肽,可以诱导出持续时间为 1 年的显著的 gp100-特异性 CTL 反应。有趣的是,其他细胞外蛋白酶会把较大的多肽(如卵清蛋白多肽)修剪为 MHC-Ⅰ 分子结合表位,结果增加了被提呈的卵清蛋白来源的 CTL 免疫优势表位。因此,尽管小分子肽疫苗会被迅速降解,但大分子多肽则被相对保护,而且实际上胞外的处理对其有利。笔者小组近来的实验表明,根据其与 MHC 分子的亲和力不同,最小 CTL 多肽表位在给小鼠注射后于激活性环境中被提呈的时间为几天到 2 周不等。这表明,多肽疫苗与 MHC 分子的亲和力在疫苗维持 T 细胞反应的能力中起一定作用。可能是因为小分子高亲和力的多肽可以通过它们直接与细胞表面暂时空载的 MHC-Ⅰ 分子结合或替换内源性低亲和力肽段的能力而被保护,从而不会被蛋白酶降解。这也许为异变性 CTL 多肽能够更好地初始激活体内免疫细胞提供了第二个解释。有趣的是,增加低亲和力 CTL 多肽的长度可以导致抗原提呈持续时间更长,从而增强这些表位的免疫原性。这也许是因为处理这些长肽所需要的条件只在高度激活性的 DC 中才具备。对肉瘤患者接种含癌症-睾丸抗原 NY-ESO-1 CTL 多肽表位的 9 肽和 11 肽,结果诱导出了 CD8$^+$ T 细胞,其中一小部分可以识别经过适当处理和提呈的表位。然而,大部分反应性 T 细胞识别隐匿表位(11 肽 N 端非正常处理的切去形式)。因此这些 CD8$^+$ T 细胞不能识别肿瘤细胞。在接受 NY-ESO-1 的 157~165 多肽接种的黑色素细胞转移性肿瘤患者中也观察到相似的结果。

小分子肽所诱导的 T 细胞对隐匿表位的反应并非只在 CD8$^+$ T 细胞中存在,在 CD4$^+$ T 细胞上也可以观察到。使用髓磷脂碱性蛋白最小辅助性 T 细胞表位注射小鼠,分析其免疫反应后可以发现一个异常处理的 CD4$^+$ T 细胞免疫优势表位出现在一个亚优势表位中,后者被病理性 T 细胞所识别。小分子肽可能由于蛋白酶处于非自然的处理途径而含有多个表位,与此形成对比的是,长肽必须由 DC 摄取,这保证了 T 细胞的初始激活只能由正常处理的表位所诱导。

5. HLA 不同基因型肽的复合抗原,取决于混合的情况　到目前为止,几乎所有多肽疫苗的研究都需要根据 HLA 遗传背景来选取适合接种的合格患者,因为通常这些患者接种时使用的是少量经挑选的 CTL 表位。当一种疫苗诱导出针对不同 HLA-Ⅰ 类及Ⅱ类遗传背景的 T 细胞应答时,它的作用可能不止一种。因此,能够向免疫系统提供完全蛋白的疫苗要优于单纯的肽表位疫苗,后者只能够由一种 HLA 型识别,而该疫苗本身可能并不包含所有主要表位。当前人们已经无须依赖 HLA 型而成功利用多肽重叠数据库来检测针对一系列人类抗原的特异性 CD4$^+$和 CD8$^+$ T 细胞应答,而且能够分离这些特异性 T 细胞。与此相对的是,用破伤风类毒素(完全蛋白)或重叠了 20 个位点的多肽库诱导出的破伤风特异性 CD4$^+$ T 细胞在识别正常处理的表位上没有差异。这表明个体的 APC 能够处理这些长肽，并且能够合理剪切 MHC-I 类和 II 类多肽表位以供细胞表面的抗原提呈。因此，合理的推论就是，使用相似的多肽集进行免疫接种也许能够解决 HLA 依赖性的问题。在一项实验中，使用兔乳头状瘤病毒持续转染 MHC 变异相当可观的杂种带状荷兰兔，在模型建立后，用 Montanide ISA51 配制含有 12 个氨基酸重叠的 CRPV E6 和 E7 肽段接种动物。治疗导致了已有肿瘤的消退及病毒载量的下降。当前笔者所在中心的几项临床 II 期试验正在尝试以这种方法研发针对 HPV16 病毒诱导型上皮内瘤变的治疗性疫苗。虽然能够制作小分子蛋白的交叉疫苗，如 HPV16 E6（158 个氨基酸）和 HPV16 E7（98 个氨基酸），但由于需要合成的多肽数目太多，制作比此更大分子量蛋白的交叉疫苗很困难。在这些情况下，可以利用混杂提呈的多肽或覆盖了高度免疫原性及富含 T 细胞表位区域的交叉肽段。在病毒蛋白抗原及肿瘤蛋白抗原中可以鉴别到很多这种区域。在一项临床 II 期试验中，对同时表达 HER2/Neu 的乳腺癌、卵巢癌或非小细胞肺癌患者注射含有 3 种不同多肽的疫苗，这些疫苗包含潜在的 HER2/Neu 源性辅助性 T 细胞表位，而且与其 HLA-II 型有独立性。绝大多数患者对这些疫苗中的至少一种有免疫应答，而且这种活性与蛋白识别和表位扩散有关。一旦某一特定抗原的免疫原性区域得到鉴别，含有不同抗原 T 细胞表位的交叉长肽就可以被混合配制为疫苗使用（如黑色素瘤复合抗原）。必须注意到的是，多种族人群中 HLA 遗传背景存在差异，这可能影响到某些特定抗原簇状 T 细胞表位的显示区。在对中国人和高加索人 T 细胞抗 HIV-1 免疫的队列研究结果进行分析时发现，这两个人群的免疫识别区域有显著的差异。实际使用的疫苗仅包含种类有限的交叉表位，因此，疫苗的使用可能有地域的限制。

最终化学合成的长肽包括许多化学连接的很长的肽段。这种蛋白和混合性交叉多肽相比的优势在于产生临床级的操作步骤要简便得多。更重要的是可以避免重组技术所要求的昂贵而耗时的毒性测试。一种包含至少 2 个不同的 CD4$^+$辅助性 T 细胞表位及 1 个 CTL 表位的化学合成的 GMP 兼容性纯化人 HPV16 E7 蛋白（98 个氨基酸），可以诱导较强的 HPV16 特异性 T 细胞反应活性，在小鼠 HPV16 阳性肿瘤的预防性和治疗性接种中都有保护性作用。尽管 HPV16 E7 蛋白相对较小，但目前已经合成了大小超过 30kDa 的蛋白，这表明大分子量蛋白也可以被合成（如 HPV16 E2）。

6. 加入危险信号以增强 T 细胞免疫的诱导和极化 多肽疫苗的设计完全不需要内源性佐剂，这为测试免疫佐剂向 DC 提供危险信号以增强 T 细胞功效的真实能力提供了机会。在很多实验中 GM-CSF 被用来招募接种处的 DC，而且至少在两项研究中，比较了接受多肽加弗氏不完全佐剂注射的患者及接受多肽加 GM-CSF 注射患者之间的免疫反应。在黑色素瘤 II 期患者中，注射弗氏不完全佐剂与两种黑色素瘤相关性 CTL 异变表位，加或者不加 GM-CSF 不会导致疫苗诱导的 CTL 应答的显著不同。总体来说，使用 GM-CSF 后的免疫应答相比使用 gp100 源性而非酪氨酸源性表位要稍强。在 9 例黑色素瘤 III～IV 期患者中，有 4 例在注射了异变性酪氨酸表位与 GM-CSF 后出现了对该异变表位的免疫应答，然而注射异变性酪氨酸表位加弗氏不完全佐剂的患者无一例出现相应的免疫应答。这些数据表明，GM-CSF 的使用对于诱导 T 细胞应答仅仅是较弱的提高因素。这在意料之中，因为 GM-CSF 的生物学作用是支持 DC 生长而非促进其成熟和激活。T 细胞能够获得的最有害的信号是 DC 在没有共刺激分子条件下提呈的同源性多肽表位，因为其可以诱导耐受性 CTL 前体细胞。因而，良好疫苗的主要特征是能够十分精确地模拟启动 DC 自然条件下激活的最强刺激，不仅仅有益于幼稚 CTL 的分裂，还有利于 CTL 的存活、扩增，以及作为有效激活的效应细胞迁移到肿瘤部位。大多数临床试验中，诱导有效 T 细胞免疫的较强的 DC 激活信号往往缺失，因此只能够观察到少部分一过性的 CD8$^+$ T 细胞。

有效的 DC 激活信号需要天然免疫分子（诸如 TLR）的参与，也需要适应性免疫受体（如 CD40）。除了只在人类血浆 DC 中存在的 TLR9，TLR 的表达模式在人和小鼠都相似。TLR2、TLR3、TLR4、TLR5、TLR7 在人和小鼠的许多 DC 上都有广泛表达。这些 TLR 激动剂重要的一点是它们是在分子层面界定的，大多数可以合成，这有利于仔细探索这些免疫刺激佐剂作用和功效的精确机制。在一些小鼠模型中，当 TLR3、TLR4、TLR7、TLR9 的激动剂和病毒蛋白、病毒样颗粒、多肽混合时，可以显著增强病毒和（或）肿瘤特异性 CTL 应答的量级和功效。在每个模型系统中，特定的激动剂–抗原联合使用不能增强免疫。使用 CD40 激动剂抗体经过体内 CD40 途径激活 DC 明显增强了一种基于多肽的肿瘤疫苗在小鼠的抗肿瘤效果。联合使用 CD40 激动剂抗体和 TLR 激动剂显示了明确的促 DC 激活和 CD8$^+$ T 细胞扩增作用。然而这些联用并不能产生更为有效的肿瘤根除作用，因为这些激活和扩增的效应 T 细胞群落主要聚集在疫苗引流淋巴结，很难迁移到循环中。这说明了检测全部预期反应的严格临床前测试的重要性。尽管在一些黑色素瘤患者中用多肽与弗氏不完全佐剂免疫接种可以诱导出肿瘤特异的 IFN-γ 分泌性 CD8$^+$记忆 T 细胞，但一般缺乏效应细胞的特征（如穿孔素和颗粒酶 B 的表达）。把一个较强的 TLR 激动剂加入到弗氏不完全佐剂疫苗中的多肽可以解决这个问题。在弗氏不完全佐剂中用 Melan-A 肽和 CpG 7909 免疫接种患者的 CTL 应答比先前实验里不使用 CpG 患者的应答高出 1～3 个数量级。重要的是 Melan-A 特异性 CD8$^+$ T 细胞不仅分泌 IFN-γ，在体外也表达颗粒酶和穿孔素。因此，包含合适的 TLR 激动剂可显著提高 T 细胞应答的数量级，使之发挥完全的效应。当被用于肽疫苗时，就可以只使用那些引起人工感染的最基本的合成组分，而不必担心潜在的不希望看到的旁观者效应，如新近报道的重组疫苗的病毒载体所诱导的免疫调节性和（或）Th2 型细胞因子。

把 TLR 激动剂和模拟抗原共价键连接可以诱导快速而持久的辅助性 T 细胞免疫、高水平 IFN-γ 的分泌及比混合组分所诱导的更为强烈的 CTL 应答。在一个抗原诱导的鼠类气道嗜酸性粒细胞增多症模型中，当 CpG 共价连接至抗原时，抑制疾病的作用是仅仅把 CpG 和抗原混合时所具有抑制作用的 100 倍。有人将 TLR2 靶向脂质证实了简单普通的肽疫苗概念，其可以保护小鼠流感病毒、李斯特单胞菌及 B16-OVA 肿瘤细胞。相似的，Pam3CSS 与一个 HER2 CTL 表位和一个辅助性 T 细胞表位连接，在小鼠上有抗 HER2 阳性肿瘤的保护作用。重要的是，在这一模型中缺乏辅助性 T 细胞表位会使所诱导的作用减弱，这提示 TLR 介导的 DC 激活并不能替代辅助性 T 细胞对 CTL 的作用。在另一小鼠模型中进一步证实，共价连接的 TLR 激动剂肽疫苗需要辅助性 T 细胞表位的存在。在这一模型中，小鼠先接种 CpG-Th-CTL 肽疫苗，然后人工感染活的重组痘苗–HIVpol 病毒。缺少这种辅助性 T 细胞表位的免疫原性很弱，但当混有该辅助性 T 细胞表位时，其免疫原性几乎完全重建。因此，诱导出强有效的免疫应答的关键是由 DC 同时传递辅助性 T 细胞和 CTL 表位，以及发挥这种抗原提呈作用的 DC 的激活。把 TLR 激动剂和辅助性 T 细胞表位及 CTL 肽表位连接不仅满足了 DC 提呈抗原肽的长度要求，还保证了每一个摄取抗原的 DC 都被激活。总之，这种疫苗模拟了自然状态下的炎症感染过程。

7. 用合成肽疫苗可改变免疫治疗的策略 如前所述：合成肽疫苗包含 CD4$^+$和 CD8$^+$ T 细胞表位，有很强的炎症信号协同递送能力，其诱导抗病毒或抗肿瘤 T 细胞免疫的目标就可以很好实现。在啮齿动物，肽疫苗诱导出强烈的 CD4$^+$和 CD8$^+$ 1 型 T 细胞应答，这与抗病毒感染保护、肿瘤细胞生长及接种前短期生长的肿瘤消退有联系。在所有这些病例里，高水平的应答可能都和病程过短，导致疾病介导的免疫抑制没有建立有关，因此，并没有模拟带瘤生存患者的真正情况。近来，在小鼠散发肿瘤的模型中发现，在肿瘤形成过程中，免疫原性肿瘤诱导了 T 细胞的免疫耐受。相似的，人类肿瘤在相对长的时期内缓慢演进，它们也是在宿主免疫下发展起来的。在一些老年患者中，由于 CD4$^+$ T 细胞多样性在过去的十多年瓦解，疫苗不能诱导免疫，这提示提升治疗性疫苗反应的方法应该包括 T 细胞替换策略。在其他患者中，合成肽疫苗仍然可以启动强力的全身性 CD4$^+$ Th1 细胞和 CD8$^+$ CTL 应答，然而这样的临床反应很少。检出的这些细胞并不能作为临床疗效的标志。这清晰地表明仅仅有循环体系中的肿瘤特异性 T 细胞是不足以诱导临床反应的，但可以寄望于疫苗来完成更多，而非仅仅是启动特异性 T 细胞的扩增。这种特异性细胞的诱导只是清除肿瘤所需的众多步骤的其中一项，有更多工作等待我们去做，以使这些 T 细胞能够迁移到肿瘤部位，并在肿瘤微环境中发挥作用。在一些例子中，这种微环境是有益的，如更多数量的免疫细胞渗透到该病变部位进行反应。局部小血管中血管内皮细胞 HLA-DR 的表达及这种免疫活性微环境的诱导，可预先促进患者的病情在接种后向临床缓解的方向发展。通过瘤内注射 DC 激动剂（如 CD40 特异性抗体或固有免疫的炎症介质）的方法来强制这些微环境中的 DC 进行活化，导致或多或少的处于静止态的肿瘤特异性 T 细胞的活化与扩增，随后可引起肿瘤的消退。其中，尚不十分清楚的机制有局部固有免疫加上相关的炎症及局部组成性 T 细胞的激活和扩增。近来发现循环中 HPV16 特异性 1 型 T 细胞和 HPV16 诱导的外阴病变有显著的相关性，该病变常用咪喹莫特治疗。当然局部治疗限于表浅的恶性病变，如非黑色素瘤皮肤癌、黑色素瘤及 HPV 诱发的病变。全身性 IL-2 的应用可以用来实现单核细胞和 NK 细胞的激活及趋化因子的产生。此外，IL-2 的注射可以导致肿瘤相关性 T 细胞的直接激活，增加疫苗诱导的 T 细胞扩增，诱导疫苗介导的循环 T 细胞向肿瘤部位迁移。免疫治疗策略的目的就是提高疫苗在诱导 T 细胞应答上的有效性，因此有必要开始把焦点集中到肿瘤病变的局部炎症上。然而要注意的是，有些 TLR 激动剂也许会增强肿瘤介导的对体内 T 细胞增殖和 NK 活性的抑制作用，导致体内的肿瘤"逃逸"。

二、治疗性多肽疫苗的递送系统

治疗性多肽疫苗的递送要求有特殊性。在体内启动 CTL 应答和 Th1 极化需要将原多肽抗原的 CTL 表位呈现在细胞膜表面。抗原必须能够递送到细胞内、递送到 MHC-Ⅰ限制的提呈途径或交叉提呈途径。促进多肽抗原进入细胞、促进抗原到 MHC-Ⅰ限制性抗原提呈途径的细胞器（如内质网、蛋白酶体）、促进 pMHC 的形成和转运到细胞膜等策略都是多肽疫苗递送的关键问题（图 8-7）。

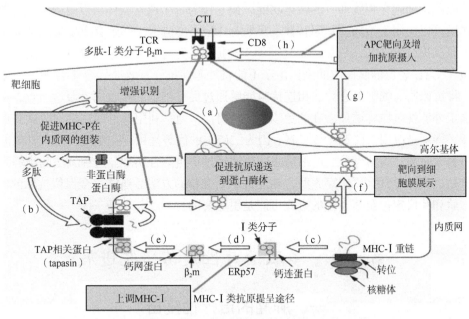

图 8-7　多肽治疗性疫苗的提呈与递送

目前 APC 靶向和促进多肽抗原进入 APC 的方法比较多。抗原颗粒化和穿膜肽的应用是主要进展。抗原颗粒化可以使 APC 容易摄取疫苗，提高抗原进入细胞内的效率，从而提高免疫原性。笔者实验室研究发现颗粒抗原可通过交叉提呈途径诱导 CTL 应答。微生物与宿主相互作用认识的新进展被用于佐剂使用研究，穿膜肽不需要 APC 主动摄取，却能将很大的分子带入细胞内，提高抗原内化效率，从而提高免疫原性。尽管每种单独的分子生物学技术对疫苗的开发都有贡献，但是联合方法的整体应用才能保证与期望的疫苗合理设计最相近。如肺炎链球菌、牙龈卟啉单胞菌、金黄色酿脓葡萄球菌、肺炎衣原体和炭疽杆菌等病原体在反向疫苗学中已经通过生物信息学技术进行了研究，并且不断得到有用的结果。在抗原鉴定工作中，美国国家过敏和感染病研究所（NIAID）最近宣布发起大规模的抗体和 T 细胞表位鉴定计划；他们采用互补方法来鉴定表位，计划鉴定所选感染源的免疫表位，使得这些信息可以让全球的科学工作者通过免疫表位数据库（IEDB）网站免费获得（此网站正在建设中）。笔者所在的全军免疫学研究所已建立了国际上最大的表位数据库，可供参考使用。

最近的研究结果使在考虑疫苗的设计和生产时，有了更多的选择。其中包括佐剂作用机制得到了阐述，模式识别受体包括 TLR、NOD1、NOD2、甘露糖和其他受体得到了明确定义，与此相关的胞内事件，如转录因子的活化、炎症细胞因子的表达，更进一步阐明了与模式识别受体相结合的配体和佐剂是如何介导其免疫作用等。由于病原体可以诱导针对分子模式的快速的固有免疫应答，为癌症的佐剂免疫疗法提供了基础，如最近在 DC 中采用基因诱导方法检测卡介苗（BCG）细胞壁骨架、肽多糖。脂多糖佐剂活性的研究极有可能有助于得到极小毒性的高效效应物。

近年来，研究热点集中于通过细胞穿膜肽将治疗性靶标投向细胞内的方法。细胞膜对于亲水性物质来说是不通透的，但是将亲水性物质与细胞渗透性肽相连接，就可以穿透细胞膜。因此，细胞穿膜肽唯一的转运功能，使它作为一个递送载体可以有效地搬运物质，这一作用可以应用于给药、基因转移、多肽和 DNA 疫苗中。一个有效疫苗的基本功能就是将抗原肽提呈给 APC，然后产生处理加工和提呈，并且诱导产生免疫反应。用蛋白或者合成包含 CTL 表位的肽做成的疫苗由于不能将外源性抗原有效提呈给 T 细胞，应用受到限制。将抗原肽与细胞渗透性肽相连接就能够通过促进细胞的吸收而克服这一点，从而提呈和加工外源性抗原并诱导潜在的免疫反应。目前，通常利用共价键连接穿膜肽和免疫原性的肽，特别是应用二硫键连接二者，因为二硫键的优势是可以在细胞质谷胱甘肽的作用下快速释放抗原；其结合是通过细菌表达载体经过重组融合实现。这种方法的优势和可能的劣势是，设计包含抗原的穿膜肽，在经过不断交替的方法后还能完全保留抗原的成分，但是，肽和片段定位及其连接的方式可能是更重要的。

第六节　多肽治疗性疫苗研究进展

一、肿瘤的治疗性疫苗

新近发现肿瘤突变抗原（新抗原）有更好的免疫效果和潜在的治疗效果。在肿瘤患者预存免疫耗竭的情况下，新突变抗原所激发的免疫反应一方面具有较好的肿瘤特异性，另一方面是抗肿瘤免疫的"生力军"，如果"生力军"足够强大，有可能消灭肿瘤细胞。

有关多肽肿瘤治疗性疫苗的临床试验概括在表 8-1，用树突状细胞的临床试验列举在表 8-2。这些大部分试验有两个共同结果：一方面，在已接种的患者中有 50%~80%可诱导特异性免疫应答；另一方面，已接种的患者更少部分可检测到临床效果。一般来说，临床反应率不超过 10%~20%。尽管临床反应率低，在某些情况下，这些结果已启动了Ⅲ期临床试验来测定治疗效果。

表 8-1　基于肿瘤抗原肽疫苗的临床试验

肽	HLA	佐剂	CTL 反应率	肿瘤反应率
MAGE-3$_{168\sim176}$	A1	无	未检测	7/25（28%）
Melan-A$_{26\sim35}$			3/6	
酪氨酸酶$_{1\sim9}$			2/6	
酪氨酸酶$_{368\sim376}$	A2	无或 GM-CSF		
gp100$_{280\sim288}$			0/6	
gp100$_{457\sim466}$			0/6	3/3
流感病毒基质肽$_{58\sim66}$				
Melan-A$_{27\sim35}$	A2	IFA	12/18、15/18	0/23
gp100$_{219\sim21}$		IFA	2/8	1/19
gp100$_{219\sim217}$（T210M）	A2	IFA	10/11	0/11
gp100$_{219\sim217}$（T210M）		IL-2+IFA	3/19	8/19（42%）、5/12（42%）
MUC1 肽偶联 KLH	A1、A2、A11	Detox-B	7/11	

续表

肽	HLA	佐剂	CTL 反应率	肿瘤反应率
gp100$_{209\sim217}$（T210M）	A2	IFA±IL-12	33/38	
酪氨酸酶$_{368\sim376}$（370D）			37/42	
HPV16 E7$_{11\sim20}$、E7$_{86\sim93}$	A2	IFA	未检测	2/19
Pan-DR 结合肽				
BCR～ABL1 肽（五肽）		QS-21		
酪氨酸酶肽	A1、A2、A3	GM-CSF	4/7	1/5
HPV E7$_{12\sim20}$	A2	IFA	10/16	3/18
HER2$_{369\sim384、688\sim703、971\sim984}$	A2	GM-CSF	10/15、5/15、12/15	

注：IFA，弗氏不完全佐剂；KLH，钥孔血蓝蛋白。

表 8-2 负载特异性肿瘤抗原的树突状细胞疫苗的临床试验

抗原	HLA	重复刺激抗原	T 细胞应答率	肿瘤反应率
肽、黑色素瘤或裂解物	各种	KLH	ND（或 DTH）	5/16
MAGE-3	A1	破伤风毒素或结核菌素	8/11	6/11
肽、黑色素瘤抗原	A2	KLH	16/18	7/17
CEA（605～613）（610Da）	A2	KLH	7/12、5/12（四聚体）	3/12
重组同种基因型	各种	Id KLH	15/23	4/18
MAGE-3.DP4 和 MAGE-3.DR13	A1、A2 或 A3	KLH	11/13DP4、10/10DR13 或 DR15	1/16CR、8/16

二、自身免疫病的多肽治疗性疫苗

1. 诱导性 Treg 调节自身免疫 在防止自身免疫病中具有重要作用的 CD4$^+$CD25$^+$ Treg 是最常研究的 Treg 亚型。但是诱导型 Treg（iTreg）在调节自身免疫病中的作用不可低估。iTreg 包括 Tr1 和 Th3，表达 CD4，并不总是表达 Foxp3。Qa-1 限制性 CD8$^+$ T 细胞作为另一类 iTreg 在啮齿动物模型中被广泛研究。Qa-1 是非经典 MHC-I b 分子，优先表达于活化（自身反应性）的 T、B 细胞。初始免疫反应时 CD8$^+$ T 细胞识别 Qa-1-肽复合物产生 Qa-1 限制性的效应性 CD8$^+$ T 细胞。再次免疫反应时这些 CD8$^+$Treg 抑制表达相同 Qa-1-肽复合物的靶细胞。虽然靶细胞的裂解和抑制性细胞因子的分泌参与其中，但确切机制还未阐明。以脂蛋白（PLP 等）自身抗原肽免疫 Qa-1 缺陷小鼠后，由于 $Qa\text{-}1^{-/-}$CD4$^+$ T 细胞未受 CD8$^+$ Treg 的抑制作用，可诱发扩大的再次 CD4 反应，提示 CD8$^+$ Treg 在控制自身免疫病中发挥了重要作用。Qa-1 的一些特征有利于其免疫调节保护作用。Qa-1 仅短暂表达于活化细胞，Qa-1 限制性 CD8$^+$ T 细胞仅下调活化细胞。其次，Qa-1 不仅启动 CD8$^+$ T 细胞的 TCR 信号，还可与 CD8$^+$ T 细胞上的 CD94/NKG2 受体相互作用以调节其功能。因此，Qa-1 既是 CD8$^+$ Treg 的靶分子，又是其活性的调节分子。最后，Qa-1 限制性 CD8$^+$ T 细胞可下调中等亲和力 T 细胞的功能。健康人外周循环有逃离胸腺阴性选择的中等亲和力的自身反应性 T 细胞。因此，Qa-1 限制性 CD8$^+$ T 细胞在抑制自身免疫反应、建立和维持自身耐受性中均发挥了巨大作用。人 HLA-E 抗原是与 Qa-1 遗传学和结构相似的人 Qa-1 的变异体，可与 MHC 沟槽中相似的肽结合。此外，HLA-E 在活化细胞中表达上调，与 CD8$^+$ T 细胞的 CD94/NKG2

受体相互作用。目前 HLA-E 限制性 $CD8^+$ T 细胞是否参与自身免疫调节还未见报道。

选择性增加 iTreg 以抑制自身免疫病进程的治疗方法前景良好。与 nTreg 相比，iTreg 抑制存在于自身免疫病中的效应 T 细胞中，而初始 T 细胞反应的启动未受影响。

2. 多肽治疗性疫苗 第一种策略为诱导 Treg。因为识别髓鞘碱性蛋白（MBP）免疫优势表位的病理性 T 细胞主要表达 TCR Vb 8.2 链，20 世纪 80 年代后期，几个研究小组研究了包含这一 TCR 链的肽疫苗对实验性变态反应性脑脊髓炎（EAE）的作用，结果提示其通过诱导 $CD4^+$、$CD8^+$ Treg 防止 EAE。此外，$CD4^+$ Treg 可招募 $CD8^+$ Treg，从而以 Qa-1 限制性方式清除病理性 Vb 8.2 $CD4^+$Th1 细胞。这为发展基于 TCR 的人类自身免疫病的治疗性疫苗开辟了新途径。一项研究对 171 位多发性硬化（MS）患者、484 位类风湿关节炎（RA）患者和 177 位银屑病患者进行临床试验。这些疫苗包含了来源于通用 Vb 基因的混合 T 细胞表位，更多的肽来源于互补决定区 CDR1、CDR2、CDR3。证明 TCR 肽疫苗安全、易诱导耐受，对某些对疫苗有响应患者主要通过分泌 IL-10 的 Treg、$CD8^+$CTL 和旁路抑制机制介导抑制反应。在这些实验的基础上，以乳化于弗氏不完全佐剂的更特异的三价 TCR 疫苗对 23 名 MS 患者进行研究，发现大多数接种者可产生注射肽特异的 IL-10 分泌型 $Foxp3^+$ T 细胞。尽管三价疫苗对自身免疫病有潜在治疗价值，但缺乏 MS 患者的临床结果，因此不能得出确切的结论。此外，一般来说临床上患者对 TCR 肽疫苗的响应相对低，这意味着研发高效的 TCR 肽疫苗面临新的挑战。

利用合成的自身抗原肽靶向病理性 T 细胞是诱导耐受的另一种方法。在 EAE、实验性自身免疫性葡萄膜炎、非肥胖型糖尿病等动物模型中，鼻内反复滴注自身反应性肽可预防自身免疫病的发生。潜在机制视给药剂量而定，高剂量的肽诱导抗原特异性 T 细胞无能，低剂量吸入导致旁路抑制和 Treg 产生 IL-10(IL-10 Treg)，这种 Treg 表型为 $CD4^-CD25^-CTLA4^+$。IL-10 Treg 起源于 Th1 细胞，因为其产生 IFN-γ 和 IL-2 前体，但其抑制能力包含了抑制 DC 产生 IL-12。这些结果表明，IL-10 Treg 结束了病理性 Th1 的负性循环，自身限制性 Th1 病理代表了处理自身免疫的方式。

总之，通过黏膜免疫诱导耐受为自身免疫病提供了有前途的治疗方法，因为除抗原特性外，它还有给药方式简单、与之前注射方法相比危害性小等优点。但是，选择这一策略的正确候选表位的复杂性不可低估。最近，四种 MBP 衍生肽的混合物——ATX-MS-1467 疫苗，已在 6 名 MS 患者中进行了第一次临床试验，结果显示可下调对 MBP 的免疫反应。目前，需要通过 Ⅱb 临床试验进一步验证 ATX-MS-1467 疫苗对 MS 的治疗作用。

过去和正在进行的试验表明，疫苗在将来很有希望作为自身免疫病的治疗方法。此外，随着我们对自身免疫病中病理性 T 细胞和调节网络知识的增加，有助于进一步设计更为"完美"的疫苗。为了达到这个目的，有以下几个方面需要考虑：第一，疫苗接种方式的缺点为可能诱导免疫增强，而不是调节免疫限制作用。第二，到目前为止，没有区分疫苗临床应用效果有无响应的标志。

另外，最近在 MS 中发现了新的自身抗原。因此，诱导对多个 T 细胞表位的耐受代表了将来设计自身免疫病治疗疫苗的重要方向，这可以通过偶联多个表位或全蛋白到一个细胞得以实现。

三、HPV 治疗性疫苗

最初应用在患者身上的治疗性肽是 HLA-A2 限制性的 CTL 表位肽加上一种普通的 HLA-DR 辅助性表位肽，有报道这种方法诱导的特异性 T 细胞反应只能产生微弱的临床效应，分析认为这是因为缺乏强有力的辅助性 T 细胞反应而不能引起强有力的持续性免疫反应。覆盖整个蛋白分子的长重叠性多肽（32～35 个氨基酸）代表了下一代疫苗。一项小鼠实验研究显示，包含一段 HPV16 E7 CTL 表位和一段辅助性 T 细胞表位的 35 个氨基酸的长肽，与最小的 CTL 表位肽相比，即使在缺乏辅助性 T 细胞功能的实验小鼠身上，也能更有效引起 E7 蛋白特异的 CTL 反应。该结果提示，这种长肽分子能够被 DC 很好地摄取和提呈。

采用编码不同 T 细胞表位的小基因是另一种策略，并且已经用于临床研究。有一种方法是应用一种编码 HPV16 E7 蛋白 [13] C 端的真核表达载体，包含多种重叠 HLA-A2 限制性表位。这些基因被融合到一段分泌性的前导肽下游。融合的 DNA 被包装进一种含有一个可溶性复合体的微粒里，使其能够更好地提呈给 APC。

第七节　多肽疫苗研制存在的问题和展望

目前至少有一种多肽治疗性疫苗——Copolymer 已经用于数万 MS 患者的治疗。慢性乙肝的模拟抗原治疗性疫苗已进入Ⅲ期临床试验，1 型糖尿病的治疗性疫苗也已成功完成Ⅱ期临床试验。数种肿瘤治疗性疫苗正在进行或正准备进行临床试验。针对感染性疾病如 AIDS、结核、疟疾等的治疗性疫苗正在进行Ⅱ、Ⅲ期临床试验以考察其在患者中的有效性。多数方案与引起疾病的致病因子直接相联系，也有个别方案基于自身抗体 CDR、细胞因子或为独特型。可以期望在不远的将来会有更多的成功方案报道。治疗性疫苗的研究进展无疑会带动我们对免疫学核心理论问题如保护性免疫、免疫耐受、免疫记忆、免疫识别、免疫效应等的认识。

（吴玉章　中国人民解放军陆军军医大学）

参 考 文 献

Balachandran VP, LukszaM, Zhao JN, et al, 2017. Identification of unique neoantigen qualities in long-term survivors of pancreatic cancer. Nature, 551: 512-516.

Brooks NA, Pouniotis DS, Tang CK, et al, 2010. Cell-penetrating peptides: application in vaccine delivery. Biochim Biophys Acta, 1805: 25-34.

Bulik-Sullivan B, Busby J, Palmer CD, et al, 2018. Deep learning using tumor HLA peptide mass spectrometry datasets improves neoantigen identification. Nat Biotechnol, doi: 10.1038/nbt. 4313.

He R, Hou S, Liu C, et al, 2016. Follicular CXCR5-expressing CD8[+] cells curtail chronic viral infection. Nature, 537: 412-416.

He R, Yang X, Liu C, et al, 2017. Efficient control of chronic LCMV infection by a CD4 T cell epitope-based heterologous prime-boost vaccination in a murine model. Cell Mol Immunol，15：815-826.

Hundal J，Kiwala S，Feng Y，et al，2019. Accounting for proximal variants improves neoantigen prediction. Nat Genet，51：175-179.

Jiang Q，Liu Y，Xu B，et al，2018. Analysis of T cell receptor repertoire in monozygotic twins concordant and discordant for chronic hepatitis B infection. Biochem Biophys Res Commun，497：153-159.

Jiang Q，Zhao T，Zheng W，et al，2018. Patient-shared TCRβ-CDR3 clonotypes correlate with favorable prognosis in chronic hepatitis B. Eur J Immunol，48（9）：1539-1549.

Keskin DB，Anandappa AJ，Sun J，et al，2018. Neoantigen vaccine generates intratumoral T cell responses in phase Ⅰb glioblastoma trial. Nature，565：234-239.

Li J，Qiu D，Liu YQ，et al，2018. Cytomembrane infused polymer accelerating delivery of myelin antigen peptide to treat experimental autoimmune encephalomyelitis. ACS Nano，12：11579-11590.

Uchida A，Kawasaki E，Tojikubo M，et al，2018. Development of lobular panniculitis long after completing the personalized peptide vaccine therapy. Am J Case Rep，19：1530-1535.

Wang S，Guo L，Liu D，et al，2016. HLAsupE：an integrated database of HLA supertype-specific epitopes to aid in the development of vaccines with broad coverage of the human population. BMC Immunol，17：17-24.

Wang S，Li J，Chen X，et al，2016. Analyzing the effect of peptide-HLA-binding ability on the immunogenicity of potential CD8[+] and CD4[+] T cell epitopes in a large dataset. Immunol Res，64：908-918.

Zhang M，Wang S，Guo B，et al，2018. An altered CD8[+] T cell epitope of insulin prevents type 1 diabetes in humanized NOD mice. Cell Mol Immunol，16（6）：590-601.

第九章　树突状细胞治疗性疫苗
Dendritic Cell-Based Therapeutic Vaccines

摘　要

树突状细胞疫苗是指负载了特异性抗原的成熟的树突状细胞（DC）。DC 疫苗对某些肿瘤的治疗已取得显著疗效，在感染性疾病与自身免疫病的治疗方面也大有前途。本章主要概述了 DC 疫苗的生物学特征、DC 疫苗负载抗原的条件与方法、靶向抗原负载的 DC 疫苗分类、DC 疫苗的制备方法、质控标准和流程，以及 DC 疫苗的治疗方案设计和 DC 疫苗的临床试验及其评价，最后概述了 DC 疫苗在感染性疾病治疗中的发展方向。

第一节　概　述

人体免疫系统包括固有免疫（innate immunity）（又称天然免疫）和适应性免疫（adaptive immunity）两个部分。组成固有免疫的细胞主要包括自然杀伤细胞/NK 样 T 细胞（NK/NKT）细胞亚群、巨噬细胞、DC 亚群（mDC 和 pDC）等，而组成适应性免疫的细胞包括各种 T 细胞和 B 细胞亚群等。人体在抵御外来危险因素和维持体内平衡的过程中，上述免疫细胞组成一支"交响乐队"，有效地发挥免疫效应；DC 可能在人体免疫应答的整个"交响乐队"中起到"指挥者"的角色，所以 DC 的功能状态在很大程度上决定了机体免疫应答的能力。

DC 是体内专职的、功能最强的抗原提呈细胞（APC），分布于全身。DC 的起源、分类标志、摄取及加工处理抗原的机制、迁移、信号传导和其在肿瘤等多种疾病中的作用等研究取得了突破。近几年来，有关 DC 在抗肝炎病毒中作用的实验研究取得了显著的进展，随着对 DC 的功能及其在抗肝炎免疫反应机制研究的深入，有证据显示通过 DC 诱导的特异性抗病毒免疫应答可能在清除患者体内乙肝病毒的过程中发挥关键的作用。

DC 疫苗是指负载了特异性抗原的成熟 DC。在体外通过适当的方法培养诱导出患者自体的 DC，再以特定的抗原或肽负载制备成的 DC 疫苗以适当的方式回输患者体内，可以诱导机体产生特异性细胞毒性 T 细胞反应，从而发挥有效的免疫应答（如杀伤肿瘤细胞等）。DC 疫苗对某些肿瘤的治疗已取得显著疗效，在感染性疾病与自身免疫病的治疗方面也大有前途。下面将就 DC 疫苗技术相关的进展分别介绍。

第二节　树突状细胞的生物学特征

免疫系统对机体健康的维护作用是固有免疫和适应性免疫协同作用的结果。固有免疫系统包括吞噬细胞、NK 细胞、DC、上皮细胞及补体，可在早期对"危险事件"做出迅速的应答。适应性免疫系统包括 B 细胞、T 细胞，负责对肿瘤、感染病原体的清除和产生免疫记忆。APC 是固有免疫和适应性免疫间重要的纽带，APC 将胞内和胞外抗原加工成抗原肽，然后以主要组织相容性复合体（major histocompatibility complex，MHC）分子-抗原肽复合物的形式提呈给适应性免疫细胞。APC 还能够表达共刺激分子和分泌细胞因子，刺激淋巴细胞的增殖，从而启动适应性免疫应答。虽然单核细胞、巨噬细胞、B 细胞和 DC 都具有抗原提呈功能，但只有 DC 是适应性免疫应答的主要启动者，且是功能最强的 APC。DC 作为机体内免疫反应的始动子（initiator）、调节子（modulator 或 regulator）和效应子（effector），具有激活 CD8$^+$ CTL 和 CD4$^+$ 辅助性 T 细胞的能力，控制着体内免疫反应的过程，因而它已成为宿主免疫应答的中心环节。

一、树突状细胞亚群

DC 起源于骨髓，在血液和几乎所有的组织中均存在少量的 DC。具有激活初始 T 细胞、B 细胞和 NK 细胞的重要特性，在机体抵抗病原体及肿瘤免疫反应中起重要作用。DC 按照细胞表面分子特点分为 CD11c$^+$髓样树突状细胞（myeloid dendritic cell，mDC；表型为 Lin-1$^-$HLA-DR$^+$CD11c$^+$）和 CD123$^-$浆细胞样树突状细胞（plasmacytoid dendritic cell，pDC；表型为 Lin-1$^-$HLA-DR$^+$CD123$^+$）两个亚群。mDC 主要是针对"危险因素"（如感染的病原体）产生抗原捕获和提呈功能，分泌大量 IL-12 和 TNF-α 等细胞因子，诱导 Th1 分化；pDC 主要针对"危险因素"产生 I 型干扰素（如 IFN-α），诱导 Th2 分化。本文所描述的 DC 疫苗主要是指用 mDC 制备的疫苗。

二、抗原摄取和成熟

所有组织中的 DC 都处于静息状态，在趋化因子等的作用下被招募至炎症部位，并不断从环境中摄取抗原并逐渐成熟，只有成熟的 DC 才能强烈地激发免疫系统。外源性和内源性的刺激物都可以诱导 DC 的成熟。外源性的刺激信号与微生物的感染有关，由 Toll 样受体（TLR）所介导；内源性的刺激信号是由宿主免疫细胞或受损组织产生的炎症分子介导的，同时与激活的 T 细胞、γδT 细胞、NKT 细胞相互作用也可诱导 DC 的成熟。DC 的成熟伴随着胞吞能力的下降、抗原处理和提呈能力的提高，同时向淋巴结 T 细胞区迁移的能力、刺激 T 细胞增殖和分泌细胞因子的能力也随之增强。在体外培养的过程中，DC 正是在此成熟阶段获得典型的树突状表型，包括 MHC 和共刺激分子（CD40、OX40L、CD27L 和 CD80、CD86、B7-H3 等）表达的上调，一些趋化因子受体（CCR2 和 CCR5）下调，而 CCR7 的表达却上调，使 DC 定位于淋巴管和淋巴结。DC 成熟过程中还伴随着黏附分子（CD54）、细胞因子（TNF-α、IL-12、IL-18）、趋化因子（RANTES、MIP-1、IP-10 等）表达的上调。

三、抗 原 提 呈

T 淋巴细胞通过 T 细胞受体（T cell receptor，TCR）识别 DC 表面 MHC 分子上的抗原肽。MHC- I 类分子将抗原肽提呈给 CD8$^+$ T 细胞，而 MHC-II 类分子将抗原肽提呈给

CD4$^+$ T 细胞。宿主被病毒感染后，病毒肽通过内源性的途径被加工后结合到 MHC-I 类分子上。所产生的肽段转运至内质网，然后装载到 MHC-I 类分子上。MHC-I 类分子–抗原肽复合物经高尔基体被转运到细胞表面，提呈给 CD8$^+$ T 细胞上的 TCR。只有在 APC 中抗原才能被加工和传递给 MHC-II 类分子，APC 内吞胞外蛋白并与溶酶体融合，酸性蛋白酶将内吞蛋白降解为多肽片段，然后加载到 MHC-II 类分子上。MHC-II 类分子–抗原肽以特化小泡的形式被转运到细胞膜上，然后提呈给 CD4$^+$ T 细胞的 TCR。而 DC 是唯一能以交叉提呈（cross presenting）方式将胞外抗原提呈到 MHC-I 类分子上的细胞。通过交叉提呈，DC 可以将内、外源性抗原提呈于 MHC-I 和 MHC-II 类分子。

四、激活淋巴细胞

　　DC 可以迅速地向淋巴结迁移，并且与大量 T 细胞相互作用。T 细胞的激活需要两种类型的信号：第一类信号是 DC 上的 MHC 分子–抗原肽复合物和 TCR 的结合；第二类信号由各种共刺激分子与细胞因子提供。通过这两类信号，成熟的 DC 刺激 T 细胞克隆扩增和分化为记忆 T 细胞或效应 T 细胞。T 细胞的应答取决于许多因素，包括抗原剂量、DC 成熟刺激物的性质和 DC 成熟的状态。这些因素也影响 DC 细胞因子的分泌和 Th 细胞向 Th1 或 Th2 极化的方向。CD8$^+$ 效应 T 细胞（CTL）在针对肿瘤和胞内感染的免疫应答中发挥着至关重要的作用，CD4$^+$ Th 细胞应答也很重要。Th1 通过产生 IFN-γ 和 TNF-α 来支持 CTL 应答，而 Th2（产生 IL-4、IL-5、IL-13）介导体液免疫，抑制 Th1 应答。

五、树突状细胞的迁移

　　定居于外周组织中的不成熟 DC 暴露于抗原后，通过 TLR 被激活并摄取和处理抗原，同时迁移到引流淋巴结提呈抗原。为了便于迁移，细胞表面 CCR5 表达下调，而 CCR7 表达上调。注射到患者体内的 DC 也必须能活跃地迁移到淋巴结，继而进入淋巴结的 T 细胞区才能发挥作用。成熟的 DC 在体外和体内都具有迁移性。相反，体外产生的不成熟 DC 经皮内注射后无法离开皮肤。这是由于体外产生的单核来源的不成熟 DC 缺乏趋化因子受体 CCR7，而 CCR7 为细胞迁移到淋巴结 T 细胞区所必需。因此，体外产生的不成熟 DC 不能定位到淋巴结的初始 T 细胞区，并与其相互作用，而这正是诱导有效免疫反应的先决条件。相反，成熟 DC 表达 CCR7，能迁移到淋巴结的 T 细胞区。

第三节　树突状细胞负载抗原的条件与方法

一、影响树突状细胞负载抗原的因素

　　不管采用何种方法制备 DC，在临床使用前 DC 的成熟是非常重要的。DC 疫苗的临床研究显示：体外刺激成熟 DC 能够更有效地刺激 T 细胞应答，而使用抗原负载的未成熟 DC 却可以导致免疫耐受，其机制可能是未成熟 DC 诱导了 T 细胞失能或者调节性 T 细胞的产生。

DC 疫苗研究早期是用单核细胞条件培养基（monocyte-conditioned medium，MCM）作为促炎细胞因子来源来促进 DC 成熟的。目前较普遍的方法是用 4 种细胞因子（IL-1β、IL-6、TNF-α、PGE$_2$）的组合即细胞因子"鸡尾酒"（cocktail），其实质是模拟了单核细胞条件培养基的环境对 DC 的促成熟作用。此外，根据负载的抗原种类不同，所需的抗原负载时间也不同，一般来讲，对于需要细胞内吞和处理的抗原（如可溶性蛋白或凋亡的细胞），要求负载时 DC 处于不成熟状态；对于可直接与 MHC 分子结合的人工合成多肽，则负载时 DC 可处于成熟状态。

二、树突状细胞负载抗原的种类和方法

1. DC 在体外负载抗原肽 有许多方法使 DC 负载抗原，最常用的是直接将 DC 和抗原肽共培养。由于在肿瘤和微生物相关抗原中不断发现能被 T 细胞识别的优势抗原表位，使得这一方法简单易行。使用抗原肽需要对患者的 HLA 型别了解，还需要有 MHC 限制性的抗原表位。对抗原肽实行改造可提高自身抗原肽的免疫性。微生物来源的抗原，如流感基质蛋白常用于激发机体的免疫应答。肽段可以直接和 DC 表面 MHC 分子结合而无须在胞内进行加工，因此，抗原肽可以在 DC 成熟前或成熟后负载。负载于成熟 DC 表面的抗原肽可以更好地刺激 T 细胞应答。DC 负载的最佳抗原剂量还不清楚。一般来讲，增加抗原剂量有利于抗原负载和刺激 T 细胞。但在临床应用时，应通过滴定实验来确定最佳的抗原剂量，以便刺激出高亲和性的 T 细胞克隆。

2. DC 在体外负载蛋白和细胞裂解物 用抗原肽刺激 DC 的不便之处在于必须弄清针对患者 HLA 型的优势抗原表位。而在 DC 成熟前用纯化或者重组蛋白，甚至用整个肿瘤细胞裂解物来负载 DC，可以使 DC 上的宿主 HLA 分子从抗原全序列中自己选择抗原表位。使用细胞因子、载体蛋白序列融合蛋白或者天然蛋白可以增加抗原负载 DC 的免疫原性。KLH 是一种来源于海洋软体动物的强免疫原，常用来非特异性地增加疫苗的免疫原性，也可以作为对照以测试疫苗刺激 Th 细胞针对新抗原应答的能力。

3. DC 在体外负载 DNA、RNA 和病毒 通过 DNA 转染的方法使 DC 负载抗原，但伴随有大量的细胞死亡。由于 DC 对 RNA 转染的耐受性较强，将编码特定抗原的 RNA 甚至整个肿瘤细胞 RNA 负载于 DC 已获得成功。常用的方法是用电转化或者与 RNA 共培养的方法进行转染。也可以通过非复制性的病毒载体，如重组腺病毒或者梅毒病毒来转染 DC 使其负载抗原。用该法可以产生针对任何 HLA 型别的 DC 疫苗。

4. 凋亡细胞、免疫复合物和其他方法负载 DC 利用 DC 可以将胞外抗原以交叉提呈的方式传递给 MHC-Ⅰ类分子的特点，凋亡的肿瘤细胞、IgG 免疫复合物等都可通过 DC 表面的 FcR 而被 DC 摄取，从而导致该类抗原的交叉提呈。

第四节　靶向抗原负载的树突状细胞疫苗分类

传统的 DC 疫苗只是将 DC 与抗原共培养，而后回输给患者。这种 DC 疫苗效率相对低下，在体内不能定向诱导 CTL 反应或抗体反应。而靶向抗原连接的 DC 疫苗，是通过针对 DC 表面特异性分子的单克隆抗体将抗原直接负载到 DC，从而减少了负载的抗原用量，

使抗原负载效率大大提高。根据靶向抗原负载的 DC 种类和疫苗功能不同,可分为诱导特异性 CTL 的 DC 疫苗和诱导抗体产生的 DC 疫苗。

一、诱导特异性细胞毒性 T 细胞的树突状细胞疫苗

理论上,将抗原通过抗体靶向交叉提呈给 DC 就可引发强的 CTL 反应,并且诱导特异性 CTL 反应的 DC 疫苗需要佐剂活化。在小鼠,CD8$^+$cDC 亚群有能力诱导最强的 CTL 反应。靶向抗原可以连接到许多 DC 表面分子,如 DEC-205、DCIR2、甘露糖受体(mannose receptor)、Dectin-1、Clec9A 及 CD11c 和 MHC-Ⅱ 分子等。特别是当靶向抗原连接到 DEC-205 和 Clec9A 时,能有效诱导特异性 CTL 反应。靶向抗原负载 CD8$^+$cDC 亚群时,可诱导产生高水平的 IL-12p70,后者是引发 CTL 反应最好的细胞因子 (图 9-1A)。

二、诱导抗体产生的树突状细胞疫苗

靶向抗原连接到 DC 表面分子也可诱导高水平的抗体产生。不同于诱导 CTL 反应的 DC 疫苗,诱导抗体产生的 DC 疫苗靶向的 DC 表面分子主要包括 FIRE、CIRE、Clec9A 和 Clec12A 等;并且诱导高水平抗体产生的 DC 疫苗需要 CD4 T 细胞和 MHC-Ⅱ类分子的辅助作用。在小鼠,CD8$^-$cDC 亚群有能力诱导最强的 CD4 T 细胞反应,从而可获得高水平的抗体产生。但当靶向抗原连接到 DEC-205 或 Clec9A 时,CD8$^+$cDC 亚群也能通过 MHC-Ⅰ类分子提呈抗原诱导 CD4 T 细胞活化。此外,研究人员发现,佐剂可显著提高 CD205 和 Clec12A 抗体靶向的 DC 疫苗引发抗体的能力,而 FIRE、CIRE 和 Clec9A 靶向的抗原不需要佐剂活化 DC 即可诱导产生高水平的抗体反应 (图 9-1B)。

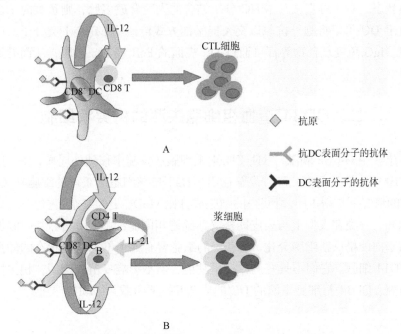

图 9-1　靶向抗原负载的 DC 疫苗分类及作用机制

第五节　树突状细胞疫苗的制备

临床试验用 DC 主要有 3 种制备方法，它们的主要区别在于使用不同的血液细胞来源和获得的不同混合细胞类型：①分化非增殖的单核细胞前体；②分化增殖的 CD34$^+$造血祖细胞；③直接从外周血中分离 DC。尚没有确定的最佳回输方法，一般是通过皮内注射、皮下注射和静脉注射。其他一些方法也有报道，如直接注射淋巴结和肿瘤瘤体。

一、单核细胞来源的树突状细胞

从外周血单个核细胞（PBMC）中制备 DC，即为单核细胞来源的 DC（monocyte derived-DC，MoDC）。MoDC 在临床应用最为普遍。本法采样程序简单，需血样量少，不涉及复杂的筛选和纯化过程，所用细胞因子组合简单，已逐渐形成了相对固定的培养模式。基本程序如下：①利用密度梯度离心法从静脉血中分离出 PBMC；②置于含自体血清的完全 1640 培养基中，于 37℃、5%CO$_2$ 环境中孵育 1~2 小时；③用 37℃培养液轻柔地洗掉非贴壁细胞；④将 GM-CSF、IL-4 加入培养液中，继续培养贴壁细胞 7 天，收获细胞即为DC。目前常用 4 种细胞因子（IL-1β、IL-6、TNF-α、PGE$_2$）的组合即细胞因子"鸡尾酒"来促进 DC 的成熟，当然，各位研究人员根据自己的经验对上述程序进行了必要的修改，从培养基到细胞因子的加入量与时机都各不相同。无论选择哪种方法，目标都是获得能稳定表达活化分子的 DC。抗原的负载时机对于 DC 恰当地提呈抗原具有重要的意义。一般来讲，对于需要细胞内吞和处理的抗原（如可溶性蛋白或凋亡的细胞），要求负载时 DC 处于不成熟状态，对于可直接与 MHC 分子结合的人工合成多肽，则负载时 DC 可处于成熟状态。由于 DC 可以将胞外抗原以交叉提呈的方式传递给 MHC-Ⅰ类分子，因此，凋亡的肿瘤细胞、IgG 免疫复合物等都可通过 DC 表面的 FcR 被 DC 摄取，从而导致该类抗原的交叉提呈。

二、CD34$^+$造血祖细胞来源的树突状细胞

首先对患者用 G-CSF 刺激，以使 CD34$^+$祖细胞从骨髓中移到外周血，然后用白细胞提取法获得 PBMC，通过免疫磁珠分离筛选出 CD34$^+$单核细胞。获得的细胞在 GM-CSF 和 TNF-α存在的情况下扩增 1 周。所获得的细胞成分比 MoDC 更为复杂。它包含一类与 MoDC 相似的细胞和另一类在表型上与表皮朗格汉斯细胞相同的细胞。向培养基中添加 TGF-β可使细胞倾向于向朗格汉斯细胞分化。所获得的细胞含有处于不同成熟状态的髓系来源的细胞，包括 CD14$^+$细胞。它们不具有抗原提呈功能，但不影响疫苗的作用，相关情况仍需进行深入的研究。CD34$^+$祖细胞来源的 DC 的成熟和抗原负载与 MoDC 类似。

三、从外周血中富集的树突状细胞

首次用于肿瘤免疫治疗的 DC 是通过一系列密度梯度离心法直接从 PBMC 中纯化来的。在此过程中，先通过不连续的 Percoll 梯度离心从 PBMC 中去除单核细胞。去除单核细胞的 PBMC 在抗原存在下培养 24 小时，然后通过依次在 15%、14% 的三碘苯甲酰氨基葡萄糖介质中离心的方法将 DC 从淋巴细胞中分离出来。含 DC 的低密度部分在抗原存在的情况下再次培养过夜，洗涤后回输患者，最终可获得纯度为 50%～90% 的 DC。随后的研究发现，通过白细胞提取法获得的 DC 表现出未成熟的表型，但是经过 2 天的处理步骤后，DC 能表达成熟标志物，如 CD80、CD86、CD83 和 CCR7。

四、树突状细胞疫苗制备流程

不管何种细胞来源的 DC 疫苗都要经过严格的制备程序、质量控制才能够应用到临床（图 9-2）。DC 疫苗的质量控制也是保证 DC 疫苗安全性和有效性的最重要程序。

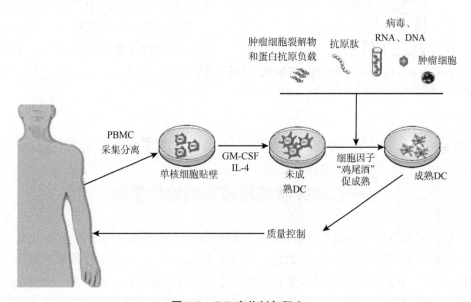

图 9-2　DC 疫苗制备程序

1. DC 的诱导及鉴定　DC 在血液中仅占单个核细胞总数的 0.5%～1.0%，难以分离、纯化。因此必须进行 DC 体外培养，诱导分化获取大量的 DC 以满足对 DC 疫苗临床治疗的需要。目前主要采用上述 3 种方法获得大量的 DC。培养的 DC 细胞必须经过鉴定才能应用到临床。DC 的鉴定往往是检测 DC 表面的共刺激分子 CD80、CD86、CD83 及 HLA-DR 等。只有上述指标高表达才表明是成熟的 DC（图 9-3）。

2. 抗原冲击　DC 培养 3～5 天后，就要采用特异性抗原肽或抗原在体外负载 DC 制备疫苗。对于肿瘤 DC 疫苗，由于绝大多数肿瘤的抗原是未知的，常常用自体肿瘤细胞裂解

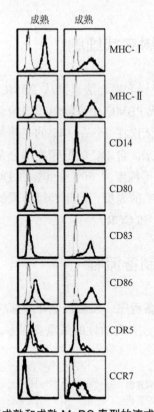

成熟　成熟

MHC-Ⅰ

MHC-Ⅱ

CD14

CD80

CD83

CD86

CDR5

CCR7

图 9-3　不成熟和成熟 MoDC 表型的流式细胞仪分析

灰线表示同型匹配对照，而黑色重叠线代表右边显示的标志

抗原体外致敏 DC，从而诱导针对不同抗原决定族的 CTL 克隆。当然也可用肿瘤细胞来源的 RNA 致敏 DC 或者用基因转染 DC。而对于病毒感染性 DC 疫苗，可以用明确的抗原或多肽去冲击 DC。抗原冲击后，通常需要加入 GM-CSF、IL-4 等促进 DC 进一步成熟。

3. 疫苗保存　由于临床治疗一个疗程往往需要多次注射 DC 疫苗，因此为了减轻患者的身心及经济负担，并减少污染的机会，常常制备 1 次 DC 疫苗，然后冻存，分次注射。冻存疫苗关键是保持其活性。优化冻存方法能最大限度保持 DC 活性。

4. 疫苗检测　疫苗在临床应用前要在培养及冻存过程中严格进行细菌学及内毒素检测。检测无细菌、真菌生长，培养上清内毒素检测阴性时，才能应用到临床。

第六节　树突状细胞疫苗的治疗方案设计及相关问题

一、树突状细胞疫苗的治疗策略

在 DC 疫苗治疗中一般不用放弃原有的治疗方案（手术及放化疗），目前生物治疗只能作为肿瘤治疗的辅助手段时尤其如此。但为了不影响对 DC 疫苗治疗效果的观察，通常在手术或放疗、化疗结束后 4 周或更长时间才进行免疫细胞治疗。由于 DC 疫苗治疗对象的不同，将 DC 注入人体的方式也各不相同。但总体来讲都应考虑到 DC 进入人体后有一个迁移成熟的过程。就剂量而言，由于目前 DC 治疗尚处于试验阶段，故使用的细胞数量差异较大，但一般不应低于 10^6 个。按导入方式的不同可分为静脉注射、皮下注射、淋巴结内注射、肿瘤局部多点注射等。对于 DC 疫苗的免疫效能监测，包括治疗前和治疗后两个阶段。前者可作为 DC 培养的质控标准。由于不成熟的 DC 注入人体有引起对相应抗原免疫耐受的危险，所以，所有试验都应测定 DC 表面相关功能分子的表达；后者可用于研究 DC 在人体内的作用效果和机制，最常用的方法有混合淋巴细胞反应（MLR）、T 细胞增殖实验、ELISA 检测细胞因子（IFN-γ/IL-4）、[^{51}Cr]释放实验测定 CTL 反应等，或借助免疫组化法测定瘤体内免疫细胞的浸润情况。临床指标则既有对实体肿瘤大小的观察，又有对血清中相应肿瘤抗原（如 CEA）水平的测定。

二、树突状细胞疫苗的治疗条件

DC 细胞治疗需要较强的专业技术和仪器设备，因此具备完善技术条件的医疗机构才有开展免疫细胞治疗的资质，即需要良好培训的技术团队、硬件平台、符合国家有关部门制定的操作和管理规程，以及良好的前期工作基础等。

技术团队：细胞治疗属于技术性较强的治疗方法，需要有经过良好专业技术培训的人才队伍，研究人员、临床工作人员（如责任医师、护士）及实验室操作人员等都要通过专业的技术培训，具备免疫细胞治疗的有关经验。

硬件平台：从事免疫细胞治疗的医疗机构要具备符合生产质量管理规范（GMP）生物临床制品的条件及实施该方案的医疗设备条件。

管理规范：在从事免疫细胞治疗前，应制定免疫细胞治疗的管理制度（包括组织机构、人员的职责、科室管理规章制度等）、详细的操作规程、治疗方案（包括临床应用方案、应急预案等），并获得专家委员会和伦理委员会的批准。

临床免疫细胞治疗的申报：目前国家对包括细胞治疗等新生物制品的申报制定了《新生物制品审批办法》，其中包含了《人的体细胞治疗申报临床试验指导原则》（简称《指导原则》），从事免疫细胞治疗的机构应根据《指导原则》的规定向管理部门申请免疫细胞治疗的临床试验，在获得批准后于规定的范围内（病种、患者的年龄范围、性别、疾病的临床分期、试用的例数等）开展免疫细胞治疗的临床试验。由于应用于不同治疗目的的免疫细胞种类较多，目前对 DC 疫苗制备的程序还没有统一的、强制性的实施方案，各医疗机构应根据指导原则的精神，在进行体细胞治疗前提供完整的制备方案，并获得专家委员会和伦理委员会批准后方能实施。

三、树突状细胞疫苗的治疗程序

（一）治疗前处理

在临床试验中，一般不会放弃原来有效的治疗方案（手术及放化疗）。目前，包括利用 DC 疫苗在内的生物治疗（也称免疫调节治疗），由于在临床治疗中还有许多问题没有得到阐明，只是常规治疗的一种辅助治疗技术。例如，在肿瘤的临床治疗中，免疫治疗可作为辅助手段。但为了不影响对 DC 治疗效应的观察，多数研究人员采用在手术或放疗、化疗结束后 4 周或更长时间才进行细胞免疫治疗。

（二）细胞因子动员

根据 DC 来源的不同，部分研究人员于采血前利用细胞因子动员 DC 的前体细胞以增加 DC 的产量。例如，用 GM-CSF 皮下注射，连用 5～7 天以增加外周血中 DC。动员与否对 PBMC 或 DC 的产量有明显影响。

（三）其他处理措施

作为常规临床试验的一部分，血常规及肝肾功监测必不可少。除此之外，DC 治疗是通过调节机体自身的免疫能力而发挥作用的，故在治疗前就应对患者体内 CD4/CD8 细胞、免疫球蛋白等开始监测，以预测 DC 治疗的效果；也可以Ⅳ型变态反应和 T 细胞分泌的细胞因子为代表。机体免疫力健全与否是患者是否对免疫治疗产生反应的标志。因此，在筛选患者及评判治疗结果时应考虑这一重要因素。

（四）DC 的导入方式和剂量

由于各位研究者选择的治疗对象不同，将 DC 注入人体的方式也各不相同。但总体上来讲都应考虑到 DC 在进入人体后有一个迁移成熟的过程。就剂量而言，目前 DC 治疗尚处于试验阶段，故使用的细胞数量差异较大，但一般不应低于 10^6。按导入方式的不同可分为以下几种：①静脉注射；②皮下注射；③淋巴结内注射；④肿瘤局部多点注射。

（五）免疫效能监测

虽然根据不同的治疗对象，研究人员采用了不同的疗程，但大多遵守了一条共同的原则，即疗效决定疗程。鉴于 DC 的作用机制，在所有的临床试验中，研究人员都注意了监测 DC 的调节免疫功能，包括治疗前和治疗后 2 个阶段。前者可作为 DC 培养的质控标准，由于不成熟的 DC 注入人体有引起对相应抗原免疫耐受的危险，所以应测定 DC 表面相关功能分子的表达，这可用于研究 DC 在人体内的作用机制。最常用监测 DC 功能的方法有混合淋巴细胞反应（MLR）、T 细胞增殖实验、ELISA 检测细胞因子（IFN-γ/IL-4）、[^{51}Cr]释放实验测定 CTL 反应等，或借助免疫组化法测定瘤体内免疫细胞的浸润情况。临床指标则既有对实体肿瘤大小的观察，也有对血清中相应肿瘤抗原（如 CEA）水平的测定。

（六）临床级 DC 质量控制

总体说来，在一系列的临床试验中，患者对 DC 治疗的耐受性良好。因为大多数肿瘤相关抗原在自身正常组织或多或少也有表达，因此最令人担心的就是自身免疫性反应，但事实上并没有出现。受试者中最常见的反应是低热、疲劳、恶心。个别患者可有腹泻、僵直，但这些反应均不需处理，持续时间短，具有自限性。极个别患者可有锁骨上、腋窝下、腹股沟淋巴结肿大，可持续 2 个月，不经处理亦可自行消退。依据 GMP 指导原则生产 MoDC 和避免使用诸如胎牛血清（FCS）类的动物源性产品，是进行临床试验的必需条件。动物源性产品的使用具有危险性，有报道患者经 FCS/牛血清白蛋白（BSA）培养的 DC 免疫后出现了抗 FCS 和 BSA 抗体。因此，建议治疗性应用时，DC 用人血清或血浆或者无血清培养。许多实验室已经开始用临床级别的无血清或者人血清或血浆培养液优化单核细胞向 DC 分化的条件，这就导致出现了许多不同的流程，继而产生了不同类型的 DC。流程的不同不只表现在 DC 制备方面，还表现在诸如成熟状态、剂量和时间间隔、导入体内途径和抗原负载等其他许多方面。尽管 DC 疫苗非常有前景，但离治疗标准化的距离还很远，从而妨碍了 DC 治疗作为肿瘤的标准治疗方法的推广。因此，将体外 DC 的制备流程标准化，同时进行质量控制十分必要。另外，DC 必须在密闭的培养体系中培养，这将简化处理过程，从而减少昂贵的劳动密集型 GMP 设备的使用。

目前 DC 疫苗研制者的紧要任务是制定 DC 疫苗的临床质控标准。DC 制品必须进行无菌/热原性、活性（包括融化后）、纯度、表型（表面分子）、迁移能力和功能的检测。以下是 DC 在临床使用前必须符合的一般质控标准（表 9-1）。

表 9-1　临床试验用 DC 的一般质控标准

项目	标准
微生物控制	细菌和真菌感染阴性
活性	>50%，台盼蓝拒染法确定
纯度	>70%，通过光散射角或非 DC 系列标志染色决定
形态	不成熟：黏附，带棘突的伸展细胞
	成熟：松散吸附，带毛刺的成团细胞
表型	不成熟：$CD14^{neg/low}$、$CD83^{neg}$、$CD80^{neg/low}$、$CD86^{low}$、$MHC\text{-}I^{pos}$、$MHC\text{-}II^{pos}$、$DC\text{-}SIGN^{pos}$、$CCR5^{pos}$
	成熟：$CD83^{pos}$、$CD80^{pos}$、$CD86^{pos}$、$MHC\text{-}I^{pos}$、$MHC\text{-}II^{pos}$、$DC\text{-}SIGN^{pos}$、$CCR7^{pos}$
免疫反应的诱导	混合淋巴细胞反应：T 细胞增殖反应。在至少一个捐赠者中，按 DC：PBMC 为 1：20 进行测定
	T 细胞对负载抗原的识别：细胞毒性检测或细胞因子产生

1. 无细菌/热原性、活性和纯度评价　由于 DC 在输入之前要在体外经历较长时间的多步骤操作过程，故保证其无微生物污染十分重要。DC 培养第 4 天和第一次 DC 免疫当天收获的 DC 疫苗样品应送检微生物分析，保证无菌/热原性。DC 疫苗的活性（如通过台盼蓝拒染法）应当大于 50%。这个百分比在 DC 收获、用抗原负载，然后立即输给患者的第一次免疫当天容易达到。然而，后续的 DC 疫苗通常冻存，并在需要免疫的当天溶解。这些样品的活性较低，但通过采用适当的冻融方法仍可能达到 50% 的标准。DC 制品的纯度可依据流式细胞仪测定的光散射角和针对污染细胞的特异性标志（非 DC 系列标志）染色进行评价。DC 制品还经常污染 T 细胞（$CD3^+$）、NK 细胞（$CD56^+$），尤其是 B 细胞（$CD19^+$），但 DC 纯度仍可达到 85% 以上。建议纯度大于 70% 的 DC 制备品可以应用于临床。

2. 形态、表型和功能评价　应当用显微镜和流式细胞仪对 DC 疫苗进行广泛评价。形态可用倒置相差显微镜分析，成熟 DC 的典型形态（非黏附的隐蔽细胞）很容易与黏附、伸展状态的不成熟 DC 及很大的圆形黏附的巨噬细胞区分。建议用冲洗实验确定 DC 的稳定性，只有完全成熟的 DC 才能保持非黏附、隐蔽和活性状态。成熟 DC 的表型可通过流式细胞仪检测以评价成熟标志 CD83 的表达，以及共刺激分子 CD80 和 CD86 的表达。这些标志在不成熟 DC 制品中应当低表达或无表达。成熟与未成熟 DC 都应当是 DC-SIGN 和 MHC-Ⅰ、MHC-Ⅱ 高表达。DC 向淋巴结的迁移是诱导免疫反应的先决条件，因此，趋化因子受体（CCR）的表达非常重要。不成熟 DC 不表达 CCR7，但表达 CCR5，而成熟 DC 缺乏 CCR5，但表达 CCR7（完全成熟时）。另外，混合淋巴细胞反应（MLR）能反映出 DC 激活免疫反应的能力，制备的 DC 疫苗在体外 MLR 中应该能强烈地激活 T 细胞增殖。

（七）免疫细胞治疗的伦理学

在实施治疗方案前，还应向患者说明该治疗方案所属的阶段、它可能的有效性及可能发生的风险，同时保证患者有权选择该方案治疗或中止该方案治疗，以及保证一旦中止治疗能得到其他治疗的权利。严格保护患者的隐私，在患者或其家属充分理解并签字后才开始治疗，在自愿的基础上保护受试者的权益并保障其安全，以符合伦理学要求。

第七节　树突状细胞疫苗的临床试验及其评价

一、针对肿瘤的树突状细胞疫苗

近年来，DC 疫苗应用于肿瘤的临床治疗发展迅速，部分已完成 I / II 期临床试验，总体上都能取得一定的效果。DC 疫苗在前列腺癌的治疗上效果较好。有临床试验结果表明，DC 治疗无严重毒副作用，部分患者血清的前列腺特异性抗原（PSA）水平呈指数下降。在对恶性神经胶质瘤患者化疗后，用 DC 疫苗治疗可以显著增加患者 2 年以上的生存期，用肿瘤 RNA 负载的 DC 治疗转移性肾癌，也成功降低了死亡率。在体外，负载抗原的 DC 与 T 细胞共培养后能诱导产生肿瘤抗原特异性 CTL 并促进 CTL 增殖。Marten 等用患者自身 CEA 负载的 DC 与自体 CIK 共培养 7 天后，CIK 能特异性溶解表达 CEA 的肿瘤细胞。负载抗原的 DC 还能促进 CTL 增殖。用慢性粒细胞白血病患者 DC 与自体 CIK 共培养，能明显增强 CIK 杀伤自身白血病细胞的活性。用来源于肝细胞癌（HCC）患者转染了甲胎蛋白（APF）的 DC 与自体 CIK 共培养，也可诱导出强烈的特异性杀伤肝癌细胞的反应。这些研究为以 DC 为基础的免疫细胞治疗的临床应用提供了依据。

二、针对乙肝的树突状细胞疫苗

免疫系统在 HBV 感染中具有双重作用，一方面免疫介导的损伤是乙肝的主要发病机制；另一方面，HBV 病毒的清除和乙肝的恢复也主要依赖于强烈而特异性的免疫反应。因此，单纯地通过激发或抑制多克隆的免疫反应来治疗乙肝都不合适。细胞过继免疫治疗（adoptive cellular immunotherapy）是指利用体外（*ex vivo*）筛选、增殖、改造或药物处理后的活体免疫细胞移植至人体，以替换、修复及提升受损组织或器官的功能，达到预防或治疗疾病目的的一种治疗方式。其对慢性乙肝治疗的目标就是要在抗病毒治疗药物无效或不适合用抗病毒治疗的慢性肝炎患者（特别是免疫耐受的患者，其主要特征是 ALT 轻微升高或正常）体内诱导出强烈的 HBV 特异性免疫反应，单独或与抗病毒治疗联合运用，以期达到清除或长期抑制 HBV 病毒的目的。由于 HBV 特异性细胞免疫功能低下是 HBV 感染慢性化的主要原因，DC 作为主要的 APC，其功能缺陷直接影响了 HBV 特异性 T 细胞免疫反应。Untergasser 等证实 HBV 感染者 DC 功能的缺陷不是由于 HBV 对 DC 的直接感染，而是由于 HBV 感染后淋巴器官和肝脏的微环境改变，可能影响了 DC 的成熟，并进而影响其对抗原的提呈，同时对 HBV 特异性 CTL 反应的削弱起着重要作用。因此，对患者

DC 的体外操作，可以使 DC 脱离体内抑制性的微环境，恢复 DC 受损的表型与功能，回输患者体内后，可打破机体对 HBV 的免疫耐受，恢复、提高特异性 CTL 功能，从而清除病毒。由 HBV 表面抗原（hepatitis B surface antigen，HBsAg）负载的 DC 能打破 HBV 转基因鼠体内的 CTL 对 HBV 的耐受，并能在健康志愿者和 HBV 免疫耐受者体内诱导出 HBV 特异性的免疫反应。HBsAg 负载的 DC 疫苗还能抑制慢性乙肝患者体内的 HBV 病毒复制。但 DC 疫苗治疗慢性乙肝的临床研究尚处于起步阶段。因此，开发 HBV 特异性 DC 疫苗在慢性乙肝免疫治疗策略和临床试验中有重要意义，可作为慢性乙肝治疗方案的有效补充。

目前，HBV 特异性 DC 疫苗大多用 HBsAg 负载，但 HBV 核心抗原（hepatitis B core antigen，HBcAg）的抗原性强于 HBsAg，几乎所有 HBV 感染者都产生抗 HBc，表达 HBcAg 的肝细胞是免疫效应细胞攻击的靶细胞，而针对 HBcAg 的 CTL 反应是决定病毒能否被清除的关键。笔者小组前期的研究工作显示，用 HBsAg 和 HBcAg 联合负载慢性 HBV 感染相关性肝癌患者的 MoDC，能在体外有效地诱导出针对 HBVcore18～27 表位的特异性 CTL。因此，采用 HBcAg 或多抗原联合负载的 DC 疫苗在治疗慢性乙肝的临床试验中具有良好的发展前景。

DC 存在两种基本的功能状态：未成熟的 DC 诱导自身耐受，而成熟的 DC 诱导对抗原的免疫反应。因此，DC 的成熟是调节免疫反应的关键性过程。DC 在摄取抗原之后，向引流淋巴结迁移，在迁移的过程中逐步成熟，成熟的 DC 在淋巴结的 T 细胞富集区将抗原提呈给静息或隐蔽淋巴细胞。但是 DC 必须成为成熟的、完全激活的、表达高水平的细胞表面 MHC-抗原复合物与共刺激分子（CD80、CD86、CD40 等）的 DC，才能激活 T 细胞反应。成熟的 Melan-A-EBV（BRFI）肽负载的 MoDC 可以有效地诱导出 BRFI 肽特异性 CTL，并高效地扩增记忆性 CTL 反应，而未成熟的 MoDC 却没有此功能。临床试验也显示，成熟的 MoDC 比未成熟的 MoDC 在人体内能更有效地诱导特异性抗黑色素瘤相关抗原的 T 细胞增殖反应和 CTL 反应。因此，HBV 特异性 DC 疫苗的成熟对诱导有效的抗 HBV 免疫反应至关重要。目前 DC 疫苗的临床试验普遍使用细胞因子"鸡尾酒"（TNF-α、IL-1β、IL-6 和 PGE$_2$ 的混合物）促进 DC 疫苗的成熟，增加 DC 疫苗对 T 细胞的刺激能力。前面部分的研究表明，细胞因子"鸡尾酒"虽然可以对负载了 HBcAg 的 MoDC 有促成熟作用，但由于 HBV 慢性感染者体内的 DC 功能受损，使 DC 成熟障碍，体外诱导的 MoDC 表型和功能也低于健康人。笔者小组研究中 HBcAg 负载的 MoDC 的表面分子如 CD80、CD83、CD40、CD1a 等表达率不够高，不同患者之间表达差别大，对于 PBMC 中未检测出 HBVcore18～27 特异性 CTL 的病例，诱导的 CTL 频率不够高，不是每例患者都能诱导出来。这说明有必要提高 MoDC 的成熟度和功能，为 HBV 特异性 DC 疫苗对慢性乙肝的临床治疗效果提供保障。

三、针对丙肝的树突状细胞疫苗

特异性 CTL 在 HCV 的清除中同样起重要作用。HCV 感染机体时，除病毒感染的非造血细胞外，淋巴结和骨髓来源的 DC 作为专职 APC 也直接参与启动抗病毒 T 细胞应答。研究发现，慢性丙肝患者外周血 DC 经抗原致敏后不能分化成熟，DC 虽能摄取抗原，但不能提呈抗原。而自限性 HCV 感染者 DC 功能跟正常人一样可以分化成熟。Tsubouchi 等的研究表明，慢性 HCV 感染者的 DC 可被 HCV 感染，感染后的 DC 功能受损，其刺激异体淋巴细胞增殖的能力和分泌 IL-12 的能力均降低，而抗病毒治疗后 DC 中的 HCV RNA 转阴，同时伴随着 DC 刺激自体淋巴细胞增殖能力的成倍增加，IL-12 分泌的能力也可恢复。因此，HCV DC 疫苗也是抗慢性 HCV 感染的一个备选方案。

　　HCV 疫苗设计的主要障碍在于 HCV 基因组的异质性，应用于制备 HCV DC 疫苗的抗原不仅应具有良好的免疫原性，还应具备保守性。HCV NS3 蛋白保守而且包含 Th 细胞表位结构域和几个与自限性感染相关的 CTL 表位，因此 NS3 成为制备 HCV 疫苗的最佳候选负载蛋白。Yu 等用 HCV NS3 蛋白负载 DC，用 CpG-ODN 促成熟，在小鼠体内能激发强烈的抗 HCV 的特异性免疫反应。NS3 蛋白和 CpG-ODN 联合处理能诱导 DC 表型的成熟，增加 CD40 的表达。NS3 负载的 DC 与人血清白蛋白（对照蛋白）负载的 DC 在表型、细胞因子产生和混合淋巴细胞反应方面没有区别，说明 NS3 蛋白并不影响 DC 功能。而联合 CpG-ODN 促成熟的 DC 却能诱导更强的免疫反应，包括增强细胞毒性作用、促进 INF-γ 的分泌和强烈的促淋巴细胞增殖效应。在对抗表达 NS3 抗原的重组病毒的攻击方面，所有 NS3-DC 免疫过的小鼠其血清病毒滴度都低于对照组，且联合负载 CpG-ODN 的 DC 的效应更强。该研究首次显示 NS3-DC 在体内能有效诱导抗 HCV 的特异性免疫反应，并对病毒感染具有保护作用。由于 CpG-ODN 安全性较好，在开发新的 DC 治疗性疫苗方面具有较高的应用价值。

四、针对 HIV 慢性感染的树突状细胞疫苗

　　由于 HIV 的基因突变频率高，逃避机体免疫应答的能力强，使得 HIV 感染的免疫治疗面临巨大的挑战。因此，以 DC 为基础的抗 HIV 免疫治疗是提高 HIV 特异性 T 细胞免疫的中心环节。在动物实验中，用恒河猴免疫缺陷病毒（SIV）负载的 DC 治疗 SIV 感染的黑猩猩，取得了一定疗效，但由于使用了灭活的病毒颗粒，安全性得不到保障，限制了该法的临床应用研究进程。而应用重组病毒载体携带病毒抗原是一个很好的策略。复制缺陷型的腺病毒载体可以携带 HIV 的基因组，表达 HIV 全长蛋白序列（包括已知与未知的表位），而不用考虑 MHC 限制性。其简便的操作使得腺病毒作为抗原载体转染 DC 成为制备治疗性 DC 疫苗的可行性方案。Brown 等用转染了 SIVgag 抗原的腺病毒载体负载 DC 制备成 DC 疫苗，采取皮内或淋巴结包膜内注射的方式免疫正常的恒河猴，用酶联免疫斑点试验（ELISPOT）评价 gag 抗原特异性 T 细胞反应。结果表明 DC 疫苗能诱导出快速且特异的 T 细胞反应，每 500 个 PBMC 就有一个 gag 肽特异性的 T 细胞，但并未诱导出对腺病毒的 T 细胞反应，也不影响 DC 的迁移能力。Lisziewicz 等将 SIV 调节和结构基因导入 DC，用此 DC 可以在 SIV 感染和发生 AIDS 的短尾猴体内诱导出 SIV-特异性 T 细胞反应，在与抗逆转录病毒药物联合应用时可增强 SIV-特异性 T 细胞反应，持续抑制 HIV 复制。由于 HIV 感染者体内 DC 数量和功能下降，给以 DC 为基础的免疫治疗带来了障碍。有研究小组利用灭活病毒负载的 DC 作为免疫增强剂，使短尾猴在预防性 DNA 疫苗注射后成功抵抗了 SIV 或 SHIV 的攻击，控制病毒复制的时间超过 3 年。可见，DC 疫苗可作为预防性疫苗的增强剂，有效控制首次 HIV 的感染。

Lu 等首先报道 DC 疫苗治疗慢性 HIV 感染的临床试验。他们用 AT-2（aldrithiol-2）灭活 HIV-1 感染者自身血清中的 HIV-1 病毒，再用灭活的病毒负载自身 MoDC，制备的 DC 疫苗治疗了 18 例 HIV-1 慢性感染者，分别在左右腋窝和腹股沟近淋巴结处皮下注射，每次细胞量为 3×10^6，分别在第 2 周和第 4 周各加强免疫 1 次，共 3 次，结果显示，所有受试者体内的病毒载量稳定时间超过半年，其中 8 例受试者的病毒载量控制在原病毒载量的 90%以下长达 1 年。病毒载量的降低与分泌 IL-2 和 IFN-γ 的 HIV-1 特异性 CD4$^+$ T 细胞及表达穿孔素的 HIV-1gag 特异性 CTL 数量呈正相关，提示体内强烈的 CD4$^+$ Th1 反应在诱导和维持病毒特异性 CTL 效应中起关键作用。

五、树突状细胞疫苗在感染性疾病治疗中的发展方向

（1）DC 疫苗制备的标准化和规范化：必须精确地描述每个患者 DC 疫苗的制备过程，确保 DC 疫苗质量稳定（纯度、成熟度、存活率、迁移能力、无菌等），尽快制定一套共同遵守的统一的质量控制标准。DC 制备方案必须简化，并确保 DC 疫苗的制备条件达到 GMP 标准，使 DC 疫苗可以作为一种血液输注产品来进行常规生产。

（2）以前绝大部分 DC 疫苗的临床试验均用于晚期的恶性肿瘤，这些患者都有不同程度的免疫抑制，其自身免疫细胞的功能状态也较差，因此疗效受到限制。将 DC 疫苗用于慢性病毒感染（如慢性病毒性肝炎、慢性 HIV 感染），或对慢性病毒性肝炎早期即进行 DC 疫苗干预治疗，对抑制病毒的复制、控制疾病的进程有很大的帮助，具有良好的应用前景。

（3）DC 治疗与其他细胞免疫疗法联合应用：针对每个患者的实际情况，设计个体化治疗方案，将 DC 疫苗治疗与特异性 CTL 治疗、传统的抗病毒治疗等联合应用，并可依据治疗后的机体免疫反应不断调整治疗方案。随着对 HBV、HCV、HIV 免疫逃逸机制的不断了解，DC 疫苗在感染性疾病治疗中将发挥越来越重要的作用。

（4）pDC 的治疗性应用：浆细胞样树突状细胞（plasmacytoid dendritic cell，pDC）是 DC 的另一个亚群，其最突出的特点是在病毒、CPG-ODN 的刺激下能产生大量的 I 型干扰素（如 IFN-α），在病毒感染的固有免疫中发挥重要作用。利用灭活的病毒颗粒和（或）CPG-ODN 的刺激使 pDC 产生 I 型干扰素，发挥直接抗病毒作用，并诱导病毒特异性 CTL 和 Th1 反应，同时分泌的大量 I 型干扰素可诱导局部的髓样 DC（myeloid DC，mDC）成熟，增强 DC 交叉激活和内吞抗原的能力。利用 pDC 与 mDC 的相互作用可加强临床预防性和治疗性疫苗的效果，为感染性疾病的治疗开辟新的途径。

总之，DC 疫苗在一些传统疗法效果不好的慢性感染性疾病治疗方面有着广阔的发展前景。相信随着该领域基础及临床研究的不断深入，细胞免疫治疗将彰显其应有的临床应用价值。

第八节 存在的问题和应用前景展望

虽然以 DC 为基础的免疫治疗有一定效果，但还不尽如人意，尚有待进一步优化提高。

因此确定最佳 DC 成熟方案（如相关因子、佐剂、激活剂的最佳组合）和最佳 DC 抗原负载方案（如单独或联合不同抗原负载方式），以提高 DC 免疫治疗的效果，对于 DC 免疫疗法具有十分重要的意义。

随着 DC 疫苗的体外制备技术日益成熟，对 DC 疫苗制备的标准化和规范化要求更加突出。对于 DC 疫苗的治疗性临床试验，更须精确地描述每个患者 DC 疫苗的制备过程，严格质量控制，建立 DC 疫苗质量控制与评价体系，确保 DC 疫苗质量稳定。因此应尽快制定一套共同遵守的统一质量标准（纯度、成熟度、存活率、迁移能力、无菌等）。同时，DC 疫苗体外制备方案必须简化，制备条件要达到 GMP 标准，使 DC 疫苗可以作为一种血液输注产品来进行常规生产。

应用 HBV 特异性 DC 疫苗，体外和动物实验均显示较好的抗 HBV 效果，在健康志愿者体内也能诱导抗 HBV 的细胞免疫和体液免疫反应。目前恶性肿瘤的 DC 疫苗应用比较广泛（基于恶性肿瘤对生命的威胁），但对于慢性感染性疾病（如慢性乙肝），应用 DC 疫苗治疗人们还是持谨慎态度，主要还是安全性和疗效问题。由于不成熟或功能缺陷的 DC 可诱导机体产生针对特异性抗原的免疫耐受，应用后不仅达不到治疗目的，甚至会加重病情，还存在诱导自身免疫病的可能。因此，尽管 HBV 特异性 DC 疫苗前景美好，但离临床广泛应用尚有距离。DC 疫苗的制备尤显重要，DC 疫苗制备过程相对复杂，对环境及制备制剂质量要求较高，而目前国内外缺乏统一的制备流程和质量控制标准，也使临床应用受到很大的限制。随着 DC 培养技术成熟、制备流程的规范化及质量控制体系的完善，DC 作为临床治疗的手段之一将给感染性疾病和肿瘤的治疗带来新的希望。

（王福生　焦艳梅　中国人民解放军总医院第五医学中心）

参 考 文 献

钱莘，施明，张晖，等，2005. 慢性乙型肝炎合并肝癌患者树突状细胞负载乙型肝炎病毒抗原后表型和功能的研究. 中华医学杂志, 85（4）: 248-252.

王福生，2002. 病毒性肝炎病人体内的树突状细胞功能与临床意义. 肝脏, 7（1）: 50-52.

王文湛，双卫兵，2017. 树突细胞在肿瘤免疫治疗中的研究进展. 转化医学电子杂志, 4（10）: 62-65.

张恒辉，何豫，赵鸿，等，2005. 树突状细胞体外刺激对 HBV 特异性细胞毒 T 细胞影响的研究. 中华医学杂志,85(17):1171-1176.

Bhardwaj N, Walker BD, 2003. Immunotherapy for AIDS virus infections: cautious optimism for cell-based vaccine. Nat Med, 9(1): 13-14.

Brown K, Gao W, Alber S, et al, 2003. Adenovirus-transduced dendritic cells injected into skin or lymph node prime potent simian immunodeficiency virus-specific T cell immunity in monkeys. J Immunol, 171（12）: 6875-6882.

Chen M, Li YG, Zhang DZ, et al, 2005. Therapeutic effect of autologous dendritic cell vaccine on patients with chronic hepatitis B: A clinical study. World J Gastroenterol, 11（2）: 1806-1812.

Constantino J, Gomes C, Falcão A, et al, 2017. Dendritic cell-based immunotherapy: a basic review and recent advances. Immunol Res, 65（4）: 798-810.

da Silva LT, Santillo BT, de Almeida A, et al, 2018. Using dendritic Cell-Based immunotherapy to treat HIV: how can this strategy be improved? Front Immunol, 9: 2993.

Du J, Meng L, Ni Y, et al, 2016. Combination of DC vaccine and conventional chemotherapeutics. Anticancer Agents Med Chem, 16（5）: 558-567.

Ho NI, Huis In't Veld LGM, Raaijmakers TK, et al, 2018. Adjuvants enhancing cross-presentation by dendritic cells: the key to more effective vaccines？ Front Immunol，9：2874.

Kalinski P，Urban J，Narang R，et al，2009. Dendritic cell-based therapeutic cancer vaccines：what we have and what we need. Future Oncol，5：379-390.

Mani S，Wierzba T，Walker RI，2016. Status of vaccine research and development for Shigella. Vaccine，34（26）：2887-2894.

Moll H，2003. Dendritic cells as a tool to combat infectious diseases. Immunol Lett，85（2）：153-157.

Shang N，Figini M，Shangguan J，et al，2017. Dendritic cells based immunotherapy. Am J Cancer Res，7（10）：2091.

Shortman K，Lahoud MH，Caminschi I，2009 Improving vaccines by targeting antigens to dendritic cells. Exp Mol Med，41：61-66.

第十章　基于抗体的免疫治疗

Antibody-Based Immunotherapies

摘　要

抗体在临床上作为药物使用时具有特异性强、疗效佳及毒性低的特点，在治疗肿瘤、自身免疫病及感染性疾病等领域占据着重要地位。近年来，免疫检查点类抗体药物在临床上取得的显著成效，使得抗体药物再度成为新一轮研究热潮。随着对抗体药物越来越深入的研究，抗体工程技术的创新也正在发展，如抗体分子片段或新结构抗体的创新，抗体递送方式的创新，或将抗体以嵌合抗原受体的形式展示等。这些理论与技术的创新使得基于抗体的免疫治疗具有更广阔的临床应用前景。

抗体，是指机体在抗原刺激下，所产生的一种可与对应抗原特异性结合的免疫球蛋白。抗体的产生一般会经过 V（D）J 重排、类别转换、体细胞高频突变等过程。尽管抗体的整体结构都很相似，但其头部可变区，特别是可变区内的互补决定区（complementarity determining region，CDR）可变性非常大，使得免疫系统有能力产生巨大的抗体多样性，从而特异性识别各种不同的抗原。目前，抗体已在免疫治疗领域得到了广泛应用。抗体分子作为药物，其可变区可高亲和力、高特异性地结合肿瘤细胞、病原体等，从而发挥中和、阻断、激活通路等功效。其恒定区的 Fc 段可结合 NK 细胞等表面的 Fc 受体，激活依赖抗体的细胞毒性（ADCC）；结合补体 C1q 等，激活补体依赖的细胞毒性（CDC）；结合巨噬细胞等吞噬细胞的表面受体，依赖抗体的吞噬作用（ADCP）等。此外，其 Fc 段还可以结合在多种细胞表面广泛表达的新生儿受体 FcRn，使抗体分子不易被溶酶体降解，从而在体内具有较长的半衰期。上述机制都使得抗体分子很适合作为药物用于免疫治疗。

经典意义上的抗体药物，是指将免疫动物或人的血清或免疫球蛋白（多抗），或通过淋巴细胞杂交瘤技术、基因工程技术等制备的单克隆抗体（单抗），注射到患者体内以达到治疗的目的。近年来，抗体药物偶联物（antibody-drug conjugate，ADC）、嵌合抗原受体（chimeric antigen receptor，CAT）T 细胞等新型的抗体应用方式也在肿瘤免疫治疗中展现了很好的效果与潜力。随着 1986 年第一个鼠源单抗药物 Muromonab-CD3（OKT3）诞生，1997 年第一个人源化的单抗药物达克珠单抗（daclizumab，Zenapax）投放市场，以及 2002 年第一个全人源的单抗药物阿达木单抗（adalimumab，Humira）通过美国 FDA 批准，目前抗体药物已成为生物制药的重要组成部分，继胰岛素、干扰素等重组蛋白药物后，引领了第二次生物医药产品浪潮，成为新药开发最热门的领域之一。根据权威制药和生物技术资讯机构 FiercePharma 发布的数据，2017 年全球销量前 10 的药物中，有 6 个是抗体药物，其中以 TNF-α 为靶点的 Humira 和以 CD20 为靶点的 Rituxan 分别以 184.3 亿美元和 92.4 亿美元的年销量占据全球药物销售排行榜的前 2 位。这些单抗药物大多尚未到达销售顶峰，且全球范围内目前有数百种抗体药物正在进行临床试验。由此可见，抗体药物的成功才刚刚开始，可以预见其在未来较长时间仍将是生物制药行业的主要发展方向。

在本章中，我们将对抗体免疫治疗的发展史、研发技术及应用疾病领域等做逐一介绍。

第一节　抗体药物的发展史

其实早在抗体分子被发现之前，人们已意识到可通过免疫使人体产生一些活性物质，如我国古代的种痘术及后来英国改进的牛痘接种，都是通过免疫使得机体产生抗体，从而起到预防或治疗传染病的目的。19 世纪末抗血清的发现，开启了真正意义上的抗体药物发展史。至 20 世纪中旬，抗体分子的发现、克隆选择学说的提出等，奠定了基于抗体的免疫疗法的理论与应用基础。总体来说，抗体药物的发展经历了"由多抗到单抗""由鼠到人"的发展历程。

一、血 清 疗 法

19 世纪末，Von Behring 及同事发现用毒素（白喉或破伤风毒素）免疫动物后血清中产生了具有中和毒素作用的物质，他们将该类物质命名为"抗毒素"（anti-toxin），并首次提出了用血清治疗传染病的"血清疗法"。随后，Paul Ehrlich 进一步证实毒素及非毒素均能在体内诱发活性物质的产生，这种活性物质就是抗体。基于此，Paul Ehrlich 提出了"魔弹"（magic bullet）的概念，认为抗体有望作为特异性药物用于各种疾病的治疗。由于他们的突出贡献，Von Behring 和 Paul Ehrlich 分别获得了 1901 年和 1908 年的诺贝尔生理学或医学奖。

血清疗法即是最早的基于抗体的免疫治疗手段，虽然在一些病例中具有一定的疗效，但是由于成分复杂且多来源于免疫动物，因此在治疗中易出现异源排斥反应。后来，人们陆续开发了一些人源的血液制品，如将含高滴度乙肝表面抗体的健康献血员的血浆经过提纯浓缩等工艺，制备乙肝免疫球蛋白，但这些人源免疫球蛋白仍具有一定的安全性问题，如传播血源性疾病、未知蛋白引起的免疫损伤等。此外，免疫球蛋白类药物还存在血制品供应不足、批次间差异等问题。更为重要的是，其中的有效物质即多克隆抗体的含量很低，使得其临床疗效有限。由于以上原因，血清疗法虽至今已诞生 100 多年，但并未在疾病治疗领域得到大规模应用。

二、鼠源单克隆抗体

1975 年，Georges Köhler 和 César Milstein 通过将特异性 B 细胞与淋巴瘤细胞杂交永生化，发现了体外获得单克隆抗体的方法——杂交瘤技术。这一突破性技术改变了之前数十年抗体治疗停滞不前的局面，开创了从多克隆抗体走向单克隆抗体的新时代。由于这一突出贡献，Georges Köhler 和 César Milstein 获得了 1984 年的诺贝尔生理学或医学奖。与多克隆抗体相比，单克隆抗体具有效价高、纯度高、特异性高、理化性状均一、重复性好、成本低及可大量生产等诸多优点。因此，人们重新燃起了对"魔弹"的开发热情，在 20 世纪 80 年代大量针对各种靶点的鼠源单克隆抗体进入了临床试验阶段。

然而，随着单抗治疗病例数的增加，人们逐渐发现鼠源单抗存在一系列问题。鼠源单抗由于其异源性，在人体使用易引发严重的人抗鼠抗体（HAMA）反应，并会作为异源蛋白被较快清除，从而削弱其治疗的有效性。此外，鼠源单抗的 Fc 段与人免疫细胞的 Fc 受体、补体等结合较弱，不能有效地激活人体的抗体效应功能，使得其在人体内生物活性降低。因此，自 20 世纪 80 年代末起，鼠源单抗的研发逐渐被后续的人鼠嵌合单抗等所取代。

三、人源化单克隆抗体

为克服鼠源单抗的异源性反应，人们对抗体进行了一系列基因改造，使其具有了人源成分。最初出现的技术被称为人鼠嵌合重组抗体技术，即是用人抗体 IgG 的恒定区取代小鼠 IgG 的恒定区，但保留鼠源单抗的可变区序列，从而形成一个人鼠嵌合的单克隆抗体，其人源化程度可达到 70%。1994 年美国 FDA 批准了第一个人鼠嵌合单抗药物上市。虽然人鼠嵌合单抗具有人 IgG 的恒定区，但由于其鼠源可变区依然有可能会诱发人体的 HAMA 反应，因此其在临床上的应用仍受到一定的限制。

随后，人们又相继设计改造出了人源化单抗。1986 年，剑桥大学 Greg Winter 将鼠源单抗的 CDR 与人的 IgG 框架嫁接，移植到人 IgG 中并替换掉人 IgG 的 CDR，经亲和力重塑，可维持鼠源单抗的特异性和大部分的亲和力。第一个人源化单抗药物于 1997 年被批准上市。相比人鼠嵌合单抗，人源化单抗的人源化程度可达 95%，鼠源成分明显减少，使得其活性、体内半衰期进一步提高。但是，其 5% 的鼠源成分仍有可能具有免疫原性问题。更重要的是，人鼠嵌合改造不会丧失鼠源单抗亲和力，但人源化改造的 CDR 移植并不能使大部分抗体保持原来的活性，有些抗体的亲和力会下降得特别明显甚至完全消失。因此，人源化改造往往需要对 CDR 移植后的抗体进行进一步突变、建库、筛选等亲和力成熟改造，繁复、耗时、成功率低，并且亲和力成熟过程中引入的突变往往会带来免疫原性等问题。

四、全人源单克隆抗体

1989 年，Gregory Winter 和 Richard Lerner 等利用 PCR 技术克隆出人的全部抗体基因，展示在噬菌体上，构建了抗体基因表达文库，利用标记的抗原将相应的抗体从抗体文库中筛选出来。这种获得抗体的方法被称为抗体库技术。Gregory Winter 由于在噬菌体展示抗体库方面的突出贡献，于 2018 年与其他两位科学家一起分享了诺贝尔化学奖。抗体库技术避免了鼠源单抗的人源化过程，可直接获得全人源抗体。同时，基于抗体库技术发展的酵母展示、哺乳动物细胞展示、核糖体展示，以及单细胞克隆、人源化小鼠等技术均可制备全人源单抗。由于全人源单抗的可变区和恒定区都是人源的，可以有效去除免疫原性和毒副作用，成为治疗性抗体药物发展的必然趋势。2003 年 FDA 批准了第一个全人源抗体药物 Humira 上市，其特异性结合人 TNF-α 靶点，用于治疗类风湿关节炎等自身免疫病。2017 年，Humira

以 184.3 亿美元的年销售额继续牢牢占据全球药物销售排行榜的榜首位置。

五、重组抗体片段等新一代抗体

IgG 形式的单抗分子量较大（150kDa），有时难以通过屏障到达靶部位，或难以靶向具有空间位阻的靶点表位，从而达不到治疗某些疾病的效果。此外，IgG 抗体必须通过哺乳动物细胞表达生产，导致成本非常高昂。为了解决这些问题，人们近年来在积极研发具有更小分子量的抗体分子片段或新结构抗体等。比如，人们发现羊驼的血液中存在着一类仅有重链可变区结构域（VHH）的抗体。单独克隆和表达的 VHH 由于分子量很小（14kDa），故又被称为纳米抗体，具有很好的结构稳定性与抗原结合活性。在鲨鱼中也发现了类似的单域可变区 VNAR。又如，人们将针对肿瘤靶点的单链抗体（scFv）与针对免疫细胞表面抗原（如 T 细胞的 CD3、NK 细胞的 CD16a）的单链抗体相连接，构建一类双特异性抗体（BiTE 或 BiKE），从而招募免疫细胞对肿瘤进行杀伤。近年来，基因工程、蛋白质工程及噬菌体展示等技术不断发展，为新型抗体的人工进化提供了一个新的平台。例如，通过人工进化对抗体 Fc 段进行改造，构建了具有较好成药性的单体 Fc、单体 CH3 等，这样在不显著增加上述小分子抗体片段或新结构抗体分子量的前提下，赋予它们较长的体内半衰期及 Fc 相关的效应功能。

此外，新一代抗体研发的另一个思路是如何进一步增强抗体的抗肿瘤等生物学活性。2013 年，美国 FDA 批准了第一个抗体药物偶联物 Adcetris 上市，用于治疗霍奇金淋巴瘤等。Adcetris 由一个针对 CD30 的人鼠嵌合单抗与小分子微管抑制剂 MMAE 偶联而成，可通过抗体将 MMAE 输送至肿瘤细胞内并释放，导致肿瘤细胞凋亡。目前，许多具有不同杀伤机制的小分子均成功经连接子（linker）通过化学、生物学等方法偶联到单克隆抗体上。与 Adcetris 类似，该类抗体药物偶联物均利用抗体与抗原的特异性亲和作用，将连接的药物靶向输送至肿瘤细胞部位，可大大降低药物对正常组织的毒副作用，提高杀伤肿瘤细胞的靶向性，是一类强效的新型主动靶向药物。

2017 年，作为抗体在免疫治疗中的另一种应用方式，CAR-T 药物 Kymriah 获美国 FDA 批准上市，用于治疗 B 细胞急性淋巴细胞白血病。CAR-T 药物，也可称为 CAR-T 疗法，通过在患者的 T 细胞表面表达针对 CD19 等细胞表面靶点的高特异性抗体，改变淋巴细胞的特异性和功能，使其可以高特异性、高活性地杀伤肿瘤细胞。Kymriah 等 CAR-T 药物已在一些复发性或难治性的肿瘤患者中显示了较好的疗效，在部分患者中实现了肿瘤的完全缓解。目前，CAR-T 已被认为是很有前景的肿瘤治疗方式之一。除了已临床获批的 CAR-T 类型外，CAR-NK、双靶向型 CAR、通用型 CAR 等新型技术层出不穷，并有望在不久的将来发展成熟，将基于抗体的免疫治疗推向更高的层次与水平。

第二节　治疗性单抗的研发技术

从古老的血清疗法到现在的各种新型抗体药物及疗法的建立，都是基于抗体药物研发技术的不断进步，这些相关的技术包括杂交瘤技术、抗体库技术、单个 B 细胞抗体制备技术、转基因小鼠抗体制备技术等。本节将对主要的几种治疗性单抗的研发技术做简要介绍。

一、杂交瘤技术

1975 年杂交瘤技术的创立使得人类第一次获得了专一识别抗原单一表位并与之特异结合的单克隆抗体。这一技术引起了科学界和工业界的争相关注，开创了抗体广泛作为治疗药物的新时代。杂交瘤技术是指将 2 个或 2 个以上细胞合并形成一个杂交瘤细胞（hybridoma），使 2 个不同来源的细胞核在同一细胞中表达功能的技术。常用的杂交瘤细胞一般是在制备单克隆抗体过程中，用骨髓瘤细胞和 B 细胞融合而成的细胞。由于一个 B 细胞表面只存在一种对单一抗原决定簇产生特异性免疫反应的独特受体，因此从一个 B 细胞分裂繁殖而成的一簇细胞如无突变发生，只会产生一种基因完全一样的抗体，也就是单克隆抗体。杂交瘤细胞一方面具有恶性肿瘤细胞迅速无限制繁殖的特性，另一方面又承袭了免疫 B 细胞合成和分泌抗体的功能，经过连续的细胞培养获得稳定的单克隆杂交瘤细胞株后，就可以用体外培养或动物接种等方法生产大量的单克隆抗体。

用 B 细胞杂交瘤技术制备单克隆抗体的主要流程包括动物免疫、细胞融合、杂交瘤细胞的筛选与单抗检测、杂交瘤细胞的克隆化、冻存、单抗的鉴定等。免疫动物的主要目的：一是使动物脾脏的 B 细胞可以对所要研究的抗原产生特异性的抗体；二是使产生特异性抗体的 B 细胞发生原始淋巴细胞性转化，增加分化中的成熟 B 细胞（即浆母细胞）数量，以提高与骨髓瘤细胞的融合率和阳性杂交瘤的百分率。由于不同抗原免疫原性的强弱悬殊，因而必须使用不同的免疫方案才能达到上述的目的，对于不具有免疫原性的半抗原，如各种类固醇激素、短肽物质、cAMP、核酸及地高辛等药物，需要与白蛋白或者甲状腺球蛋白等结合成人工抗原后再进行免疫。

杂交瘤技术是用于制备鼠源单抗的经典技术。近年来，随着转基因人源化小鼠的普及，用杂交瘤技术制备人源抗体也受到了人们关注。此外，杂交瘤技术一般除了 B 细胞杂交瘤技术以外，还出现了四细胞杂交瘤（用于生产双特异性抗体）、T 细胞杂交瘤（提供不同的永生 T 细胞以研究 T 细胞的功能）、巨噬细胞杂交瘤（提供不同的巨噬细胞以研究巨噬细胞的功能）等杂交瘤技术。

二、抗体库技术

自 20 世纪 80 年代后期起，随着分子生物学等的迅速发展，各种抗体库技术开始诞生并逐渐发展完善，成为最重要的获得高亲和力、高特异性抗体的手段。此外，抗体库技术还使得人们可以通过基因工程手段对天然的分子进行人为改造，赋予其新的特性，这为抗体的发展带来了新的曙光。

抗体库技术主要是将某种动物（小鼠、人等）的抗体可变区基因克隆在质粒并在噬菌体等表面展示，利用不同的抗原筛选携带特异性抗体的克隆，从而获得相应的特异性抗体。抗体库的构建中一个重要的因素是抗体基因的来源问题。抗体基因既可以是生物来源的，如人或动物的外周血淋巴细胞、骨髓、脾细胞等，又可以通过基因合成获得。按照抗体基因的来源，抗体库可分为 4 种最基本的类型：天然抗体库、免疫抗体库、半合成抗体库和全合成抗体库。生物来源的抗体库包括天然抗体库和具有抗原倾向性的免疫抗体库，完全通过基因合成手段获得的抗体基因构建的抗体库称为合成抗体库，而由生物来源和基因合成两种途径综合获得的抗体基因构建的抗体库则称为半合成抗体库。根据所展示的载体不同，抗体库技术又可分为噬菌体展示抗体库技术、酵母展示抗体库技术、哺乳动物细胞展示抗体库技术等。其中，噬菌体展示抗体库技术是目前最常用的抗体库展示技术。其通过 DNA 重组将抗体片段与噬菌体衣壳蛋白形成融合蛋白，从而展示于噬菌体表面并保持其生物学活性，利用靶标抗原分子将表达特异性抗体分子的噬菌体筛选出来，并通过基因工程的方法对抗体进行表达和后续的功能鉴定，从而获得功能性抗体分子。酵母展示抗体库技术一般通过将抗体基因与 α 凝集素的 C 端或与 Aga2p 亚基的 N 端融合，表达并展示于酵母细胞上。哺乳动物细胞展示抗体库技术通过 Flp-In 定点基因整合技术等确保每个细胞只表达一种抗体分子，可将全长 IgG 展示在哺乳动物细胞表面。通过噬菌体展示抗体库技术构建的抗体库容量可高达 10^{10} 以上，可有效地模仿免疫系统的多样性和选择性，并具有抗体制备成本低、周期短等优势。与噬菌体展示抗体库技术相比，酵母展示抗体库技术与哺乳动物细胞展示抗体库技术所构建的抗体库容量相对较小。但是，噬菌体展示抗体库技术多通过 ELISA 进行半定量筛选，由于噬菌体表面固定的多个抗体分子与 ELISA 板表面固相的多个抗原分子互相作用时的加乘（avidity）效应，ELISA 信号的强度与抗体的亲和力高低/表达能力不一定具有正相关性。酵母展示抗体库技术与哺乳动物细胞展示抗体库技术作为真核表达系统，可以对蛋白进行翻译后修饰，如在蛋白结构中添加二硫键或进行简单的糖基化等，且可以使用流式细胞术对于构建好的库进行高效筛选。可见，以上技术方法各有优缺点，选择哪种类型的抗体库及展示技术，主要取决于研究者的实验条件和最终目的。

三、单个 B 细胞抗体制备技术

单个 B 细胞抗体制备技术是一种在体外鉴定、分离、克隆表达单个抗原特异性 B 细胞的抗体技术。其细胞来源往往是从外周血中分离的浆细胞或单个记忆 B 细胞，或从骨髓中分离的前 B 细胞等。细胞分选时，通常需将单个 B 细胞分至内含适量 RNA 酶抑制剂、细胞裂解液与 PCR 反应试剂的容器（如 96 孔板）中。对鉴定出的含抗原特异性抗体浓度较高的 B 细胞，通过巢式或半巢式逆转录 PCR 等方法扩增出未知抗体基因，并进行克隆重组，表达出具有活性的单抗。该技术保留了轻重链可变区的天然配对，这有助于识别稀有但具有独特抗原结合表位、高亲和力和稳定的高质量抗体。但是，单个 B 细胞抗体制备的通量一般较小，使得该技术更适合针对血样中含有较高抗原特异性抗体浓度的疾病（如传染病等），开发特异性抗体。

四、转基因小鼠抗体制备技术

自 20 世纪 90 年代起，随着转基因技术的发展，多个生物技术公司成功构建了转入人抗体基因的人源化转基因小鼠模型。目前相对成熟的有 Regeneron 公司的 VelocImmune 小鼠、KyMab 公司的 Kymouse 和 Ligand 公司的 OmniMouse 等，这些技术互有一些区别，主要的共同点是将人抗体基因转入小鼠体内，通过免疫转基因小鼠使其大量产生特异性抗体，再通过杂交瘤技术、单个 B 细胞抗体制备技术、深度测序技术等获得人源单抗。目前，已有不少利用转基因小鼠抗体制备技术研发的人源单抗已上市或在进行临床试验。转基因小鼠技术获得的抗体亲和力一般较高，不需要经过体外的亲和力成熟过程。但是，该技术目前也存在转基因小鼠成本较高、免疫耐受、毒性抗原难免疫等问题。此外，虽然抗体 V、D、J 基因均为人源，但由鼠源酶类等辅助进行的体内连接氨基酸插入、亲和力成熟等引入的氨基酸是否会带来免疫原性的隐患，还有待进一步临床研究与验证。

第三节 抗体药物的应用疾病领域

随着现代分子生物学技术的飞速发展及对抗体药物越来越深入的研究，用于各种疾病治疗的抗体药物研究已经进入了蓬勃发展的阶段。目前，已获批上市和正在进行开发的治疗性抗体主要有以下几种用途：①抗肿瘤（包括血液肿瘤和实体瘤）；②治疗免疫性疾病；③抗感染；④治疗心血管疾病；⑤治疗神经系统疾病等其他疾病。其中用于肿瘤治疗的抗体药物占据整个抗体药物研发的半壁江山。

一、肿　瘤

抗体药物通过特异性识别肿瘤表面的抗原分子，选择性杀伤肿瘤细胞，甚至对其他药物产生耐药性的肿瘤细胞也具有杀伤作用。相对于手术治疗、放化疗或其他生物治疗，抗肿瘤抗体药物具有选择性强、副作用小、机制明确、药效显著、安全性好等优点，因此在肿瘤治疗上具有良好的疗效和广阔的应用前景。

抗体药物通过多种多样的作用机制对肿瘤细胞进行破坏与杀伤，具体主要包括以下几种：①阻断配体–受体结合；②基于 Fc 区产生的免疫效应，如介导补体依赖的细胞毒作用（CDC）和抗体依赖的细胞毒作用（ADCC）；③阻断或诱导细胞内的信号传导通路；④抑制血管生成；⑤利用抗体的靶向性，通过放射性物质或偶联的药物直接杀伤肿瘤。

目前，进入市场的抗肿瘤抗体药物的靶点有 20 多个，以肿瘤相关抗原（TAA）为靶点占大多数，包括表皮生长因子受体（EGFR）、人表皮生长因子受体 2（HER2）、血管内皮生长因子受体（VEGFR）和 CD20 等。值得一提的是，近几年来以 PD-1、PD-L1、CTLA-4 等为靶点的免疫检查点抑制剂类单抗药物备受瞩目。特别是 2014 年，针对 PD-1 的单抗 Opdivo 与 Keytruda 相继上市，将免疫检查点抑制剂类单抗研发推向高潮。Opdivo 与 Keytruda 最早批准的适应证均为晚期黑色素瘤，而后续又有非小细胞肺癌、肾细胞癌、头颈癌、经典型霍奇金淋巴瘤、结直肠癌、尿路上皮癌、肝细胞癌、胃癌等适应证获批，随着临床试验的推进，适应证也将进一步扩大。2018 年 6 月和 7 月，Opdivo 与 Keytruda 分别在我国获批上市；2018 年 12 月，国产的两株 PD-1 单抗——特瑞普利单抗注射液（商品名：拓益）与信迪利单抗注射液（商品名：达伯舒）也相继获批上市，并有来自不同企业的多株 PD-1 单抗已递交上市申请。各种免疫检查点抑制剂类单抗组合联用的临床试验也在大规模开展，已有多种抗体组合在临床试验中显示具有比单药更好的肿瘤抑制效果。除此之外，如本章第一节所述，招募效应细胞的双特异性抗体 BiTE 或 BiKE、基于抗体的细胞疗法 CAR-T 等也在肿瘤治疗领域临床效果显著。目前，随着抗体工程等技术的不断革新，研究人员正在不断拓宽抗体药物的适应证，也在继续寻求新的靶点。同时，纳米抗体因其分子量小、肿瘤组织浸润性好、可透过血脑屏障等特点，有望在实体瘤或脑部肿瘤等适应证上具有独特优势，近年来也获得了广泛关注。

二、免疫性疾病

　　免疫性疾病也是抗体的主要应用领域之一。全球首个获批上市的抗体药物 OKT3，是结合 T 细胞表面的 CD3 分子的鼠源单抗，用于急性肾、心或肝移植后的免疫排斥反应，但使用后出现的细胞因子释放综合征和淋巴组织增生等不良反应限制了其使用。随后获批的两株靶向 IL-2 受体 α 链（IL-2Rα）的人源化抗体达克珠单抗（Zenapax）和巴利昔单抗（Simulect），可有效减少器官移植后的免疫排斥反应并改善同种异体移植生存和功能。

　　自身免疫病是当机体免疫系统自激活后攻击自身组织，从而导致组织或器官损伤而产生的一类疾病。在 T 细胞持续激活的过程中，炎症细胞因子也持续不断产生，从而促进了自身免疫病的发展，因此炎症细胞因子是免疫反应的关键调节剂，中和炎症细胞因子或拮抗其受体功能被认为是治疗自身免疫病的有效策略。其中，受到广泛关注的炎症细胞因子主要包括 TNF-α、IL-6、IL-23 和 IL-17 等。首个用于治疗克罗恩病（Crohn disease）的抗体药物英夫利昔单抗（Remicade）是靶向 TNF-α 的人鼠嵌合抗体。前文提到，连续多年蝉联全球药物销售排行榜冠军的阿达木单抗（Humira）是第一个靶向 TNF-α 的全人源抗体，用于治疗类风湿关节炎、强直性脊柱炎及银屑病等。

三、感染性疾病

　　感染性疾病传播速度快、波及范围广、致死率高，严重威胁人类的健康和生命。对于细菌感染，一般采用抗生素治疗，但是越来越多的耐药性菌株，尤其是超级细菌的出现，使得抗生素治疗受到了很大的挑战。很多病毒引发的感染性疾病尚无有效的预防和治疗措施。抗体药物可以通过中和病毒、中和毒素、杀伤感染的细胞等多种方式抑制感染，成为抗感染的首选防治药物。虽然抗体药物的临床应用起源于抗感染的血清疗法，但相较于在癌症、免疫性疾病治疗中的广泛应用，抗体药物应用于抗感染领域比较受局限。由于近几年分子病毒学、结构生物学等研究的不断深入，一些病原体感染宿主细胞及其诱导免疫抑制的分子机制不断被揭示，使得抗体药物在抗感染的治疗领域实现了跨越式的发展。

　　根据病原体种类的不同，可以将抗感染抗体药物分为 2 类：抗病毒抗体和抗细菌抗体。

1. 抗病毒抗体　病毒感染宿主细胞的第一步是病毒的入侵，主要通过病毒颗粒表面的包膜蛋白与靶细胞膜上的受体分子特异性结合介导病毒进入细胞。这些介导病毒进入靶细胞的蛋白是中和抗体的主要作用靶点，从而阻止病毒进入宿主细胞。第一个批准上市的抗病毒抗体是帕利珠单抗（palivizumab，Synagis），其为靶向呼吸道合胞病毒（respiratory syncytial virus，RSV）颗粒表面 F 蛋白的人源化抗体，主要用于预防小儿感染呼吸道合胞病毒。之后，Synagis 的进一步亲和力成熟的改良单抗莫维珠单抗（motavizumab）也进行了Ⅲ期临床试验，但在临床上可引发荨麻疹等过敏反应，因此尚未获美国 FDA 批准上市。

2018 年，美国 FDA 批准了第二种抗病毒单抗——伊巴珠单抗（ibalizumab-uiyk，Trogarzo），用于多种 HIV-1 药物治疗均无效果的成年 HIV-1 感染者。Trogarzo 是靶向 CD4 T 细胞上的 CD4 受体的人源化 IgG4 抗体，通过与 CD4 受体的第二个胞外区结合阻止 HIV 入侵。此外，目前还有多株针对 HIV-1 包膜蛋白 gp120 的广谱中和单抗正在进行临床试验。

近十几年来，一些让人"闻风丧胆"的病毒引起的新发突发传染病大规模席卷全球，如 2003 年 SARS、2013 年 H7N9 禽流感、2014 年埃博拉出血热、2015 年中东呼吸综合征（MERS）及 2016 年寨卡病毒感染等相继暴发蔓延，共导致上百万人感染，上万人死亡。目前针对这些高致病性传染病均尚无特异性的防治药物。随着单抗研发技术的进展，目前已可以快速地针对新发突发传染病研发治疗性单抗。例如，笔者实验室就曾针对 H7N9 禽流感病毒、MERS 病毒等研发出全人源单抗并进行了抗病毒机制研究，发现这些抗体可以通过中和病毒或诱发 ADCC 等，在动物模型中保护动物不被病毒感染。

2. 抗细菌抗体 金黄色葡萄球菌是一种可致病的革兰氏阳性菌，通过分泌 α 溶血素引发机体感染，其感染和耐药是目前最难解决的问题之一。MEDI4893 是 MedImmune 公司研发的靶向金黄色葡萄球菌 α 溶血素的人源抗体，用于治疗金黄色葡萄球菌感染引发的肺炎，目前正处于临床Ⅱ期试验。XBiotech 公司研发的靶向葡萄球菌 A 蛋白（SpA）的全人源抗体 514G3，用于治疗耐药金黄色葡萄球菌感染导致的菌血症，已完成临床Ⅱ期试验。

炭疽杆菌也是一种革兰氏阳性致病菌，但其致病性更强，致病机制主要跟炭疽毒素有关，可直接导致血管内皮细胞损伤。2012 年获美国 FDA 批准的 Abthrax（雷昔库单抗，raxibacumab）及 2016 年获批的 ANTHIM（oblitoxaximab）均是靶向炭疽毒素的单抗，用于预防与治疗吸入性炭疽热。

铜绿假单胞菌（绿脓杆菌）是一种革兰氏阴性致病菌，也是院内感染的罪魁祸首之一。该细菌主要将产生的毒素蛋白直接注入靶细胞，破坏细胞功能进而引发感染。帕诺库单抗（panobacumab）是一个靶向 O11 型铜绿假单胞菌脂多糖的全人源 IgM 单抗，Ⅱ期临床试验结果显示，在基础治疗的基础上辅以 panobacumab，O11 型肺炎患者可得到有效缓解，缩短治疗时间，并具有良好的耐受性。

其他获批上市的抗细菌抗体还包括以艰难梭菌的毒素 B 为靶点的 Zinplava（bezlotoxumab）等，其于 2016 年被美国 FDA 批准用于治疗抗艰难梭菌感染。

四、心血管疾病

根据 WHO 发布的数据显示，心血管疾病是全球的头号死因。迄今为止，在心血管疾病治疗领域，唯一一个获得 FDA 批准的用于治疗心血管相关疾病的单克隆抗体药物是阿昔单抗（abciximab，ReoPro），其是靶向血小板糖蛋白Ⅱb/Ⅲα受体的人鼠嵌合单抗，用于经皮冠状动脉介入治疗不稳定型心绞痛。有研究显示，低密度脂蛋白胆固醇（LDL-C）水平与心血管疾病的发生和发展息息相关，降低 LDL-C 水平可显著降低心血管疾病的发生率。因此，研发基于抗体的治疗方法降低 LDL-C 水平成为治疗心血管相关疾病的新策略。前蛋白转化酶枯草溶菌素 9（proprotein convertase subtilisin/kexin type 9，PCSK9）通过促进 LDL 受体（LDLR）的降解来调节血浆中 LDL-C 的水平。因此，以 PCSK9 为靶点的抗体药物通过阻断 PCSK9 和 LDLR 间的相互作用降低 LDL-C 水平，是当前最受关注的降脂靶点之一，在对高胆固醇血症患者等的治疗方面具有很大的发展潜力。目前已有 Repatha（evolocumab）和 Praluent（alirocumab）两株 PCSK9 单抗获批上市。

五、神经系统疾病

由于抗体穿透血脑屏障的能力非常有限，估计大约只有不到 0.1% 的循环抗体进入大脑，因此治疗性抗体在神经系统疾病领域的应用受到了较大限制，迄今仅限于多发性硬化症（MS）的治疗。尽管如此，许多研究表明在神经系统疾病模型中，抗体可以聚集在脑部病灶从而达到治疗的效果。针对脑部疾病的治疗，如阿尔茨海默病（AD）或帕金森病，之前研发的几种针对β淀粉样蛋白的单克隆抗体在临床Ⅱ期试验中虽然可以证明 AD 患者大脑中的β淀粉样蛋白斑块数可降低，但均在Ⅲ期临床试验中因未达到主要临床终点而惨遭失败。目前仍有 RO7105705 等靶向β淀粉样蛋白或 tau 蛋白的单抗药物在各期临床试验中。随着对 AD 等神经系统疾病致病机制的再认识，甚至观念的突破，在找出新型有效靶点后，相信未来抗体药物有望在该类疾病的治疗中获得突破并重放异彩。

第四节 基于抗体的免疫治疗的研发前景

抗体作为机体免疫系统的重要组成部分，其可变区具有巨大的多样性：据估计，人类免疫系统可产生超过 10^{60} 种不同的抗体，从而可高特异性识别各种各样的抗原。此外，抗体还可通过其恒定区的 Fc 段激活或调节一系列免疫细胞及补体通路等，具有多种发挥功效的机制。因此，抗体在临床上作为药物使用时具有特异性强、疗效佳及毒性低的特点，被誉为"魔弹"（magic bullet），在多种疾病领域显示了很好的疗效。近年来，针对 PD-1 等的免疫检查点类抗体药物在临床上取得了较大成功，使得针对恶性肿瘤等疾病的免疫治疗焕发了新生命，并掀起了新一轮抗体药物的研发热潮。从 1986 年第一个治疗性单克隆抗体的上市至 2017 年底，已有 75 个基于抗体的免疫治疗药物（包括 73 个抗体药与 2 个 CAR-T）获得主要市场监管机构的批准；另外，还有 70 个抗体药物分子在进行Ⅲ期临床试验，575 个抗体药物分子在进行Ⅰ/Ⅱ期临床试验。这些基于抗体的分子包括 493 个 IgG、87 个抗体药物偶联物、61 个双特异性抗体、37 个 Fc 融合蛋白、17 个放射性免疫球蛋白、13 个抗体片段和 12 个免疫细胞因子。可见，随着抗体药物的不断发展，已出现了许多创新，如抗体分子片段或新结构抗体的创新，包括 Fab、BiTE、VHH、VNAR 等；抗体分子的组合搭配,如"鸡尾酒"式的多药联合搭配方式,或将针对不同抗原的抗体构建成双特异性、多特异性抗体等方式;将抗体与小分子进行化学偶联构建抗体药物偶联物;改进抗体分子递送方式,如增强血脑屏障穿透、口服给药、纳米递送或通过基因与病毒传递;将抗体以嵌合抗原受体的形式展示在 T 细胞(CAR-T)、NK 细胞(CAR-NK)表面等。这些理论与技术的创新有望拓展抗体的应用空间,使抗体药物的发现和开发进入一个日新月异的时代。基于抗体的免疫疗法也有望在许多疾病中得到广泛应用,具有十分广阔的研发前景。

(应天雷 复旦大学)

参 考 文 献

邵荣光,甄永苏,2013. 抗体药物研究与应用. 北京:人民卫生出版社.

Boder ET, Raeeszadeh-Sarmazdeh M, Price JV, 2012. Engineering antibodies by yeast display. Arch Biochem Biophys, 526(2): 99-106.

Bordeaux J, Welsh A, Agarwal S, et al, 2010. Antibody validation. Biotechniques, 48(3): 197-209.

Boyiadzis M, Foon KA, 2008. Approved monoclonal antibodies for cancer therapy. Expert Opin Biol Ther, 8(8): 1151-1158.

Bruggemann M, Osborn MJ, Ma B, et al, 2017. Strategies to obtain diverse and specific human monoclonal antibodies from transgenic animals. Transplantation, 101(8): 1770-1776.

de Marco A, 2011. Biotechnological applications of recombinant single-domain antibody fragments. Microbial Cell Factories, 10: 44-58.

Fahad S, Khan FA, Pandupuspitasari NS, et al, 2015. Recent developments in therapeutic protein expression technologies in plants. Biotechnol Lett, 37(2): 265-279.

Gera N, Hussain M, Rao BM, 2013. Protein selection using yeast surface display. Methods, 60(1): 15-26.

Jin, Y, LeiC, HuD, et al, 2017. Human monoclonal antibodies as candidate therapeutics against emerging viruses. Front Med, 11(4): 462-470.

Kaplon H, Reichert JM, 2018. Antibodies to watch in 2019. MAbs, 11(2): 219-238.

Li R, Kang G, Hu M, et al, 2018. Ribosome display: a potent display technology used for selecting and evolving specific binders with desired properties. Mol Biotechnol, 61(1): 60-71.

Salemi S, Markovic M, Martini G, 2015. The expanding role of therapeutic antibodies. Int Rev Immunol, 34(3): 202-264.

SheehanJ, MarascoWA, 2015. Phage and Yeast Display. Microbiol Spectr, 3(1): AID-0028-2014.

Strohl WR, 2018. Current progress in innovative engineered antibodies. Protein Cell, 9(1): 86-120.

Tan Y, Tian T, Liu W, et al, 2016. Advance in phage display technology for bioanalysis. Biotechnol J, 11(6): 732-745.

Wang C, Wu Y, Wang L, et al, 2017. Engineered soluble monomeric igg1 fc with significantly decreased non-specific binding. Front Immunol, 8: 1545.

Wu Y, JiangS, YingT, 2017. Single-domain antibodies as therapeutics against human viral diseases. Front Immunol, 8: 1802.

Wu, Y, JiangS, YingT, 2016. From therapeutic antibodies to chimeric antigen receptors(cars): Making better cars based on antigen-binding domain. Expert Opin Biol Ther, 16(12): 1469-1478.

第十一章　治疗性疫苗疗效的临床验证
Confirmation for Efficacy of Therapeutic Vaccines

摘　要

在药物研发过程中，真实而准确地判定候选药物的安全性与效力是候选药物能否通过药监当局的批准和注册，以及最大程度发挥其预防或治疗效果的关键。而真实、准确的安全性、效力源自科学、规范、严格的临床试验。不同于预防性疫苗，治疗性疫苗的临床验证除了传统的设计与分析，更应注重临床与基础学科的交叉。特别是利用精准医学手段，根据患者个体基因组学等生物学标志，识别对候选治疗性疫苗的敏感亚组，提高治疗性疫苗开发效率与成功率。

疫苗研发的终极目标是通过药监部门的注册，投放市场，解决公共卫生问题。一般由免疫原的发现、候选疫苗的设计、候选疫苗的实验室研究、动物（模型）有效性与安全性验证、临床试验与新药注册等步骤构成。这些步骤可以依次进行，亦可以同时进行。治疗性疫苗与预防性疫苗不同，由于疾病免疫病理机制的复杂性，免疫原的确定、候选疫苗的设计及疫苗临床试验终点的选择更为复杂与耗时。当实验室研究与动物实验积累了足够的信息，且无法进一步预测候选疫苗应用于人体的效果时，意味着临床试验阶段的到来。

流行病学研究设计种类很多，提供的证据质量和可靠性也各不相同。对于药物或疫苗的效果评价，最为可靠的证据来自随机对照试验，其次为前瞻性队列研究和病例对照研究，再次为临床经验与主观意见。国际协调会议（International Conference of Harmonization，ICH）定义临床试验是"任何旨在揭示或证实产品的临床、药物学、其他药代动力学的效应，识别、研究产品的不良反应、安全性或效果，或试验药物的吸收、分布、代谢以及排出，而在人体上进行的研究。"我国国家食品药品监督管理局在 2003 年颁发的《药物临床试验质量管理规范》中则定义临床试验"指任何在人体（病人或健康志愿者）进行药物的系统性研究，以证实或揭示试验药物的作用、不良反应及/或试验药物的吸收、分布、代谢和排泄，目的是确定试验药物的疗效与安全性。"

以随机、对照、盲法为特征的临床试验被公认为评价药物/疫苗疗效与安全性的金标准。由于疾病进程的不确定性及生物学的个体差异，缺少对照组的非随机对照临床观察性研究往往很难正确判定疫苗是否具有理想的疗效及疗效的大小。这种因观察性研究导致的错判，其后果是严重的。例如，间歇性正压呼吸曾被长期用作治疗慢性阻塞性肺疾病的方法，而一项招募了 985 名患者的多中心双盲的临床试验则证明该疗法实际上是无效的。同样，心律失常抑制试验反证了普遍应用抗心律失常药物对曾经有过心肌梗死的患者是有害的。1908 年，法国巴斯德研究所的科学家 Calmette 与 Guerin 研制成功了预防结核病的卡介苗。

这在疫苗发展史上是一个里程碑。Calmette 在 1931 年发表了关于 BCG 免疫策略与保护效果的文章。文章指出，在 1927 年 9 月至 1930 年 5 月间，瑞典有 4009 名新生儿接种了卡介苗，该人群死亡率为 2.3%；而在未接种的 8342 名新生儿中，死亡率为 9.55%。疫苗显示了很好的保护效果。60 年后，由 WHO、美国公共卫生部及印度医学研究会联合在印度南部的京格尔布德（Chingleput）地区 26 万人中开展了随机对照临床试验，经过 10 年随访，判定卡介苗无效，卡介苗接种组的发病率与对照组相当。由此，卡介苗在一些发达国家停止了接种。另外一个是我国二十世纪六七十年代的例子，由于没有采用严谨、科学的临床试验设计，一直判定注射全菌体霍乱灭活疫苗可以有效预防霍乱而在霍乱疫区加以推广。直到 70 年代末，随机对照临床试验证实疫苗效果仅为 30%～50%，疫苗保护效果不理想。因而，卫生部在 1982 年停止了该疫苗的使用。

我国药物临床试验的管理是从 1984 年颁布的《中华人民共和国药品管理法》开始；2015 年 4 月再次修订，其规定研制新药必须经国务院药品监督管理部门批准后，方可进行临床试验，药物的临床试验必须执行《药物临床试验质量管理规范》。1998 年，卫生部颁布《药品临床试验管理规范》（试行）；其后，国家食品药品监督管理局分别于 1999 年、2003 年对其进行修订，并以《药物临床试验质量管理规范》颁布实施。2011 年 3 月，中国疫苗国家监管体系首次通过 WHO 评估，这标志着我国疫苗监管体系达到国际标准，中国疫苗具备了申请 WHO 预认证的资质，是我国生物制品发展史的又一里程碑。WHO 对疫苗国家监管体系的评估，是一项世界范围内公认的、可以科学全面评估一个国家对疫苗监管水平的国际考核。

为了规范质量要求，保障临床试验的科学性、真实性、可靠性，近些年，一系列法规、原则陆续出台，包括《药物临床试验数据管理与统计分析的计划和报告指导原则》《药物临床试验的生物统计学指导原则（征求意见稿）》等。同时为了鼓励创新，对药品医疗器械审评审批制度进行了改革，临床试验许可由既往的批准制改为默许制。相应的，《中华人民共和国药品管理法》与《药物临床试验质量管理规范》也在修订中。

第一节　临床研究的分期

根据研究目的的不同，疫苗的临床研究通常被分为Ⅰ期、Ⅱ期、Ⅲ期与Ⅳ期。此外，也有学者将疫苗上市后关于新的适应证、目标人群、用法用量及疫苗生产工艺改进的研究称为Ⅴ期临床研究。

一、Ⅰ期临床试验

Ⅰ期临床试验着重于疫苗的人体安全性评价，初步评价疫苗的免疫原性、剂量效应等特征，为扩大的Ⅱ期临床试验提供试验设计依据。由于是新疫苗在人体上的首次试验，一般以成年健康男性志愿者为研究对象，在设备齐全的研究中心或研究病房中进行，以便仔细监测和实施。通常Ⅰ期临床试验是小范围研究（20～80 人）。一般无须设对照组和采用盲法，但也有例外，如 Sanchez 等于 1993 年在美国军队中评价灭活全细胞 B 亚单位霍乱疫苗的安全性试验中，采用疫苗缓冲液作为安慰剂对照，并应用了盲法。安慰剂对照的引入可以有效区分生理变化与疫苗的不良反应。

二、Ⅱ期临床试验

Ⅱ期临床试验着重验证疫苗在目标人群中的免疫原性、安全性及剂量效应，并初步评价疫苗的有效性（效力），包括人体攻毒试验。我国《疫苗临床试验技术指导原则》规定最低样本量为 300 例。通常，Ⅱ期临床试验被分成Ⅱa期、Ⅱb期序贯进行。这种情形下，Ⅱb 期试验往往在Ⅱa 期获得疫苗初步有效或具有较好免疫原性的前提下进行，目的是在目标人群中初步评价疫苗有效性，为Ⅲ期临床试验提供依据。这种模式可以节省费用，如果Ⅱa 期试验不能达到预设的标准，则不进行扩大规模的Ⅱb 期试验。抗原抗体复合物型治疗性乙肝疫苗（乙克）即采用了此模式。通过小规模的Ⅱa期临床试验（招募了 26 名受试对象），验证了 60μg 乙克能在慢性 HBsAg/HBeAg 双阳性乙肝患者中诱导 HBV DNA下降、HBeAg 滴度下降、抗 HBe 产生等病毒学反应；可以检测到 HBsAg 特异性 T 细胞分泌的细胞因子。在此"阳性"基础上，研究组继续招募了 247 例慢性 HBsAg/HBeAg 双阳性乙肝患者，随机分成 3 组，即安慰剂组、30μg 乙克组与 60μg 乙克组，以治疗结束后 28周的病毒学反应为终点，初步评价不同剂量疫苗的疗效。结果相较于 30μg 乙克组，60μg组显示了令人鼓舞的疗效，E 抗原血清转换率达 21.8%，与安慰剂组相比，差异具有统计学意义。

三、Ⅲ期临床试验

Ⅲ期临床试验目的在于确认疫苗针对目标人群的有效性（效力、疗效）与安全性，为疫苗注册申请提供充分的依据。由于Ⅲ期临床试验直接决定一种新疫苗能否通过注册，因而又被称为"中枢试验"。Ⅲ期临床试验的计划与实施立足于前期临床试验初步验证的疫苗的有效性与安全性，并且Ⅲ期临床设计的一些条件或假设亦源于先前的Ⅰ期与Ⅱ期试验结果。应在随机对照盲法的原则下，精心设计试验，保证足够样本量，并且应用广泛的统计学方法分析试验数据。通常，我们所说的临床试验大多指Ⅲ期临床。

四、Ⅳ期临床试验

Ⅳ期临床试验指疫苗获准上市后的研究，只涉及药监部门批准的适应证。通常，Ⅳ期临床试验目的为研究疫苗在实际使用情况下的有效性与安全性。此外，还包括剂量效应研究、疫苗间相互作用研究等。Ⅳ期临床研究对药物获准上市不是必需的，但往往对于疫苗的优化、应用策略的建立及安全性的进一步认识是至关重要的。近些年，国际上引人注目的轮状病毒疫苗（RotaShield）和肠套叠发病关系的研究即是个极好的范例。轮状病毒是导致婴幼儿腹泻的最主要病原，全球每年有 1.11 亿～ 1.35 亿轮状病毒腹泻病例，造成 65 万名婴儿死亡。轮状病毒腹泻没有特效药物治疗，卫生条件的改善对轮状病毒的传播影响也不大。疫苗是控制轮状病毒腹泻的唯一手段。1985 年 Kapikian 等以猴轮状病毒（RRV）为亲本株，通过基因重配方法发展了 G1～4 四价重配株疫苗（RotaShield）。该疫苗经过在发达国家和发展中国家多次临床试验表现为，对重症轮状病毒腹泻保护率达到 90%，对所有轮状病毒腹泻的保护率为 55%。因此，美国 FDA 于 1998 年 8 月批准该疫苗上市。然而，从 1998 年 9 月至 1999 年 7 月，由 FDA 和疾病预防控制中心（CDC）管理的疫苗不良反应报告系统（VAERS）收集到 15 例服苗儿童发生肠套叠，其中 13 例（87%）是在第一次服苗后发生，12 例（80%）是在服苗后 1 周内发生。回顾性队列研究表明，463 277 名 1～11 月龄婴儿中有 56 253 名婴儿服用了共 91 371 剂 RotaShield 疫苗，未服疫苗婴儿肠套叠发病率为 25/10 万，而服苗后 3～7 天发病率为 340/10 万。未服任何疫苗者经年龄调整的相对危险度（RR）为 16。结论是 RotaShield 疫苗使肠套叠发病危险增加。其后的病例对照研究、疫苗上市前后儿童肠套叠发病率变化研究等一系列研究确认 RotaShield 疫苗与肠套叠有关。由此，FDA 撤销了 RotaShield 疫苗的批准文号。

尽管疫苗的临床研究被分为 4 个周期，但这种"周期"并不等同于临床研究的分类。同一类型的临床研究可以出现在不同的周期。因此，ICH 指南中采用了更为合理的、根据研究目的的分类系统，即依次为人体药理学、治疗作用探索、治疗作用确证与临床应用（表 11-1）。疫苗的临床研究是一个有逻辑的循序渐进过程。早期关于疫苗特性与安全性的小规模研究信息用于支持后续的大规模疗效确证研究。疗效确证研究设计中的关键信息，如剂量、免疫程序、样本量、疗效终点等直接源于前期研究的结果；同时，后期的疗效确证研究可能亦会提示进一步进行在临床研究早期的常见研究类型，如前面提及的甲肝活疫苗Ⅳ期临床研究结果提示进一步验证剂量效应。

表 11-1 临床研究的 ICH 分类

研究类型	研究目的	实例
人体药理学	·评价耐受性 ·药代动力学及药效学 ·药物代谢与药物相互作用 ·评价药物活性	·剂量-耐受研究 ·单剂量、多剂量的药代动力学/药效学研究 ·药物相互作用研究
治疗作用探索	·研究对于目标适应证的作用 ·估计用于后续研究的药物剂量 ·为疗效确证研究的设计、终点、方法学提供依据	·使用替代品、药理学终点或临床措施，在小范围的精选人群中进行相对短期的最早期试验 ·剂量-效应探索研究
治疗作用确证	·说明/确定疗效 ·安全性描述 ·为利益/风险关系评价提供足够依据以支持注册 ·确定剂量效应关系	·随机对照盲法研究以确定效力 ·随机平行的剂量-效应研究 ·临床安全性研究 ·以死亡率/发病率为终点的研究
临床应用	·进一步认识药物在普通人群、特殊人群或环境中的利益/风险关系 ·确定较少见的不良反应 ·优化剂量/剂型与免疫程序	·大样本的简单试验 ·死亡率/发病率的影响研究 ·其他疗效终点研究

第二节 临床试验的设计

选择合适的临床试验设计是为了验证预设的临床试验目标。临床试验的目标通常是回答一个或多个与处于临床研究中的疫苗候选株相关的科学或医学问题。一旦研究目标明确了，研究设计才能随之确定。选择一个合适的设计是疫苗研发成功与否的先决条件。选择一个合适的设计就像去商场挑一件已经缝制好的衣服，必须了解一些基本"尺码"信息，包括疫苗候选株的性质、目标疾病的自然史、目标研究对象的特征等。美国FDA建议临床试验前必须提供特异的、关于研究目标的声明。准备这样的声明，如下的问题是有帮助的：

（1）本次试验准备研究候选株的哪些特征？

（2）除了研究的特征以外，是否还有其他可能影响候选株效力的重要因素需要研究？

（3）选择何种对照？

（4）如何随机？

（5）盲法或开放？

一、随 机 化

随机化可以确保试验组与对照组受试对象的可比性，从而避免那些可能影响研究结论的组间系统误差。通常根据操作复杂性和是否加以限制，将随机化方法分为简单随机化、区组随机化和分层随机化。此外，尚有中央随机化、动态分配等方法。简单随机化为基本的随机化方法，操作简便，但有时易出现各组例数不平衡的情况。区组随机化可以改善简单随机化的组间不平衡倾向。实际操作时，区组的长度应恰当，以防止不平衡和区组内最后序列的可预测性。较好的方法是对研究者隐藏区组长度，设定多个区组长度且进行随机选择。采用序列可变的区组随机化可明显保证随机化结果的隐匿性。当需考虑在基线（观察零时点）测得的重要预后因素（如疾病严重程度、性别或年龄）的影响时，可以采用先分层再在层内用简单随机化或区组随机化的方法进行分配，这可使层内分配达到均衡，此即分层随机化。在多中心临床试验中，中心应作为分层因素考虑。在样本含量较小时，简单随机化常可保证组间的平衡，一般不需要进行分层随机化。

严格来说，中央随机化不归属于随机化方法分类中的一种，它只是在随机化操作上的不同而已。多中心临床试验中，各个分中心的随机化分配和药物配给集中由一个独立的机构或组织来安排和实施，这种随机化分配称中央随机化。各个分中心与此机构通常需通过电话或计算机网络进行联系或操作。中央随机化可以采用严格程序来确认入选病例，从而保证入组病例不会被错误分层。进行中央随机化时可以选择不同的方法诸如区组随机化、分层随机化或进行动态分配等。近年来，已有多家外国公司研制出基于交互式语音应答技术或互联网的中央随机化系统，有不少大型临床试验采用了中央随机化方法。

在分层随机化中考虑的因素不能很多，否则可能出现有的层病例数很少甚至没有病例的情况，而用动态随机化方法则可以达到各组例数和预后因素相近的要求。动态随机化（adaptive randomization）指在临床试验的过程中每例患者分到各组的概率不是固定不变的，而是根据一定条件进行调整的方法，它能有效地保证各试验组间例数和某些重要的预后因素接近一致。在一些样本量不可能很大而基线的某些预后因素对治疗效果影响较大的临床试验中尤为必要。例如，在抗癌药物的临床试验中，疾病的分期、病理分型、年龄等因素对治疗效果的影响很大，这时用分层随机化很难保证各组例数和预后因素相接近，且同时分析用病例数也足够。

二、对　照

在临床试验设计中，对照的选择是极其关键的步骤。该选择会对临床试验结果的推论、效力评价中的偏倚、实施过程中的可行性、甚至药政部门对研究数据的可接受性均产生影响。常见的对照包括以下几种。

1. 安慰剂对照　该类设计中，合格的受试者被随机分配至受试药物组或安慰剂对照组。该类设计的优点为采用双盲、随机及无疗效的安慰剂对照，控制了除试验药物药理作用之外的所有对研究终点的潜在影响，包括疾病自然史、受试者与研究者的主观期待等。

2. 空白对照　受试者被随机分配至受试药物组与空白对照组。空白对照组的受试者不接受任何措施。该类设计无法应用盲法，因此，多数在无法实行盲法或确定研究终点是客观指标的情况下应用。否则，该类设计可能导致研究结论产生偏倚。

3. 阳性对照　以公认的有效药物或干预措施作对照，受试者被随机分配至受试药物组与阳性对照组。该类设计通常采用双盲方式，但有时因阳性对照与受试药物的种种差异而不能实现盲法，如剂型、给药途径不同等。

4. 外部对照　该类设计是将接受受试药物的一组对象与该研究以外的其他研究的受试以外组或对照组进行比较，包括历史对照、基线对照等。其局限性为不同研究中受试者的可比性差，可能给研究结论带来偏性。

长期以来，我国医学界在进行临床研究时，特别是临床试验，对设置对照组的重要性认识不够。事实上，对照组的设计贯穿了整个临床试验。Sanchez 等于 1993 年在美国军队中评价灭活全细胞 B 亚单位霍乱疫苗的安全性试验即采用了疫苗缓冲液作为安慰剂对照，并应用了盲法，以有效区分生理变化与疫苗的不良反应。在对使用对照的认识上，更为突出的是对使用安慰剂对照的疑虑。在许多情况下，安慰剂对照被认为存在伦理问题而不被理解与接受。引入对照，特别是安慰剂对照的合理性可以从 3 个层面进行剖析。

首先，从伦理层面上看，目前国际上公认临床试验建立在两个重要的基石上，即均衡性（equipoise）与不确定性（uncertainty）。不确定性容易理解。均衡性从规范的语言解释为，在一项合乎伦理的临床试验中，受试者接受的医学治疗与处理的权利的均衡性不应被危及。从科学的语言看，是指临床试验应以诚实的无效假设为基点，即临床试验各试验组的疗效具有真实的不确定性。关于均衡性，存在个体均衡性（individual equipoise）和集体均衡性（collective equipoise）。临床试验更倾向于集体均衡性，即研究的问题只要在整个医学领域未达成共识，即便某些研究者相信试验设计中的某组治疗方案比另一组或几组要好，这时，采用临床试验还是合乎伦理的。评价一项医学研究是否合乎伦理的前提是研究的问题是否具有科学性。临床试验中的对照组不同于标准的医疗步骤，需要论证其固有的伦理特征。原则上说，安慰剂与任何医学研究没有区别，两者都可能给受试者带来无法预测的危害。

其次，从方法学层面来看，临床试验的目的是可以区分为绝对效力（absolute efficacy）与相对效力（relative efficacy）。绝对效力是指通过可信的证据证明某一措施能改善其所针对的疾病或患者的健康状况。典型的方法是通过随机对照临床试验证明该措施优于安慰剂对照，差别具有统计学意义和重要的临床意义。相对效力是指通过采用阳性对照的随机对照临床试验，证明措施优于或不劣于阳性对照。这里的阳性对照通常是标准疗法。即使在已知有效的标准疗法存在的情况下，仍然有充足的方法学理由支持安慰剂对照的应用。第一，有别于基于阳性对照的相对效力，评价某新措施的绝对效力依然是我们所期望的。新措施可能比标准疗法更有效，或比安慰剂好但不如标准疗法。后一种情况，新措施与阳性对照的疗效差异可能小于新措施与安慰剂的疗效差异。此时，为了确保足够的统计效能，较之阳性对照试验，安慰剂对照试验要求相对少的样本量。在实施上，如果新措施与安慰剂的疗效差是新措施与阳性对照疗效差的 2 倍，则采用阳性对照的设计，需要的样本量大约是采用安慰剂对照的 4 倍。由此可见，安慰剂对照试验具有高效、低耗的特点，更适合于在大规模的Ⅳ期阳性对照试验前，确证新措施的绝对效力。第二，相对于阳性对照，安慰剂对照能更准确地区别疾病或健康状况的系统表现和在研新措施所导致的不良反应。毫无疑问，与安慰剂组比较，发生在新措施组的、高的不良反应发生率应归因于在研的新措施。第三，阳性对照不适宜于新药的临床试验。一种新的药物，可能疗效不明显优于现有药物，但具有显著的临床意义，如具有更好的安全性与耐受性；又如现有药物只能在部分而非全部患者中呈现疗效，新药能提供更多的治疗选择。在这种情况下，阳性对照临床试验可能会扼杀具有潜在临床意义的新药。此外，阳性对照临床试验本身也存在一些方法学的困扰。试验结果没有显著性差异并不意味着新措施无效，可能是两种治疗均无效。实施上，被确证疗效的药物在随后的临床试验中，其疗效也不总是均一的。缺少安慰剂对照证实的绝对效力与开放性试验相似，阳性对照等效试验无法识别显现的与真实的"等效"。

最后，从药政管理规程层面来看，美国 FDA 定义一项好的临床试验为"应用一种设计，实现与对照的有效比较，从而提供药效的定量评价。"在所有被考虑的对照类型中，安慰剂对照被列为首位，并且鉴于阳性对照方法学的局限性，在某些情况下，安慰剂对照不可替代。国际医学组织联合会（CIOMS）发布的 2002 年版国际生物医学研究伦理道德指南亦允许在有有效疗法存在的情况下使用安慰剂对照，但有 2 个前提：其一为不使用阳性对照最多会带来暂时的不适或延缓症状的缓解；其二为使用阳性对照不能产生可靠的科学结论，且安慰剂对照的使用不会导致严重的危险或不可逆转的损伤。

即便如此，在采用安慰剂对照的新药临床试验中，常常还采取了设计方案的修改，如采用不平衡随机（如受试药物与安慰剂的比例为 2∶1、3∶1 等）；或增加与受试药物作用机制不同的基础治疗，从而保留安慰剂对照设计的推断优势，并能使试验对受试者更具吸引力。

通常，安慰剂是一种"假"药，没有实际疗效，其物理特性如颜色、重量、味道应尽可能地与受试药物相同。但实践中应当注意的是并非所有的安慰剂都完全没有活性。例如，在慢性乙肝治疗性疫苗试验中，作为安慰剂使用的铝佐剂被证实具有非特异性的免疫刺激作用。

三、盲　法

在开放性临床试验中，由于受试对象和（或）研究人员主观因素的影响，致使研究结论不能客观地反映受试药物或某措施的真实疗效。采用盲法，使受试对象和研究人员都不知道受试对象的分组和服用药物情况，则可以消除这一类偏倚。盲法包括以下几种。

1. 单盲　仅受试对象不知道自己分组与服用药物情况，而研究者与分析人员均知道分组情况。单盲可以避免来自受试对象主观因素的偏倚，但不能避免源于研究者主观因素的偏倚。好处是在研究一些可能有潜在危险的药物时，研究者可以在出现严重毒副反应时，及时采取更换药物或其他应急措施。

2. 双盲　受试对象与研究者均不知道分组和服用药物情况。研究中应有独立的、不参加试验实施的小组制作与保存盲底。要求受试药物组与对照组使用的药物在外形、颜色、重量、剂型和用法完全相同。即便如此，盲法还是有可能被破解，如疫苗与疫苗的溶液就会在透明度上显现差别。此外，疫苗含有蛋白，经摇晃后会产生短时间不会消失的泡沫，因而在实施中应制定一套严格的措施，尽量避免用药后观察、随访安全性与发病情况的研究者参与或接触疫苗接种或服药。

3. 三盲　即受试对象、研究者和资料分析者都不知道受试对象分组及服药情况。该方法在避免受试对象与研究者主观因素的影响外，进一步避免资料分析上的偏倚。但此法在实施中难度大，较为复杂，所以使用不多。

四、设 计 类 型

实际上，当一个疫苗候选株进入了人体试验的阶段，其药理学、药代动力学、免疫学及病理学的参数，包括可能的效力与安全性均已通过体外实验室检测与动物体内实验进行了验证，非人体研究不能进一步确证。这时，疫苗的研发就需要在药政规程的限定内，组织实施严格、科学的临床试验。如前所述，Ⅰ期与Ⅱa期临床试验不仅是定义候选株的安全性，同时也包括治疗的指征。尽早了解这些信息对于计划下一步的研究极其重要。很好地应对这一挑战，取决于合适的临床试验设计的利用。近些年，关于临床试验设计的讨论很多聚焦在临床试验的设计是否仅仅考虑医学科学问题，还是应考虑包括市场、药政规程等多个方面的因素。当然，一个临床试验能涵盖所有问题是最好的，但这种理想状况实际上是不存在的。任何类型的设计都有它自身的局限性。进行临床试验设计前，必须了解不同设计的优缺点，综合临床试验设计的特点与本次研究的既定目标，选择合适的、能够回答本次研究问题的设计。常见的临床试验设计分为平行设计与交叉设计。对于平行设计，每个研究对象仅接受 1 次治疗或干预措施；而对于交叉设计，每个研究对象则接受 2 次及以上的治疗或干预措施。

1. 平行组设计（parallel group design） 最常见的验证性临床试验为平行组设计，即将研究对象随机分配到两个或多个组中的一组，每组分别给予不同的处理。这里的处理包括同一疫苗的不同剂量；不同种类的对照，如安慰剂对照与阳性对照。典型的设计举例如图 11-1 所示。

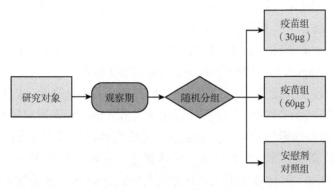

图 11-1 平行组实验设计

通常在研究对象随机化分组前有一个观察期（run-in period），其主要作为先前治疗的洗脱期；获取基线信息，评价研究对象的合格性；研究人员的培训；评价研究对象的依从性等。通过观察期洗脱先前的治疗可以使受试治疗效果的评价不受先前治疗的影响，从而减少偏性。此外，可以在基线阶段，确立试验组间的可比性，最终帮助消除终点评估时可能发生的"安慰剂效应"。观察期通常应用于盲法临床试验中，研究对象必须事先不知道分组情况。但观察期不适合于病程急、需要及时治疗的疾病。同时观察期的应用将会延长整个研究期，从而增加研究费用。

临床试验的目的可以分为评价 1 种治疗/干预措施的效果，以及评价 2 种治疗/干预措施的相对效果。通常，在不具有有效的标准治疗/干预措施，或现有的治疗/干预措施不理想的情况下，应采用典型设计，验证新的治疗/干预措施的绝对效果；而在已知现有有效的标准治疗/干预措施情况下，采用平行组设计的等效性试验（equivalence trial），同标准治疗/干预措施比较来证明新的治疗/干预措施的相对效果则更为多见。这种情况下，研究的焦点为标准治疗/干预措施的比较，而非标准治疗/干预措施自身的绝对效果。

根据设计的检验假设不同，等效性试验分成优效性（superiority）、等效性（equivalence）、非劣效性（non-inferiority）试验。优效性/非劣效性试验是研究新的治疗/干预措施是否好/不差于标准治疗/干预措施。等效性试验研究两个或多个治疗/干预措施之间的差别是否不具有临床重要性。通常采用的方法是证明效果的差别在一个临床可以接受的特定范围内。优效性/非劣效性试验关注的差别是单侧的，只需证明新的治疗/干预措施好于/不差于标准治疗/干预措施即可；而等效性试验关注的差别则是双侧的，希望证明两种治疗的效果在好于/差于两个方向上差别不大，即新的治疗既不比标准治疗差，也不优于标准治疗。在多数情况下，新的治疗/干预措施同标准治疗/干预措施比较均采用非劣效性试验，目的在于证明在一个指定的范围内，新的治疗/干预措施的效果不差于标准治疗/干预措施的效果。

非劣性/等效性临床试验设计中最为关键且困难的是恰当地确定非劣性/等效性阈值

（non-inferiority margin，equivalence margin）。非劣性/等效性阈值指从临床意义上认定的判定非劣性/等效性允许的最小值，阈值不能大于标准治疗与安慰剂比较的效应差值。阈值的确定自然要依据统计学意义，但更重要的依据是临床意义。选择阈值时必须回答多大临床疗效结局的改变是具有临床意义的最小区间，这需要建立在对疾病自然史的深刻理解基础上。因此，确定阈值不应仅仅是统计学专业问题，更需要临床专业的参与。不同终点指标的选择，如试验终点为生存率、免疫学应答率、病理学改善、症状缓解等，其阈值的确定均不相同。例如，对于狂犬病疫苗暴露后预防，5 针法（1—1—1—1—1，Essen 法）与4 针法（2—1—1，Zagreb 法）两种免疫程序均被 WHO 推荐。在一项 5 针法与 4 针法免疫原性比较的非劣效性试验设计中，原先根据文献资料，采用免疫后 14 天抗狂犬病毒中和抗体几何平均滴度（GMT）为终点指标，设定非劣效性阈值为两种程序 GMT 的对数差值小于 1.5；但进一步与病毒学专家、临床医生及药政当局讨论研究方案时，遭到他们的质疑。由于狂犬病的高病死率，病毒学家、临床医生与药政当局提出应以较好体现个体保护状况的抗体保护率（抗体≥0.5IU/ml）为终点指标，而不应是反映试验人群抗体水平的 GMT。由此，统计学专业人员根据统计学意义，提出以抗体保护率为终点指标的阈值为两种程序诱导的抗体保护率差值小于 5%，但临床医生与药政当局仍担忧狂犬病的高病死率，最终讨论确定阈值为两种程序抗体保护率差值小于 3%。又如，在肿瘤治疗方法的临床试验中，肿瘤患者的生存时间一般被认为是最有价值的终点指标。如果新的治疗能实质性地延长生存时间是非常有实际意义的。如果新疗法不能显著延长生存时间，但能显著改善患者的生存质量、缓解痛苦，则可在以生存时间为终点指标的阈值确定上予以妥协。

阈值的确定必须在试验设计阶段完成并在试验方案中阐明原理。即便因最新的医学研究进展，需要进行修改，也必须在揭盲之前进行并陈述理由。同时，必须解决因阈值修改而导致的样本量变化，确保试验的统计学检验效能。

2. 交叉设计（crossover design） 是每个研究对象随机分组后，按不同顺序安排两个或多个治疗，是一种自身比较的试验方法。这种设计的优点是可以减少样本量。最简单的设计为 2×2 交叉设计，即每个研究对象在相继的两个处理时期分别接受两种处理，两个处理期之间有一个洗脱期（washout period）（图 11-2）。

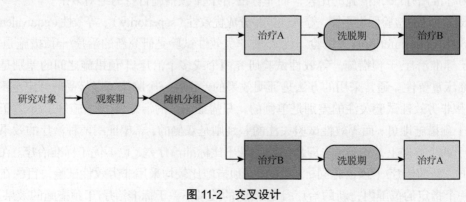

图 11-2 交叉设计

影响交叉设计试验结论有效性的主要因素为延滞效应（carry-over effect），即前一治疗在后续治疗中的残余影响。不等的延滞效应将使组间比较结果产生偏倚，因此，应在充分了解疾病与新治疗相关特性的基础上，在设计阶段加以避免，包括所研究疾病应是慢性病，且患者处于稳定期。治疗的疗效应在相应的处理期内完全发挥；洗脱期应足够长，使得前一治疗的疗效完全消退。鉴于上述特点，交叉设计一般不适合于生物制品类的效果验证。因为免疫反应具有迟滞的特点，且受试对象的免疫持久性存在较大的个体差异。

3. 滴定设计（titration design） 剂量效应（免疫反应及安全性）关系的研究是Ⅰ、Ⅱ期临床试验着重研究的方面，同时也是药政当局在效果确证试验开始前所关心的问题。好的剂量效应关系研究将为疫苗效果的探索及确证奠定基石。一般来说，疫苗或药物均存在一个治疗范围，即从最低有效剂量（minimal effective dose，MED）到最高耐受剂量（maximum tolerable dose，MTD）。最低有效剂量是指满足临床及统计学要求的，受试疫苗/药物诱导的反应优于安慰剂组的最低剂量。而最高耐受剂量为超过此剂量效应不增加，或诱生不能被容许的不良反应。如果最低有效剂量到最高耐受剂量之间的剂量范围大，则称之为受试疫苗/药物具有宽的剂量窗口。

滴定设计是用于剂量效应关系研究的设计，基本上可以分为非参数方法，包括传统设计（traditional design）、成组增减设计（group up-and-down design）、递增设计（escalation design）、"A+B"设计、加速滴定设计（accelerated titration）、有偏硬币设计（biased coindesign，BCD）；参数方法，包括最优设计（optima design）、连续重新评估方法（continual reassessment method，CRM）设计、极端（minimax）设计、决策理论近似方法和控制过量用药的剂量递增方法（escalation with overdose control，EWOC），以及适应性设计方法（adaptive design）。非参数设计方法简便、容易操作；基于贝叶斯思想的参数设计方法由于其对先验信息的充分利用而具有极大的优越性；而适应性设计则以其对试验过程的灵活调整而备受青睐。

对于疫苗等具有迟滞效应的生物制品，传统的平行量效设计为合适的设计，应用于Ⅰ期或Ⅱ期临床试验中。设计时，受试对象被随机分组，各组同时或先后分别给予不同的预设剂量，然后根据同样预设的指标判断量效。

抗原抗体复合物型治疗性乙肝疫苗（乙克）是复旦大学闻玉梅院士在20世纪80年代提出构想，并通过动物实验阐明免疫机制，用于慢性乙肝患者，消除机体对HBsAg的免疫耐受，达到治疗乙肝的目的。乙克进入人体试验阶段的第一项研究即为滴定试验。Ⅰ期临床研究显示正常受试者注射乙克后，部分人局部有轻微胀痛，72小时内自行消失；极少数局部发生硬结，2周内自行消退，未见其他不良反应。受试者对乙克30μg、60μg和90μg注射剂量的耐受性均良好，注射3针后能产生高水平的抗HBs，同时提示乙克有诱生细胞免疫应答的作用。90μg间隔28天连续6次于三角肌注射，未发现药物不良反应，并产生有效的抗HBs免疫应答反应。Ⅱa期临床试验入组36例受试者，随机入组至安慰剂（0.1%氢氧化铝佐剂）组、60μg剂量组和90μg剂量组，每组12例。从基线开始每隔4周在上臂三角肌肌内注射研究药物1次，共注射6次；接着进行医学观察至44周。所有受试者在整个研究期间（44周）服用基础药物：水飞蓟宾葡甲胺（西利宾胺，50mg/片），3片/次，3次/日和护肝片（0.36g/片），4片/次，3次/日。24周时的研究结果显示安慰剂组、60μg剂量组分别有1例（1/11）和3例（3/10）HBV DNA小于1.0×10^5拷贝/毫升，而90μg剂量组没有（0/10）；在 24 周时 60μg 剂量组有 2 例（2/10）受试者的 HBV DNA 小于 1.0×10^5 拷贝/毫升，并且发生了 HBeAg 血清转换。在 IIa 期临床试验中发生的不良事件绝大多数为局部注射反应，其他为关节痛、胃溃疡出血、皮疹；大多数为轻度。多数乙克治疗组受试者有 ALT 一过性升高，经甘草酸二铵（甘利欣）治疗后恢复正常；无严重不良事件发生。IIa 期临床试验显示 90μg 剂量组并没有优于 60μg 组，因而在 IIb 期临床试验期间选择 60μg 组，进行疗效的初步探索。

一般来说，通过剂量效应研究，往往会在判定的剂量范围中间，根据临床效果、安全性、生产成本等选择一个合适的剂量，通过 IIb 或 III 期临床初步或最终判定受试疫苗的效果。但对于一些新型疫苗，为了验证一种概念，即新型疫苗是否有效，可以采用最大耐受剂量进行效果验证。20 世纪 90 年代初期，Genetech 公司在全球率先开展了以 gp120 为抗原的艾滋病疫苗的人体试验。前期的剂量效应研究表明 3 剂 10μg 与 30μg 疫苗具有较好的安全性，但 10μg 疫苗的免疫原性较差；30μg 与 60μg 疫苗的免疫原性相似。1995 年，在 III 期临床设计时，关于受试疫苗剂量的选择引发了专家组的争论。当时，III 期临床选择的剂量是 30μg，在为期 3 年的研究期间注射 7 次，即 0 个月、1 个月、6 个月、12 个月、18 个月、24 个月、30 个月各接种 1 次。反对方认为使用的剂量（包括疫苗剂量与针次）太高，而该方案的提出者认为这是一项概念验证试验，即以最高耐受剂量证明以 gp120 为抗原的疫苗是否具有预防艾滋病的效果。如果有效，则可在 III 期或 IV 期中进一步优化剂量。

在剂量效应研究中，理论上对照组不是必需的，有时即使在没有对照组的情况下，也能说明效应。但在一些情况下，要了解效应大小的绝对值，安慰剂对照则是必需的。

4. 自适应设计 新的药物开发首先要确定最安全的剂量和程序（I 期），其次是药物是否具有任何活性（II 期），最后与目前的标准治疗相比，该药物是否提供了额外的和有意义的益处（III 期）。第二阶段试验代表"红灯/绿灯"研究，旨在提供合理准确的估计，以确定药物是否应以尽可能有效的方式进行更大和更昂贵的 III 期试验。传统上，II 期试验是在目标人群即患者中进行的，这里的患者通常由组织学（如乳腺癌、肺癌或结肠直肠癌）定义。这使得治疗性疫苗的开发面临严峻的挑战，一方面通过组织学定义，具有相似临床症状与诊断的患者群体具有高度的异质性，反映在疾病病因学与免疫适应性（免疫学反应的敏感度）上存在质的差异，最终表现为对治疗药物（方案）的不同反应，降低了临床试验成功率；另一方面，由于异质患者的混入，使得临床试验的规模和费用增加，令人无法接受。

精准医学正在重塑传统医疗保健领域，用一种只能使一小部分患者受益的药物（方案）治疗广泛的患者群体已不再具有科学、经济和道德上的合理性。在临床试验中，测量数百个或数千个基因及其他基线临床变量（如年龄、肿瘤分期和共病等）变得越来越可行。这些信息被统称为生物标志物，即"一种可以被客观测量和评估的，针对药物干预的正常生物过程、病理过程或药理学反应的指标"（美国国立卫生研究院）。通过生物标志物的测量，研究者可以鉴定可能受益于试验药物的同质患者亚组，了解药物如何最好地传递及谁将获得最大的益处，从而有助于提高试验成功率。由此，自适应试验设计（adaptive trial design）应运而生。自适应设计是一种策略，允许在试验开始后，基于前期对研究对象数据的分析（常常是期中分析）来决定如何在试验继续进行的情况下修改试验程序和（或）

统计程序甚至研究假设，而不会破坏试验的有效性和完整性。与基于组织学定义目标人群的传统临床试验不同，生物标志物驱动的自适应设计旨在开发针对具有特定分子病因的同质患者亚群的治疗药物。自适应设计同时也是一次解决多个问题（药物）的理想选择。例如，单个试验可以确定合适的患者群体、剂量和方案及药物组合，然后无缝切换到Ⅲ期确证试验。适应性设计依赖于生物信息，包括来自尚未到达试验主要终点患者的生物信息。根据适应的特征，目前自适应设计已发展出多个类型，包括生物标志物分层设计（biomarker stratified design）、生物标志物策略设计（biomarker strategy design）、生物标志物富集设计（biomarker enrichment design）和贝叶斯自适应随机化设计（Bayesian adaptive randomization design）。

　　经典的生物标志物驱动自适应设计模式如图 11-3 所示，具有特定疾病病因的目标患者群体通过生物标志物鉴定，随机分入试验组和对照组；具有生物标志物阴性的患者则从研究中剔除。这一富集过程通过研究目标人群同质性精准界定直接影响研究结果。其后多阶段的标志物测试序贯监测正在进行的试验是否可以实现主要疗效终点。多阶段测试（序贯监测）旨在评估：①目标人群中的治疗益处是否与研究设计中的假设相当；②试验组间的差异是否达到试验提前终止阈值。因此，该设计模式兼具目标人群鉴别和试验过程的自适应优点。

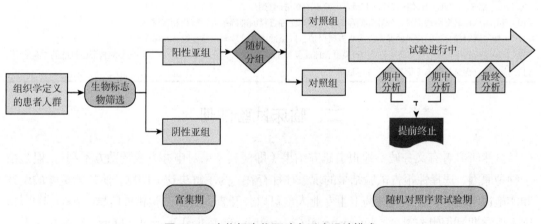

图 11-3　生物标志物驱动自适应设计模式

第三节　临床试验的质量保证与质量控制

　　在疫苗（包括预防性与治疗性疫苗）的研发过程中，真实而准确地判定候选疫苗的安全性、效力与应用策略是候选疫苗能否通过药政当局的注册、最大程度发挥其预防或治疗效果的关键。而真实、准确的安全性、效力与应用策略源自规范的临床试验。因此，可以说临床试验直接决定一个候选疫苗的存亡。临床试验不仅仅是简单的流行病学与统计学问题，事实上，它是一个以流行病学与统计学为基础、涉及临床与基础多个学科的系统工程。特别是治疗性疫苗的临床试验，更是涉及了免疫学、肿瘤学、病理学等多门类的学科。

一、临床试验管理规范

为了保证临床试验结果的真实与准确性，并保护试验对象的权利、完整性和机密性，由 ICH 编纂的《药品临床试验管理规范》(good clinical practice，GCP) 为各国药政当局所采纳，成为临床试验设计、实施、执行、监察、稽查、记录、分析和报告的国际标准。ICH GCP 共提出了 13 项原则 (表 11-2)。原则的最后一条是指临床试验过程中应具备充分的文档，使得独立的稽查人员能检验临床试验的结论是否如实地反映了试验中收集的真实数据。

表 11-2　临床试验管理规范原则

1. 临床试验的实施应符合源自《赫尔辛基宣言》的伦理原则，与 GCP 和适用管理要求一致
2. 在开始一个试验之前，应当权衡个体试验对象和社会的可预见风险、不方便和预期的受益。只有当预期的受益大于风险时，才开始和继续一项临床试验
3. 试验对象的权利、安全和健康是最重要的考虑，应当胜过科学和社会的利益
4. 关于试验用药品可得到的非临床和临床资料应足以支持所提议的临床试验
5. 临床试验应当有坚实的科学基础，有明确、详细描述的试验方案
6. 临床试验的实施应当遵循事已经得到研究机构审查委员会 (IRB) /独立的伦理委员会 (IEC) 批准/赞成的试验方案
7. 一名合格医生或合格牙医的职责永远是给予受试对象医疗保健，代表受试对象做出医学决定
8. 参与实施临床试验的每一个人应当在受教育、培训和经验方面都有资格完成他的预期任务
9. 每一个对象应当在参加临床试验前获得自由给出的知情同意书
10. 所有临床试验资料被记录、处理和储存的方式应当允许资料的准确报告、解释和核对
11. 可能鉴别对象身份的记录的保密性应当得到保护，依照适用的管理要求尊重隐私和保密规定
12. 试验用药品应当按照适用的《药品生产质量管理规范》(GMP) 生产、处理和储存。试验用药品应按照已批准的方案使用
13. 应当建立保证试验各方面质量的程序系统

二、临床试验注册

虽然研究者有义务诚实地报道研究结果 (即便其结果对申办方或赞助方不利)，但是由于种种原因，选择性报告试验结果的现象往往存在。为了解决这一问题，使临床试验的设计和实施透明化，让公众与医药卫生专业人员可以公开查询临床试验相关信息，2004 年 8 月，国际医学期刊编辑委员会 (International Committee of Medical Journal Editors，ICMJE) 发表宣言，宣布从 2005 年 7 月 1 日起，成员期刊只发表经注册的临床试验。2005 年 4 月，《人体医疗类干预临床试验研究方案信息与结果的国际注册原则》，即《渥太华宣言》发表。随即在同年 5 月，第 58 届世界卫生大会签署支持此项决定，建立世界卫生组织国际临床试验注册平台 (ICTRP，http：//www.who.int/ictrp)，并在 WHO 注册咨询组会议上提出了要求临床试验注册的内容，共包括研究类型、目标人群、针对疾病、主要与次要疗效终点等 20 条必备信息。

2005 年 7 月，作为卫生部下属的国家临床试验注册中心，世界卫生组织国际临床试验注册平台一级注册机构 (World Health Organization International Clinical Trial Registration Platform Primary Register，WHO ICTRP Primary Register) 中国临床试验注册中心 (Chinese Clinical Trial Register，ChiCTR) 正式运行，并于 2006 年联合中国 48 家医 (药) 学期刊发表了《中国临床试验注册和发表机制实施说明》。至此，国内外杂志均只发表预先注册的临床试验结果。

目前，我国大陆开展的临床试验多选择在世界卫生组织国际临床试验注册协作网内的中国临床试验注册中心（http://www.chictr.org.cn）或美国国立卫生研究院的ClinicalTrials.gov（http://www.clinicaltrials.gov）上注册。两个数据库的注册都被国内外杂志承认。截至2018年底，在ClinicalTrials.gov注册的治疗性疫苗相关临床试验达2547项。虽然2007年美国《FDA修正法案》（FDAAA）第八章扩大了对药物、生物制品和医疗设备临床试验申办方的法律授权，要求必须在ClinicalTrials.gov登记临床试验并报告临床试验结果，但仅有10%的注册临床试验报告了研究结果。因此，为确保以后的临床试验志愿者在决定是否参加一项试验时能够从该数据库中找出试验治疗方法已知信息及其副作用；研究人员也可在既往相似研究的基础上进行重新构建，避免重复失败的试验。美国健康与人类服务部（Department of Health and Human Services，HHS）又于2016年9月16日发布了最终规则（42 CFR Part 11, Clinical Trials Registration and Results Information Submission; Final Rule），该规则强调必须在临床试验完成后提交主要与次要有效性结果、安全性结果，并要求在提交结果信息的同时提交完整的研究方案和统计分析计划。

三、临床试验的网络

临床试验，特别是新型疫苗效力评价的临床试验往往耗时、昂贵，涉及多个机构、组织。这些共同合作的组织包括研究机构、制药公司、合同研究组织、政府药政部门、机构审查委员会（伦理委员会）、独立的数据和安全监察委员会等。这些机构和组织各行其职，通过一定的机制形成了临床试验的质量控制和受试对象的权利保护网络（图11-4）。

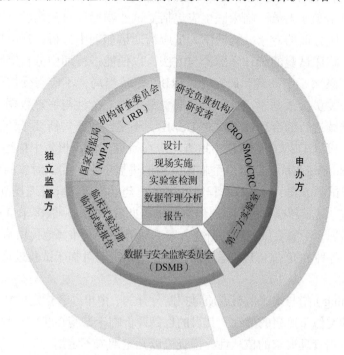

图11-4 临床试验的质量控制和受试对象的权利保护网络

CRO，合同研究机构；SMO/CRC，临床试验基地管理组织/临床研究协调员申办者（sponsor）是对一项临床试验的发起、管理和（或）财务负责的个人、公司、机构或组织，但多数情况是制药公司。申办者可以委托合同研究机构（CRO）执行临床试验，也可以单独或与其他机构一起执行临床试验。无论采用何种方式，申办者必须对临床试验结论的准确性负最终责任。

合同研究机构是执行临床试验的学术机构或专业公司，通过与申办者签订契约，完成申办者发起的临床试验，或临床试验的部分工作，如数据管理、数据分析、监察等。

研究者（investigator）是指试验单位中负责实施临床试验的人员，包括主要与次要研究者。研究者应当在受教育、培训和经验方面有资格承担实施试验的责任，并向伦理道德委员会提供这种资质证明。参与临床试验的所有研究者均应熟悉 GCP，并能自觉遵循 GCP 原则执行临床试验。

机构审查委员会（Institutional Review Board，IRB）是在医学院校、医疗机构或科研机构中，由医学、科学和非科学成员组成的一个独立机构。其职责是对机构内部或机构内部工作人员相关的医学研究的科学性，以及是否符合人类伦理和法律规定进行审查，监视研究过程中伦理道德的遵循情况，从而保证研究对象的权益、安全和健康。IRB 有权利批准、要求修订或否决它所管辖机构内涉及人体的科研活动。任何临床试验必须获得 IRB 的批准，方可执行。

数据与安全监察委员会（Data and Safety Monitoring Board，DSMB）多数情况下是由申办者设立的，也可以由研究者设立，一个独立于申办者、研究者以外的委员会，定期对研究进展、安全性数据和有效性终点进行评估，向申办者建议是否继续、调整或停止试验。其宗旨为保证临床试验的科学性与受试对象的安全。一般由 3 名及以上的人员组成，包括临床医生与统计学专业人员。临床医生应包括受试药物所针对疾病的专家及受试药物可能引起的不良反应方面的专家。统计学人员应精通诸如期中分析、适应性设计、贝叶斯理论等新的用于临床试验的统计学理论与方法，以便能进行期中分析等统计学分析。委员会的成员不应隶属于申办者、研究者、IRB、药政当局，不应与受试药物或治疗方案存在利益冲突。委员会最基本、最重要的职责是审查安全性与终点数据，并进行期中分析，评价试验继续进行的合理性。设立 DSMB，不是药政法规所要求的，但任何期中分析计划和（或）设立 DSMB 进行期中审查均应在研究方案及报告中描述。

监察（monitoring）系指监督一个临床试验的进展，保护受试对象的权利和健康，保证临床试验按照试验方案、标准操作程序（SOP）、药品临床试验管理规范（GCP）和适用的管理要求实施、记录和报告的活动。监察员由申办者指定，一般多来自 CRO。监察员应当受过核实的培训，了解受试药物、研究方案、知情同意书和其他提供给受试对象的书面资料、申办者的各种 SOP、GCP 和适用的管理要求，定期对临床试验进行监察，并向申办者递交书面报告。

稽查（auditing）指与常规监察或质量控制分开的、由申办者指定的独立于临床试验体系的人员进行的类似于监察的活动。其目的也是评价临床试验在实施过程中对试验方案、SOP、GCP 和适用管理要求的依从性。稽查可以是定期或不定期的。

视察（inspection）是药政当局发起的一种稽查，目的是核查临床试验数据的真实性。研究者/试验单位、申办者及 CRO 均是视察的对象。视察可以核查临床试验的内容与操作，也可以核查研究者或试验单位的资质。

第四节 治疗性疫苗疗效验证的特殊性

治疗性疫苗是通过调节人体免疫应答达到治疗疾病目的的一种独特的生物制品，除用于感染性疾病外，也可用于肿瘤、自身免疫病等。自 20 世纪 90 年代以来，不少国家学者已开展了治疗性疫苗的研究，国内研究亦逐年增多。目前，国内外仅有两种针对肿瘤的治疗性疫苗被批准上市，但至今尚无针对微生物持续性感染的治疗性疫苗通过注册。各国药政当局均未形成针对治疗性疫苗的研究与评审规范。有别于传统预防性疫苗，治疗性疫苗是能够打破慢性感染者体内免疫耐受，重建或增强免疫应答的新型疫苗。治疗性疫苗能在已患病个体中诱导保护性免疫应答，消除病原体或异常细胞，使疾病得以治疗，是抗病毒、抗肿瘤、抗细菌的新治疗手段。作为一种新兴的以治疗疾病为目的的疫苗，其作用是针对已经感染或已患病者，发挥其治疗疾病的功能。同时，从性质上看，治疗性疫苗是生物制品，而不是化学药物，虽有治疗的作用，但其作用机制又不同于化学药物（表 11-3）。

表 11-3 治疗性疫苗与预防性疫苗、传统药物的比较

特点	治疗性疫苗	预防性疫苗	传统药物
适用对象	慢性病症（持续性感染、肿瘤、自身免疫病等）患者	健康人	急性和慢性病症患者
使用效果	治疗	预防	治疗
作用机制	调控或重塑免疫系统功能	激活免疫系统产生保护性免疫反应	多样
免疫反应的特异性	特异	特异	具有免疫调节作用的药物通常不具有靶标（病原微生物、肿瘤细胞等）特异性
主要成分	免疫原+佐剂	免疫原+佐剂	小分子化合物、生物活性蛋白
免疫原构成	细胞、蛋白（重组亚单位或由 DNA 疫苗表达）、灭活微生物	灭活微生物、减毒微生物、蛋白（重组亚单位或由 DNA 疫苗表达）	无
使用次数	较少（有限次使用）	少（单次或有限次接种）	急性病症因病而宜；多（慢性病症需长期甚至终身使用）
使用费用	较低	低	因病而异（急性病症）；高（慢性病症需长期甚至终身使用）
已上市产品	无	数十种	繁多
研制过程是否需要疾病动物模型	需要疾病模型	需要攻毒模型	部分需要

鉴于治疗性疫苗与传统药物及预防性疫苗性质上的异同，以及在发展针对慢性乙肝的抗原抗体复合物型治疗性疫苗过程中积累的认识与经验，治疗性疫苗的临床试验存在以下方面的特征。

1. 受试对象的选择 不同于预防性疫苗，治疗性疫苗的目标人群为患者，目的为治愈或缓解症状。在预防性疫苗的临床试验设计时，即便是理想状况，亦只需考虑区分易感与免疫人群。而治疗性疫苗则不然。同一疾病可能有不同的致病机制，从而形成了不同的亚群。例如，肺动脉高压根据世界卫生组织的定义，按发病机制分为五大类，包括原发性特发性肺动脉高压、家族性肺动脉高压、伴随相关疾病的肺动脉高压、伴随明显的静脉或毛细血管病变的肺动脉高压（肺静脉阻塞性疾病、多发性肺毛细血管瘤）及新生儿持续性肺高压。现有的治疗药物，除西地那非外，均是对原发性特发性肺动脉高压疗效优于非原发性特发性肺动脉高压。其中，对结缔组织病相关的肺动脉高压疗效均不理想。相同致病机制的疾病在自然病程的不同阶段，对治疗的反应亦不一致。HBV 感染后的自然病程可分为3 个时期，即免疫耐受期、免疫清除期、病毒低水平复制或无复制期。不同时期，机体的免疫、肝脏受损状态均各有特点。此外，病毒的基因型、HBeAg 的阴性和阳性均与疗效相关。B 基因型对干扰素的反应比 C 基因型好。HBeAg 阴性慢性乙肝对抗病毒药物的反应较差。

随着组学技术的发展，药物的目标人群可以通过 DNA（基因组学）、RNA（转录组学）、蛋白质（蛋白质组学）或代谢组学（代谢组学）得以精准界定。尽管组学数据具有高维度，但这些高维数据可以通过数学模型被归纳为某一"特征"，这些"特征"即生物标志物。目前组学技术已被用于药物的临床研发，通过多种标志物检测，类似苹果分拣机，将患者置于最适合的试验中，这些试验被称为"篮子"（basket，某种靶点明确的药物就像一个篮子，将带有相同靶基因的不同肿瘤患者放进一个篮子进行研究，其本质是一种药物治疗不同肿瘤）或"雨伞"（umbrella，将同一种肿瘤具有不同靶基因的患者，在同一时间进行靶基因检测，然后根据不同的靶基因分配不同的精准靶向药物）设计试验。肺癌靶向治疗（BATTLE）计划就是一个经典的雨伞试验。参加试验的患者接受了 11 种生物标志物的肿瘤活检和生物标志物分析，包括 *EGFR*、*KRAS* 和 *BRAF* 的突变，*EGFR* 和 *cyclin D1* 基因（CCND1）的拷贝数，VEGF、VEGF-2、RXRα/β/γ 和 cyclin D1 的蛋白表达水平。根据生物标志物分析的结果，将受试患者分为 5 组：*EGFR* 突变和（或）扩增组；*KRAS* 或 *BRAF* 突变组；VEGF 和（或）VEGF-2 过表达组；RXRα/β/γ 和（或）cyclin D1 过表达和（或）CCND1 扩增组；生物标志物组。分别给予靶向 EGFR（厄洛替尼）、KRAS/BRAF（索拉非尼）、类视黄醇–EGFR 信号传导（贝沙罗汀和厄洛替尼）和血管内皮生长因子受体（VEGFR，vantetanib）的药物治疗。

2. 临床试验终点的确定 作为预防性疫苗，临床试验终点相对简单，依次可以确定为保护感染、保护发病与保护重症疾病或死亡。预防性疫苗通过诱导特异性免疫反应，达到阻止病原体进入体内后最初的感染，或将病原体在体内最初的几轮复制过程中加以清除。例如，脊髓灰质炎病毒是通过胃肠道的黏膜组织感染人体的。机体针对该病毒的免疫力，一方面可以通过黏膜表面的分泌型 IgA 抗体阻止病原体在宿主体内的"接种"（inoculum）；另一方面，血清 IgG 抗体可以在病毒复制的早期中和病毒，不让病毒有到达脊髓运动神经元前角细胞的机会。既往通过大规模临床试验及受试人群血清标志物的检测，曾判定甲肝减毒活疫苗不能保护感染。实践中，现有的技术手段往往不能分清疫苗诱导的免疫力是完全阻止了接种，还是由于快速清除了病原体在宿主体内最初的几轮复制（initial replication），从而保护宿主不呈现阳性的症状与体征。因而，预防性疫苗常见的终点为保护发病。也有些疫苗采用保护临床重症为终点，如轮状病毒疫苗，注册临床报告的90%的保护率为保护已接种疫苗的儿童，避免其感染轮状病毒后发生需要住院治疗的重症感染。

作为治疗性疫苗，理想状况是能清除体内病原体或肿瘤细胞，使患者恢复健康，然而常难以达到。同传统药物相似，治疗性疫苗存在着疗效终点的选择。随着研究的深入，人们对于疗效的认识亦不断深化。疗效的标准始终在向理想的治愈方向发展。对于肺动脉高压的治疗，疗效终点从最初的6分钟步行距离与血流动力学指标，发展到进展至临床恶化需要的时间、生命质量等。因为人们意识到传统的6分钟步行距离不能足够稳健地描述治疗的效果。同样，在慢性乙肝的研究进程中，最初人们认为HBV DNA的降低乃至清除即代表治疗成功；随后发现停药后，HBV DNA会反跳，疗效不稳固；进而，认识到宿主的免疫应答是决定HBV感染结局的关键因素。HBeAg在宿主免疫压力下或者抗病毒治疗下发生的转换往往伴随着病毒的持续抑制、肝脏炎症的缓解甚至纤维化的缓解。因此，HBeAg转换是机体和病毒之间达到一个新的免疫平衡状态的标志，是机体特异性抗病毒免疫较强的标志。目前，一些指南或共识均将HBeAg转换作为评价抗病毒治疗的一个重要标志和抗病毒治疗的终点。最新研究表明，HBsAg的载量与体内cccDNA的水平相关。由此，今后临床试验的终点可能会在HBeAg转换的基础上关注HBsAg量的下降或清除及其抗体是否产生。

3. 试验终点的观察时间点　虽然治疗性疫苗具有诸多传统药物的特征，但其毕竟为免疫制剂。预防性疫苗接种人体后，其保护性免疫水平的产生需要一个过程。我们无法想象，疫苗一经接种，便即刻能保护感染或发病。相似的，治疗性疫苗完成免疫程序后，根据临床Ⅰ、Ⅱ期试验的经验，应保证有足够的疗效积累时间。随访时间的长短直接决定了疗效的高低甚至有无。通过Ⅱb期临床试验，我们可以看到，抗原抗体复合物型乙肝治疗性疫苗（乙克）在完成六针的治疗后，60μg乙克组与安慰剂对照组HBeAg的血清转换率均为7.7%；而随访半年后，HBeAg的血清转换率分别为21.8%与9.0%（$P=0.03$）。如果在Ⅲ期临床中，将疗效的观察时间点定为治疗结束，则有可能将本来有效的疫苗错判为无效。

4. 临床试验分析的个体化　与预防性疫苗相比较，治疗性疫苗的有效性评估尚不成熟，亟待完善。理想的治疗性疫苗应能打破免疫耐受，诱导机体自身的免疫系统清除肿瘤细胞或病原体，消除疾病状态，从而使患者恢复健康。现有的治疗性疫苗研究经验发现并非如此简单。疫苗接种后异己的肿瘤细胞或病原体可能被人体部分清除，或于部分患者中实现彻底清除。因此，如何确定疫苗的有效性、采取何种指标及方法去评估疫苗的有效性，是个较为复杂的问题。治疗性疫苗效果的分析与评价可能需要"个案化"甚至"个体化"。目前美国及欧盟亦尚未建立针对治疗性疫苗临床注册试验的管理及审评规程。

随着治疗性疫苗的完善和广泛应用，将在更完整的意义上，给予人类生命健康第二重保护，使人们在患严重疾病之后再次获得对疾病的控制力和免疫力。因此，治疗性疫苗无疑已经成为现代生物技术、免疫学及疫苗学发展的一个新方向。现阶段，治疗性疫苗的研究主要集中在一些尚无有效治疗药物的疾病上，如持续性感染、肿瘤、自身免疫病及过敏反应等。治疗性疫苗的研究和开发已经成为国际上控制微生物持续感染的新方向。针对慢性乙肝、AIDS等疾病的治疗性疫苗研发已成为临床研究中的热点。随着基因重组技术的发展和对免疫应答机制的深入认识，使研发用于治疗更多疾病的疫苗成为可能。由于治疗性疫苗重要的现实意义及广阔的应用前景，新型治疗性疫苗的研制也必将随之不断发展。

（汪萱怡　复旦大学）

参 考 文 献

Antoniou M，Jorgensen AL，Kolamunnage-Dona R，2016. Biomarker-guided adaptive trial designs in phase Ⅱ and phase Ⅲ：a methodological review. PLoS One，11（2）：e0149803.

Baker SG，Kramer BS，Sargent DJ，et al，2012. Biomarkers, subgroup evaluation, and clinical trial design. Discov Med，13（70）：187-192.

Berry DA，2011. Adaptive clinical trials in oncology. Nat Rev Clin Oncol，9（4）：199-207.

Buyse M，Michiels S，2013. Omics-based clinical trial designs. Curr Opin Oncol，25（3）：289-295.

Chow SC，Chang M，2011. Adaptive Design Methods in Clinical Trials. 2nd ed. Boca Raton：Chapman & Hall/CRC.

Chow SC，Liu JP，2013. Design and Analysis of Clinical Trials：Concepts and Methodologies. 3rd ed. Hoboken：John Wiley & Sons, Inc.

Daugherty CK，Ratain MJ，Emanuel EJ，et al，2008. Ethical，scientific，and regulatory perspectives regarding the use of placebos in cancer clinical trials. J Clin Oncol，26（8）：1371-1378.

Ellenberg SS，Eleming TR，DeMets DL，2019. Data Monitoring Committees in Clinical Trials：a Practical Perspective. 2nd ed. Chichester：John Wiley & Sons Ltd.

Emanuel EJ，Grady C，Crouch RA，et al，2008. The Oxford Textbook of Clinical Research Ethics. New York：Oxford University Press.

Friedman LM，Furberg CD，DeMets DL，2015. Fundamentals of Clinical Trials. 5th ed. New York：Springer.

Gupta U，Verma M，2013. Placebo in clinical trials. Perspect Clin Res，4（1）：49-52.

Meinert CL，2012. Clinical Trials：Design，Conduct，and Analysis. 2nd ed. New York：Oxford University Press，Inc.

Ondra T，Jobjornsson S，Beckman RA，et al，2017. Optimized adaptive enrichment designs. Stat Methods Med Res，28（7）：096228021774731.

Peacock AJ，Naeije R，Galie N，et al，2009. End-points and clinical trial design in pulmonary arterial hypertension：have we made progress？ Eur Respir J，34：231-242.

Reardon S，2014. Clinical-trial rules to improve access to results. Nature，515（7528）：477.

Seder RA，Mascola JR. 2016. Basic immunology of vaccine development//Bloom BR，Lambert PH. The Vaccine Book. 2nd ed. San Diego：Academic Press.

Simon R，2017. Critical review of umbrella, basket, and platform designs for oncology clinical trials. Clin Pharmacol Ther，102（6）：934-941.

Zarin DA，Tse T，Williams RJ，et al，2016. Trial reporting in clinicaltrials.gov□□the final rule. N Engl J Med，375（20）：1998-2004.

第十二章　治疗性疫苗的临床研究
Clinical Study on Therapeutic Vaccines

摘　要

治疗性疫苗是通过构建具有治疗作用的疫苗用于慢性感染性疾病（如乙肝、丙肝、艾滋病、结核、疟疾、人乳头状瘤病毒感染等）、肿瘤、某些自身免疫病等的治疗。

与预防性疫苗不同，针对持续性感染的治疗性疫苗均是在感染以后进行免疫，此时个体多处于对天然抗原免疫耐受的状态。如何在体内启动有效的细胞和体液免疫、克服免疫耐受是治疗性疫苗研究的关键。由于治疗性疫苗兼有疫苗及药物的特点，目前国内外尚无完善的评价体系来衡量治疗性疫苗的临床效果，因而需要根据不同疾病逐步制定标准。

本章简单介绍了部分治疗性疫苗的国内外临床研究进展，并以乙肝治疗性疫苗——乙克为例，介绍治疗性疫苗临床疗效和安全性研究的进展情况，以及如何从细胞免疫学层面对治疗性疫苗进行深入研究，逐步建立完整的治疗效果免疫技术评价体系。

治疗性疫苗的研究已有 100 多年的历史。近年来，随着对微生物引起的持续性感染（如艾滋病、乙肝、丙肝等）的深入研究，以及研究手段的发展，如基因重组技术、免疫学的发展和应用，治疗性疫苗重新成为研究的热点。虽然国内外针对治疗性疫苗已有一些体外或动物模型，也提供了一些实验结果，但临床研究仍是考核治疗性疫苗的最终金标准。

治疗性疫苗是通过构建具有治疗作用的疫苗用于病毒、细菌感染及肿瘤、某些自身免疫病等的治疗。目前涉及的领域包括慢性感染性疾病（如乙肝、丙肝、艾滋病、结核、疟疾、人乳头状瘤病毒感染）、消化道溃疡、糖尿病、肿瘤、自身免疫病（如多发性硬化症、系统性红斑狼疮、类风湿关节炎、吉兰-巴雷综合征）、过敏性疾病及认知性疾病（如阿尔茨海默病）等。治疗性疫苗的种类包括细胞疫苗（如肿瘤细胞疫苗、树突状细胞疫苗和 T 细胞疫苗等）、多肽疫苗、重组基因疫苗、糖类疫苗等。

治疗性疫苗与传统意义上的预防性疫苗有显著不同。预防性疫苗是针对感染原的免疫反应，通过产生体液免疫反应来识别并中和再次入侵的病原体，从而阻止疾病发生。而治疗性疫苗作用机制在于诱导抗原特异的 T 细胞反应，增强保护性细胞免疫应答，杀伤肿瘤细胞或感染病原体的病态细胞。它是在机体感染病原体之后接种，接种对象是慢性疾病患者，这些患者的免疫应答常处于低下水平，因此如何突破免疫耐受及增强机体的免疫应答是治疗性疫苗研究的重点。

本章拟简单介绍部分治疗性疫苗的国内外临床研究进展，以及临床疗效和安全性研究进展等内容。

第一节　治疗性疫苗的国内外临床研究进展

治疗性疫苗在进入正规的临床研究前，需要经过所在国家相应的临床研究管理机构批准，在国际或国家组织注册后方可进行，并应在研究结束时做出报告。本节搜索了 Clinical Trial.gov（http：//www.clinicaltrials.gov/）、世界卫生组织国际临床试验注册平台（http：//apps.who.int/trialsearch/）、ISRCTN（http：//www.controlled-trials.com/）等网站，列举了 2013 年 1 月至 2018 年 10 月底近 5 年部分国内外正在进行或已经完成的治疗性疫苗临床试验情况。虽然临床研究已在多个国家开展，但是从临床角度考核，治疗性疫苗与药物相比还属于初级阶段，还需要更多的临床研究予以开拓及发展。

一、乙型病毒性肝炎治疗性疫苗的临床研究进展

目前正在进行或已进行临床研究的乙型病毒性肝炎（简称乙肝）治疗性疫苗主要有蛋白质疫苗、DNA 疫苗及其他（如树突状细胞疫苗等）。蛋白质疫苗是目前研究最为深入的乙肝治疗性疫苗，包括亚单位疫苗、抗原抗体复合物疫苗和基于表位的疫苗等。它的主要原理是将 HBV 包膜蛋白（如 PreS1、PreS2、S）或 HBcAg 进行一定的修饰后接种给患者，由于 HBV 衣壳蛋白和核心抗原均具有较强的抗原性，因而会诱发较强的特异性细胞免疫。DNA 疫苗是将 HBV 抗原蛋白的相应 DNA 序列重组成为真核表达质粒，经各种途径导入机体后不断产生质粒编码抗原，诱导机体产生体液和细胞免疫反应。树突状细胞疫苗则通过 HBV 抗原多肽体外致敏树突状细胞，而后将其回输或免疫接种带病毒特异性抗原的宿主，可以激活抗病毒的适应性免疫应答，进而较为有效地控制 HBV 感染（表 12-1）。

表 12-1　乙肝治疗性疫苗临床研究情况

研究课题名称	研究阶段	干预措施	纳入实验人数	实验设计	招募状态	项目支持单位
ABX203 治疗性疫苗对 HBeAg 阴性慢性乙肝临床疗效	Ⅱ/Ⅲ期	药物：ABX203 治疗性疫苗	261	实验组：ABX203 治疗性疫苗联合核苷（酸）类似物 对照组：核苷（酸）类似物治疗	完成	Abivax S.A.
NASVAC Ⅲ期治疗慢性乙肝	Ⅲ期	生物制剂：NASVAC、长效干扰素 α 2b	160	实验组：NASVAC 每 2 周 100mg 滴鼻连续 5 次，以后每 2 周 100mg 滴鼻联合 100mg 皮下注射 对照组：长效干扰素 α 2b 每周 1 次 180mg，皮下注射 48 周	不详	临床研究组织，Dhaka，孟加拉国
preS-HBsAg 含 Advax-2 佐剂治疗性疫苗对慢性乙肝的疗效	Ⅰ/Ⅱ期	生物制剂：preS-HBsAg 含 Advax-2 佐剂的治疗性疫苗、常规乙肝疫苗	40	实验组：治疗性疫苗（preS-HBsAg 含 Advax-2 佐剂）肌内注射：第一个周期在第 0 天、14 天、28 天、42 天，第二个周期在第 70 天、84 天、98 天和 112 天	尚未招募	Vaxine Pty Ltd

研究课题名称	研究阶段	干预措施	纳入实验人数	实验设计	招募状态	项目支持单位
DV-601 治疗慢性乙肝	Ⅰ期	药物：DV-601、恩替卡韦	14	对照组：常规乙肝疫苗注射（HBsAg 含氢氧化铝佐剂），周期同实验组 药物：DV-601 注射 6 次，持续 12 周 药物：恩替卡韦每日 1 次，在第 1 次 DV-601 注射前大约 4 周开始服用，持续 1 年	完成	Dynavax 技术公司
CVI-HBV-002 治疗慢性乙肝的安全性和有效性评价	Ⅰ/Ⅱ期	生物制剂：CVI-HBV-002	36	实验组：CVI-HBV-002（20μg，3 剂），即 HBV 表面抗原 20μg/剂，第 0 个月、1 个月、2 个月肌内注射 实验组：CVI-HBV-002（20μg，6 剂），即 HBV 表面抗原 20μg/剂，第 0 个月、1 个月、2 个月、3 个月、4 个月、5 个月肌内注射 实验组：CVI-HBV-002（40μg，3 剂），即 HBV 表面抗原 40μg/剂，第 0 个月、1 个月、2 个月肌内注射 实验组：CVI-HBV-002（40μg，6 剂），即 HBV 表面抗原 40μg/剂，第 0 个月、1 个月、2 个月、3 个月、4 个月、5 个月肌内注射	不详	CHA 疫苗有限公司
JNJ-64300535（DNA 疫苗）经电穿孔介导的肌内注射治疗接受核苷（酸）类似物达到病毒学抑制的慢性乙肝患者安全性和免疫原性观察	Ⅰ期	生物制剂：JNJ-64300535 药物：核苷（酸）类似物	45	实验组：安慰剂 + 核苷（酸）类似物，第 1 天、第 4 周、第 12 周安慰剂肌内注射，联合标准的核苷（酸）类似物治疗 实验组：JNJ-64300535 + 核苷（酸）类似物，第 1 天、第 4 周、第 12 周 JNJ-64300535 肌内注射，联合标准的核苷（酸）类似物治疗	招募中	Janssen Sciences Ireland UC
FP-02.2 治疗慢性乙肝的安全性和免疫原性研究	Ⅰ期	生物制剂：FP-02.2 疫苗、安慰剂、IC31® 佐剂	60	实验组：FP-02.2 低剂量 实验组：FP-02.2 高剂量 实验组：FP-02.2 低剂量含 IC31® 佐剂 实验组：FP-02.2 高剂量含 IC31® 佐剂 安慰剂对照：安慰剂 实验组：IC31®佐剂	启动，尚未招募	Altimmune, Inc.

研究课题名称	研究阶段	干预措施	纳入实验人数	实验设计	招募状态	项目支持单位
INO-1800 联合或不联合 INO-9112+EP 治疗慢性乙肝	Ⅰ期	生物制剂：A 组，INO-1800 由 EP 介导；B 组，INO-1800 联合 INO-9112，由 EP 介导 药物：核苷（酸）类似物	90	实验组：低剂量，标准方案，0.3mg INO-1800 由 EP 介导（3 或 4 剂），同时持续核苷（酸）类似物治疗 实验组：中剂量，标准方案，2mg INO-1800 由 EP 介导（3 或 4 剂），同时持续核苷（酸）类似物治疗 实验组：高剂量，标准方案，9mg INO-1800 由 EP 介导（3 或 4 剂），同时持续核苷（酸）类似物治疗 实验组：中剂量，标准方案 2mg INO-1800+0.25mg INO-9112 由 EP 介导（3 或 4 剂），同时持续核苷（酸）类似物治疗 实验组：高剂量，标准方案，9mg INO-1800+0.25mg INO-9112 由 EP 介导（3 或 4 剂），同时持续核苷（酸）类似物治疗 对照组：持续核苷（酸）类似物治疗	完成	Inovio 制药公司
VVX001 HBV 病毒中和抗体疗效评估	Ⅰ/Ⅱ期	生物制剂：VVX001 安慰剂	84	实验组：VVX001（20mg），受试者在 4 个月内接受每次 20mg，共 5 次注射 安慰剂对照：受试者在 4 个月内接受 5 次安慰剂注射	招募中	Viravaxx AG
乙肝疫苗治疗低血清 HBsAg 水平的慢性乙肝患者	Ⅰ期	生物制剂：HBV 疫苗（Engerix-B）	20	实验组：Engerix-B（20μg/ml，GlaxoSmithKline）在第 0 个月、2 个月、4 个月、6 个月、8 个月、10 个月、12 个月注射，>20 岁每次 40μg，≤ 20 岁每次 20μg	完成	长庚纪念医院

二、丙型病毒性肝炎治疗性疫苗的临床研究进展

目前处于研究阶段的丙型病毒性肝炎（简称丙肝）治疗性疫苗主要包括重组蛋白疫苗、合成肽（抗原表位）疫苗、DNA 疫苗、病毒载体疫苗和 HCV 病毒样颗粒疫苗。

重组蛋白疫苗是用 HCV 的重组膜蛋白和核心蛋白作为疫苗靶抗原，诱导机体产生具有交叉反应性的中和抗体和 T 细胞应答，包括膜蛋白疫苗、核心蛋白疫苗等。合成肽疫苗

是把 T 细胞表位组成的肽段注射入体内，通过抗原提呈细胞提呈给 T 细胞，进而诱导 T 细胞应答。DNA 疫苗的表达序列具有较强的免疫原性，一般采用电穿孔的方式将含有编码抗原基因的真核表达质粒导入机体后，经体细胞摄取、转录、翻译，可表达接近天然构象的抗原。病毒载体疫苗是人们可以通过腺病毒（adenovirus，Ad）、牛痘病毒、修饰的痘苗病毒安卡拉株（modified vaccinia Ankara，MVA）和禽痘病毒等病毒载体生产出 HCV 的各种结构蛋白和非结构蛋白作为抗原来诱导 T 细胞应答。其中，由于腺病毒载体可以诱导 CD8$^+$ T 细胞应答和以 Th1 型细胞反应为主的 CD4$^+$ T 细胞应答，所以被认为是研发 HCV 疫苗最有前景的载体。HCV 病毒样颗粒疫苗是通过表达 HCV 结构蛋白的病毒样颗粒（virus-like particle，VLP）诱导机体产生抗体和 T 细胞应答，是研发 HCV 疫苗的另外一种策略。VLP 由于具有交叉反应性，可以诱导 MHC- I 型和 MHC- II 型免疫反应，因此有助于解决 HCV 高度遗传多样性所带来的问题，而且 VLP 的颗粒性质还能刺激树突状细胞成熟，促进抗原加工和提呈，从而增强免疫反应，但尚未进入临床试验阶段（表 12-2）。

表 12-2　丙肝治疗性疫苗临床研究情况

研究课题名称	研究阶段	干预措施	纳入实验人数	实验设计	招募状态	项目支持单位
评估新型丙肝治疗性疫苗 AdCh3NSmut，Ad6NSmut	I 期	生物制剂：AdCh3NSmut、Ad6NSmut	35	生物制剂：AdCh3NSmut、Ad6NSmut 治疗丙型肝炎	完成	Rei Thera Srl
治疗性疫苗 GI-5005 联合长效干扰素和利巴韦林治疗基因 1 型慢性丙肝的安全性和有效性研究	II 期	药物：GI-5005 药物：长效干扰素和利巴韦林	140	治疗药物：GI-5005，皮下注射 治疗药物：长效干扰素和利巴韦林	完成	GlobeImmune
DNA 疫苗治疗慢性丙肝	I 期	生物制剂：DNA 质粒编码 IL-12（INO-9012）生物制剂：电穿孔介导质粒 DNA 疫苗（EP）生物制剂：HCV DNA 疫苗（INO-8000）	140	实验组：（INO-8000，INO-9012，EP）患者在第 0 周、4 周、12 周、24 周接受 INO-8000 肌内注射和 INO-9012 肌内注射，继之以 EP 疫苗治疗	招募中	美国国家癌症研究所（National Cancer Institute，NCI）
一种新的 MVA 疫苗治疗丙肝	I 期	生物制剂：MVA-NSmut、AdCh3NSmut	55	AdCh3NSmut、MVA-NSmut	完成	Rei Thera Srl
自体 DC 疫苗治疗慢性 HCV 感染	I / II 期	生物制剂：自体 DC 疫苗	30	实验组：自体 DC 疫苗 30 例基因 1 型的慢性丙肝患者将接受自体 DC 疫苗治疗	招募中	俄罗斯医学科学院（Russian Academy of Medical Sciences）
评估 VGX-6150 作为二线治疗慢性丙肝的安全性和耐受性	I 期	生物制剂：VGX-6150	18	实验组共 3 组：VGX-6150 1mg DNA/每剂；3mg DNA/每剂；6mg DNA/每剂	完成	Gene One Life Science, Inc.

三、AIDS 治疗性疫苗的临床研究进展

AIDS 治疗性疫苗研究迄今已有 10 多年，主要有减毒活疫苗、灭活疫苗、合成肽疫苗、重组蛋白亚单位疫苗、DNA 疫苗、重组载体疫苗及自体同源树突状细胞 HIV 疫苗，包括应用灭活的全病毒或是重组 gpl60 研制的 AIDS 治疗性疫苗；以树突状细胞为基础的免疫治疗等。Larsson 等的研究显示树突状细胞被动加载免疫原 HIV 或是 HIV 蛋白与牛痘病毒组合，可以体外刺激 T 细胞产生 HIV 特异性 INF-γ。据报道，目前有 60 多种治疗性疫苗已经在进行 Ⅰ 期临床试验，还有一部分在进行 Ⅱ 期临床试验。表 12-3 是其中部分 HIV 治疗性疫苗研究的进展情况。

表 12-3　AIDS 治疗性疫苗临床研究情况

研究课题名称	研究阶段	干预措施	纳入实验人数	实验设计	招募状态	项目支持单位
HIVAX 在 HIV-1 感染的受试者（GCHT01）的安全性和免疫原性研究	Ⅰ 期	生物制剂：HIVAX 生理盐水对照	30	实验组：Ⅰ 组，低剂量 HIVAX 疫苗 安慰剂对照：Ⅱ 组 实验组：Ⅲ 组，高剂量 HIVAX 疫苗	招募中	招募中
一项剂量递增实验评估 iHIVARNA-01 在接受抗病毒治疗慢性 HIV-感染患者的安全性	Ⅰ 期	生物制剂：TriMix 100、TriMix 300、600μg mRNA（300μg HIV mRNA+300μg TriMix mRNA）、900μg mRNA（600μg HIV mRNA+300μg TriMix mRNA）、1200μg mRNA（900μg HIV mRNA+300μg TriMix mRNA）	21	100μg TriMix mRNA（TriMix 100） 300μg TriMix mRNA（TriMix 300） 实验组：600μg mRNA（300μg HIV mRNA+300μg TriMix mRNA） 实验组：900μg mRNA（600μg HIV mRNA+300μg TriMix mRNA） 实验组：1200μg mRNA（900μg HIV mRNA+300μg TriMix mRNA）	完成（Ⅱ 期实验被中止，因为中期分析未显示疗效优于安慰剂）	Judit Pich Martínez
治疗性疫苗治疗 HIV	Ⅰ/Ⅱ 期	生物制剂：PENNVAX-GP、INO-6145、INO-9012	60	安慰剂对照：队列 A，组 1 电穿孔注射安慰剂，在入组当天，第 4 周、8 周和 12 周 实验组：组 2，激活的 gag/pol、env 和 IL-12 质粒（PENNVAX-GP，INO-9102）由电穿孔注射，在入组当天，第 4 周、8 周和 12 周 实验组：组 3，激活的 gag/pol 和 IL-12 质粒（INO-6145、INO-9012）由电穿孔注射，在入组当天，第 4 周、8 周和 12 周	招募中	Steven Deeks

研究课题名称	研究阶段	干预措施	纳入实验人数	实验设计	招募状态	项目支持单位
				实验组：队列 B，组 1 单组实验，gag/pol/env/IL-12 DNA 质粒（PENNVAX-GP、INO-9102）由电穿孔注射，治疗在急性 HIV 感染期开始抗病毒治疗的 HIV 感染成年人		
HIVconsv 疫苗联合组蛋白去乙酰化酶抑制剂罗米地辛治疗早期 HIV-1 感染治疗中断后病毒学反弹的患者中的安全性和疗效观察	Ⅰ期	药物：MVA.HIVconsv 疫苗 药物：罗米地辛	15	实验组：MVA.HIV consv 联合罗米地辛	完成	IrsiCaixa
Ad26.Mos4.HIV 联合 Ankara（MVA）-Mosaic 或 Mosaic gp140 和 Clade C gp140 治疗 HIV-1 型患者	Ⅰ期	生物制剂：Ad26.Mos4.HIV、MVA-Mosaic、Clade C gp140、Mosaic gp140 安慰剂对照	26	实验组：组 1，Ad26.Mos4.HIV + MVA-Mosaic/安慰剂对照 实验组：组 2，Ad26.Mos4.HIV + Clade C gp140 + Mosaic gp140 安慰剂对照：组 3	招募中	Janssen Vaccines & Prevention B.V.
p24CE1/2 pDNA 疫苗和 / 或 p55^{Gag}，联合 IL-12 pDNA 在健康人群中的安全性和免疫原性研究（HVTN 119）	Ⅰ期	生物制剂：p24CE1/2 pDNA 疫苗；p55^{gag} pDNA 疫苗；IL-12 pDNA 佐剂 安慰剂对照	56	实验组：组 1（治疗组），p24CE1/2 pDNA+p55^{gag} pDNA+IL-12 pDNA。受试者接受 p24CE1/2 pDNA 疫苗和 IL-12 pDNA 佐剂（在入组当天和第 1 个月）；随后接受 p24CE1/2 pDNA 疫苗联合 p55^{gag} pDNA 疫苗和 IL-12 pDNA 佐剂（在第 3 个月、6 个月）安慰剂对照：受试者接受安慰剂（在入组当天及第 1 个月、3 个月、6 个月）实验组：组 2（治疗组），p55^{gag} pDNA + IL-12 pDNA。受试者接受 p55^{gag} pDNA 疫苗和 IL-12 pDNA 佐剂（在入组当天和第 1 个月、3 个月、6 个月）安慰剂对照：受试者接受安慰剂（在入组当天及第 1 个月、3 个月、6 个月）	招募中	美国国立卫生研究院过敏和传染病研究所（NIAID）

续表

研究课题名称	研究阶段	干预措施	纳入实验人数	实验设计	招募状态	项目支持单位
Env（A, B, C, A/E）/Gag（C）DNA 疫苗及 gp120（A, B, C, A/E）Protein 蛋白质/GLA-SE HIV 疫苗在健康人中的安全性及免疫原性观察	Ⅰ期	生物制剂：Env（A, B, C, A/E）/Gag（C）DNA 疫苗；gp120（A, B, C, A/E）蛋白质疫苗；GLA-SE 佐剂 安慰剂对照	60	实验组：组 1（治疗组），蛋白质疫苗/GLA-SE 安慰剂对照 实验组：组 2（治疗组），DNA 疫苗+安慰剂+蛋白质疫苗/GLA-SE 安慰剂对照 实验组：组 3（治疗组），DNA 疫苗+蛋白质疫苗/GLA-SE 安慰剂对照	招募中	美国国立卫生研究院过敏和传染病研究所

四、结核病治疗性疫苗的临床研究进展

有效预防和控制结核杆菌感染与潜伏感染激活的措施之一是研发新的高效疫苗，包括针对潜伏性结核菌感染（latent tuberculosis infection，LTBI）的治疗性疫苗。同时，由于化疗药的不良反应和耐多药结核菌株的流行等，结核病的免疫治疗引起了学者的广泛关注。结核病治疗性疫苗的目的是诱导和增强细胞介导的免疫反应,杀死细胞内寄生的结核分枝杆菌，目前在研的有重组卡介苗、蛋白多肽疫苗、亚单位疫苗和 DNA 疫苗等。其中 DNA 疫苗在细胞内生成内生性抗原，不仅能诱导体液免疫和 Th1 型细胞免疫应答，还能诱导特异性的 CTL 应答，能将低效的抑菌反应转换成高效的杀菌作用。结核 DNA 疫苗研究的主要疫苗候选基因包括 HSP 编码基因、Ag85 复合物编码基因、MPT64 编码基因、PstS 编码基因、RD1 区优势抗原 ESAT6、CFP10 编码基因等（表 12-4）。

表 12-4　结核病治疗性疫苗国内外临床研究情况

研究课题名称	研究阶段	干预措施	纳入实验人数	实验设计	招募状态	项目支持单位
4 种不同剂量的 RUTI 疫苗在健康志愿者中的临床研究	Ⅰ期	生物制剂：RUTI 安慰剂对照	24	实验组： RUTI 5 mg FCMtb（n=4） RUTI 25mg FCMtb（n=4） RUTI 100mg FCMtb（n=4） RUTI 200mg FCMtb（n=4） 安慰剂对照	完成	Germans Trias i Pujol Hospital
MVA85A 在无症状的 TB、HIV 或双重感染的志愿者中的研究	Ⅰ期	生物制剂：MVA 85A	48	1组：TB 2组：HIV（未抗病毒治疗） 3 组：TB 合并 HIV（未抗病毒治疗） 4组：TB 合并 HIV（抗病毒治疗）	完成	牛津大学

研究课题名称	研究阶段	干预措施	纳入实验人数	实验设计	招募状态	项目支持单位
AERAS-404 在 BCG-免疫 的 婴 儿 （ C-015-404）的安全性和免疫原性研究	I / II期	生物制剂: AERAS-404 安慰剂对照	243	实验组 队列 1：Aeras404（5μg H4/ 100nmol IC31）或安慰剂 1 剂；168 天 ≤受试者≤196 天 队列 2：AERAS-404（5μg H4/ 500nmol IC31）或安慰剂 1 剂； 168 天≤受试者≤196 天 队列 3A：AERAS-404（5μg H4/ 500nmol IC31）或安慰剂 2 剂； 168 天≤受试者≤189 天 队列 3B：AERAS-404（15μg H4/ 500nmol IC31）或安慰剂 2 剂； 168 天≤受试者≤189 天 队列 4：AERAS-404（15μg H4/ 500nmol IC31）或安慰剂 3 剂； 84 天≤受试者≤98 天 队列 5：AERAS-404（50μg H4/ 500nmol IC31）或安慰剂 3 剂； 84 天≤受试者≤98 天 队列 6：AERAS-404（剂量待定） 或安慰剂 3 剂；64 天≤受试者 ≤83 天	完成	Aeras
候选疫苗 692342 在 HIV 阳性患者中的安全性和免疫原性	II期	生物制剂：GSK 候选疫苗 692342；安慰剂对照	27	实验组：A 组，受试者注射候选疫苗 安慰剂组：B 组，受试者注射佐剂 安慰剂组：C 组，受试者注射生理盐水	完成	Glaxo SmithK line
AERAS-402 在新近治疗的成人肺结核的安全性评价	II期	生物制剂: AERAS-402 3×10^8 vp AERAS-402 3×10^9 vp AERAS-402 3×10^{10} vp	72	安慰剂对照 实验组： AERAS-402 3×10^8 vp AERAS-402 3×10^9 vp AERAS-402 3×10^{10} vp	完成	Aeras
RUTI® 疫苗在 MDR-TB 患者中的安全性	II期	生物制剂: RUTI® 治疗性疫苗	27	实验组：RUTI®疫苗。患者随机分配至 RUTI®疫苗组，在左或右侧三角肌接受 1 次 RUTI® 疫苗注射 安慰剂对照：患者随机分配至安慰剂组，在左或右侧三角肌接受安慰剂注射	招募中	Archivel Farma S.L.

研究课题名称	研究阶段	干预措施	纳入实验人数	实验设计	招募状态	项目支持单位
治疗性疫苗和免疫调节——针对 MDR 结核流行的新治疗策略（TBCOX2）	I 期	药物：etoricoxib 生物制剂：H56：IC31	40	实验组：1 组（*n*=10）接受 etoricoxib，在入选当天和第 140 天 实验组：2 组（*n*=10）接受 H56：IC31 疫苗，在第 84 天和 140 天 对照组：3 组（*n*=10），无干预措施，前 5 例作为 1、2 组对照，后 5 例作为第 4 组对照 实验组：4 组（*n*=10）接受 etoricoxib 在入选当天和第 140 天；以及 H56：IC31 疫苗，在第 84 天和 140 天	招募中	Anne Margarita Dyrhol Riise

五、人乳头状瘤病毒感染治疗性疫苗的临床研究进展

人乳头状瘤病毒（HPV）感染可导致多种疾病，目前已确认与 HPV 感染相关的疾病有子宫颈癌、肛周癌、外阴癌、阴茎癌、口腔癌和尖锐湿疣等。虽然 HPV 预防性疫苗已成功上市，但其仅适用于未感染的年轻人群，因此 HPV 感染治疗性疫苗正逐渐成为国内外新的研发热点。

HPV 感染治疗性疫苗通常以 HPV 早期蛋白 E2、E5、E6 和 E7 作为靶抗原，旨在诱导特异性 CTL 反应及体液免疫反应，用于 HPV 感染相关疾病的免疫治疗。研究表明，E6 和 E7 蛋白持续表达是上皮细胞恶性转化和维持恶性特征所必需的，正常组织中并不存在 E6/E7 蛋白。因此，目前治疗性疫苗主要是针对 E6、E7 蛋白设计的。通常是基于 HPV 早期蛋白 E6、E7 的基因结构及蛋白功能进行设计，经结构修饰与改造后，诱发机体产生细胞免疫反应。主要疫苗种类包括核酸疫苗（DNA 疫苗、RNA 疫苗）、多肽疫苗、细菌载体疫苗、病毒载体疫苗、肿瘤细胞疫苗、树突状细胞类疫苗和新型嵌合疫苗（表 12-5）。

表 12-5　人乳头状瘤病毒治疗性疫苗临床研究情况

研究课题名称	研究阶段	干预措施	纳入实验人数	实验设计	招募状态	项目支持单位
V503（GARDASIL™9，9vHPV 疫苗）的安全性和免疫原性研究，用于 9～26 岁越南女性及男性	III 期	生物制剂：V503	200	实验组： V503 0.5ml 肌内注射共 3 剂（第 1 天、2 个月、6 个月）	启动，尚未招募	Merck Sharp & Dohme Corp.

续表

研究课题名称	研究阶段	干预措施	纳入实验人数	实验设计	招募状态	项目支持单位
质粒 DNA 治疗性疫苗治疗宫颈上皮瘤的安全性及剂量研究	Ⅱ期	生物制剂：GX-188E	72	实验组：1mg GX-188E 每剂肌内注射；第 0 周、4 周、12 周 实验组：4mg GX-188E 每剂肌内注射；第 0 周、4 周、12 周	完成	Genexine, Inc.
质粒 DNA 治疗性疫苗（GX-188E）的安全性和有效性研究	Ⅱ期	生物制剂：GX-188E	134	实验组：GX-188E+EP（电穿孔） 对照组：安慰剂+EP（电穿孔）	启动，尚未招募	Genexine, Inc.
HPV 治疗性疫苗治疗 HPV 感染，细胞学或 ASCUS/LSIL（RHEIA-VAC）正常的女性	Ⅱ期	生物制剂：ProCervix	239	实验组：HPV 治疗性疫苗安慰剂对照	完成	Genticel
HPV DNA 质粒（VGX-3100）+电穿孔治疗宫颈瘤样病变 2 或 3	Ⅰ期	生物制剂：VGX-3100	18	实验组：0.6mg DNA 每剂组；受试者接受 3 剂 VGX-3100，每剂含 0.6mg DNA，肌内注射+电穿孔，分别在第 0 天、2 个月和 3 个月 实验组：2mg DNA/每剂组；受试者接受 3 剂 VGX-3100，每剂含 2mg DNA，肌内注射+电穿孔，分别在第 0 天、2 个月和 3 个月 实验组：6mg DNA 每剂组；受试者接受 3 剂 VGX-3100，每剂含 6mg DNA，肌内注射+电穿孔，分别在第 0 天、2 个月和 3 个月	完成	Inovio Pharmaceuticals

第二节　治疗性疫苗临床疗效和安全性研究进展

与预防性疫苗不同，治疗性疫苗主要是针对持续性感染（尤其是细胞内感染）进行的免疫治疗措施。由于此时个体多处于免疫耐受的状态，因此，如何在体内启动有效的适应性免疫、克服免疫耐受成为目前治疗的关键性问题。

目前已初步完成Ⅲ期临床验证的免疫原性复合物治疗性疫苗主要针对慢性乙肝（CHB）的主动免疫治疗方法，下面以乙克为例简要介绍治疗性疫苗临床疗效和安全性等研究进展情况。

尽管 HBV 与宿主之间的细胞免疫和体液免疫过程尚未完全明确，但众多研究显示，HBV 所诱导的免疫应答具有典型的"双刃剑"作用：一方面可清除病毒、控制感染蔓延；另一方面又可导致肝脏免疫损伤。HBV 感染人体后，免疫细胞与 HBV 相互作用，以人体的肝脏作为战场，进行着此消彼长的战争，在此过程中，病毒本身并不直接引起肝细胞损伤，而人体的免疫应答则起到了双刃剑的作用。理想的免疫应答可控制病毒复制或清除病毒，使部分患者达到临床恢复，而对于不理想者，免疫细胞和细胞因子引起的炎性反应导致部分慢性乙肝患者肝细胞损伤和坏死，持续性的损伤可导致肝硬化和肝细胞癌等病变。深入研究提示，机体在肝脏可能通过多种途径清除 HBV cccDNA，目前认为大致可分为两个相互关联但又有明显差异的过程，即非溶细胞性及溶细胞性途径，以前者为主。非溶细胞性途径是在以 IFN-γ 为主的各种细胞因子作用下完成的。肝内的 CTL、NK 细胞和 NKT 细胞等受细胞因子 IL-2、IL-12 或内毒素等的刺激，可大量分泌 IFN-γ。体外实验证实，高浓度的 IFN-γ 能有效抑制患者离体肝细胞内 HBV DNA 复制。溶细胞性途径主要体现为 CTL 作用下的肝细胞凋亡或坏死。

机体在清除病毒时，肝脏 HBV 特异性 CTL 是决定感染转归的关键因素。研究发现，急性乙肝患者 HBV 特异性 CTL 应答作用强，但慢性乙肝或 HBV 持续感染者特异性 CTL 数量及分泌某些细胞因子（如 IFN-γ、TNF-α 等）和细胞毒性效应分子（如穿孔素和颗粒酶 B 等）的能力显著下降，这些功能缺陷的 CTL 被称为耗竭性 T 细胞（T cell exhaustion），其特征主要表现为细胞表面 PD-1、LAG-3、CD244 和 CD160 等多种抑制性受体分子表达增加，而分泌 IFN-γ 水平明显下降。笔者小组前期研究也发现，慢性乙肝患者 HBV 特异性 CTL 耗竭分子 LAG-3 表达率显著升高，但抗感染效应分子 IFN-γ 表达率显著下降；药物抗病毒治疗后 HBV 特异性 CTL 对 HBV 抗原应答及合成 IFN-γ 和 TNF-α 能力增强。因此认为 HBV 特异性 CTL 数量及功能在机体抗 HBV 感染中发挥关键作用，HBV 感染慢性化与 HBV 特异性 CTL 细胞功能受损或耗竭密切相关，激活 CD8$^+$ CTL 是治疗性疫苗的目标。

尽管临床随访研究显示，慢性乙肝患者接受有效抗病毒治疗后，HBV DNA 和 HBeAg 均不同程度下降，同时其外周血特异性 CTL 数量增多，杀伤靶细胞能力较治疗前增强，且与 HBV DNA 下降同步。目前细胞免疫指标对评价和衡量治疗性疫苗的效果还处于初级阶段，临床可能更习惯于以 HBeAg 的血清转换及 HBsAg 滴度下降程度作为疗效判定依据。但现有抗病毒药物易导致病毒变异、耐药、停药后反跳等，提倡在抗病毒治疗中，应用有效的免疫调节剂，打破免疫耐受，为抗病毒治疗创造条件。

应用国产乙肝疫苗与人抗 HBs 免疫球蛋白组合成的免疫原性复合物治疗性疫苗——乙克，目前已经完成Ⅰ期、Ⅱa、Ⅱb 期及Ⅲ期临床研究。其作用机制为抗体与抗原结合后，通过 Fc 段与抗原提呈细胞的 Fc 受体结合，改变了抗原提呈与加工过程，更有利于诱生抗体和（或）CTL。另外抗原抗体复合物可激活多种淋巴因子的释放，通过淋巴因子间的相互作用，促进抗原的加工并活化 CTL 或辅助性 T 细胞及促进抗体产生，免疫网络系统可进一步发挥作用。

Ⅰ期临床研究结果显示，乙克在健康受试者中可有效诱导出特异性细胞免疫和体液免疫。乙克Ⅱa、Ⅱb 期临床研究结果显示 60μg 疫苗、安慰剂注射 6 次后，随访 HBeAg 血清转换率分别为 21.8%（17/78）、9%（7/78）（$P<0.05$）。接受 60μg 乙克注射者中，血清 HBV DNA 随访结束后，41.8%的患者 HBV DNA 下降超过 2 个 log，其中 22.4%患者 HBV DNA 低于 10^3 拷贝/毫升。受试者对乙克 30μg、60μg 和 90μg 注射剂量的耐受性均良好。共有 11 名患者出现严重不良反应，包括对照组 5.1%、30μg 组 3.6%、60μg 组 5.0%，差异无统计学意义。

在临床研究过程中除观察临床疗效外，最好能从细胞免疫学层面对治疗性疫苗进行深入研究，建立完整的 HBV 感染者治疗效果免疫技术评价体系，然而这需要临床实验室密切配合。该课题组仅在Ⅱa期临床研究中对 10 名注射 60μg 乙克患者进行了细胞因子的检测，发现有应答患者乙克注射期间 PBMC 在 HBsAg 刺激下产生 Th1 类细胞因子的幅度及程度均有所升高，但在终止注射后降至基线，反映出细胞因子仅有短暂作用。近来，该研究组又对Ⅲ期临床研究进行了更多细胞免疫的分析（见第十四章）。

第三节　开展治疗性疫苗临床试验研究

在多数持续性感染中，机体针对病原体的特异性细胞免疫应答在清除病原体中发挥主要作用。增强特异的细胞毒性 T 细胞（CTL）功能是治疗持续性感染的关键。因而在治疗过程中，从细胞免疫学角度，尤其是针对特异微生物抗原的 CTL 数量、功能及调控机制进行分析研究，更能真实预测和判定疗效。下面分别从特异性 CTL 应答、调节性 T 细胞改变、树突状细胞（DC）免疫功能等方面，阐述在临床研究中开展治疗性疫苗实验研究的必要性。

一、病毒特异性细胞毒性 T 细胞应答

特异性 CTL 应答的实验研究可主要集中在 2 个方面：特异性 CTL 数量检测和功能分析。经典的通过特异性肽段诱导 CTL 增殖的体外细胞培养方法仍然适用，在此基础上，近期出现了一些新的实验技术。

MHC-肽四聚体（tetramer）、MHC-肽五聚体（pentamer）流式细胞技术测定病原特异性 CTL 数量：目前最常见的是采用 HLA-A2 分子与病原微生物肽段合成的 MHC-肽四聚体检测受 HLA-A2 限制的针对肽段。例如，HBV 三个重要表位核心区（core18~27）、聚合酶区（polymerase575~583）和包膜区（envelope335~343）的特异性 CD8$^+$ T 细胞，多项检测研究表明，MHC-肽四聚体、MHC-肽五聚体流式细胞技术具有很好的特异性和灵敏度。我国乙肝患者中 HLA-A2 人群约占半数，因此该技术的应用具有重要的现实意义。

对病毒特异性 CTL 功能分析技术：目前主要采用 ELISPOT 和流式细胞技术 2 种方法检测其分泌细胞因子功能。ELISPOT 技术，即酶联免疫吸附斑点试验，采用经特异性肽段（如 HBV core18~27）诱导培养的外周血单个核细胞（PBMC），如其中的特异性 CTL 表达 IFN-γ，被试验孔内包被的 IFN-γ 抗体捕获，再与加入的酶标记 IFN-γ 抗体以"夹心"方式结合，加入底物显色，产生有色斑点，其数量代表了 HBV 特异性 CTL 分泌 IFN-γ 的水平。ELISPOT 技术还可检测 HBV 特异性 CTL 表达 TNF-α、IL-4 等其他细胞因子水平。流式细胞技术测定细胞内细胞因子，采用经特异性 HBV 肽段（如 core18~27）诱导培养的 PBMC，在破膜剂作用下，经固定、破膜，用异硫氰酸荧光素（FITC）标记的 IFN-γ 抗体测定特异性 CTL 内细胞因子 IFN-γ 等。

特异性 CTL 杀伤靶细胞能力测定技术：目前一般采用 ^{51}Cr（Na^{51}CrO$_4$）标记的 EBV 转染的 B 细胞株作为靶细胞，按不同的效/靶（E/T）细胞比例与经病原微生物肽段（如

core18～27 等）诱导培养的特异性 CTL 共同孵育一定时间后，测定上清液中裂解靶细胞释放的 ^{51}Cr 水平，并根据对照孔结果计算百分裂解率。新近由 Promega 公司开发出一种商品名为 CytoTox96 的非放射性细胞毒性检测试剂盒，根据细胞裂解释放乳酸脱氢酶（LDH），设计酶化学反应，通过酶底物显色反应测定 LDH 浓度，并根据对照孔结果计算百分裂解率，代表 CTL 杀伤靶细胞程度。该方法较 ^{51}Cr 释放试验操作简便，且避免了放射性污染问题。

特异性 CTL 体外刺激培养技术：如前所述，在免疫系统清除肝细胞内的 HBV 时，HBV 抗原特异性 CTL 起着核心作用，其功能和数量直接影响着 HBV 病毒的清除和肝细胞的损伤。研究发现慢性乙肝患者刺激培养前新鲜 PBMC 中 HBV 特异性 CTL 数均小于 0.1%。目前已鉴定出多个受 HLA-I 类分子限制的 HBV 不同抗原区段的 CTL 表位，如核心区（core18～27）、包膜区（envelope335～343）及聚合酶区（polymerase575～583）等表位。有研究证实在所有 HBV 特异性 CTL 中，HBV core18～27 特异的 CTL 相对其他 HBV 抗原肽段的 CTL 较多，对病毒的清除更为重要。陈瑜等建立的实验方法以 HBcAg、IL-2 和 HBV core18～27 特异肽段为基础，经刺激培养后显著提高了 HBV 特异性 CTL 数量，为进一步研究其功能提供了可能。

二、调节性 T 细胞的改变

调节性 T 细胞（regulatory T cell，Treg）是近些年免疫学领域研究的热点，Treg 作为独立的功能性 T 细胞亚群在防止自身反应性 T 细胞的活化及抑制其效应功能方面起着主导作用。研究证实，在机体感染病原微生物时，体内的 Treg 数量增多并通过细胞接触的方式抑制 CD4$^+$T 细胞和 CD8$^+$T 细胞的活化增殖、分泌细胞因子及杀伤靶细胞。Treg 还可抑制 NK 细胞、B 细胞及其他免疫细胞的功能。Treg 对效应 T 细胞的作用是抗原非特异性的，细胞因子机制和接触抑制同时发生作用，细胞因子机制中以 IL-10、IL-35、TGF-β 对效应 T 细胞的抑制作用占主导。其还可通过抑制抗原提呈细胞的功能，间接导致 HBV 特异性 CTL 功能下降。采用体内双光束扫描显微镜观察证实，在 Treg 缺失条件下，淋巴结内自身抗原特异性 T 细胞的活性也随之降低，T 细胞与 DC 的接触时间更为持久。这说明 Treg 可以在 DC 活化未致敏 T 细胞时发挥其对两者稳定接触的削弱作用，从而对初期免疫反应产生影响。

研究发现在慢性乙肝患者外周血中 Treg 水平明显升高，Foxp3 mRNA 水平明显高于健康人群。Treg 可以通过抑制 HBV 特异性 CTL 的激活，一方面抑制过度免疫病理损伤，另一方面也可能导致病毒的持续性感染。陈瑜等发现，新型 Treg iTR35 分泌的细胞因子 IL-35 在慢性乙肝患者外周血不仅高表达，而且 IL-35 体外可以明显抑制 HBV 特异性 CTL 增殖及 IFN-γ 表达，抑制 CD4$^+$CD45RA$^+$效应 T 细胞及 CD11c$^+$ DC 的扩增，此种抑制可以由 IL-35/IL-35R 直接作用，也可通过促进 IL-10 的分泌来间接作用，提示 IL-35 参与了乙肝慢性化中"CTL 耗竭"的调节。同时发现，慢性乙肝患者外周血 Treg *SATB1* 基因 mRNA 和蛋白表达水平明显低于健康者对照和慢性乙肝恢复期患者；而效应 T 细胞内 *SATB1* 表达明显高于 Treg 内 *SATB1* 表达；慢性乙肝患者外周血 Treg *SATB1* 基因 mRNA 水平与血清 HBV

DNA 及肝功能受损指标 ALT 水平呈负相关。提示慢性 HBV 感染时 Treg 功能改变与胞内 *SATB1* 基因下调有关。同样，在慢性重型肝炎的研究中也发现，Treg 与疾病的发生、发展、转归及治疗疗效密切相关。如果能够抑制 Treg 的增殖和分化或阻断其调控途径，将为 HBV 慢性感染或肿瘤的免疫治疗提供新的手段。

三、树突状细胞的免疫功能及测定

慢性感染主要是由于针对病原体的特异性细胞免疫功能低下，而具有抗原提呈作用的 DC 功能缺陷可能是导致细胞免疫低下的重要因素。李兰娟等通过建立 Treg、黏附细胞（AC）、HBV 特异 CTL 相互作用的模型显示：慢性 HBV 感染者 Treg 可抑制 CTL 增殖，并且在无 AC 存在的情况下，Treg 的抑制作用依然存在，同样不论 Treg 存在与否，AC 也可抑制 CTL 增殖，而且在有黏附细胞、无 Treg 存在的条件下，CTL 细胞增殖要比无 AC、有 Treg 存在的条件下差。这对于进一步研究 Treg、AC 在 CHB 患者免疫发病机制中的作用，探讨将去除或干扰 Treg、AC 功能作为慢性乙肝免疫治疗策略提供了试验证据。这些结果将对其他持续性感染有借鉴作用。希望今后有更多的临床免疫学、病原生物学实验室参加到临床研究中来。

随着免疫学研究发展，单细胞测序（single cell sequencing）技术正成为生命科学研究的焦点。此技术是在单个细胞水平上，对基因组、转录组、表观组进行高通量测序分析的一项新技术。单细胞测序主要过程为先分离纯化单个细胞，并提取该细胞的 DNA 或 RNA 进行扩增后测序。它能够揭示单个细胞的基因结构和基因表达状态，反映细胞间的异质性，单细胞转录组测序、基因组组装应用、人全基因组及全外显子测序，可在极短时间内同时获得数十万个单细胞转录组信息。相比于宏观组织样品的测序，单细胞测序对于细胞和组织的异质性具有更加明确的分辨。今后，可运用该技术监测免疫细胞进行抗病毒疗效观察及预测，从而实现临床–基础双向转化，促进治疗性疫苗的临床结合实验研究的实现。

（李兰娟　吴　炜　陈　瑜　李雪芬　浙江大学）

参 考 文 献

Bertoletti A，Tan AT，Koh S，2017. T-cell therapy for chronic viral hepatitis. Cytotherapy，19：1317-1324.

Boeijen LL，Hoogeveen RC，Boonstra A，et al，2017. Hepatitis B virus infection and the immune response：the big questions. Best Pract Res Clin Gastroenterol，31：265-272.

Butov DA，Efremenko YV，Prihoda ND，et al，2013. Randomized，placebo-controlled Phase Ⅱ trial of heat-killed *Mycobacterium vaccae*（Immodulon batch）formulated as an oral pill（V7）. Immunotherapy，5（10）：1047-1054.

Chen Y，Li X，Ye B，et al，2011. Effect of telbivudine therapy on the cellular immune response in chronic hepatitis B. Antiviral Res，91：23-31.

Collison LW，Chaturvedi V，Henderson AL，et al，2010. IL-35-mediated induction of a potent regulatory T cell population. Nat Immunol，11：1093-1101.

Granadillo M，Vallespi MG，Batte A，et al，2017. A novel fusion protein-based vaccine comprising a cell penetrating and immunostimulatory peptide linked to human papillomavirus（HPV）type 16 E7 antigen generates potent immunologic and anti-tumor responses in mice. Vaccine，29（5）：920-930.

Gupta A, Ahmad FJ, Ahmad F, et al, 2012. Protective efficacy of *Mycobacterium indicus pranii* against tuberculosis and underlying local lung immune responses in guinea pig model. Vaccine, 30（43）: 6198-6209.

Hammer SM, Sobieszczyk ME, Janes H, et al, 2013. Efficacy trial of a DNA/rAd5HIV-1 preventive vaccine. N Engl J Med, 369（22）: 2083-2092.

Hou XJ, Ye F, Li XY, et al, 2018. Immune response involved in liver damage and the activation of hepatic progenitor cells during liver tumorigenesis. Cell Immunol, 326: 52-59.

Huang D, Sansas B, Jiang JH, et al, 2017. Recognition of Core- and Polymerase-derived immunogenic peptides included in novel therapeutic vaccine by T cells from Chinese chronic hepatitis B patients. J Viral Hepat, 24: 66-74.

Kosinska AD, Bauer T, Protzer U, 2017. Therapeutic vaccination for chronic hepatitis B. Curr Opin Virol, 23: 75-81.

Li X, Liu X, Tian L, et al, 2016. Cytokine-mediated immunopathogenesis of hepatitis B virus infections. Clin Rev Allergy Immunol, 50: 41-54.

Li X, Tian L, Dong Y, et al, 2015. IL-35 inhibits HBV antigen-specific IFN-γ-producing CTLs in vitro. Clin Sci（Lond）, 129: 395-404.

Li X, Wang Y, Chen Y, 2014. Cellular immune response in patients with chronic hepatitis B virus infection. Microb Pathog, 74: 59-62.

Lin K, Roosinovich E, Ma B, et al, 2010. Therapeutic HPV DNA vaccines. Immunol Res, 47（1-3）: 86-112.

Lobaina Y, Hardtke S, Wedemeyer H, et al, 2015. In vitro stimulation with HBV therapeutic vaccine candidate Nasvac activates B and T cells from chronic hepatitis B patients and healthy donors. Mol Immunol, 63（2）: 320-327.

Lok AS, Pan CQ, Han SH, et al, 2016. Randomized phase II study of GS-4774 as a therapeutic vaccine in virally suppressed patients with chronic hepatitis B. JHepatol, 65（3）: 509-516.

Lukacs-Kornek V, Lammert F, 2017. The progenitor cell dilemma: Cellular and functional heterogeneity in assistance or escalation of liver injury. J Hepatol, 66: 619-630.

Lumley SF, McNaughton AL, Klenerman P, et al, 2018. Hepatitis B virus adaptation to the CD8$^+$ T Cell Response: consequences for host and pathogen. Front Immunol, 9: 1561.

Luo Y, Jiang L, Mao Z, 2014. Recent advances in clinical trials of HCV vaccines. J Applied Virol, 3（1）: 10-24

Tsai KN, Kuo CF, Ou JJ, 2018. Mechanisms of hepatitis B virus persistence. Trends Microbiol, 26: 33-42.

Wang Y, Li X, Kong H, et al, 2017. Overexpression of SATB1 gene inhibits the immunosuppressive function of regulatory T cells in chronic hepatitis B. Ann Clin Lab Sci, 47: 403-408.

WeilandO, Ahlén G, Diepolder H, et al, 2013. Therapeutic DNA vaccination using invivoelectroporation followed by standard of care therapy in patients with genotype 1 chronic hepatitis C. Mol Ther, 21（9）: 1796-805

Xiang XG, Xie Q, 2015. IL-35: a potential therapeutic target for controlling hepatitis B virus infection. J Dig Dis, 16: 1-6.

Xu DZ, Wang XY, Shen XL, et al, 2013. Results of a phase III clinical trial with an HBsAg-HBIG immunogenic complex therapeutic vaccine for chronic hepatitis B patients: experiences and findings. JHepatol, 59（3）: 450.

Yang FQ, Rao GR, Wang GQ, et al, 2017. Phase II b trial of in vivo electroporation mediated dual-plasmid hepatitis B virus DNA vaccine in chronic hepatitis B patients under lamivudine therapy. World J Gastroenterol, 23（2）: 306.

Ye B, Li X, Dong Y, et al, 2017. Increasing LAG-3 expression suppresses T-cell function in chronic hepatitis B: a balance between immunity strength and liver injury extent. Med（Baltimore）, 96: 52-75.

Ye B, Liu X, Li X, et al, 2015. T-cell exhaustion in chronic hepatitis B infection: current knowledge and clinical significance. Cell Death Dis, 6: 1694.

Yoon SK, Seo YB, Im SJ, et al, 2015. Safety and immmogenicity of therapeutic DNA vaccine with antiviral drug in chronic HBV patients and its immunogenicity in mice. Liver Int, 35（3）: 805-815.

Zabaleta A, D'Avola D, Echeverria I, et al, 2015. Clinical testing of a dendriticcelltargetedtherapeutic vaccine in patients with chronic hepatitis C virus infection.Mol Ther Methods Clin Dev, 11（2）: 15006.

第十三章　免疫复合物型治疗性疫苗的质控
Quality Control of Immune Complex Therapeutic Vaccines

摘　要

免疫原性复合物（immunogenic complex，IC）型治疗性乙肝疫苗是由酿酒酵母表达的乙肝表面抗原和人乙肝免疫球蛋白组成的 HBsAg-抗 HBs 复合物经铝佐剂吸附制成。该疫苗为国际首创，其质量控制无成熟经验可供借鉴。本章对 IC 乙肝疫苗的原材料质控、生产过程控制参数及 HBsAg-anti-HBs 复合物溶液的质量控制技术进行了介绍，为该疫苗上市提供技术支持，并为今后制备其他 IC 型疫苗提供参考。另外，介绍了采用单克隆抗体制备复合物进行的制备工艺及免疫原性研究，以探索新一代 IC 乙肝疫苗的研发策略。

免疫原性复合物型治疗性疫苗是将抗原与特异性抗体以适当的比例混合形成抗原抗体复合物，作为疫苗有效成分，添加或不添加佐剂制备而成的疫苗。IC 治疗性疫苗增强免疫应答的机制可能有以下几点：IC 中抗体 Fc 段与 APC 表面的 Fc 受体结合，可提高 IC 中抗原成分的提呈；IC 通过抗体的 Fc 段结合 DC 表面的 Fc 受体，可充当天然佐剂并调节 DC 成熟；IC 可直接激活效应细胞，诱导较强的 MHC-I 和 MHC-II 类"交叉提呈"反应；少量 IC 被淋巴滤泡里的滤泡树突状细胞（follicular dendritic cell，FDC）捕获并且能够长时间停留在 FDC 表面，这对 T 细胞依赖的抗体反应起着重要的作用。

IC 型治疗性乙肝疫苗是由酿酒酵母表达的乙肝表面抗原（HBsAg）和人乙肝免疫球蛋白（human hepatitis B immunoglobulin，HBIG）组成的 HBsAg-抗 HBs 复合物经铝佐剂吸附制成的，简称 YIC（商品名：乙克），易被抗原提呈细胞（APC）摄取及提呈，进而可激发机体产生有效的体液免疫和细胞免疫应答。质量控制是任何疫苗研发的命脉，鉴于 YIC 是国内外进展最快的复合物型治疗性疫苗，我们以 YIC 为例谈谈复合物型治疗性疫苗的质量控制。

第一节　YIC 原材料的质量控制

YIC 是 HBsAg、HBIG 利用亲和力结合在一起制备而成，因此 HBsAg 的比活（抗原/蛋白）、HBIG 的比活（效价/蛋白）、平衡解离常数、抗体种类、IgG 亚类、Fc 受体的结合活性等都会对 YIC 的质量产生影响。用于制备 YIC 的 HBsAg、HBIG 除了严格符合现行《中华人民共和国药典》（简称《中国药典》）各项要求外，还应该对两者建立更加严格的、适合 YIC 的质量控制体系。

一、HBsAg 的质控标准

1. HBsAg 比活性质控标准　单位质量 HBsAg 与抗 HBs 结合的能力直接影响 YIC 的质量。《中国药典》三部对"重组乙型肝炎疫苗（酿酒酵母）"的质控：在"配制"中对蛋白质含量有控制，在"成品检定"中设置了"体外相对效力测定"项目，并无"比活（抗原/蛋白）"这一质控项目要求。《欧洲药典》关于乙肝疫苗原液规定：抗原/蛋白值应该在特定制品的指定限度内（the antigen/protein ratio is within the limits approved for the specific product）。鉴于"比活（抗原/蛋白）"这一指标与 HBsAg、抗 HBs 反应形成 IC 至关重要，因此有必要增加"比活（抗原/蛋白）"作为衡量 HBsAg 这一特性的质量标准。

采用 HBsAg 定量检测试剂盒进行 HBsAg 溶液抗原含量检测，采用 Lowry 法蛋白含量测定试剂盒检测 HBsAg 原液蛋白质含量，将两者所得结果相比，则为 HBsAg 的比活性，即抗原/蛋白（μg/μg）。检测多批次用于 YIC 制备的 HBsAg 溶液比活性，并以 $\bar{x} \pm s$ 确定 HBsAg 比活性（抗原/蛋白）质控标准。对 YIC 中试生产所用各批次的 HBsAg 的比活性（抗原/蛋白）进行检测，比活性的均值为 1.37，s 为 0.27，确定 HBsAg 比活性的质控标准为 1.10～1.64（$\bar{x} \pm s$）（表 13-1）。

表 13-1　HBsAg 比活性计算

	HBsAg 批次						均值
	2008 06220	2008 06222	2008 07227	2009 12255	2009 05228	2009 02209	
HBsAg 含量（μg/ml）	186.9	164	173.85	243.8	289	277.6	217.44
蛋白质含量（μg/ml）	150.9	151.2	159.86	168.3	170.13	169.46	160.11
比活（抗原/蛋白）	1.24	1.08	1.09	1.45	1.70	1.64	1.37

2. HBsAg 质控标准确定　除了进行 HBsAg 的比活性检测指标的研究、确定外，根据 YIC 生产工艺需求，由于其蛋白浓度高于重组乙肝疫苗（酿酒酵母）原液，因此还需确定蛋白质含量、硫氰酸盐含量、聚乙二醇单辛基苯基醚（Triton X-100）含量等质控标准（表 13-2）。

表 13-2　HBsAg 质控标准

质控项目	质控标准
鉴别试验	阳性
蛋白质含量	130.0～200.0μg/ml
比活性（抗原/蛋白）	1.10～1.64
硫氰酸盐含量	<5.0μg/ml
Triton X-100 含量	<30.0μg/ml
细菌内毒素检查	<10EU/ml
无菌检查	无菌生长
pH	5.5～7.2
特异蛋白带	应有分子质量为 20～25kDa 蛋白带，可有 HBsAg 多聚体蛋白带
纯度	杂蛋白应不高于 1.0%

二、HBIG 的质控标准

1. HBIG 的比活性检测及质控标准　用于制备 IC 疫苗的免疫原性复合物与患者体内产生的可引起 Ⅲ 型变态反应的免疫复合物最大的区别在于：形成两者抗体的亲和力不同，前者抗体是通过抗原免疫正常机体获得的高亲和力抗体，后者则是在患者体内形成，亲和力低。因此，用于制备 YIC 的抗体 HBIG 与 HBsAg 的结合能力对 YIC 具有重要影响。与 HBsAg 类似，单位质量 HBIG 与 HBsAg 结合的能力直接影响 YIC 的质量，因此可以采用比活性，即"效价/蛋白"作为衡量 HBIG 这一特性的质量标准。采用酶标方法，进行 HBIG 中抗 HBs 效价检测，依《中国药典》三部通则检测蛋白质含量，计算抗 HBs 效价（IU/ml）与蛋白质含量（mg/ml）的比值作为 HBIG 的比活。检测 3 批 HBIG 的比活性（效价/蛋白），均值 1.601，s 为 0.231，确定 HBIG 比活性质控标准为 1.15～2.05（$\bar{x} \pm 1.96s$）（表 13-3）。

表 13-3　HBIG 比活性计算

	HBIG 批号		
	201112001	200911001	20070501
抗体效价（IU/ml）	206	209	298
蛋白浓度（mg/ml）	144.0	138.5	159.8
比活性	1.431	1.509	1.864

注：HBIG 比活由抗体效价比蛋白质含量获得，表示单位质量 HBIG 具有的抗 HBs 效价。

2. 平衡解离常数检测　平衡解离常数（K_D）反映处于平衡状态时受体和配体（AB）的解离程度，K_D 值越大说明解离越多，AB 之间亲和力越弱，K_D 值越小说明解离越少，代表 AB 间亲和力越强。YIC 原液中，HBsAg 与抗 HBs 处于平衡状态，因此 HBIG 的 K_D 值对 YIC 的质量影响较大。采用不同浓度的 HBsAg 包被过夜，洗板封闭后，加入 2 倍系列稀释的 HBIG，稀释度从 1/1000 到 1/4 096 000，孵育后加入辣根过氧化物酶（HRP）-抗人 Fc 抗体，孵育清洗后加入 A、B 液显色，然后终止反应。应用酶标仪读取 OD$_{450}$ 值，将数据输入后计算平衡解离常数。

对 3 批 HBIG 的平衡解离常数进行测定，平衡解离常数的均值为：3.58×10^{-7}mol/L，s 为 1.15×10^{-7}mol/L，将 HBIG 的平衡解离常数的质控标准确定为：$(0.61 \sim 6.55) \times 10^{-7}$mol/L（$\bar{x} \pm 2.58s$）（图 13-1）。

3. HBIG 中 IgG、IgA 和 IgM 含量检测　不同批次 HBIG 中免疫球蛋白含量主要以 IgG 为主，含量超过 99%，仅检测到了痕量的 IgA、IgM。采用免疫球蛋白（IgG、IgA、IgM）测定试剂盒（免疫透射比浊法）进行 HBIG 中 IgG、IgA、IgM 含量检测。对数据进行双因素方差分析（two-way ANOVA）统计，批间 $F=0.99$，$F_{(2, 6, 0.05)}$ 界值=6.94，$P>0.05$，不同批次 HBIG 中 IgG、IgA、IgM 含量差异不显著（表 13-4）。鉴于各批次之间，各类免疫球蛋白含量差异不大，因此未将该项指标纳入 HBIG 的质控标准。

218 治疗性疫苗

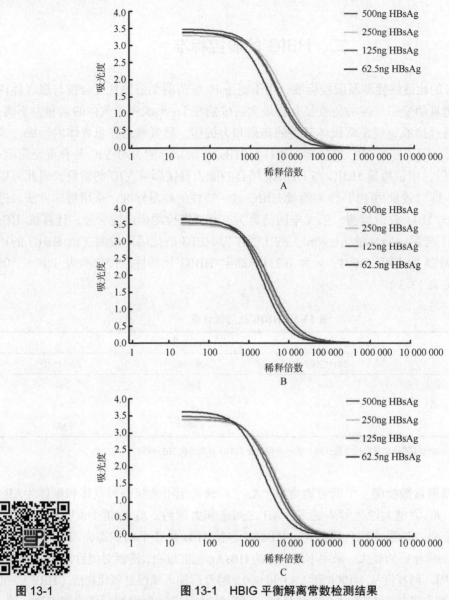

图 13-1　HBIG 平衡解离常数检测结果

A. 20070501 批 HBIG 平衡解离常数检测结果，该批次平衡解离常数为 2.65×10^{-7}mol/L；B. 200911001 批 HBIG 平衡解离常数检测结果，该批次平衡解离常数为 4.87×10^{-7}mol/L；C. 201112001 批 HBIG 平衡解离常数检测结果，该批次平衡解离常数为 3.22×10^{-7}mol/L

表 13-4　HBIG 中 IgG、IgA 和 IgM 含量检测结果

批号	抗体类别	含量（g/L）	占总抗体百分比（%）
201112001	IgG	153.76	99.41
	IgA	0.80	0.52
	IgM	0.11	0.07
200911001	IgG	134.16	99.37
	IgA	0.57	0.42
	IgM	0.28	0.21

续表

批号	抗体类别	含量（g/L）	占总抗体百分比（%）
20070501	IgG	158.48	99.54
	IgA	0.37	0.23
	IgM	0.36	0.23

4. HBIG 的 IgG 亚类含量检测 HBIG 为血液制品，每批次之间因血源不同，抗体种类及 IgG 亚类之间可能也会存在差别。不同 IgG 亚类的区别在于抗体的 Fc 段，而 IC 型疫苗发挥作用最主要的机制为通过抗体的 Fc 段与 APC 表面的 Fc 受体结合。不同类型抗体的 Fc 段结合 Fc 受体的种类不同，发挥后续效应也会有所区别，因此有必要对 HBIG 抗体种类和 IgG 亚类进行检测。采用 IgG1、IgG2、IgG3、IgG4 定量检测试剂盒检测 HBIG 中 IgG 亚类 IgG1、IgG2、IgG3、IgG4 含量。对数据进行双因素方差分析统计，批间 F=4.22，$F_{(3, 8, 0.05)}$ 界值=5.14，$P>0.05$，不同批次 HBIG 中 IgG 各亚类含量差异不显著。采用 $\bar{x} \pm 1.96s$，确定 HBIG 的 IgG 亚类的质控标准为 IgG1：61.6%～73.5%；IgG2：31.5%～53.2%；IgG3：1.7%～7.9%；IgG4：1.4%～3.6%（表 13-5，图 13-2）。

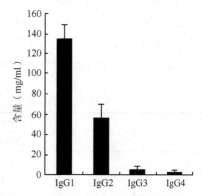

图 13-2 HBIG 中 IgG 亚类定量检测结果

表 13-5 HBIG 中 IgG 亚类含量检测结果（n=3）　　　　（单位：mg/ml）

批号	IgG1	IgG2	IgG3	IgG4
201112001	150.80	72.08	7.95	3.61
200911001	125.95	50.66	5.66	3.10
20070501	127.81	47.86	3.72	2.16

5. Fc 受体结合活性检测 YIC 发挥作用最主要的机制为通过抗体的 Fc 段与 APC 表面的 Fc 受体结合，从而发挥增强免疫应答的作用，那么 HBIG 抗体 Fc 段活性将会对疫苗的质量产生重要影响。《中国药典》中进行 Fc 段活性的检测方法为 "人免疫球蛋白 Fc 段生物学活性测定法"，系依据特异性抗体（免疫球蛋白）Fab 段与红细胞上已包被的相应抗原结合，抗体暴露出 Fc 段补体 C1q 的结合位点，从而激活后续的补体成分，最终导致红细胞的细胞膜受到攻击、破裂，释放出血红蛋白；通过溶血反应动力曲线，计算人免疫球蛋白激活补体活性的功能指数（I_{Fc}），以此测定供试品 Fc 段生物学活性。该方法测定原理与 YIC 通过 Fc 段与 Fc 受体结合的作用机制不同。因此，需要建立更加适用于 YIC 质控的方法来进行 HBIG 的 Fc 受体结合活性的检测。

FcγR 是分布于细胞表面的 IgG 受体，在抗感染细胞免疫和体液免疫中发挥重要作用。已经确认的 hFcγR 主要有 hFcγR Ⅰ（CD64）、hFcγR Ⅱ（分 A 型和 B 型，总称为 CD32）和 hFcγR Ⅲ（分 A 型和 B 型，总称为 CD16），每种受体在组织分布、结构和结合不同 IgG 亚型的特异性上有区别。hFcγR 是一种分子质量为 72kDa 的跨膜糖蛋白，可以高亲和力（K_D 10^{-10}～

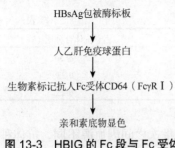

HBsAg包被酶标板

↓

人乙肝免疫球蛋白

↓

生物素标记抗人Fc受体CD64（FcγR Ⅰ）

↓

亲和素底物显色

图 13-3　HBIG 的 Fc 段与 Fc 受体
结合活性检测

10^{-9}mol/L）地与 IgG1、IgG3 和 IgG4 单体结合，而不结合 IgG2，是重要的免疫受体，广泛分布于巨噬细胞、单核细胞、中性粒细胞、嗜酸性粒细胞和树突状细胞。

鉴于 FcγR Ⅰ 分布广泛、亲和力高、可结合多种亚型 IgG，因此有必要建立 ELISA 方法，通过检测 IgG 与 hFcγR Ⅰ（CD64）结合水平，来比较不同批次 HBIG 的 Fc 段与 Fc 受体结合活性（图 13-3）。

对来源于不同厂家或来源于同一厂家不同批号的 HBIG，在稀释倍数相同的情况下，对 Fc 结合活性进行检测。实验结果表明，来源于不同厂家或来源于同一厂家不同批号的 HBIG，在稀释倍数相同的情况下，Fc 段与 Fc 受体体外结合能力（OD 值）并无明显区别（表 13-6）。因此，在原材料 HBIG 的质控指标中可以不必增加 Fc 段活性检测，但需要对这一指标进行持续检测。

表 13-6　HBIG 的 Fc 段与 Fc 受体结合检测结果（OD_{450}/OD_{630} 值）

稀释倍数	天坛生物 20070501	成都蓉生 200911001	成都蓉生 201112001
10×	2.936	2.928	2.985
100×	2.971	2.944	3.010
1000×	2.916	1.998	2.786

注：Fc 受体结合活性是 HBIG 的重要质量属性，从结果看批间差异不显著。

6. HBIG 质控标准确定　对于制备 YIC 所用 HBIG 的质量控制，有必要在现行《中国药典》规定指标的基础上，增加平衡解离常数、比活性（效价/蛋白）、IgG 亚型质控指标，以此建立更加严格的质控标准，从而保证 YIC 的批间一致性。另外，还应该通过酶标方法检测抗 HBs 的 Fc 段与 Fc 受体结合能力，可以用作 HBIG 的内控指标（表 13-7）。

表 13-7　HBIG 质量控制标准

质控项目	质控标准
鉴别试验（免疫双扩散法）	仅与抗人血清或血浆产生沉淀线，与抗马、抗牛、抗猪、抗羊血清或血浆不产生沉淀线
鉴别试验（免疫电泳法）	与正常人血清或血浆比较，主要沉淀线应为 IgG
比活性（效价/蛋白）	1.15～2.05
抗 HBs 效价	应不低于 200IU/ml
蛋白质含量	应不高于 180g/L
平衡解离常数	（0.61～6.55）×10^{-7}mol/L
IgG 亚型	应为 IgG1：61.6%～73.5%；IgG2：31.5%～53.2%
	IgG3：1.7%～7.9%；IgG4：1.4%～3.6%
甘氨酸含量	20～25g/L
分子大小分布	IgG 单体与二聚体含量之和应不低于 90.0%
无菌检查	应符合规定
pH	应为 6.4～7.4
热原检查	应符合规定

第二节　YIC 生产过程质量控制

　　YIC 的生产工艺如图 13-4 所示，首先需要通过"配比试验"确定抗原（HBsAg）、抗体（HBIG）配制的最佳比例，因为只有两者处于一个最佳的反应比例，配制的复合物才能够具有最好的免疫效果。通过"配比试验"确定的抗原、抗体最佳配比比例，根据配比比例和拟制备制品的体积，计算需要 HBsAg 及 HBIG 的量，按照"配比工艺"进行"免疫复合物"的配制，即"配制工艺"。抗原、抗体混合后，需要进行游离 HBsAg 和抗 HBs 检测，以进一步验证配比的合理性，如果比例不合适，可以根据结果进行相应调整，补充部分抗原（HBsAg）或抗体（HBIG）。"配制工艺"结束后，需要加入等量的 HBsAg，变成"加过量抗原的抗原抗体复合物"。

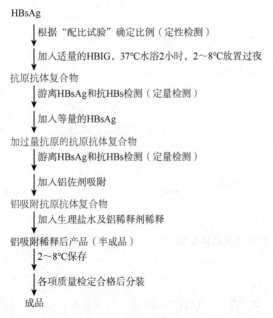

图 13-4　YIC 生产工艺

　　YIC 生产工艺的关键点为"最适抗原抗体比例的确定"、"配比试验"及"配制工艺"定量控制参数的确定。分别采用多批次 HBsAg 和 HBIG 进行抗原、抗体不同比例系列复合物的配制，建立"配比试验"及"配制工艺" HBsAg 含量和抗 HBs 滴度定量控制参数。使 YIC 生产工艺更加稳定、可控，增加制品的批间一致性。

　　YIC 是由 HBsAg 和 HBIG 按照合适的配比比例混合，经铝佐剂吸附配制而成。抗原与抗体结合形成复合物后，处于一种动态平衡状态，同时存在抗原与抗体的结合与解离，这种特性称为抗原抗体反应的可逆性。抗原和抗体之间的结合为非共价键：氢键、疏水键、静电引力和范德瓦耳斯力等的合力，形成复合物的过程是一个动态平衡过程：$[Ag]+[Ab] \leftrightharpoons [AgAb]$。向配制后的抗原抗体复合物中加入过量抗原，有利于使抗原抗体反应向形成抗原抗体复合物的方向移动，有利于 IC 体系的稳定。

在抗原抗体复合物形成过程中，如果抗体：抗原比例为 2：1 时，抗原抗体复合物形成沉淀；抗体：抗原比例为 1：1 时，形成抗原抗体复合物沉淀（大分子）；抗体：抗原比例为 1：2 时，抗原抗体复合物可溶性增强。在体内，大分子抗原抗体复合物（一般在抗体：抗原等价时形成）易被机体清除；在体外，因易发生沉淀影响制剂的均一性，而可溶性较好的抗原抗体复合物制成的制剂均一性好。经动物实验比较加入不同抗原量（过量的抗原）的免疫效果，发现加入等量过量抗原配制疫苗的免疫效果好于不加入过量抗原或加入其他比例的过量抗原（图 13-5，图 13-6）。

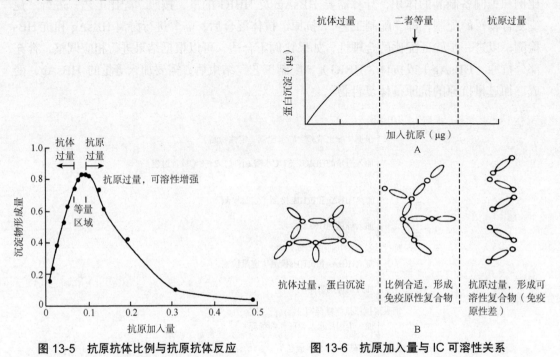

图 13-5　抗原抗体比例与抗原抗体反应　　　　图 13-6　抗原加入量与 IC 可溶性关系

第三节　YIC 中复合物的质量控制

YIC 是由 HBsAg 与 HBIG 通过氢键结合力、静电引力、范德瓦耳斯力和疏水作用等非共价键结合而形成 HBsAg–抗 HBs 复合物，加入铝佐剂吸附制备而成。在缓冲体系中，抗原抗体复合物处于一种动态平衡状态，HBsAg–抗 HBs 复合物、游离 HBsAg、游离 IgG 3 种成分同时存在。HBsAg–抗 HBs 复合物及游离 HBsAg 为 YIC 的有效成分，两种物质的定量检测对于 YIC 的质量控制至关重要。铝佐剂吸附后解离，再检测，铝吸附剂的加入会改变抗原、抗体的存在形式，很难反映 HBsAg–抗 HBs 复合物及游离 HBsAg 的真实存在形式，因此可以把对上述两种物质的检测点前移至铝佐剂吸附前"加过量抗原的 HBsAg–抗 HBs 复合物"阶段，即 YIC 原液。

一、YIC 原液粒径分析

动态光散射测量依赖于时间的散射光强波动，如果激光照射悬浮液中的微粒、乳液液滴和分子时，散射光强度依赖于粒子的大小，然后散射光强的信息被传输到光子相关器，经过相关器连续加工和处理从散射信号中得到的很短时间的波动信息，进而得到相关曲线，最后利用 Stokes-Einstein 方程得到流体力学半径，从而测得粒径大小。动态光散射法常被用于检测颗粒粒径分布。HBsAg 为 20nm 左右的颗粒，结合抗 HBs 后，因分子量增大，粒径会增加。通过动态光散射法可以分别检测单独的 HBsAg 及 HBIG 的粒径大小，当将两者按一定比例混合后，部分 HBsAg 与不同数量的 IgG 结合形成粒径大小不同的 HBsAg-抗 HBs 复合物，动态光散射法无法将游离 HBsAg 与结合了不同数量 IgG 分子的复合物分离，两者为一个分布峰，通过对游离 HBsAg 及 HBsAg-抗 HBs 复合物"粒径"的检测，可以间接反映 HBsAg 与 HBIG 的结合情况。

采用 Malvern 公司粒径测定仪 ZS90 对 YIC 原液的有效成分（HBsAg-抗 HBs 复合物和 HBsAg）的粒径进行分析（图 13-7），YIC 原液粒径分析图谱可见 2 个峰，峰 1 为 HBsAg-抗 HBs 复合物及游离 HBsAg，峰 2 为游离 IgG 峰。该方法虽然不能将 HBsAg-抗 HBs 复合物及游离 HBsAg 进行分离、定量，但是不同批次之间粒径大小的比较，可以间接反映抗原抗体形成复合物的程度，可以作为生产过程质控参数，控制疫苗生产的批间一致性。

	直径（nm）	%强度	宽度（nm）
z 值（d.nm）: 36.83	峰1: 145.1	64.5	69.51
Pdl: 0.608	峰2: 15.04	35.5	4.449
截距: 0.871	峰3: 0.000	0.0	0.000
结果质量: 良好			

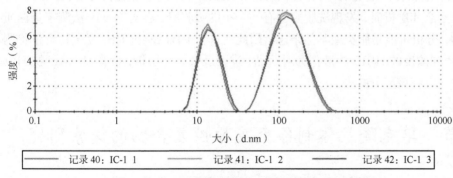

图 13-7　YIC 原液粒径检测（粒径测定仪显示参数）　　图 13-7

二、HBsAg-抗 HBs 复合物的定量检测

由于 HBsAg-抗 HBs 复合物处于动态平衡状态，相对不稳定，HBsAg-抗 HBs 复合物定量检测一直是一个难点。文献报道有多种进行抗原抗体复合物检测的方法，包括 PEG

沉淀法、补体 C1q 固相 ELISA、补体消耗试验、抗 HBs 固相 ELISA、羊抗人 IgG 固相 ELISA 等，但这些方法无法对 HBsAg-抗 HBs 复合物进行精确定量。因此结合 YIC 原液的特性，探索通过两步亲和层析法定量检测 YIC 原液中 "HBsAg-抗 HBs 复合物" 的含量。

1. Protein A 亲和层析检测 "游离 HBsAg" 含量　YIC 原液中有 3 种成分：HBsAg-抗 HBs 复合物、游离 HBsAg、游离 IgG。MabSelectSuRe^{TM} 层析介质是耐强碱的 Protein A 亲和层析介质。Protein A 配基具有 5 个不同的抗体 Fc 结合结构域，每个域均可与 IgG 的 Fc 段结合，但不同的域结合强度略有差异。选用 Protein A 亲和层析介质对 YIC 原液进行亲和层析，HBsAg-抗 HBs 复合物及游离 IgG 通过 IgG 的 Fc 段被介质捕获，没有与抗体结合的 HBsAg 流穿。Protein A 亲和层析介质对单纯 HBsAg 非特异性吸附非常低，同时该层析介质能够完全结合 HBIG 中的 IgG，因此可以用此亲和层析介质分离 YIC 原液，流穿峰即为游离 HBsAg，而 HBsAg-抗 HBs 复合物和游离 IgG 通过 IgG 的 Fc 段全部结合到 Protein A 亲和层析介质上。由于 HBIG 中会含有少量脂类或其他杂质，无法结合到层析介质上，而存在于流穿峰中，这些物质对 Lowry 法检测蛋白含量会有一定的干扰，导致实验系统误差。为减少实验误差，对于流穿峰中 HBsAg 含量的检测采用 HBsAg 定量检测试剂盒（化学发光法）进行，测定结果为 HBsAg 的抗原含量，并不是蛋白含量。不同批次 HBsAg 的比活（抗原/蛋白）会有一定的差异，为了测得游离 HBsAg 的蛋白含量，同时将等浓度、等体积、同批次的 HBsAg 溶液以同样的条件进行 Protein A 亲和层析，对流穿的 HBsAg 进行抗原含量检测。通过二者的比值，计算出 YIC 原液中游离 HBsAg 的含量。

2. 肝素亲和层析检测 HBsAg-抗 HBs 复合物含量　肝素亲和层析介质 Capto^{TM} Heparin 以 Capto 为基架，表面偶联肝素，肝素含有硫酸基团，它对许多病毒的外膜蛋白有亲和力，所以被用来纯化多种病毒。利用肝素亲和层析介质可以与病毒外膜蛋白结合的性质，吸附 YIC 原液中 HBsAg-抗 HBs 复合物和游离 HBsAg，使游离的 IgG 流穿。对洗脱峰（含 HBsAg-抗 HBs 复合物和游离 HBsAg）进行蛋白含量检测，减去 YIC 原液中游离 HBsAg 含量（通过 Protein A 亲和层析方法测得），即为 YIC 原液中 HBsAg-抗 HBs 复合物含量。在对 HBIG 对照品进行肝素亲和层析时，发现洗脱峰中有一个小的吸收峰，会对 Lowry 法测定蛋白质含量产生影响，分析可能是脂类或其他杂志。因此在进行 HBsAg-抗 HBs 复合物含量检测时，以同批次、同浓度的 HBIG 溶液作为对照品，进行肝素亲和层析，计算 HBsAg-抗 HBs 复合物含量时，应将该部分减去。

第四节　单克隆抗体制备免疫原性复合物的探索研究

制备 YIC 所用的抗 HBs 为人乙肝免疫球蛋白（HBIG），其为已上市制品，具有工艺稳定、质量可控、来源充足等优点。但因其为血液制品：①血源不同，不同批次之间抗 HBs 效价、蛋白含量、抗体亲和力等指标之间会有差异，为 YIC 的质控带来了一定的挑战；②HBIG 溶液中除含有抗 HBs 外，还含有大量针对其他病原体的免疫球蛋白，这些非特异性免疫球蛋白的存在，有可能会对复合物中抗体的 Fc 段与 APC 表面 Fc 受体的结合产生干扰作用；③大量非特异性抗体的存在，导致 YIC 成品蛋白浓度较高（20mg/ml 左右），被铝佐剂吸附后，有可能增加注射部位局部的不良反应发生率。随着基因工程单克隆抗体技术的发展，开发高亲和力单抗变得越来越容易。单抗具有亲和力高、均一性好、纯度高等优点，如果能使用单抗进行 IC 型疫苗的制备，将会使疫苗的生产工艺和质量控制变得更加简单。笔者小组采用不同类型鼠源抗 HBs、人源抗 HBs 制备复合物，分别对工艺参数和免疫原性进行比较研究，探索采用单抗代替多抗进行 IC 型疫苗配制的可行性。

选择不同亚类的鼠源抗 HBs 单抗（IgG2a、IgG1）及鼠源抗 HBs 多抗按照 YIC 制备工艺，进行 YIC 配制并进行各项质控指标的检定。采用马尔文粒径仪对 YIC 原液进行粒径检测，该值的大小在一定程度上反映 HBsAg 与抗 HBs 的结合程度，即 HBsAg 上结合抗体分子的多少。多抗配制 YIC 粒径大于单抗配制 YIC：多抗配制 YIC 粒径为 146nm，两种单抗配制 YIC 粒径分别为 110.6nm 和 131.9nm。分析原因可能为多抗可与 HBsAg 分子表面的多个抗原表位结合，而单抗只能与一个表位结合。

免疫原性研究结果表明：无论血清抗 HBs 滴度还是酶联免疫斑点法（ELISPOT）检测的 HBsAg 特异性 IFN-γ、IL-2 分泌水平的差异均没有统计学意义，说明按照现有工艺单抗可以进行 IC 型疫苗的配制。有文献报道不同类型的单抗制备 IC 的免疫原性不同，造成此情况的可能因素很多，比如单抗亲和力不同、针对的抗原表位不同、抗体的亚类不同等。上述这些因素对 YIC 免疫原性的影响，还需要选择更多种具备不同特性的 HBsAg 单抗，通过配制 YIC，进行免疫原性比较研究。

对同一株鼠源单抗采用不同的配比方案配制 YIC，一种是采用现有的配比工艺，一种是在现有配比工艺的基础上，将抗体的量提高 4 倍。研究发现提高单抗用量的 YIC 的细胞免疫效果明显优于原工艺，但是两者诱导产生的抗 HBs 滴度无显著性差异。说明采用单抗配制 IC 的配比工艺会影响 IC 的免疫原性及免疫反应类型，提示可以根据目的不同，进行配比工艺的调整。

按照 YIC 的配制工艺及质控标准，采用人源抗 HBs 单抗进行 HBsAg-抗 HBs 复合物的配制，并与 HBIG 配制的 YIC 进行免疫原性比较研究。HBIG 配制 YIC 诱导的抗 HBs 水平显著优于人源单抗配制 YIC；半数有效量（ED_{50}）结果也显示 HBIG 配制 IC 优于人源单抗配制 IC；两种复合物诱导产生的细胞免疫水平相当。总体上，HBIG 复合物免疫原性优于人源单抗 IC，分析原因可能为 IC 通过抗体 Fc 段与 APC 表面的 Fc 受体结合，促进抗原的摄取及提呈，发挥免疫增强作用。由于不同种属 Fc 受体的差异，人源单抗和多抗配制 IC 在小鼠体内通过 Fc 段与 Fc 受体结合的程度会弱于鼠源抗体配制的 IC，IC 粒径均值的大小对免疫应答的影响会更大一些。由于单抗结合位点单一，形成复合物粒径较小，因此在小鼠体内 HBIG 配制 IC 的免疫原性要优于人源单抗配制的 IC。

总　　结

质量控制是治疗性疫苗研发和制备中的重中之重，本章介绍了 YIC 的质控工艺，作为一种治疗性疫苗关键质量属性的重要体现。质量控制的层面渗透到制品制备和生产的各个环节，包括原辅料的质量控制、制品制备的关键参数控制、制品的稳定性、制品与内包材的相容性、制品的运输指导、制品的临床使用指导等，可以说是方方面面都离不开质量控制。质量控制的项目、方法和指标从来都不是一成不变的，即使一个成熟的制品其质量控制项目、方法和指标也都是在不断发展和完善中。

制品发展的不同阶段，研发人员、生产人员、运输人员和临床医生，甚至是患者对于制品的认识都在不断加深，并且随着时间的推移和研究工作的深入，对质量控制的项目、方法和指标的设立及确定就有更加深刻的理解和认识。例如，在研发过程中对 YIC 质量控制主要侧重于探索工艺、稳定工艺并在放大制备过程中仍然能够制备出样品，尽量降低成本支出，使制品在未来的市场上更具活性，但其可能不会注意到在放大生产中遇到的细节问题和在临床应用上遇到的实际问题。在实际生产制备过程中仍然会遇到产能提高等诸多问题，如何通过有效的质量控制手段，合理放大制品工艺是非常重要的工作。

制品的质量控制项目通常分为 4 类：第 1 类是制品主药成分的检测，即"验明正身"的项目，包括鉴别实验、比活性、蛋白质含量和分子大小分布等；第 2 类是工艺相关残留物，如游离 IgG 和游离 HBsAg 等；第 3 类是外来污染检测，包括无菌检查和热原检查等；第 4 类是安全性试验，如异常毒性检查；第 5 类是制品制剂或辅料的检测，如甘氨酸含量和 pH 等。大部分的项目可以参照《中国药典》或其他参考文献获得相关的参考，并根据制品的特点对其进行改良和修订，但并不是所有的项目都可以找到答案。本部分中的 HBsAg–抗 HBs 复合物含量检测就是 YIC 的独有检测项目，并且极具挑战性。

YIC 是一个全新的制品，在前期质控体系研究中，建立了相对完善的原材料质量、生产过程控制参数、半成品及成品质控指标，对于保证生产工艺稳定、质量可控起到了很好的作用。另外，对细胞免疫学指标也进行了研究，但是暂未列入质控体系中。随着临床试验的进行，受试者人群不断扩大，在受试者人数达到一定水平后，有必要对临床疗效与检测指标进行相关性分析，找到疗效相关指标后，可以反过来增加到 YIC 的质控指标中，从而进一步加强质量控制。

IC 型疫苗，已经在制备兽类疫苗中应用。此外在用 IC 制备流感疫苗的实验研究中，证明可以诱生亲和力高、覆盖面广的抗体。此外建立 IL-2 及抗 IL-2 复合物可能有应用于冠心病治疗的前景。本章提供的具体技术可供发展 IC 型疫苗参考。

（徐　静　国药中生生物技术研究院有限公司）

参 考 文 献

王箐舟，程雅琴，2003. 静注丙球激活补体活性测定方法的建立. 中国生物制品学杂志，16（2）：104-105.

王娟，吴刚，赵莉，等，2011. 免疫复合物型增效乙型肝炎疫苗细胞免疫检测方法的建立. 中华实验和临床病毒学杂志，25（4）：310-312.

王娟，赵莉，吴刚，等，2011. 免疫复合物型增效乙型肝炎疫苗鉴别试验方法的建立. 中国生物制品学杂志，24（9）：1094-1097.

闻玉梅，2010. 治疗性疫苗. 北京：科学出版社.

Basinska T，Slomkowski S，2007. Antigen-Antibody Interactions Detected by Quasi-Elastic Light Scattering and Electrophoretic Mobility Measurements—A New Concept for Latex Immunodiagnostic Test. New York：John Wiley & Sons, Znc.

Bruhns P, Iannascoli B, England P, et al, 2009. Specificity and affinity of human Fcgamma receptors and their polymorphic variants for human IgG subclasses. Blood, 113（16）：3716.

Downing LA, Bernstein JM, Walter A, 1992. Active respiratory syncytial virus purified by ion-exchange chromatography：

characterization of binding and elution requirements. J Virol Methods, 38（2）: 215-228.

Nimmerjahn F, Ravetch JV, 2008. Fcgamma receptors as regulators of immune responses. Nat Rev Immunol, 8（1）: 34.

Nimmerjahn F, Ravetch JV, 2006. Fcgamma receptors: old friends and new family members. Immunity, 24（1）: 19.

O'Keeffe RS, Johnston MD, Slater NKH, 1999. The affinity adsorptive recovery of an infectious herpes simplex virus vaccine. Biotechnol Bioeng, 62（5）: 537-545.

Raghavan M, Bjorkman PJ, 1996. Fc receptors and their interactions with immunoglobulins. Annu Rev Cell Dev Biol, 12（1）: 181.

Wang X, Li Y, Quan D, et al, 2012. Detection of hepatitis B surface antigen by target-induced aggregation monitored by dynamic light scattering . Analy Biochemi, 428（2）: 119-125.

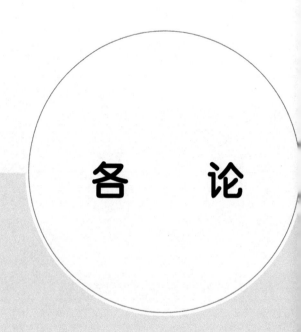

各　　论

第十四章　乙肝治疗性疫苗

Therapeutic Vaccines for Viral Hepatitis B

摘　要

乙肝治疗性疫苗是多种抗持续性感染的治疗性疫苗中研发较快的一种。目前在开展临床前及临床研究的至少有六大类，即病毒蛋白类、病毒蛋白加新佐剂类、多肽类、核酸类、基于抗原提呈细胞类，以及多重成分综合类（如 DNA 加蛋白）。鉴于乙肝病毒（HBV）的分子生物学与免疫学研究已有多年的基础，加之对 HBV 造成持续性感染的机制研究也较透彻，乙肝治疗性疫苗的主要目标是修复免疫失调或打破免疫耐受，包括诱导和修复有效的细胞免疫，如细胞毒性 T 细胞（CTL）及细胞因子，以及 B 细胞应答，达到功能性治愈或终止 HBV 持续性感染的目的。本章介绍了与乙肝治疗性疫苗相关的病毒学与免疫学基础及构成持续性感染的主要机制，并对抗原抗体复合物型治疗性疫苗的发展历程与进展做了详细的表述。

第一节　乙肝病毒的基本生物学特性

HBV 属嗜肝 DNA 病毒科，主要感染肝细胞。因病毒在复制过程中有经过 RNA 逆转录的环节，因此与逆转录病毒科共同列为 RNA-DNA 病毒。HBV 与数种动物嗜肝 DNA 病毒（包括鸭乙肝病毒、土拨鼠乙肝病毒等）共同组成嗜肝 DNA 病毒科。人乙肝病毒仅能感染黑猩猩，而其他动物嗜肝 DNA 病毒则仅在其天然宿主内存在。这些病毒的共同特点为基因组长为 3～3.3kb，主要为双链 DNA，但一般均有单链区。病毒粒子表面有含脂类的包膜。核衣壳内有病毒基因组。除完整病毒粒子外，被感染的人或动物体血液中有大量无核酸的病毒包膜蛋白颗粒。这一特点在人乙肝病毒中尤为突出与重要。虽然 HBV 属嗜肝 DNA 病毒科，但在肝外的组织或器官中也曾检出过 HBV 的核酸，如肾、胰脏、外周血细胞或骨髓细胞等。

一、HBV 的基因结构

法国学者 Tiollais 最早解码 HBV 的基因组，揭示了 HBV 有 4 个可读框，分别编码包膜蛋白（PreS/S），核心蛋白（precore/core），聚合酶（polymerase）与 X 蛋白（HBxAg）。用非离子去垢剂 NP-40 处理 HBV 病毒粒子（直径约为 42nm），去除包膜蛋白后，暴露出直径为 27nm 的核心颗粒。核心颗粒蛋白具有抗原性，称为 HBcAg。用 SDS 与巯基乙醇处理核心颗粒后，在电子显微镜下观察到的核酸为环状结构。用 DNA 酶处理后环状结构被破坏，因此确认 HBV 基因组为环状 DNA。已知 HBV 基因组为 3200bp，但其两条链的长短并不相同，长链为负链，具有固定长度，短链为正链，长度仅为长链 50%～90%。长链与短链的 5′端互相配对，使双链保持环状。两条 DNA 链 5′端互相配对的部分称为黏性末端。经核苷酸序列分析，发现黏性末端的两侧各有 11 个顺向重复的碱基对：5′TTCACCTCTGC（direct repeat，DR）。DR 区是 HBV 基因组成环及复制的关键区。HBV 环状 DNA 还可以补全原有的单链区并通过自身旋转而构成超螺旋型（super coil），称为共价闭合环状 DNA（covalently closed circular DNA，cccDNA）。这种在肝细胞核内的 cccDNA 不能被现有的抗病毒药物所破坏或抑制。

　　HBV 基因组虽然很小，但具有多种功能，其特点为病毒基因组的各编码基因片段不仅连接紧密，而且各编码区间互相重叠，通过不同编码区的不同阅读框架，可以利用同一段核酸发挥不同作用。因此当 HBV 基因组出现某一核苷酸突变后，可能会影响不止一种功能。HBV 基因组模式见图 14-1。

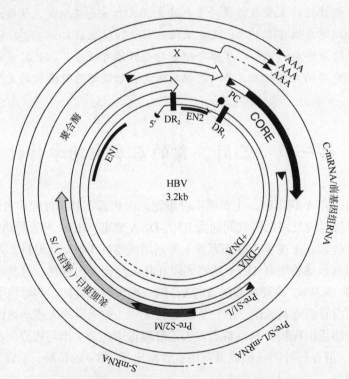

图 14-1　HBV 基因组、转录本及调控元件的模式图

引自 Seeger C，Mason WS. Hepatitis B virus biology. Microbiol Mol Biol Rev，2000，64（1）：51-68

　　HBV 基因组中有一系列的调控元件，其中的 4 个启动子分别对核心蛋白、包膜蛋白及 X 蛋白的 mRNA 起调控作用（Cp、Sp1、Sp2 和 Xp）。在临床患者中发现核心蛋白的启动子区（core promoter）有发生突变的热点区（hot-spot），特别是 1762/1764 位核心蛋白启动区的突变可能与疾病慢性化甚至恶化相关。此外，HBV 基因组中还有 2 个增强子（enhancer），增强子 1（EN1）无组织特异性，在任何细胞中均可起作用，而增强子 2（EN2）则有肝细胞特异性，须在肝源细胞中起作用。肝细胞中有一些肝富集的因子可作用于 EN2，并影响病毒的复制。

　　Okamoto 等于 1988 年对 18 株 HBV 全基因组序列分析，将核苷酸序列差异＞8%的毒株分别归纳为不同的基因型，最早提出 A～D 4 个基因型。但迄今已肯定有 A～H 共 8 个基因型，各基因型下还有不同的亚型。各基因型有不同的地区分布，如我国 HBV 毒株多为 B、C 型，而 A 型主要见于北美与西欧。在出现基因分型前主要采取血清分型，而血清分型并不与基因分型匹配。因血清型主要依据毒株表面抗原抗原性的不同，而基因分型则依据核苷酸序列的不同，前者以毒株诱生的免疫应答间有无交叉反应为主，而后者则与病毒复制、病毒与细胞间的相互作用有关。近来有报道发现 C 基因型 HBV 慢性感染可能更快发展成肝硬化和肝癌，而且 C 基因型可能对抗病毒药物和干扰素的应答不如 B 基因型，但其机制尚未完全解析。

　　1. HBV 编码的蛋白　　HBV 的包膜蛋白统称为 HBsAg，其编码的基因分别自不同的 5′端起始密码子即前 S1（PreS1）、前 S2（PreS2）与 S 翻译，但均终止于同一 3′端，这些长度不同的蛋白分别称为大蛋白（large S，LS）、中蛋白（middle S，MS）及小蛋白（small S）或主蛋白（major S）。主蛋白由 S 基因编码，由 226 个氨基酸组成；中蛋白由 S 及 PreS2 基因编码，由 281 个氨基酸组成；大蛋白由 S、PreS2、PreS1 基因编码，由 389～400 个氨基酸组成。S、PreS2 与 PreS1 均具有抗原性与免疫原性。可通过免疫动物分别制备 S、PreS1、PreS2 抗体，在 HBV 感染者或恢复期患者血清中亦可检出上述抗体。通过同时检测血清中 HBV DNA 与上述抗体，发现 PreS1 抗体比 PreS2 抗体与血清中 HBV DNA 呈正相关性更为明显。抗 PreS1 在患者中存在时间较持久，与抗 HBc 相似。用人工合成肽分别对 PreS1 及 PreS2 的表位分析制备了单克隆抗体，然后用各单克隆抗体阻断 HBsAg 与 HepG2 细胞（一株来源于肝肿瘤的细胞系，被认为具有类似正常肝细胞表面结构）的结合，结果发现仅抗 PreS1（21～47）有竞争抑制作用，因此认为 HBV 与肝细胞受体的相应配体在 PreS1（21～47）多肽部分，而 PreS2（120～145）肽段可能起辅助作用。此外，在 PreS2 基因编码的 55 个氨基酸中发现能与聚合人血清白蛋白（pHSA）相结合的受体，而肝细胞表面也有 pHSA 受体。因此认为 HBV 可能通过以 pHSA 作为桥梁而吸附在肝细胞表面。我国学者李文辉首先发现 HBV 的 PreS1 受体是钠离子/牛磺胆酸共转运蛋白（Na$^+$/taurocholate cotransporting poly peptide，NTCP），这一受体已被国际公认，并已被用于研究用不同制剂阻断 HBV 与受体的作用。此外，有学者报道，HBV 的受体除 NTCP 外还可能有其他的受体。目前已确认主蛋白诱生的抗体具有中和作用。近来，我国已有学者研发了人抗 HBsAg 单抗及对 PreS1 的人单抗，均具有中和 HBV 的作用，有的已申报进入临床研究。

　　用基因工程重组表达的主蛋白已被用作预防乙肝的疫苗，并已取得十分明显的效果。我国自 1992 年开始推广在新生儿中接种乙肝疫苗。据 2014 年报告，全国 12 岁以下人群 HBsAg 阳性率已从＞10%下降至 0.64%，23～29 岁人群 HBsAg 阳性率也已降至 5.22%。WHO 及国内外专家对于极少数婴儿经过正规预防免疫后仍被 HBV 感染的机制极为重视。目前我国多数专家认为在孕妇孕晚期应用抗病毒药物，有利于降低婴儿被高病毒载量母体感染的概率。对于胎内感染，笔者实验室曾与山东医学院学者合作对 HBsAg 阳性孕妇人工流产胎儿的心血及肝组织做 HBV DNA 检测，发现在约 4%的胎儿中为阳性，证明有一些胎儿在出生前已被 HBV 感染。此外，围生期胎盘剥离及胎儿娩出过程中新生儿也有可能接触产妇血液中 HBsAg 而产生对 HBsAg 的免疫耐受。近来更提出了 HBV 在孕妇 PBMC 中的存在等因素也可能致婴儿不能对乙肝预防性疫苗产生有效的免疫保护。

对 S 蛋白 226 个氨基酸的亲水性与疏水性分析认为，该蛋白可反复穿跨包膜 4 次。它的 99～169 位氨基酸位于第二和第三个跨膜区且暴露在病毒表面，因包含多个能诱生中和抗体的线性和构型表位而被称作抗原环（antigenic loop，AGL）。用血清学方法对 S 蛋白进行血清亚型分析，发现可主要分为 adr、adw、ayr、ayw 4 种血清型，此外处于 S 蛋白第 120～147 位氨基酸的表位被称为"a"表位，在 4 种血清亚型中均存在。因此用带有"a"表位的一种 HBV 血清亚型制备的抗体，可保护其他亚型 HBV 感染。"a"表位处在 S 蛋白的亲水区中，每一个分子的 S 蛋白含有多个分子间的二硫键。如果破坏了二硫键，S 蛋白的免疫原性则被破坏，说明了二硫键组成及其稳定性的重要性。大约 100 个 S 基因产物可聚集形成电镜下可见的 22nm 颗粒，应用合成肽与单克隆抗体结合的研究曾推测"a"表位可能是一个双环结构，通过第 124 位与 137 位氨基酸形成第一环，而第 139 位与第 147 位的半胱氨酸组成第二环，但也有学者提出不同的构型设想。不论如何推测"a"表位的构型，都可以肯定的是 d 与 y 血清亚型抗原表位对应的 S 蛋白第 122 位氨基酸是赖氨酸或精氨酸，而 w 或 r 抗原表位分别对应第 160 位氨基酸的赖氨酸或精氨酸。根据 S、M、L 包膜蛋白在动物中免疫原性分析，认为 M 蛋白的免疫原性较 S 强。至于 L 蛋白则有学者认为，因为 L 蛋白包括了 M、S 蛋白的组分，又带有第 21～47 位氨基酸，所以可能诱生的抗体更为全面。Milich 报道在某些小鼠品系不能对 S 蛋白产生反应，但注入 M 蛋白后则不仅能对 M 蛋白产生抗体，也可对 S 蛋白产生抗体。通过分析，发现带有 PreS1 及 PreS2 的包膜抗原通过 Th 细胞的作用，可促进动物产生抗 HBs。虽然以后有学者报道用带 PreS2 及 PreS1/PreS2 的重组 HBV 包膜抗原免疫可使人体产生更高效价的抗 HBs，但也有学者有不同的结果。目前我国应用的主要是酵母菌表达的 S 蛋白，也有用哺乳细胞表达的 S 蛋白疫苗。国际上还有法国巴斯德用哺乳类动物细胞表达的 S/PreS2 疫苗。由于哺乳类细胞表达的抗原的糖基化较酵母菌表达好，也有学者认为这种蛋白的免疫原性可能更强。但是也有研究者认为酵母菌本身有增强免疫的作用，用酵母菌表达的 S 蛋白也有其优点。此外，近年发现有乙肝患者表现为 HBsAg 阴性，但 HBV DNA 阳性。这类患者被称为隐匿性（cryptic 或 occult）乙肝患者。至于为何会出现这类患者、其界定范围，以及如何治疗这些患者还在继续研究中。

2. HBV 的核心蛋白与 e 蛋白 HBV 的 C 基因编码两种蛋白。自 C 基因第一个 AUG 翻译的蛋白为 25kDa 的前 C 蛋白。经过加工，切除其 N 端 19 个氨基酸的信号肽及 C 端的 34 个氨基酸后，成为可分泌的 17kDa 的 e 蛋白（HBeAg）。自 C 基因的第二个 AUG 翻译的蛋白为 183 个氨基酸的 21kDa 多肽，可以聚集而形成 27nm 直径的核心颗粒。虽然这两种蛋白有大部分相同的氨基酸序列，但两者均有特异的抗原表位，分别可诱生抗 HBc 及抗HBe。HBeAg 可以自 HBV 感染细胞分泌入血清中，也可存在于感染细胞膜，成为机体免疫应答杀伤的靶。由于 HBeAg 分子量小，因此可以经胎盘进入胎儿体内，被认为是导致新生儿及出生后一段时期对 HBeAg 处于免疫耐受状态的原因。由于 HBeAg 阳性血清中 HBV DNA 多数为阳性，因此认为 HBeAg 阳性患者的传染性高于 HBeAg 阴性患者。已知如不加任何阻断措施，HBsAg 及 HBeAg 双阳性母亲产出的婴儿感染 HBV 的阳性率可高达 80%，当 PreC 区出现突变时，可因在 1896 位核苷酸由 G 变为 A 而出现 TAG 终止密码子，则不表达 HBeAg 而导致患者为 HBeAg 阴性。这一种突变株被认为可以逃避机体对 HBeAg 的免疫监控作用，构成 HBV 持续性感染。但是对于这类突变的出现究竟是持续性感染的因还是果，尚在讨论中。对于前 C 区变异、C 启动子变异还有 C 基因出现突变或大段缺失的临床意义，还有待对更多大量毒株做全基因组分析并结合临床指标后方可下结论。在用抗病毒药物、干扰素或治疗性疫苗治疗中，常以 HBeAg 血清转换，即由血清 HBeAg 阳性转为抗 HBe 阳性作为疗效的指标。这是由于 HBeAg 是 T 细胞依赖性抗原，产生抗体显示原来细胞免疫受损的部分已有所恢复。HBcAg 主要存在于感染的细胞核内，但在病情活跃的患者中可在肝细胞质或膜上表达。对 HBcAg 的肽段分析发现 HBcAg 的 Th 表位定位于第 1～20 位、28～47 位、41～65 位及 50～69 位氨基酸。HBcAg 的 Tc 表位在 HLA-A2 人中定位于第 18～27 位氨基酸，但在 HLA-A31/AW68 人中则定位于第 141～151 位氨基酸。HBcAg 是非 T 细胞依赖性抗原，具有直接激活 B 细胞的表位，又具有激活 T 细胞的表位，还可以自身聚合成颗粒，因此可作为表达外源基因的较为理想的重组载体。曾有学者分别将口蹄疫病毒的抗原表位、疟原虫抗原表位及丙肝病毒表位插入 HBV 的 C 基因，表达的重组嵌合抗原具有很强的免疫原性。由于 HBcAg 可诱生较强的 CTL，所以有学者在设计治疗乙肝疫苗时以 HBcAg 的 CTL 表位为主要成分。

3. HBV 的 P 蛋白（polymerase） P 蛋白是 HBV 基因组中编码的最大蛋白。自 N 端至 C 端的功能区（domain）可分为末端蛋白（terminal protein，TP）、连接区（spacer）、逆转录酶区（reverse transcriptase，RT）/DNA 聚合酶区（DNA polymerase，DNA P）及 RNA 酶 H 区（RNaseH）。P 蛋白的编码基因与 HBV 编码的 S、C、X 区均有重叠。TP 除在复制中起作用外，还被发现具有抑制干扰素的功能。连接区似乎无功能，但其确切的起始与终止的氨基酸位置并不明确。RT/DNA P 是决定 HBV 复制的功能区，由于该区有与病毒 DNA 模板结合的部位，也是抗病毒药物作用的靶点。一些耐药突变区在此。RNaseH 在复制过程中起降解 DNA-RNA 杂交体中 RNA 的作用。虽然这个酶也是病毒复制中必需的酶，但尚无针对 RNaseH 的药物被应用于临床。此外，还发现 P 蛋白的功能并不限于在复制中起作用，P 蛋白与 HBV 前基因组 RNA 及包装信号 ε 组成一个复合体，方可使病毒基因组有效地进行包装。

4. HBV 的 X 蛋白（HBxAg） X 蛋白因具有反式激活作用，不仅对 HBV 本身有反式激活作用，还可反式激活其他病毒或细胞的一些基因，因此受到广泛重视。HBxAg 在 HBV 相关的肝癌发生机制中起着重要的作用。近来有学者对长期用恩替卡韦治疗乙肝患者停药后发生肝癌患者的 HBx 做了分析，发现均存在 HBx 突变体。对各种 HBx 突变体的研究不断揭示出 HBx 的新功能，已有不少相关综述。此外，HBx 如何参与促进或抑制细胞信号传导的作用也有不少报道。值得注意的是，在体内 HBx 的表达量不高，对其在诱生机体免疫应答的作用少有报道。因此在设计治疗性疫苗中很少涉及该蛋白。

二、HBV 的复制

目前认为，HBV 先通过 AGL 与肝细胞表面的肝素硫酸蛋白聚糖（heparin sulfate proteoglycan，HSPG）结合，使病毒在肝细胞表面富集，然后通过 PreS1 N 端第 2~48 位氨基酸和 NTCP 结合介导 HBV 进入肝细胞。随后病毒脱去包膜而释放核衣壳（nucleocapsid），后者通过微管运输到细胞核，再脱壳将包裹的松弛环状 DNA（relaxed circular DNA，rcDNA）释放入核。rcDNA 可能借助细胞内的 DNA 修复系统而转化成 cccDNA。cccDNA 并不与宿主染色体整合。cccDNA 包含 2 个增强子和 4 个启动子等转录调控元件，一些肝细胞转录因子识别和结合这些调控元件而招募细胞的 RNA 聚合酶 II 等转录复合物。RNA 聚合酶 II 以 cccDNA 为模板转录出 4 组不同长度（3.5kb、2.4kb、2.1kb 和 0.7kb）的病毒 RNA。3.5kb 前基因组 RNA（pregenomic RNA，pgRNA）编码核心（core）蛋白和聚合酶（polymerase）。聚合酶顺式结合 pgRNA 5′端茎环结构（ε）并与核心蛋白二聚体及细胞因子（如 HSP90 等）一起包装形成核衣壳。HBV P 蛋白中的 RT 区将 RNA 逆转录成负链 DNA，再依赖 DNA 聚合酶合成正链 DNA。这一复杂的过程涉及 P 蛋白的 TP 区、DR1 区及核苷酸转位等。最终在包装信号的参与下形成核心颗粒，再加入 L、S 蛋白装配成完整的病毒粒子。由于 L 蛋白与 S 蛋白的 N 端与 C 端均在胞外，因此认为这两种蛋白至少均需跨膜两次，M 蛋白在病毒粒子表面的量与 L、S 蛋白相当，但研究显示 M 蛋白不是装配所必需的。在复制中，单独 S 蛋白可以在无其他病毒组分的情况下，直接从细胞膜上突出并释放。因此，单独含 S 蛋白的直径 20nm 球形颗粒可在感染者血清中高达 10^{13}/ml，测定血清中 S 蛋白的量可达 100µg/ml，大量存在的 S 蛋白可致感染机体长期处于对 S 蛋白的免疫耐受状态。

第二节　乙肝病毒持续性感染的病毒学机制

HBV 为非溶细胞型病毒（non-cytolytic virus），其感染可为隐性感染、急性感染（急性肝炎）、慢性感染（慢性肝炎）、暴发型感染（引起重型肝炎）及致严重后遗症如肝纤维化甚至肝癌。HBV 感染的过程受病毒、肝细胞微环境、机体免疫应答及机体–环境间作用因素等诸多方面的影响。

一、病 毒 因 素

（一）病毒蛋白经胎盘进入胎儿体内

已知 HBeAg 可经胎盘进入胎儿体内，因此当孕妇血清中有高滴度的 HBeAg，则可在宫内进入胎儿，引起对 HBeAg 的免疫耐受，逃逸机体对 HBeAg 的免疫应答，甚至不产生对 HBeAg 的免疫应答。近来有研究显示 HBV 可能通过在 PBMC 中潜伏，有可能在宫内侵入胎儿而致出生后婴儿有对 HBV 的免疫耐受性，而出现持续性感染。

（二）HBV 的变异

1. HBV 表达 HBsAg 的变化　各种 HBV 表达 HBsAg 的量有所差别。有文献报道最高表达 HBsAg 的量可达 100μg/ml。大量 HBsAg 会导致机体免疫障碍而使病毒持续存在于体内。不同 HBV 毒株具有不同的复制活性，而且随着毒株的变异也可影响 S 蛋白的抗原性与免疫原性。笔者实验室曾将一株 HBV 在 S 蛋白第 129 位发生 Gln→Leu 的突变后，与野毒株进行比较，发现 129L 对诱生抗 HBs 的能力下降。由于 HBsAg 是诱生机体保护性抗体的抗原，毒株对 S 蛋白的表达高低，以及所表达 HBsAg 的免疫原性等均可影响 HBV 感染的持续。

2. HBV PreC/C 变异　在有 HBV 复制的感染者中随着 HBV 感染时期的延长，病毒 PreC/C 及 C 启动子区可在患者体内出现变异。已知 PreC 及 C 启动子的改变可出现 HBeAg 阴性患者。病毒 C 区也发生各种变异。有学者认为 C 蛋白缺失的变异株类似病毒的缺损干扰颗粒（defection interfering particle，DIP），从而致病毒持续存在。

3. HBV 感染肝外细胞　曾有学者们报道骨髓造血细胞、外周血细胞及肾组织中检出过 HBV DNA，这一现象在鸭乙肝病毒及土拨鼠乙肝病毒中已被证实，Korba 等曾报道体外用细胞分裂素刺激土拨鼠淋巴细胞可致土拨鼠肝炎病毒在淋巴细胞中复制。此外，还在艾滋病患者外周血白细胞中发现有 HBV DNA 的报道。笔者实验室曾用原位杂交法在乙肝患者外周血白细胞中测及少数细胞有 HBV DNA，研究结果提示这些细胞中的 HBV DNA 可能与病毒持续有关。

4. HBV 整合于细胞染色体　在部分慢性肝炎及肝癌患者中均发现有与细胞染色体整合的 HBV DNA 片段。虽然在细胞及病毒中并未发现有特异的整合位点，但是整合的片段中均有 HBx 部分。此外，也有部分标本中有 S 基因片段整合。整合的 HBV 片段可持续表达病毒蛋白而导致持续性感染。

二、肝细胞微环境的改变

近来，开始重视对 HBV 与肝细胞间相互作用的研究。通过对持续表达 HBsAg 的肝源细胞及转基因鼠肝脏组织做表达谱及蛋白组学研究，根据转录体分析肝细胞的代谢，发现其在表达 HBsAg 后有明显的改变，即糖异生作用增强而糖酵解减弱，胆固醇合成增强，氨基酸分解代谢增强等。在表达 HBsAg 的肝细胞出现亲环蛋白 A（CypA）向胞外转移，并吸引炎症细胞在抗原表达区的浸润。鉴于 CypA 原本是胞质内影响蛋白折叠的一个伴侣分子（chaperon），而 HBV 感染后表达的 HBsAg 可以促使 CypA 向胞外转移，可以改变肝细胞的微环境，为 HBV 致病机制提供了一种新的途径。此外，细胞的分化、细胞周期也可影响 HBV 感染细胞抗 Fas 介导的杀伤细胞作用等。细胞中的热休克蛋白 HSP96 的表达也可影响肝细胞对 CTL 的应答能力。此外，肝细胞表达抗原的高低也会影响 T 细胞的活性。CD8 T 细胞随肝细胞表达抗原的高低不同，可以从对抗原耐受至完全应答而杀伤干细胞。学者应用重组腺病毒载体研究了肝细胞表达抗原水平与 T 细胞功能的相关性。当少部分肝细胞表达抗原时，诱生的 T 细胞亲和力高，T 细胞功能有效；但当大多数肝细胞表达抗原时，则 T 细胞功能耗竭。这一过程与 T 细胞对抗原的亲和力或抗原的交叉提呈无关，是可逆的。

<h1 style="text-align:center">第三节　乙肝病毒持续性感染的宿主因素</h1>

<h2 style="text-align:center">一、固　有　免　疫</h2>

最明确受 HBV 抑制的固有免疫应答是对 TLR 与 IFN-α/β 系统的作用。已发现在慢性乙肝患者中 HBeAg 可下调肝细胞、Kupffer 细胞和单核细胞表面的 TLR2 表达，在 pDC 细胞中也发现 HBsAg 作用后产生比对照更少的 IFN-α，而这一抑制作用是特异性由 TLR-9 所介导的。此外，在小鼠中发现 HBV 可以抑制鼠肝细胞 TLR 介导的固有免疫。在慢性 HBV 感染者中外周血淋巴细胞产生的 IFN-α 或不能被测及，或明显低下。研究发现 HBsAg 可抑制 TLR 介导的 IRF-7 的表达和入核，从而不能使 IFN-α 基因转录。此外，HBsAg 还可上调 SOCS-1 的表达；当 HBV 不能有效地诱生 IFN 时，则可影响 NK 细胞及 NKT 细胞的功能，有利于 HBV 的持续存在。

中性粒细胞是固有免疫的重要组成部分。过去仅研究其在细菌感染中的作用，近来发现中性粒细胞除了吞噬、脱颗粒，还可释放中性粒细胞胞外陷阱（neutrophil extracellular trap，NET）。已知 NET 在免疫及炎症中起一定作用，学者对 40 名慢性乙肝患者及 40 名健康人对照测定了 NET 释放，发现患者的 NET 释放下降，且 HBeAg、HBsAg 的水平与 NET 释放呈负相关；HBcAg、HBeAg 通过修饰反应及自噬作用，在体外可抑制 NET 释放，逃脱宿主固有免疫系统而持续性感染。HBV 对固有免疫的影响还表现在对负调控机制的作用。在慢性乙肝感染的患者中，免疫抑制因子 CTLA-4 与 PD-1 共同在 HBV 特异性 CD8$^+$ T 细胞中高表达，发挥不同的负调控作用。研究显示阻断 PD-1 同时激活 CD137 可增强肝内 HBV 特异性 CD8$^+$ T 细胞的功能。此外 T 细胞免疫球蛋白黏蛋白分子 3（T-cell immunoglobulin and mucin domain-containing molecule 3，Tim-3）在慢性乙肝感染者中上调，可能也与病毒持续有关。

<h2 style="text-align:center">二、细胞因子与趋化因子</h2>

这是一大类可溶性的免疫调控因子，其中有些细胞因子如 IL-1、IL-8 引起炎症，可属固有免疫；但 IL-2、IFN-γ 又可由适应性免疫细胞产生。

细胞因子与乙肝的病程变化有较密切的相关性。血清 IL-10 水平与病毒载量的变化与肝脏的炎症相关。体外实验阻断 IL-10 可使多功能的病毒特异性 CD8 T 细胞恢复应答功能。体外实验证明，产生 IL-10 的 B 细胞升高值与肝功能出现损伤的高峰相符，因此被称为调节性 B 细胞。这类细胞主要是未成熟的细胞，呈 CD19$^+$CD24CD38 表型。体外试验也证实这些细胞可抑制 HBV 特异的 CD8 T 细胞，并且是 IL-10 依赖性的。此外，当肝细胞被 HBV 感染时，肝脏的巨噬细胞（Kupffer 细胞）虽然不被感染，但会有所识别。

3 小时后即会激活核因子 NF-κB，并随后释放 IL-6 及其他炎症细胞因子（IL-8、TNF-α、IL-1）。但是这些应答是暂时的；而 IL-6 却可持续控制 HBV 基因的复制与表达。因此当用中和 IL-6 的方法治疗其他疾病时，应了解患者是否有 HBV 感染，并考虑患者对 HBV 感染与复发的风险。

近来还发现 IL-22 有增强肝脏病理损伤的作用。在慢性乙肝患者发生肝硬化时，肝浸润的多种免疫细胞中 IL-22 均有所增加，其中 IL-22 主要由 Th17 细胞所产生。在 HBV 转基因鼠模型中，阻断 IL-22 可减少 Th17 的浸润及肝脏的炎症反应。

三、适应性免疫

1. 抗原提呈细胞不能有效地识别病毒或其表达蛋白　因机体对持续大量表达的病毒蛋白处于免疫耐受状态，因此不能有效地加工或提呈抗原肽，在抗原提呈细胞（APC）-T 细胞间的效应受损，从而导致 T、B 细胞不能有效发挥免疫效应。

2. T 细胞功能低下　对 T 细胞功能的研究主要通过在转基因鼠及不同乙肝患者中进行。20 世纪的研究显示，通过对比急性自限性乙肝和慢性乙肝患者肝内的 T 细胞，发现前一类患者可出现很强的多克隆性及多特异性的 Th 和 CTL 应答。这些应答可针对 HBV 的包膜、核衣壳和聚合酶的蛋白。这些免疫应答与 ALT 升高相关，之后可清除 HBeAg、HbsAg 和出现中和抗体。然而，在慢性乙肝患者中由于出现的免疫应答低下，并不足以清除病毒，但可引起慢性炎症反应，而造成肝脏损伤。之后发现 CD4$^+$ T 细胞可分为 Th1、Th2、Treg 和 Th17 亚群等，分别可在免疫网络中起不同的作用。对于 Th1 和 Th2 CD4$^+$细胞的功能研究还可以通过 Th1 和 Th2 类细胞因子来测定。目前认为 Th1 类细胞因子的代表是 IL-2 和 IFN-γ，而 Th2 类细胞因子则以 IL-4/IL-5 与 IL-10 等细胞因子为代表。目前认为 Treg 在慢性 HBV 感染中可抑制 HBV 特异性 T 细胞应答。Treg 对 CD8$^+$ T 细胞的抑制作用表现为抑制 CD8$^+$ T 细胞有效地杀伤靶细胞，或抑制 CD8$^+$ T 细胞有效地释放出抑制病毒复制的细胞因子。这些作用在慢性乙肝的发病中起重要作用。

CD8$^+$ T 细胞可以用 HLA-A2 限制的 HBc 特异性肽段在患者中进行研究。Maini 等在 HBV 持续感染者中发现在肝内 HBV 特异的 CD8$^+$ T 细胞起的是保护作用而不是细胞损伤作用。在转基因鼠中的研究证实肝内特异性 CD8$^+$ T 细胞可产生 IFN-γ，而这些 IFN-γ 可能有利于体内有效地加工 HBV 的抗原，而有利于疾病的恢复。由于获得肝内淋巴细胞数目有限，有学者研究了 PBMC 中 HBV 特异的 T 细胞应答。在血清 HBV DNA 滴度高及 ALT 升高患者中，外周血特异性 T 细胞在体外扩增的效率较低，而低滴度 HBV DNA、ALT 正常患者的 T 细胞在受到病毒抗原激活后，其增殖反应较强并可产生 IFN-γ 及较强的细胞毒性反应。CD8$^+$ T 细胞在急性 HBV 感染中得以恢复起重要的作用。近来发现在急性肝炎期的 CD8$^+$ T 细胞中 PD-1 的表达可上调，而随着病毒被清除后，PD-1 的表达则下调。在体外，阻断 PD-1 介导的信号通路可增强 CD8$^+$ T 细胞的增殖与炎症细胞因子的产生，同时伴有 IL-10 产生下降及凋亡下降。结果说明这些负调控因子及信号传导途径在早期急性期 HBV 感染中也有重要作用。当慢加急性肝衰竭时（acute-on-chronic liver failure），HBV 特异性 CD8$^+$ T 细胞表面的 PD-1 也下调。其下调导致对 HBV 特异性 CD8$^+$ T 细胞的作用失控，从而发生肝衰竭。

3. B 细胞应答 慢性乙肝患者中多数血清中有抗 HBc，但无抗 HBs。有时在患者中可检出 HBV 蛋白抗原及抗体的复合物。HBcAg 因在细胞内，很难与抗体形成复合物。HBeAg-抗 HBe 及 HBsAg-抗 HBs 复合物曾分别在血循环测及，或者发现沉积在肾小球基底膜上或血管内皮细胞表面，形成病理性的免疫复合物病。但在这类感染中发现的抗 HBs 多数为低亲和力抗体，难以与抗原结合后被体内清除。此外，也可能是患者被两种不同血清型所感染，即抗 HBs 与患者血循环中携带的 HBsAg 并非同一血清型（或亚型）。HBcAg 为非 T 细胞依赖性抗原，因此当机体的 T 细胞功能低下时仍能产生抗 HBc，相反，S 蛋白则为 T 细胞依赖性抗原，须经 Th 细胞作用于特异性 B 细胞才能产生抗体。至于 HBeAg 的特异性 B 细胞，推测可能也需经 Th 细胞作用方可产生抗体，因此在病毒复制高的患者体内较少能产生抗 HBe。患者出现由 HBeAg 阳性转为抗 HBe 阳性，往往显示机体开始对 HBV 产生有效的免疫应答。由于 HBeAg 可下调单核细胞表面 TLR2 及降低 TNF-α 细胞因子的产生，并抑制 pDC 诱生干扰素的作用，当 HBeAg 被清除后，同时可增强了 IL-12 及 IFN-γ 的作用，增强 CD8$^+$ T 细胞功能，从而有利于疾病的恢复。曾有报道认为当 HBeAg 发生血清转换时，抗炎症细胞因子如 IL-4、IL-10 可下降，并逆转原来处于抑制状态的 HBeAg/HBcAg 特异性 T 细胞应答。近来，有报道称在 51 名慢性乙肝患者中，用 ELISPOT 技术发现 16 名患者（31.4%）有分泌抗 HBs 阳性细胞，研究者认为如果采取有效的免疫激活措施，可能恢复患者的 B 细胞免疫功能。

四、机体及环境的因素

肝脏富集的核受体（liver-enriched nuclear receptor，NR）在 HBV 生命周期中是重要的转录因子。同时，这些 NR 在糖生成、脂肪酸代谢中也有重要作用。Shaul 等发现过氧化物酶体增殖激活受体协同刺激因子 1α（peroxisome proliferation-activated receptor coactivator 1α，PGC-1α）可激活 HBV 的转录，并首次在小鼠中证明短期饥饿后可改变动物糖代谢，并上调 HBV 基因的表达。当给小鼠食物后，HBV 基因表达的改变可恢复正常，这一研究部分说明了饮食、劳累及精神刺激等激发 HBV 感染进入活动期的机制。此外，还有研究发现瘦素水平及脂类代谢异常等也可明显影响慢性乙肝的进程。另有学者发现在肝癌患者癌组织中瘦素表达水平的高低与 HBV 相关肝癌患者的预后有关。

HBcAg 需要蛋白激酶参与包装 HBV 的 pgRNA，如周期蛋白依赖性激酶 2（cyclin-dependent kinase 2，CDK2），可致 Ser/Pro（SP）位点磷酸化，从而调控 HBV 的复制。S/T 激酶（polo-like-kinase 1，PLK1）可以调节细胞周期，正常生理情况下 PLK1 保持细胞进入正常分裂周期，但是异常情况下则可导致肿瘤，包括 HBV 引起的肝癌。已证实 HBx 可过早激活 PLK1，使损伤的 DNA 传给子代细胞，破坏 DNA 修复机制及 p53 的功能。近来有学者利用原代人肝细胞及 dHepaRG 人肝癌细胞系，发现 PLK1 有利于 HBV 复制。其机制是可促进形成核衣壳及逆转录。鉴于 HBc 是体外 PLK1 作用的底物，有研究提出 PLK1 可以作为抗 HBV 及肝癌的靶点。此外，最近有学者发现细胞的 FLICE 抑制蛋白（c-FLIP）是一种主要针对 HBV cccDNA 转录的抗凋亡蛋白，并可被数种肝细胞核因子

（HNF）所调控。HNF1 和 HNF4 对 cccDNA 转录很重要，HNF3 被认为可以抑制 cccDNA 转录。c-FLIP 在病毒感染和致病中有重要功能。已知 c-FLIP 降解的分子 p22-FLIP 与 HBx 和 NEMO 可形成三重复合物，从而激活 NF-κB。目前认为 c-FLIP 也是治疗持续性 HBV 感染的靶点之一。

第四节　乙肝治疗性疫苗的研发

现有抗 HBV 药物仅能抑制病毒复制，难以清除病毒，因此对慢性乙肝的免疫治疗已受到前所未有的重视。一方面目前在研发新的抗病毒药物，包括针对核衣壳、NCTP、病毒 RNA 转录的药物，抑制 HBsAg 的核酸多聚体（nucleic acid polymer，REP2139）等。另一方面也在研发多种免疫治疗的制剂，包括针对免疫检查点的抗体（抗 PD-1、抗 PD-L1、抗 CTLA4）；针对 PRR 受体 TLR7、TLR8、STING 的激活剂，以及激活或重塑宿主 T、B 细胞的治疗性疫苗。最近，由于中和性人单抗在治疗艾滋病中的试用，也促进了在慢性乙肝中抗体治疗的研究。日本学者曾对 8 名长期用核苷类药物治疗的慢性乙肝患者进行研究，当其 HBsAg 下降到 500mIU/ml 时每月加用 1000～2000IU HBIG。经过一年的治疗，4 名患者 HBsAg 下降 1log/ml，而 3 名患者抗 HBs 阳性。虽然该研究说明大剂量 HBIG 治疗是安全的，但是并未能证明抗 HBs 的疗效及其机制。此外，也有用 CAR-T 技术治疗慢性乙肝的设想，但是由于慢性乙肝患者体内有效的 T 细胞多数已被耗竭，可能效果会受限制。此外，这一疗法需要个体化设计与操作，且价格不菲，其发展前景未被看好。因此，设计能诱生有效细胞及体液免疫的治疗性疫苗是免疫治疗的主要方向。

为研究并转化为实际可应用于临床的乙肝治疗性疫苗，需考虑：①疫苗表位的选择；②用何种制剂制备疫苗；③用何种途径输入疫苗；④如何与生产单位合作将实验研究成果转为可大规模生产的产品；⑤如何与管理部门沟通以进入临床研究；⑥如何通过临床研究正确评估疗效。

一、治疗性疫苗蛋白或表位的选择

在 HBV 基因中有编码结构蛋白的基因（如包膜蛋白、核心抗原）及非结构蛋白基因（如聚合酶、HBxAg）等。由于 HBcAg 是最早被确定的 CTL 杀伤的靶抗原，因此多数学者主张选择 HBcAg 为治疗性疫苗制备的靶表位。Chisari 等在转基因鼠中确定了对 HLA-A2 型的 CTL 靶序列（HBc18～27），此后加入非共价键相连接的破伤风类毒素肽（TT830～843），作为辅助性 T 细胞表位，另加 2 个分子的棕榈酸作为类脂；这一治疗性疫苗（Theradigm）在患者中先进行 I 期临床试验（分别用 5μg、50μg 及 500μg），并进行了 CTL 试验；研究发现患者体外 PBMC 显示有 CTL 应答，而且加入类脂有利于肽类进入细胞内。此后在 92 名患者中应用后，虽然患者也出现了 CTL，但未见血清 HBV DNA 下降，因此不再进行后续临床试验。但是迄今还有学者以其他方式选用 HBcAg 为治疗性疫苗的组成成分，如有学者及生产企业试图用 HBc18～27 与热休克蛋白组建治疗性疫苗。

根据慢性乙肝患者体内有大量 HBsAg，而产生抗 HBs，清除 HBsAg 是患者功能性治愈的指标，迄今，多数学者们选用 HBsAg（S 蛋白）作为治疗性疫苗的主体。其中选择用比预防性疫苗更大剂量 HBsAg 制备抗原（如每剂 60μg），或加入 PreS2/PreS1 以增强免疫原性的研究。目前这一类治疗性疫苗已开展临床研究。但是近来法国学者应用的 PreS2/S 蛋白或 DNA 治疗性疫苗均尚未取得理想的结果。

因慢性乙肝患者产生的 CD8[+] T 细胞功能弱且作用范围较窄，Kakimi 等用 HBV 复制型转基因鼠对 HBV 的结构基因编码的抗原（包膜抗原）与非结构基因编码的蛋白进行了诱生 CTL 的作用。结果发现小鼠 CTL 对包膜抗原（Env）耐受，但对 Pol 却不耐受，而且 Pol 特异的 CTL 对 HBV 在肝内复制并无任何抑制作用。研究者们分析认为 Pol 蛋白在肝内表达低，而且针对可能 Pol 的 CTL 亲和力也低。因此建议在设计治疗性疫苗时应选择针对多种病毒的抗原，从而可产生针对多重抗原的免疫应答以达到清除病毒的目的。

二、治疗性疫苗的制品形式

目前在研发的乙肝治疗性疫苗主要可归纳为肽类、蛋白质及核酸类。同时，基于细胞的治疗性疫苗与基于中和性单抗的治疗性疫苗也在研发中。

肽类疫苗多数采用综合表位的方式，试图组建出能有效诱生细胞免疫（特别是 CTL）及抗体或其他体液免疫应答的疫苗。为了达到有效的免疫效果，也可加入新佐剂或细胞因子或与 MHC 分子相结合的分子或表位以提高疫苗效果的研究。

蛋白质类治疗性疫苗多数为病毒的结构蛋白。蛋白类抗原因免疫原性强，一般可诱生较强的体液免疫，但由于针对慢性乙肝需要诱生的是细胞免疫（特别是 CTL 或抗病毒细胞因子），因此认为蛋白类抗原需加用能诱生细胞免疫的佐剂或组分。有学者用 HBsAg 加 CpG 试图诱生细胞免疫，发现其可以清除转基因鼠血清中 HBsAg，产生抗 HBs，并可调节肝内 HBV mRNA 的表达。有学者用含 PreS2/S 的蛋白抗原作为治疗性疫苗免疫后，虽然患者可出现对特异性抗原产生淋巴细胞增殖反应，但对血清 HBV DNA 下降或 HBeAg 出现血清转换的作用并不理想。用 PreS1/PreS2/S 免疫后也在患者中诱生了显著的 T 细胞增殖反应，产生了 Th2 类细胞因子（IL-5），但未发现 Th1 类细胞因子，而且用 ELISPOT 未能发现有 CD8[+] T 细胞或其细胞因子的应答。笔者实验室采用 S 蛋白与相应抗体组建成免疫原性复合物，在转基因小鼠及体外 APC-T 细胞反应，Ⅰ、Ⅱ期临床试验中均在约 22% 的患者中出现了 HBeAg 的血清转换及 HBV DNA 下降（详见下一节）。

最近古巴学者开展了 HBsAg 加 HBcAg 双重治疗性疫苗（经鼻腔及注射途径）研究。5/14 疫苗组（35.7%）出现 HBeAg 转换，对照 PEG-干扰素治疗组仅有 3/16（18.7%）发生 HBeAg 转换。

另一种更广为研发的是 DNA 疫苗，DNA 型乙肝治疗性疫苗可以由编码 S 蛋白基因的重组质粒组成，作为治疗性疫苗，或用带有 PreS2（或 PreS1/PreS2）的 DNA 疫苗作临床研究。在黑猩猩中进行了初免/再免(prime/boost)的治疗性研究。其中初免用 HBV 的 DNA，再免则用带有 HBV DNA 的金丝雀痘苗，可使 HBV DNA 转为阴性达 186 周，且 HBsAg 有短暂下降。2008 年 11 月 Oxxon 公司报道了临床Ⅱa 期的试验结果，他们应用带有

HBs/PreS2 的重组 DNA 质粒启动后用基于 MVA 的 DNA（含有与初免相同质粒）再刺激 2 次。将 54 名患者随机分为上述治疗性疫苗组，治疗性疫苗+拉米夫定（LMV）组及单独 LMV 组。每次免疫间隔 3 周，应用 LMV 组则在疫苗治疗前 4 周先用 LMV（100μg/d），在免疫结束后继续用 LMV 10 周。单独 LMV 组用药共 14 周。在第一次免疫后 14 周发现疫苗治疗组 9/40（23%）患者出现 HBeAg 阴转，5 人（13%）出现 HBeAg 血清转换；LMV+疫苗组 3/22（14%）HBeAg 转阴，无人出现 HBeAg 血清转换；单独 LMV 组 1/11（9%）HBeAg 转阴，无人出现 HBeAg 血清转换。近来欧洲学者探讨了停止药物治疗后使用 DNA 疫苗治疗的效果。70 名乙肝患者接受了 3 年核苷类药物，至少 HBV DNA＜12IU/ml。分为 2 组接受 5 次 DNA 疫苗肌内注射（0 周、8 周、16 周、40 周、44 周）及不注射对照。结果显示，平均 28 天后，两组 97%均发生 HBV DNA 反跳。虽然早年有不少报道通过将乙肝患者细胞在体外用细胞因子等处理后输入患者以治疗慢性乙肝，但是并无疗效及机制的充分阐述。近年来，利用免疫细胞开展对乙肝的治疗实验已开始出现。Bertoletti 等通过电转染将 HBV 特异的 T 细胞受体转入静止的 T 细胞内制成重新编序的 T 细胞，然后在体外及转基因动物体内测定其功能，发现这些 T 细胞可产生一定量的 IFN-γ，并可通过激活载脂蛋白 B mRNA 编辑酶催化多肽 3（apolipoprotein B mRNA editing enzyme，catalyticpolypeptide 3，APOBEC3）抑制 HBV 复制。

此外，还有基于 DC 的治疗性疫苗。这类疫苗的背景是试图将乙肝患者自身的 DC 在体外或用 IL-12 刺激后，增强 DC 提呈抗原的作用，或以其他几种细胞因子综合作用后，回输给患者。学者们报道通过体外免疫激活 DC 可以恢复患者的 T 细胞应答。

目前已进行临床/临床前研究的免疫治疗乙肝制品见表 14-1。

表 14-1　目前已进行临床/临床前研究的免疫治疗乙肝制品

作用机制	乙肝制品	临床分期
免疫调节剂	Peg IFN-λ	Ⅱb
	细胞因子（IL-7、IL-12、IL-18、IL-21）	Ⅰ
	GS 9620（TLR7 激动剂）	Ⅱ
	CYT 003（TRL9 激动剂）	临床前
	PD-1 阻断剂	临床前
	IFN 基因激活剂	临床前
	SB 9200 HBV	Ⅱ
治疗性疫苗	GS 4774（tarmogen）	Ⅱ
	HBsAg-HBIG	Ⅲ
	HB110	Ⅰ
	HBsAg/HBcAg 联合（VASVAC）	Ⅲ
	DNA 疫苗	临床前
	T 细胞多肽表位	Ⅰb
	DV601	Ⅰ
	TG1050（转基因）	Ⅰ
	GI 13020	Ⅰ
	NOV 205	Ⅰ

第五节 抗原抗体复合物型乙肝治疗性疫苗

早在 20 世纪，教育部/卫生部医学分子病毒学实验室已开展了应用免疫原性复合物（IC）（HBsAg 与抗 HBs）组建 IC 型乙肝治疗性疫苗的研究。其核心机制为通过 IC 中抗体 Fc 段，介导 IC 中的 HBsAg 进入抗原提呈细胞（APC），打破对 HBsAg 的免疫耐受，启动一系列有效的细胞与体液免疫应答，达到治疗慢性乙肝的目的。这一思路 1995 年发表于 Lancet。经过 20 余年的实验与临床研究，随着国际学术界对抗体 Fc 及其受体的研究，IC 在机体免疫中的调控作用已不断被揭示。本节将对 IC 型治疗性乙肝疫苗的发展做一简述，并对其优势与不足进行评价。1984 年 Celis 等报道在 HBsAg 特异性 T 细胞克隆的培养液中加入抗 HBs，细胞在特异性抗原作用下可释放出更多包括 IFN-γ 的细胞因子。1987 年他们进一步在对小鼠体外的 DC-T 细胞间研究，也发现了加入特异性抗体后，可产生更强的免疫应答。这些实验提示乙肝病毒表面抗原抗体复合物可增强对机体的免疫原性。

1. 鸭乙肝动物模型的实验研究 为研究是否有可能用主动免疫逆转机体对乙肝病毒的免疫耐受性，笔者实验室于 1992 年报道，首先建立了鸭乙肝病毒（DHBV）的免疫耐受动物模型。通过将 DHBV 注入 1 日龄鸭，随访 22 周可发现持续血清 DHBsAg、DHBV DNA 阳性，在持续感染鸭中，未能检出 DHBsAg 或 DHBcAg 抗体。用 DHBsAg 或 DHBcAg 每隔 3 周免疫上述持续感染鸭共 3 次，也未能测及体液或细胞免疫，但对其他抗原免疫却能产生正常免疫应答，从而建立了针对 DHBV 的免疫耐受动物模型。在此模型上应用了 5 种不同的消除乙肝耐受状态的方法，包括用病毒包膜免疫原性强的肽段结合破伤风肽段等方法免疫耐受动物，结果发现用病毒的 IC 结合到金黄色葡萄球菌组成固相基质抗体抗原复合物（SMAAC）免疫耐受动物，有约 40% 的动物出现了血清表面抗原水平下降，60% 的动物血清 DHBV DNA 下降，并诱生 DHBsAg 抗体的效果。实验中意外发现作为对照的单用 DHBsAg-抗 DHBs 在鸭免疫耐受动物实验中也有使约 30% 耐受鸭逆转免疫耐受的作用，从而揭示了用 DHBsAg-抗 DHBs 作为治疗性疫苗的可能。此外，还发现用主动免疫法逆转机体对乙肝病毒的免疫耐受性仅在动物出壳后感染的动物有效，对于经卵感染的鸭无治疗作用，这显示出用治疗性疫苗逆转免疫耐受性的局限性。

2. 抗原抗体复合物在小鼠中的实验研究 进一步用哺乳类动物研究 HBsAg-抗 HBs 复合物（IC）的作用及机制。用 BALB/c 小鼠的腹腔巨噬细胞及脾、骨髓树突状细胞分别对比研究了与 HBsAg、抗 HBs 或 HBsAg-抗 HBs 共孵育后细胞摄取 HBsAg 的效率。结果显示 IC 可显著增加不同来源的 APC（腹腔巨噬细胞、骨髓来源的树突状细胞）摄取的 HBsAg。腹腔巨噬细胞与 HBsAg 共孵育后 HBsAg 的摄取率为 2.5%，但与 IC 共孵育后 HBsAg 的摄取率可达 65.4%，证明抗 HBs 可促进 APC 摄取 HBsAg。为了研究 IC 的增强作用是否与抗体的 Fc 相关，分别用羊抗 HBs、鼠抗 HBs 组建 IC 免疫鼠，结果显示用前者免疫所诱生的抗体远低于后者。因 APC 表面的 Fc 受体只识别同种动物抗体的 Fc 段，有种属特异性，羊抗体只有聚集 HBsAg 的作用而无通过 Fc 促进鼠 APC 摄取的能力，因此免疫效果差。以后，又用胃蛋白酶消化去除鼠抗 HBs 的 Fc 段后与 HBsAg 组建 IC，虽然抗体的 Fab 段能与抗原结合，但因缺少 Fc 段，鼠腹腔巨噬细胞吞噬复合物的百分率大大降低。

为研究被摄入 APC 的复合物中 HBsAg 能否提呈给 T 细胞，用鼠脾 T 细胞增殖反应检测抗原提呈效果。在体外，鼠巨噬细胞与 IC 共同孵育后，比单纯与 HBsAg 或单纯与鼠抗 HBs 孵育能显著提高鼠脾 T 细胞的增殖反应。用富集的鼠脾 T 细胞与经 IC 孵育后的巨噬细胞作用后，研究了 T 细胞激活后分泌的细胞因子。结果发现 T 细胞与 IC 孵育的巨噬细胞作用后，分泌的 IL-2 及 IFN-γ 均显著升高，而 IL-4 并未被诱生。结果证明巨噬细胞经 IC 作用后，可以激活相应的 T 细胞，所诱生的细胞因子属 Th1 类型。

为研究 IC 是否能在鼠体内诱生高效价的抗 HBs，用 IC 免疫鼠后，测定了鼠血清的抗 HBs 效价。经 IC 初次免疫后，血清抗体效价比单用 HBsAg 免疫的抗体效价略有升高；但再次免疫后，IC 免疫后诱生的鼠抗 HBs 效价[（3.9±0.3）log]可达单用 HBsAg 免疫的 10 倍以上[（2.4±0.25）log]。

综合小鼠的实验结果显示，IC 不仅可显著增加鼠巨噬细胞及树突状细胞摄取 HBsAg，激活 T 细胞增殖应答，还可增强其效应，即诱生更多的细胞因子（IL-2、IFN-γ）。

3. 设计 HBsAg-抗 HBs-sDNA（IC-sDNA）三重复合物 通过内源及外源 2 种途径提呈抗原，消除免疫耐受为了进一步提高 IC 的效果，设计了用质粒 DNA 取代氢氧化铝佐剂，通过内源及外源 2 种途径提呈抗原，以更有效消除免疫耐受的创新思路。利用笔者实验室已组建的带有编码 HBsAg 基因重组质粒 sDNA 取代氢氧化铝组建成 IC-sDNA 三重复合物。用三重复合物消除免疫耐受的机制是，摄入 IC 的 APC 通过外源性抗原加工后，提呈给 T 细胞，激活原来处于免疫耐受的免疫系统。同时加入的重组质粒 sDNA 在注射局部细胞内可通过表达 HBsAg，经内源性抗原提呈途径加工也提呈给 T 细胞。同时通过两种不同抗原提呈途径，可更有效地激活机体原来处于免疫耐受的免疫系统，以消除免疫耐受。此外，三重复合物在局部还可因 HBsAg-抗 HBs 吸引巨噬细胞，提高局部 sDNA 经内源性提呈抗原的效率。DNA 中的 CpG 还可优化 Th1 细胞应答的微环境。

首先分别用 HBsAg、IC、三重复合物（HBsAg-抗 HBs-sDNA）、IC 加空载体 DNA，以及单独重组质粒 sDNA 免疫正常小鼠。结果显示 IC 加 sDNA 或空载体 DNA 均能提高血清抗 HBs 滴度，前者略高于后者。但是分别检测各免疫组鼠脾细胞体外用 HBsAg 刺激后产生的 IL-2，则发现两组动物脾细胞产生的 IL-2 以三重复合物免疫鼠组为最高。

为进一步研究三重复合物消除免疫耐受的机制与效果，将购自 Jackson 公司的 HBsAg 阳性转基因鼠分为 5 组，并用以下不同免疫原分别免疫：HBsAg+氢氧化铝；HBsAg-抗 HBs（简称 IC）+氢氧化铝；IC+sDNA（简称三重复合物）；sDNA；另设一组不免疫对照鼠。共免疫 4 次，每次间隔 3～4 周。最后一次免疫后 7 天杀鼠测细胞免疫应答。免疫过程中定量测血清 HBsAg 及抗 HBs 的水平，结果对照鼠至 15 周，血清 HBsAg 持续上升，IC 组及三重复合物组鼠血清 HBsAg 均下降，但三重复合物组更显著（图 14-2）。这两组血清抗 HBs 水平的效价也显著上升，三重复合物组抗体效价最高（图 14-3）。脾细胞用 HBsAg 刺激产生的 IFN-γ 也是以 IC 与三重复合物为最高，特异性杀伤试验以三重复合物免疫最强。sDNA 组与 IC 组相似。杀鼠取肝脏做免疫组化检测，5 只用三重复合物免疫鼠肝细胞内 HBsAg 明显减少（图 14-4）。

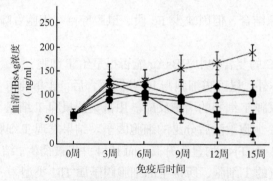

图 14-2 转基因鼠血清的动态 HBsAg 浓度

×为未免疫对照，▲为三重复合物免疫，■为 HBsAg-抗 HBs 复合物免疫，●及◆分别代表单纯 HBsAg 及 sDNA 免疫。可见用
IC 及三重复合物免疫的转基因鼠血清 HBsAg 下降明显，后者更明显

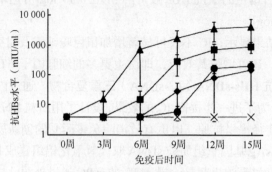

图 14-3 转基因鼠血清动态产生的抗 HBs 量

×为未免疫对照，▲为三重复合物免疫，■为 HBsAg-抗 HBs 复合物免疫，●及◆分别代表单纯 HBsAg 及 sDNA 免疫。可见 IC
及三重复合物免疫组均产生近 1000mIU/ml 或以上的抗 HBs，以后者最高

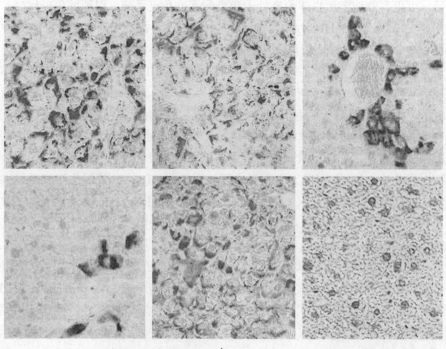

A

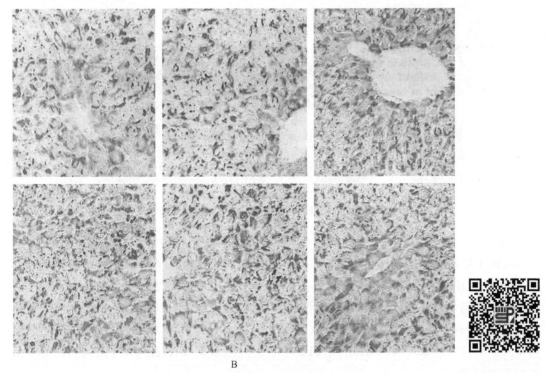

B

图 14-4　转基因鼠肝内 HBsAg 染色　　　　　图 14-4

A. 经过三重复合物免疫鼠肝内 HBsAg 染色（N-C 为正常鼠对照）；B. 同批未免疫鼠对照。

可见三重复合物组免疫鼠的肝内 HBsAg 明显较未免疫鼠减少

　　结果证实了原来的假设，即三重复合物不仅通过 IC 起作用，其中 sDNA 表达的 S 蛋白通过外源及内源性抗原提呈的过程和 DNA 中的 CpG 协同作用增强了消除免疫耐受的作用。

　　4. 组建人用 IC 及研究消除免疫耐受的机制及效应　为初试 IC 是否可消除对乙肝的免疫耐受状态，1993 年在 14 名慢性乙肝患者中进行了 IC 免疫原性研究，共肌内注射 3 针，每 3 周 1 次，随访 6 个月。结果 9/14 血清 HBV DNA 未测及，6/14 血清 HBeAg 转为阴性，2/14 抗 HBe 为阳性。所有接受注射者均未出现Ⅲ型变态反应。初试结果显示复合物有免疫原性，并有一定消除耐受性的效果。

　　为从机制上阐明 IC 在乙肝患者中是否存在树突状细胞提呈 HBsAg 的缺陷，在体外分别研究了慢性乙肝患者、注射乙肝疫苗后获得免疫者及感染乙肝后恢复并获得免疫者的树突状细胞 CD40、CD46、CD80 及 HLA 类分子表达量。发现慢性乙肝患者，特别是伴有病毒高度复制者树突状细胞的上述分子表达量最低。随后进一步对各组树突状细胞分别与 HBsAg、抗 HBs 及 IC 孵育后检测表达分子的变化。结果证实经与 IC 孵育后，上述免疫分子恢复表达量最高。此外还测定 IC、HBsAg，以及抗 HBs 作用后产生 IL-12 的量，结果也是与 IC 孵育后产生 IL-12 的量最多。体外实验结果证实在乙肝患者中，IC 通过调节 APC 及 T 细胞的功能可以改善慢性乙肝患者 APC 与 T 细胞的相互作用。

　　此后，与北京生物制品研究所合作开始研究用重组酵母菌表达 HBsAg 与人高效价免疫球蛋白组建 IC（图 14-5）。通过大量试验建立了生产工艺，生产的产品经过中国药品生物制品检定所的检定及专家论证，2002 年获得批准进入临床研究。

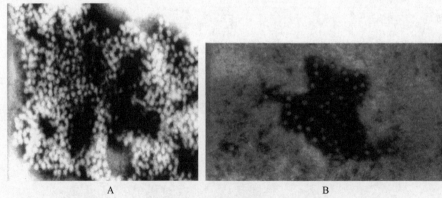

图 14-5 HBsAg-抗 HBs 复合物（IC）电子显微镜照片

A. 抗原与抗体比例适当；B. 抗体过量

临床 I 期研究（图 14-6）在 22 名正常人中用 IC 免疫 6 次，每次间隔 4 周，结果诱生高效价的抗 HBs 为 IgG1 及 IgG3 亚类，效价可达 1000 IU/ml。同时，Th1 类细胞因子（IFN-γ与 IL-2）也随免疫过程升高。2004 年开始临床 II 期研究，对 36 名慢性乙肝患者的研究发现对 IC 治疗有应答者（血清病毒 DNA 下降，HBeAg 血清转换）中，出现 Th1 类的细胞因子及血清 ALT 升高（显示有细胞杀伤反应）。研究结果显示 IC 在人体中有与动物实验相同的作用机制。

II b 期随机双盲对照的临床研究在 242 名 HBeAg 阳性患者中进行，每月注射 1 次，共注射 6 次，随访 6 月。乙克 60μg 免疫组病毒应答及部分应答率为 51.35%，HBeAg 血清转换率达 21.8%，类似 IFN 治疗 1 年的效果，与对照组（注射氢氧化铝组）差异有统计学意义。

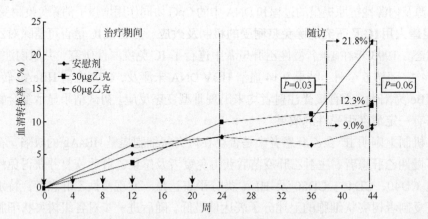

图 14-6 不同组别的乙肝患者经 IC 60μg、30μg 及安慰剂 6 次注射后的 HBeAg 血清转换率

III 期临床试验第一阶段在 450 名慢性乙肝患者中进行，根据临床研究者的意见，治疗方案改为 60μg 12 针及氢氧化铝 12 针，1 年疗程后，随访 24 周。结果因连续注射 1 年引起了免疫疲劳，特异性免疫显著下降，乙克 60μg 免疫组 HBeAg 血清转换率降为 14.0%，而氢氧化铝组则升至 21.9%。为了证实用乙克过度免疫所致的免疫疲劳，采用小鼠实验发现，当乙克注射次数增加时，细胞免疫功能下降；然而随着氢氧化铝注射次数增加，所激活的细胞固有免疫应答却可继续增强。由于近年来发现氢氧化铝具有明显的激活机体固有免疫效果，因此在乙克的临床研究中，氢氧化铝并非是空白对照，而是固有免疫激活剂。

目前正在进行的Ⅲ期临床试验第二阶段，将在 480 名慢乙肝患者中重新进行 60μg 乙克与氢氧化铝 6 针 1∶1 的双盲研究，以确证乙克的疗效。在推进Ⅲ期临床试验第二阶段研究的同时，笔者课题组完成了一项以阿德福韦为基础治疗，针对乙克治疗机制中的细胞因子等进行的小规模临床研究发现乙克免疫 6 针组 $CD4^+$ T 细胞的 Th1、Th2 细胞数升高，伴有 Treg 数下降，$CD8^+$ T 细胞中的 Tc1 和 Tc17 c 细胞数升高。对 38 种细胞因子的分析发现，乙克免疫组的 $CD4^+$ T 细胞 IL-2 与 IFN-γ 升高，抑制因子（IL-10、TGF-β 和 Foxp3）下降。

第六节　乙肝治疗性疫苗的机遇与挑战

乙肝病毒的分子生物学及免疫学研究始于 20 世纪 80 年代，至今已积累大量有关病毒蛋白的抗原性、免疫原性，以及病毒复制等主要特性的研究经验。此外，因乙肝病毒有小动物感染同一病毒科（鸭乙肝病毒、土拨鼠肝炎病毒等）的天然模型，以及已建立的数种转基因鼠模型及人源化鼠等，因此对选择适当的治疗性疫苗免疫原，检测体液及细胞免疫应答均有较好的参比标准。由于功能性治愈已成为目前国内外乙肝治疗的热点，治疗性疫苗已被多数学者所认同及推荐。至今，已有至少 6 种以上的治疗性疫苗进入临床研究，包括抗原抗体复合物型、乙肝核心抗原肽段–不同佐剂疫苗、集成多种合成肽疫苗、各种不同组合的 DNA 疫苗、基于树突状细胞的疫苗，以及用 DNA 疫苗预激活后用另一种带有靶 DNA 的病毒或病毒蛋白再刺激。由于乙肝治疗性疫苗有明确的疗效判断标准，如 HBeAg 血清转换、血清 HBV DNA 下降水平、肝功能氨基转移酶的正常化、HBsAg 下降程度及肝脏病理变化等，各种治疗性疫苗效果的判断比较客观。不同治疗性疫苗临床研究的结果可互相补充、互相借鉴，为今后进一步提高治疗性疫苗的效果奠定基础。

迄今乙肝治疗性疫苗的疗效仅在 25%～30%，与干扰素的疗效相当，这可能不仅仅与部分乙肝患者是胎内感染有关。由于治疗性疫苗属主动免疫，需要治疗对象有基本正常的固有免疫应答，如果机体的固有免疫已有缺陷，则很难对治疗性疫苗有所应答。在用治疗性疫苗的过程中会出现短暂的氨基转移酶升高，反映肝脏内出现 CTL 反应，对患者有一定的肝损伤，因此治疗性疫苗不能用于肝功能较差或已有肝纤维化的患者。此外，治疗性乙肝疫苗一般均出现后续应答，不像抗病毒药物很快出现应答。但正因为治疗性疫苗有后续效应，疗效可比较持久，停止治疗后出现反跳的概率较低，这是治疗性疫苗的优点。近来，将抗病毒治疗与干扰素进行序贯治疗，或做联合治疗，可以在极少数患者中出现 HBsAg 转阴，也为推进治疗性疫苗的序贯治疗和联合治疗奠定了基础。应用广谱中和性单克隆抗体、改造免疫细胞（如 CAR-T）、针对 TLR 的激活剂、多重抗原组成的治疗性疫苗、GM-CSF 结合疫苗治疗等开展新型治疗性疫苗是在已有临床研究基础上值得开展的科研项目，但是在开展这些项目时必须考虑经济效益。我国大多数乙肝患者是在边远、贫困地区，我国现行的医疗保险机制覆盖面有限，如果费用过高，很难达到普遍治疗患者的效益。此外，减少注射治疗性疫苗的次数，或以非注射途径使用治疗性疫苗使患者有更便捷的治疗方法，也是有应用价值的研究课题。

治愈乙肝的理想方案是完全清除乙肝病毒感染的细胞及清除 cccDNA，使患者的肝功能恢复正常，避免发生肝硬化与肝癌，但是目前尚需长期研究。根据现有积累的数据与结果，目前可以考虑采用最佳方案以清除 HBsAg，并使患者产生持久的抗 HBsAg 免疫。例如，笔者小组提出了"三明治"方案可供参考：鉴于核苷类抗病毒药物可清除患者体内 HBV DNA；在动物实验中注入中和性 HBsAg 抗体可以在一定时间内有效降低或清除血液中的 HBsAg；HBsAg-HBIG 作主动免疫可以诱生机体的 CD4、CD8 细胞应答及降低 Treg 等。现建议：第一层是用抗病毒药物降低病毒载量；第二层用现有的具有中和作用的抗 HBs 抗体作被动免疫，降低患者体内的 HBsAg，待 HBsAg 已降至很低或不可测及；第三层用具有强免疫作用的 HBsAg-HBIG 复合物型疫苗主动免疫或其他的主动免疫技术。当患者体内已不再有可测及的 HBV DNA 与 HBsAg，可能会与接种预防性疫苗一样产生有效的针对 HBV 的抗体与细胞免疫。这一方案是否为目前可行的最佳方案有待于科研学者、临床学者及管理专家们讨论、优化后付诸实施，予以考核。

总之，乙肝治疗性疫苗在诸多抗微生物感染的疫苗中是进展最快的，应该为开发这一领域积累更多的经验和教训。从中得到的经验和教训可为今后治疗性疫苗的发展奠定坚实的基础，希望相关研发者继续做出努力，不辜负人民的厚望。

（闻玉梅　复旦大学）

参 考 文 献

Al Mahtab M, Akbar SMF, Aguilar JC, et al, 2018. Treatment of chronic hepatitis B naïve patients with a therapeutic vaccine containing HBs and HBc antigens (a randomized, open and treatment controlled phase III clinical trial). PLoS One, 13 (8): e0201236.

Das A, Ellis G, Pallant C, et al, 2012. IL-10-producing regulatory B cells in the pathogenesis of chronic hepatitis B virus infection. J Immunol, 189 (8): 3925-3935.

Day CL, Kauffmann DE, Kiepiela P, et al, 2006. PD-1 expression on HIV-specific T cell is associated with T cell exhaustion and disease progression. Nature, 443 (7109): 350-354.

Diab A, Foca A, Fusil F, et al, 2017. Polo-like-kinase 1 is a proviral host-factor for hepatitis B virus replication. Hepatology, 66(6): 1750-1765.

Fontaine H, Kahi S, Chazallon C, et al, 2015. Anti-HBV DNA vaccination does not prevent relapse after discontinuation of analogues in the treatment of chronic hepatitis B: a randomised trial—ANRS HB02 VAC-ADN. Gut, 64 (1): 139-147.

Hanke T, 2006. On DNA vaccines and prolonged expression of immunogens. Eur J Immunol, 36 (4): 806-809.

Hösel M, Quasdorff M, Wiegmann K, et al, 2009. Not interferon, but interleukin-6 controls early gene expression in hepatitis B virus infection. Hepatology, 50 (6): 1773-1782.

Hu S, Liu X, Gao Y, et al, 2019. Hepatitis B virus inhibits neutrophil extracellular trap release by modulating reactive oxygen species production and autophagy. J Immunol, 202 (3): 805-815.

Koh S, Kah J, Tham CYL, et al, 2018. Nonlytic lymphocytes engineered to express virus-specific T-cell receptors limit hbv infection by activating APOBEC3. Gastroenterology, 155 (1): 180-193.

Lee AR, Lim KH, Park ES, et al, 2018. Multiple functions of cellular FLIP are essential for replication of hepatitis B virus. J Virol, 92 (16): e00339-18.

Li L, Sheng MH, Tong SP, et al, 1986. Transplancental transmission of hepatitis B virus. Lancet, 2 (8511): 872.

Livingston BD，Alexander J，Crimi C，et al，1999. Altered helper T lymphocyte function associated with chronic hepatitis B virus infection and its role in response to therapeutic vaccination in humans. J Immunol，162（5）：3088-3095.

Lu MJ，Yao X，Xu Y，et al，2008. Combination of an antiviral drug and immunomodulation against hepadnaviral infection in the woodchuck model. J Virol，82（5）：2598-2603.

Nebbia G，Peppa D，Schurich A，et al，2012. Upregulation of the tim-3/galectin-9 pathway of T cell exhaustion in chronic hepatitis B virus infection. PLoS One，7（10）：e47648.

Schmidt J，Blum HE，Thimme R，2013. T-cell responses in hepatitis B and C virus infection：similarities and differences. Emerg Microbes Infect，2（3）：e15.

Schurich A，Khanna P，Lopes AR，et al，2011. Role of the coinhibitory receptor cytotoxic T lymphocyte antigen-4 on apoptosis-Prone CD8 T cells in persistent hepatitis B virus infection. Hepatology，53（5）：1494-1503.

Seeger C，Mason WS，2000. Hepatitis B virus biology. Microbiol Mol Biol Rev，64（1）：51-68.

Tian C，Chen Y，Liu Y，et al，2018. Use of ELISpot assay to study HBs-specific B cell responses in vaccinated and HBV infected humans. Emerg Microbes Infect，7（1）：16.

Wang FS，Zhang Z，2009. Host immunity influences disease progression and antiviral efficacy in human infected with hepatitis B virus. Expert Rev Gastroenterol Hepatol，3（5）：499-512.

Wang XY，Wen YM，2018. A "sandwich" strategy for functional cure of chronic hepatitis B. Emerg Microbes Infect，7（1）：91.

Wen YM，2009. Antigen-antibody immunogenic complex：promising novel vaccines for microbial persistent infections. Expert Opin Biol Ther，9（3）：285-291.

Wen YM，Qu D，Zhou SH，1999. Antigen-antibody complex as therapeutic vaccine for viral hepatitis B. Int Rev Immunol，18（3）：251-258.

Wen YM，Wu XH，Hu DC，et al，1995. Hepatitis B vaccine and anti-HBs complex as approach for vaccine therapy. Lancet，345（8964）：1575-1576.

Xu DZ，Huang KL，Zhao K，et al，2005. Vaccination with recombinant HBsAg-HBIG complex in healthy adults. Vaccine，23（20）：2658-2664.

Xu DZ，Zhao K，Guo LM，et al，2008. A randomized controlled phase Ⅱb trial of antigen-antibody immunogenic complex therapeutic vaccine in chronic hepatitis patients. PloS One，3（7）：e2565.

Xu YF，Hu YW，Shi BS，et al，2009. HBsAg inhibits TLR9-mediated activation and IFN-α production in plasmacytoid dendritic cells. Mol Immunol，46（13）：2640-2646.

Yao X，Zheng BJ，Zhou J，et al，2007. Therapeutic effect of hepatitis surface antigen-antibody complex is associated with cytolytic and non-cytolytic immune responses in hepatitis B patients. Vaccine，25（10）：1771-1779.

Zhao J，Zhang Z，Luan Y，et al，2014. Pathological functions of interleukin-22 in chronic liver inflammation and fibrosis with hepatitis B virus infection by promoting T helper 17 cell recruitment. Hepatology，59（4）：1331-1342.

Zheng BJ，Zhou J，Qu D，et al，2004. Selective functional deficit in dendritic cell –T cell interaction is a crucial mechanism in chronic hepatitis B virus infection. J Viral Hepat，11（3）：217-224.

Zhou C，Li C，Gong GZ，et al，2017. Analysis of immunological mechanisms exerted by HBsAg-HBIG therapeutic vaccine combined with Adefovir in chronic hepatitis B patients. Hum Vaccin Immunother，13（9）：1989-1996.

第十五章　丙肝治疗性疫苗
Therapeutic Vaccines for Viral Hepatitis C

摘　要

丙肝由丙肝病毒（hepatitis C virus，HCV）感染引起，是一种世界性的公共卫生问题。引起的慢性丙肝易导致肝硬化，并最终发展成原发性肝细胞肝癌引起死亡。目前虽已开发有效的针对 HCV 的直接抗病毒药物，但也存在抗药性突变及药物价格高昂等问题。为达到彻底消灭丙肝的目的，疫苗的发展不可或缺。HCV 分子生物学和免疫学领域的进展为研发有效的预防性及治疗性疫苗提供了良好的理论和实验基础。有效的 HCV 疫苗可能需要同时诱导高滴度、高交叉反应中和抗体及包含辅助性 T 细胞和细胞毒性 T 细胞在内的广泛和多特异性的细胞免疫反应。通过改变疫苗的组分及免疫途径等，目前已开发了多种新型 HCV 疫苗，包括多肽疫苗、重组的亚单位蛋白疫苗、病毒样颗粒、DNA 疫苗、重组的非致病性病毒载体疫苗等，部分在临床试验中显示出较好的效果。

　　HCV 感染是一个全球性的公共卫生问题。据 2015 年统计，全球约有 7000 多万（约 1% 的人口）慢性丙肝患者。HCV 慢性感染易导致肝硬化（cirrhosis）。每年有 2%～6% 的丙肝相关的肝硬化患者发展成肝癌。我国的 HCV 流行率为 0.38%～3.0%。据中国疾病预防控制中心数据，我国 2017 年新增 HCV 感染人数约 21 万。目前，HCV 感染的标准治疗方案是多种直接抗病毒药物（direct-acting antiviral agents，DAA）的联合使用，针对各种基因型的有效率可达约 90%。但由于抗病毒药物价格高昂、治疗普及率低及耐药性突变等问题，有效防治 HCV 感染仍需要有效的疫苗。迄今，HCV 分子生物学和免疫学领域的不断发展，为研发有效的预防性及治疗性疫苗提供了良好的理论和实验基础。目前国内外科学家们通过改变疫苗的组分及免疫途径等开发了多种新型 HCV 疫苗，包括多肽疫苗、重组的亚单位蛋白疫苗、病毒样颗粒、DNA 疫苗、重组的非致病性病毒载体疫苗及多价疫苗等，部分已在动物模型及临床试验中显示出一定的效果。

第一节　丙肝病毒的病毒学特性

一、丙肝病毒的基本生物学特性

　　HCV 是具有包膜的单正链 RNA 病毒，属于黄病毒科。病毒基因组全长约 9.6kb，编码单一可读框（open reading frame，ORF）。可读框的 5'端和 3'端均为非编码区（non-translated region，NTR）。可读框编码一大小约 3000 个氨基酸的多蛋白前体，经病毒自身编码的蛋白酶及宿主细胞的蛋白酶剪切加工后形成至少 10 个蛋白，包括结构蛋白——衣壳蛋白（core）、包膜蛋白 E1、包膜蛋白 E2；非结构蛋白——p7、NS2、NS3、NS4A、NS4B、NS5A、NS5B。病毒非结构蛋白在宿主细胞内质网膜表面组装复制酶（replicase）进行基因复制。

HCV 基因组序列多变，据序列差异，目前 HCV 可分为 7 种基因型（1~7），各型别间的核苷酸序列差异大于 30%。每一种基因型别还可以包括多种亚型，其核苷酸差异约为 20%。常见亚型包括 1a、1b、2a、2b、4a、4a 和 6a，其中亚型 1b、2a 和 2b 最为常见，广泛分布于欧洲及亚洲地区，主要由于过去输血感染引起。有些基因型呈现一定地域分布特点，如 3 型和 6 型主要分布于印度和东南亚。在我国基因型 1、3 和 6 均有流行，其中以 1b 和 2a 为主。多种基因型的流行及基因型间较大的序列差异是研发有效 HCV 疫苗的一大挑战。

HCV 颗粒由 core，包膜蛋白 E1、E2 及基因组 RNA 组成。核心蛋白 core 翻译后定位于内质网表面，包膜蛋白 E1、E2 翻译后穿入内质网腔。病毒复制产生的子代病毒基因组被核心蛋白识别，朝内质网腔进行出芽（budding），经宿主的囊泡运输途径进行释放。E1、E2 为 I 型膜蛋白，其 N 端为胞外域（ectodomain）（E1 约 100 个氨基酸，E2 约 360 个氨基酸），C 端为约 30 个氨基酸的跨膜区（TMD）。跨膜区可介导 E1、E2 形成非共价结合的异源二聚体，但成熟病毒颗粒可能依赖二硫键进一步稳定。E1、E2 的异源二聚体在病毒进入过程中可能介导膜融合，为病毒进入（entry）所必需。

E1、E2 序列含有许多高变区（HRV），如 E2 的前 27 个氨基酸构成 HRV1，能诱导型别特异性的抗体。E2 可以直接和病毒受体 CD81、DC-SIGN、L-SIGN、SR-B I 等结合，介导病毒进入。HCV 的受体还包括细胞紧密连接蛋白 CLDN1 和 OCLN。CLDN1 不直接结合病毒蛋白，而是与 CD81 结合而参与病毒的晚期进入阶段。

在体内，HCV 病毒颗粒不是以单纯病毒颗粒存在，在释放过程中病毒颗粒可能通过与宿主的极低密度脂蛋白（very low density lipoprotein，VLDL）颗粒相互作用与 VLDV 颗粒共同组成一个双颗粒（dual particle model）；或宿主脂蛋白（lipoprotein）如 ApoE 等在病毒颗粒释放过程中直接掺入到病毒颗粒表面，形成一个杂交病毒颗粒（hybrid particle）。病毒颗粒上的脂蛋白可能促进病毒进入肝细胞及帮助逃逸中和抗体的识别。

二、丙肝病毒的细胞及动物模型

HCV 的细胞及动物感染模型的建立异常困难。目前利用肝癌细胞系 Huh7 及其先天免疫缺损的衍生细胞系 Huh7.5，可以构建体外的细胞复制及感染模型，但仅局限于某些特定的病毒基因型。目前高效的细胞感染模型多利用一株 2a 基因型的 JFH1 毒株及其各种适应性突变体。利用 JFH1 序列构建的感染性克隆，经体外转录产生病毒基因组 RNA，其被导入 Huh7.5 细胞后可起始病毒复制周期，产生子代病毒颗粒（HCVcc）。通过细胞系产生的病毒颗粒可以成功感染黑猩猩和人肝嵌合小鼠等动物模型，且感染动物后释放的病毒颗粒表现出比细胞来源的病毒颗粒更小的密度及更高的感染力。

黑猩猩是目前已知唯一高效的可被 HCV 自然感染的动物模型，但价格、伦理等原因限制了它的应用。有报道 HCV 可自然感染树鼩（tree shrew），但病毒复制水平较低（血清中病毒滴度为 $10^2 \sim 10^5$ 拷贝/毫升），且树鼩难驯化成品系，限制了其推广应用。利用异种移植（xenotransplantation），可以构建嵌合有人肝细胞的 HCV 小鼠模型。将携带 HCV 亚基因复制子的人肝癌细胞系移植到严重联合免疫缺陷（SCID）小鼠构建的模型可以用于评价在动物体内的病毒复制水平。为促使移植的人肝细胞在小鼠肝脏中增殖且表现出比小鼠肝细胞更好的增殖优势，常利用诱导小鼠肝损伤来促使人肝细胞的再生与增殖。例如，利用尿激酶型纤溶酶原激活物（urokinase plasminogen activator）来诱导肝损伤，在 SCID 小鼠中构建的 Alb-uPA 小鼠，移植人肝细胞后，可以支持稳定的、高水平的 HCV 感染，该模型被广泛应用于病毒进入及抗体中和效果等实验，但该小鼠存在低存活时间及繁殖困难等缺点。敲除延胡索酰乙酰乙酸水解酶（fuarylacetoacetate hydrolase，FAH）抑制酪氨酸分解途径导致小鼠肝损伤，但利用 NTBC[2-（2-硝基-4-三氟甲基苯甲酰基）-1，3-环己二酮]抑制其通路中的另一个酶可以缓解此表型。经 NTBC 喂养的 $FAH^{-/-}$ 小鼠可以较好地生存和有效繁殖。利用 $FAH^{-/-}$ 小鼠与免疫缺陷的 FRG 小鼠杂交得到的小鼠可用于人肝细胞移植，能有效地被细胞来源的 HCV 及患者血清来源的 HCV 感染。

以上异体移植小鼠模型均存在免疫缺陷，不能用于疫苗的评价。人源化小鼠模型（humanized mice），如重构有人免疫系统的（human immune system，HIS）小鼠模型可能弥补此缺陷。在由 AFC8 诱导肝损伤的免疫缺陷小鼠（$Rag2^{-/-}$ γC-null）中移植 CD34$^+$ 人造血干细胞得到的人源化小鼠可以感染患者血清来源的 HCV，病毒基因组 RNA 在肝脏内可持续 1～4 个月，但未检查到病毒血症。表达有人源的 HCV 受体 CD81 和 OCLN 的小鼠可以支持 HCV 在小鼠体内的进入，进一步删除小鼠的固有免疫系统，可以支持 HCV 的完整复制周期。我国学者报道转基因人源化的 CD81 和 OCLN 的 ICR 小鼠可以支持 HCV 的完整感染周期，无须进行固有免疫系统的敲除。

第二节　丙肝病毒感染的免疫学机制

HCV 入侵机体后，被模式识别受体（pattern recognition receptor，PRR）识别，激活宿主固有免疫（innate immunity），产生干扰素等多种细胞因子，进而激活和调控适应性免疫（adaptive immunity）。固有免疫及适应性免疫互相协作，可清除病毒；若清除失败，则导致病毒慢性感染。

一、丙肝病毒与固有免疫

病毒颗粒或外排体（exosome）包裹的病毒基因组和病毒颗粒可被位于免疫细胞如 pDC 等的表面及内体（endosome）内的 Toll 样受体（Toll-like receptor，TLR）识别，激活固有免疫通路，产生干扰素等细胞因子。在肝脏细胞内，病毒复制产生的双链 RNA 复制中间体可被胞内受体 MDA5 识别，产生干扰素。在急性感染 HCV 后清除的患者中，其 PBMC 内能检测到强的固有免疫激活，且随病毒清除而消失。

二、丙肝病毒与适应性免疫

HCV 特异性 T 细胞对于 HCV 的清除非常重要。黑猩猩体内去除 CD4$^+$ T 细胞后，如再次感染 HCV 时因丧失 CD8$^+$ T 细胞介导的保护性免疫反应，则导致持续性感染。在 HCV 感染后，宿主适应性免疫出现较晚。在自限性感染或慢性感染中一般均待感染后 8～12 周方能检测到 T 细胞免疫；抗体及中和抗体的产生更晚，往往需 4 个月以上。自限性感染的患者较慢性感染的患者，其体内能诱生更好的 CD4$^+$ T 细胞反应，表现为更好的 T 细胞增殖和 IL-2、IFN-γ 及 TNF-α 的产生。在感染初期，自限性感染患者和慢性感染患者体内，CD8$^+$ T 细胞功能均迟缓，表现为增殖缺陷、IFN-γ 分泌低下及细胞表面表达免疫抑制分子 PD-1 等。但在自限性感染患者体内，在 CD4$^+$ T 细胞，尤其是表达 IL-17A 及 IL-21 的 CD161^{hi}CCR6$^+$CD26$^+$ CD4$^+$ T 细胞的帮助下，CD8$^+$ T 细胞表面 PD-1 分子减少，Bcl-2 和 IL-7 受体 CD127 分子表达增加，功能恢复，可清除病毒。

相较于一般引起自限性感染的甲肝病毒（HAV）和乙肝病毒（HBV），HCV 感染能诱生更强的固有免疫，由此产生的干扰素可能阻止 CD4$^+$ T 细胞的激活。在 LCMV 持续性感染模型中证实，抑制干扰素的信号通路可恢复病毒特异性的 CD4$^+$ T 细胞功能，促进病毒的清除。

已有的大部分研究认为，中和抗体在 HCV 感染过程中的保护作用非常有限。用真核载体表达的重组膜蛋白免疫黑猩猩，可以保护动物免受同株病毒的攻击，然而对异株病毒攻击却没有明显的保护作用。而且，HCV 急性感染后的特异性抗体反应出现较晚，中和抗体滴度低且寿命很短，在 HCV 自限性感染清除后，抗体的滴度减弱甚至消失。此外，在 HCV 编码的诸多抗原蛋白质中，与机体保护性免疫关系最密切的中和抗原，恰恰位于变异最大的 HRV1。由于 HRV1 变异频率较高，当机体针对新表位产生应答时，使机体对原 HVR1 克隆产生的抗体失去对新表位的识别和有效中和，不能有效地清除病毒准种或其他型别病毒株的感染。HVR1 还可以模拟免疫球蛋白 IgG 可变区结构，伪装成宿主自身抗原，从而达到逃逸体液免疫应答的目的。删除 HRV1 在体内及体外都不显著影响病毒感染和复制，虽然删除 HRV1 可能降低 E1/E2 的免疫源性，但删除 HRV1 的 E1/E2 疫苗可能诱生针对其他保守部位的中和抗体，使研发有效的 HCV 疫苗成为可能。

三、丙肝病毒的免疫逃逸

HCV 的 RNA 聚合酶缺乏核酸外切酶校正功能，致使病毒复制的忠实性低，易发生"错误倾向"的复制，使 HCV 基因组具有高度异质性，HCV 序列变异伴随 T 细胞识别表位的改变。已证实，病毒氨基酸置换可以抑制 CD4$^+$ 和 CD8$^+$ T 细胞的识别。在 HCV 黑猩猩慢性感染过程中，感染开始的 16 周内发现了病毒的多表位变异，变异的表位可以拮抗迅速出现的特异性 CTL 反应。研究还发现，慢性感染的丙肝患者的 Th 表位也存在或多或少的变异，变异的表位失去刺激 T 细胞增殖分化的能力，与 CTL 表位不同，Th 表位的变异可直接导致该表位丧失对特异性细胞和体液免疫的辅助与调节作用，其机制可能是通过拮抗

T 细胞受体（TCR），抑制信号转导，从而使 HCV 得以逃逸宿主的免疫监视。反复暴露于低剂量的 HCV 抗原可诱导调节性 T 细胞（Treg），抑制抗病毒免疫。

第三节 丙肝预防与治疗性疫苗的研发

一、丙肝病毒疫苗研发的可行性及难点

丙肝预防性与治疗性疫苗究竟应该诱导什么形式的免疫应答才可以达到预期的预防和治疗效果？基于现在对控制病毒感染的认识，一种理想的疫苗应能诱生特异性的、活跃的细胞免疫应答，包括 CD4$^+$和 CD8$^+$ T 细胞免疫应答；还要能诱生较强的体液免疫反应，产生针对不同病毒基因型别的交叉保护抗体。

在自限性感染患者体内有少数 HCV 特异性的记忆 T 细胞能长期存在，且能被 HCV 在体外再次激活。有证据提示初次感染 HCV 自动清除的患者再次感染 HCV 的概率大大降低，提示免疫保护的存在。虽然发现 HCV E2 的 HVR1 区多肽序列高度变异，但部分位点的氨基酸仍相当保守，而且不同株病毒 HVR1 区间存在高度的交叉免疫反应性，因此如选择多段具有不同高交叉反应性的 HVR1 肽构建嵌合多肽，可能组建能诱生广谱中和抗体的融合抗原。HCV 结构蛋白 core 和非结构蛋白如 NS3、NS4 和 NS5 的氨基酸序列相对保守，在不同 HCV 基因型之间存在许多保守性 CD4$^+$和 CD8$^+$ T 细胞表位，针对上述抗原表位，可能研制 T 细胞疫苗来激活患者的 T 细胞反应，可能作为一种抗病毒策略（治疗性疫苗），且具有预防 HCV 感染的潜力。

二、研制丙肝病毒疫苗的新途径和新方法

为了增强疫苗的广谱性和有效性，针对 HCV 疫苗探索了多种新途径和新方法，如通过改变疫苗的组分或免疫途径等来增强疫苗的作用，包括多肽疫苗、重组的亚单位蛋白疫苗、病毒样颗粒、DNA 疫苗、重组的非致病性病毒载体疫苗（腺病毒载体和痘病毒载体）。其优势和局限详见表 15-1。

表 15-1 各种 HCV 疫苗及其优缺点

HCV 疫苗	优势	局限
多肽	低毒，诱生细胞免疫和体液免疫	免疫原性局限在几个表位
重组包膜糖蛋白	低毒，有交叉免疫	细胞免疫局限；免疫应答局限于结构蛋白
DNA 疫苗	较强的细胞免疫和体液免疫，能包括多个基因型	在人体内免疫原性降低
腺病毒载体疫苗	有效地诱生细胞免疫应答，进行过临床试验	预先存在对腺病毒的免疫会降低疫苗的免疫原性
痘苗病毒载体疫苗	有效地诱生细胞免疫应答，进行过临床试验	在免疫缺陷的患者间传播

修改自 Stoll-Keller F, Barth H, Fafi-Kremer S, et al. Development of hepatitis C virus vaccines: challenges and progress. Expert Rev Vaccines, 2009, 8: 333-345.

三、预防性丙肝病毒疫苗及其免疫保护评价

　　鉴于 HCV 包膜蛋白与细胞表面受体结合、介导病毒入胞，针对包膜蛋白的疫苗仍是预防性疫苗的首选。最早使用重组的 HCV E1 和 E2 包膜糖蛋白联合佐剂免疫黑猩猩，能够诱生出抗包膜抗体和针对 E1 和 E2 的 $CD4^+$ T 细胞免疫。免疫组与未免疫组相比，感染慢性化的概率降低。但是此疫苗并不能保护动物免受急性感染。我国学者利用果蝇细胞表达可溶性的 HCV E2（sE2），免疫猴子产生的抗体在细胞模型中可以中和多种基因型别的感染性克隆产生的病毒；随后利用基因型 1a、1b 和 3a 的 sE2 形成的三价疫苗，可以在小鼠和猴子体内诱生具有广谱中和活性的抗体。

　　针对 E2 的 DNA 疫苗或腺病毒载体疫苗，相较对照组 HCV 感染慢性化，疫苗可以加快黑猩猩的急性清除。联合应用 DNA 疫苗和腺病毒载体疫苗，先用表达 core、E1、E2、NS3-5 的 DNA 疫苗免疫正常黑猩猩，然后用表达 NS3-5 的腺病毒载体疫苗加强免疫，能诱生 HCV 特异性的 T 细胞免疫应答和长效的 E2 特异性中和抗体。但此疫苗免疫的动物再感染后仍有较高比例呈现慢性化。使用 HCV 非结构蛋白作为免疫原免疫动物，先使用表达 NS3-5B 的腺病毒载体疫苗免疫正常黑猩猩，然后用表达 NS3-5B 的 DNA 载体疫苗加强免疫。免疫后的动物产生了具有交叉免疫功能的 T 细胞应答，大部分动物能在短暂的病毒血症后清除感染，病毒滴度的峰值较未免疫动物降低 100 倍。

　　利用复制性的病毒载体如痘苗病毒，构建表达 HCV 1b 衣壳蛋白、E1、E2、p7、NS2 和 NS3 的痘苗病毒疫苗，免疫正常黑猩猩后，再用病毒攻击，黑猩猩能产生强的针对 NS3 的细胞免疫应答，且最终能清除 HCV 的急性感染。

　　以上这些结果提示，通过适当的免疫策略能够一定程度上控制 HCV 感染，但是预防作用未能取得理想的效果。

四、丙肝病毒治疗性疫苗的研究现状

　　治疗性疫苗的目的是在 HCV 慢性感染患者的体内从头诱生 HCV 特异性的细胞免疫反应，或者纠正已经感染 HCV 的患者体内存在的 T 细胞功能障碍，以达到控制或者清除病毒感染的目的。鉴于结构蛋白 core 和非结构蛋白如 NS3、NS4 和 NS5 的氨基酸序列较为保守，在不同基因型之间存在许多保守性 $CD4^+$ 和 $CD8^+$ T 细胞表位，研制针对上述抗原及其表位的 T 细胞疫苗成为治疗性疫苗的重点。目前，已有多种策略用于治疗性疫苗的研究，不少疫苗已完成细胞表位的筛选鉴定和动物实验，部分已有应用于人体临床试验的研究报道。

　　ChronVac-C 是一种基于 HCV 非结构蛋白 NS3 的 DNA 疫苗，在 NS3 DNA 疫苗研究的基础上，将 HCV1 型的 NS3-4A 全长基因序列克隆进真核表达载体（NS3/4A-pVAX1），与单纯只有 NS3 全长基因的质粒（NS3-pVAX1）相比，发现 NS3 在真核细胞内的表达显著增强，并且免疫小鼠后诱导显著增强的特异性免疫反应。对此真核载体进行密码子优化，使 NS3 表达进一步增强。优化后的表达质粒连接到金颗粒，经基因枪肌内注射小

鼠后，小鼠体内能产生大量的抗 NS3 抗体及 NS3 特异性的 CD8$^+$ T 细胞。此外，金颗粒经皮下注射免疫小鼠后，在肝脏中能够发现有 NS3 的特异性 T 细胞浸润，可通过 CD8$^+$ T 细胞清除表达 NS3/NS4A 的肝脏细胞，提示免疫产生的外周特异性 T 细胞能够游走到肝脏而发挥作用。

近年以酵母为载体的疫苗在 HCV 治疗性疫苗研究中也得到了应用并取得了较好的结果。酵母细胞壁有很多佐剂成分，其能与树突状细胞和巨噬细胞受体如 TLR2、TLR4、TLR6、CD14、Dectin-1、Dectin-2、DEC-205 和甘露糖受体家族等相互作用。全酵母细胞被树突状细胞吞噬以后，可以上调细胞表面包括黏附分子（ICAM-1、CD54）、协同刺激因子（B7-1、B7-2、CD80、CD86）、MHC-I 和 MHC-II 类分子等的表达，刺激细胞因子 IL-12 的分泌。酵母表达的病毒蛋白通过 MHC-I 和 MHC-II 类分子有效交叉提呈，从而产生针对病毒蛋白的特异性辅助性 T 细胞和 CTL 介导的免疫应答。

GI5005 是一种表达 HCV NS3-core 多肽的重组酵母疫苗，其将 HCV NS3 第 89~350 位的 262 个氨基酸和 core 蛋白第 2~140 位的 139 个氨基酸通过连接氨基酸相连组成一个多肽，并在其 N 端加上防止蛋白酶降解的多肽片段，在其 C 端加上一个 ED 序列以增加 core 蛋白的亲水性。表达此多肽的 CUP1 启动子可由铜离子诱导。此多肽（或蛋白）在酵母细胞中的表达水平为 2000~6000ng/YU（1YU=1×10^7 酵母细胞）。动物实验中，将 GI5005 免疫 C57BL/6 小鼠 3 周（每周 1 次，每次 5YU），7 天后分离小鼠的脾脏细胞并在体外再用 GI5005 刺激，通过 ^{51}Cr 释放实验发现，与对照相比，GI5005 免疫的脾细胞能够显著地杀死表达 NS3 的 EL4 细胞，提示 GI5005 免疫小鼠诱导了显著的杀伤性 T 细胞。同时 GI5005 能够刺激体外小鼠的脾脏细胞分泌大量的 IL-6、IFN-γ、TNF-α 和 IL-12 等 Th1 细胞因子。GI5005 的免疫效果与免疫剂量和免疫次数呈正相关。将表达 NS3 的肿瘤细胞接种 GI5005 免疫的小鼠，小鼠能够清除肿瘤细胞。在临床 I 期试验中，单独接受 GI5005 免疫治疗的 HCV 患者表现出很好的耐受性，患者体内能够显著诱导出 HCV 特异性的 T 细胞并能够降低患者 ALT 和病毒 RNA 水平。在 II 期随机双盲试验中，将患者随机分成 2 组，对照组 65 人接受 HCV 标准治疗（IFN-α 和利巴韦林），而免疫组采用三联疗法，其中患者首先接受 GI5005 免疫 12 周，每次免疫 40YU 后，再用 GI5005（每月免疫 1 次）联合标准治疗法治疗 48 周，在免疫组中对于之前曾接受标准疗法无效的 HCV 感染患者，则需延长三联疗法至 72 周。最后试验结果显示，在免疫组中未治疗或者治疗无应答者经过 48 周治疗后，其中 ALT 恢复正常的患者比例与标准治疗组相比有明显的提高，其 ALT 的回复在治疗早期即可看到，免疫组 53 人中有 37 人病毒 RNA 水平显著降低（低于 25IU/ml），而标准治疗组中 49 名先前未接受任何治疗的患者中有 27 人病毒 RNA 水平显著降低。

在一项队列研究中，利用重组的包膜蛋白 E1 联合佐剂铝免疫 HCV 患者，大多数的患者有较强的体液免疫和细胞免疫。38% 的免疫者肝脏组织病理有改善，41% 无变化，21% 恶化；但是肝脏组织病理显示改善的患者，其血清 HCV RNA 的水平没有变化；患者血清氨基转移酶的水平呈现下降趋势。

还有研究者使用含有 7 个 HCV T 细胞相关表位的合成多肽（IC41）作为治疗性疫苗。IC41 在一小部分 HCV 药物治疗不应答的患者中能够诱生 HCV 特异性的 Th1 细胞免疫应答；可导致患者血清病毒滴度持续降低。

此外，也有研究者开发了基于痘苗病毒的 HCV T 细胞诱导型疫苗（TG4040）。TG4040 作为一种重组疫苗，其载体痘苗病毒经过在鸡胚中连续传代，毒性大大减弱，该载体可表达 HCV 1b 型的 NS3、NS4 和 NS5B 蛋白。实验发现人对这种疫苗的耐受较好，对某些患者体内的病毒载量有一定的影响。15 名未经过治疗的 HCV 1b 感染患者，分成 3 组，第一组 3 人用 10^6 pfu 免疫，第二组 3 人用 10^7 pfu 免疫，第三组 9 人用 10^8 pfu 免疫，免疫时间为第 1 天、第 8 天和第 15 天。使用最高剂量的免疫组，在第一次免疫 6 个月后用同样的剂量加强免疫。所有患者在最后一次免疫后随访 6 个月。同时检测他们血液中 HCV RNA 的水平，进行 T 细胞增殖试验，ELISPOT 检测 IFN-γ 的产生及其他细胞因子的产生。实验结果显示在 15 名患者中，不良反应症状轻微，最常见的是流感样症状和注射局部症状。15 名患者中有 7 人病毒载量下降，下降的程度（IU/ml）从 0.5log 到 1.4log 不等。5 名患者出现在第一和第二组。在前两组中，50%的患者能检测到病毒特异性 IFN-γ 的产生。病毒载量下降最多的患者体内针对 NS3 和 NS4 的、能产生 IFN-γ 的 T 细胞也多。在第三组中，疫苗诱生的免疫反应很弱，几乎检测不到。上述结果提示 TG4040 有较好的耐受性，能诱生针对 HCV 的特异性免疫反应。

综上所述，HCV 治疗性疫苗的设计途径多种多样，虽都有一定的作用，但是每一种疫苗都有其缺陷，不能完全清除病毒的慢性感染状态。因此，对 HCV 与宿主免疫系统的相互作用及病毒蛋白如何调节免疫应答，还需要更深入的认识。

HCV 发现至今已近 30 年，虽在分子生物学方面取得了实质性突破，在免疫学方面有一些进展，但 HCV 感染的免疫学机制及免疫策略方面尚有许多亟待解决的问题：在体液免疫方面，希望进一步寻找交叉反应性的 HVR1 或通过优势组合设计广谱交叉中和表位；在细胞免疫方面，重点应筛选和组合高保守、高覆盖、高活性的 T 细胞表位。一个有效的 HCV 疫苗可能需要同时诱导高滴度的、长期存在的高交叉反应中和抗体及包含辅助性 T 细胞和 CTL 在内的广泛的、强烈的和多特异性的细胞免疫反应。从最低的要求来看，HCV 疫苗只要能够防止 HCV 感染慢性化或治疗 HCV 引起的慢性丙肝就可满足需要，并不一定要具有诱导清除性免疫的能力。有机地结合体液免疫和细胞免疫，可能仍是发展丙肝预防，特别是治疗性疫苗的理想方向。此外，建立能真正模拟人体 HCV 感染并能评价免疫效果的 HCV 动物模型，发展新型高效的免疫佐剂，可能也是丙肝预防性和治疗性疫苗取得突破的关键。

（易志刚 袁正宏 复旦大学）

参 考 文 献

Ahlen G，Nystrom J，Pult I，et al，2005. In vivo clearance of hepatitis C virus nonstructural 3/4A-expressing hepatocytes by DNA vaccine-primed cytotoxic T lymphocytes. J Infect Dis，192：2112-2116.

Amako Y，Tsukiyama-Kohara K，Katsume A，et al. 2010. Pathogenesis of hepatitis C virus infection in *Tupaia belangeri*. J Virol，84：303-311.

Bissig KD，Wieland SF，Tran P，et al，2010. Human liver chimeric mice provide a model for hepatitis B and C virus infection and treatment. J Clin Invest，120：924-930.

Chen J，Zhao Y，Zhang C，et al，2014. Persistent hepatitis C virus infections and hepatopathological manifestations in immune-competent humanized mice. Cell Res, 24: 1050-1066.

Dorner M, Horwitz J A, Robbins JB, et al, 2011. A genetically humanized mouse model for hepatitis C virus infection. Nature, 474: 208-211.

Folgori A, Capone S, Ruggeri L, et al, 2006. A T-cell HCV vaccine eliciting effective immunity against heterologous virus challenge in chimpanzees. Nat Med, 12: 190-197.

Forns X, Payette P J, Ma X, et al, 2000, Vaccination of chimpanzees with plasmid DNA encoding the hepatitis C virus(HCV)envelope E2 protein modified the infection after challenge with homologous monoclonal HCV. Hepatology, 32: 618-625.

Frelin L, Alheim M, Chen A, et al, 2003. Low dose and gene gun immunization with a hepatitis C virus nonstructural (NS) 3 DNA-based vaccine containing NS4A inhibit NS3/4A-expressing tumors *in vivo*. Gene Ther, 10: 686-699.

Haller AA, Lauer GM, King TH, et al, 2007. Whole recombinant yeast-based immunotherapy induces potent T cell responses targeting HCV NS3 and Core proteins. Vaccine, 25: 1452-1463.

Klade CS, Wedemeyer H, Berg T, et al, 2008. Therapeutic vaccination of chronic hepatitis C nonresponder patients with the peptide vaccine IC41. Gastroenterology, 134: 1385-1395.

Law JLM, Logan M, Wong J, et al, 2018. Role of the E2 hypervariable region (HVR1) in the immunogenicity of a recombinant hepatitis C virus vaccine. J Virol, 92 (11): e02141-17.

Leroux-Roels G, Depla E, Hulstaert F, et al, 2004. A candidate vaccine based on the hepatitis C E1 protein: tolerability and immunogenicity in healthy volunteers. Vaccine, 22: 3080-3086.

Li D, Wang X, von Schaewen M, et al, 2017. Immunization with a subunit Hepatitis C Virus vaccine elicits pan-genotypic neutralizing antibodies and intrahepatic T-Cell responses in nonhuman primates. J Infect Dis, 215: 1824-1831.

Martin P, Simon B, Lone Y C, et al, 2008. A vector-based minigene vaccine approach results in strong induction of T-cell responses specific of hepatitis C virus. Vaccine, 26: 2471-2481.

Mercer DF, Schiller DE, Elliott JF, et al, 2001. Hepatitis C virus replication in mice with chimeric human livers. Nat Med, 7: 927-933.

Park SH, Rehermann B, 2014. Immune responses to HCV and other hepatitis viruses. Immunity, 40: 13-24.

Prentoe J, Jensen TB, Meuleman P, et al, 2011. Hypervariable region 1 differentially impacts viability of hepatitis C virus strains of genotypes 1 to 6 and impairs virus neutralization. J Virol, 85: 2224-2234.

Schlaphoff V, Klade CS, Jilma B, et al, 2007. Functional and phenotypic characterization of peptide-vaccine-induced HCV-specific CD8+ T cells in healthy individuals and chronic hepatitis C patients. Vaccine, 25: 6793-6806.

Shultz L D, Ishikawa F, Greiner DL, 2007. Humanized mice in translational biomedical research. Nat Rev Immunol, 7: 118-130.

Stoll-Keller F, Barth H, Fafi-Kremer S, et al, 2009. Development of hepatitis C virus vaccines: challenges and progress. Expert Rev Vaccines, 8: 333-345.

Stubbs AC, Martin KS, Coeshott C, et al, 2001. Whole recombinant yeast vaccine activates dendritic cells and elicits protective cell-mediated immunity. Nat Med, 7: 625-629.

TakakiA, Wiese M, Maertens G, et al, 2000. Cellular immune responses persist and humoral responses decrease two decades after recovery from a single-source outbreak of hepatitis C. Nat Med, 6: 578-582.

Wang X, Yan Y, Gan T, et al, 2019. A trivalent HCV vaccine elicits broad and synergistic polyclonal antibody response in mice and rhesus monkey. Gut, 68: 140-149.

Washburn ML, Bility MT, Zhang L, et al, 2011. A humanized mouse model to study hepatitis C virus infection, immune response, and liver disease. Gastroenterology, 140: 1334-1344.

Yi Z, Chen J, KozlowskiM, et al. 2015. Innate detection of hepatitis B and C virus and viral inhibition of the response. Cell Microbiol, 17: 1295-1303.

Youn JW, Hu YW, Tricoche N, et al. 2008. Evidence for protection against chronic hepatitis C virus infection in chimpanzees by immunization with replicating recombinant vaccinia virus. J Virol, 82: 10896-10905.

Youn JW, Park SH, Lavillette D, et al. 2005. Sustained E2 antibody response correlates with reduced peak viremia after hepatitis C virus infection in the chimpanzee. Hepatology, 42: 1429-1436.

第十六章　艾滋病治疗性疫苗
Therapeutic Vaccines against HIV/AIDS

摘　要

艾滋病治疗性疫苗的概念最早由发明灭活脊髓灰质炎疫苗的 Jonas Salk 于 1987 年提出，并利用灭活的 HIV 病毒颗粒（命名为 Remune®）进行了最早的尝试。在其后的 20 多年里，人们利用不同的疫苗形式、不同的 HIV 免疫原、不同的接种途径进行了有益的尝试，但由于诸多的科学问题尚未得到解决，至今仍无有效的艾滋病治疗性疫苗问世。本章介绍了目前在研的艾滋病治疗性疫苗主要形式与其临床研究结果，包括病毒颗粒疫苗、蛋白疫苗、多肽疫苗、DNA 疫苗、病毒载体疫苗、负载 HIV 免疫原的树突状细胞疫苗。近期出现的阻断 PD-1/PD-L 途径以修复受损 T 细胞的策略及 HIV 特异性 T 细胞受体的临床免疫干预技术，因其作用机制与治疗性疫苗相近，也含在本章内。本章最后总结了艾滋病治疗性疫苗目前存在的主要问题及未来的展望。

第一节　研制艾滋病治疗性疫苗的必要性

获得性免疫缺陷综合征（AIDS，简称艾滋病）作为 20 世纪人类的新发传染病之一，是由人类免疫缺陷病毒（HIV）引起的全身性免疫缺陷性疾病。HIV 感染/AIDS 已经在全球范围内广泛流行，其蔓延速度快、死亡率高、对社会经济发展的危害性严重。截至 2008 年 12 月，联合国艾滋病规划署（UNAIDS）和世界卫生组织（WHO）统计报道全球约有 3340 万名 HIV 感染者，其中约 270 万例感染发生在 2008 年。自 1981 年首例艾滋病病例报道以来，全球已经累计约有 3000 万人死于艾滋病。艾滋病在我国的流行日趋严重，目前我国统计报道的 HIV 感染者已达 70 余万。

最初在没有抗逆转录病毒药物的时代，HIV 感染者从感染病毒到出现免疫缺陷和并发机会性感染的时间一般是 7～10 年。当时，AIDS 期并发症及没有有效药物阻止疾病进展，使人们对 HIV 感染/AIDS 充满了恐慌。当时人们普遍认为感染了 HIV 就得了不治之症，会很快死去。当齐多夫定（AZT）等抗 HIV 药物尤其是高效抗逆转录病毒联合疗法（highly active antiretroviral therapy，HARRT）出现后，抗病毒治疗已经能很好地控制 HIV 感染者的病程演化，提高艾滋病患者的生活质量并延长生命。但是，HARRT 并不能清除感染者体内的潜伏病毒库，一旦停止用药治疗，病毒载量会很快反弹。这就要求感染者只有长期服用抗病毒药物，才能抑制病毒的复制。抗病毒药物价格也非常高昂，这就造成了药物治疗的高成本。虽然在我国是由中央政府提供免费的抗病毒治疗，但每年政府在抗病毒药物采购商的支出也是医疗卫生的一大负担。尽管我们力求做到抗病毒药物的国产化，但是因为专利限制、经济利益等因素，目前已经国产化的抗 HIV 药物的种类非常有限，所以在我国可采用的治疗方案也较欧美发达国家少。抗病毒药物具有较强的副作用，导致部分接受抗病毒药物治疗的患者服用药物的依从性较差。因为 HIV 的高变异性，当服用药物时，如果病毒载量不能得到很好地控制，在用药患者中极易产生耐药病毒株。再者就是到目前为止，采用 HARRT 治疗也仅有 10 余年的时间，尚不清楚长期治疗后是否会出现新的问题。目前，虽然随着制药业的发展，抗病毒药物产量、药物种类、药物副作用等问题在一定程度上逐步得到了解决，但是在一定时期内这些问题仍将存在。

艾滋病治疗性疫苗的概念最早是由发明灭活脊髓灰质炎疫苗的 Jonas Salk 提出的。他认为从暴露 HIV 感染到 AIDS 发病需要经过若干年的时间，决定这段时间长短的主要因素正是宿主体内针对 HIV 的免疫反应的强弱。通过疫苗免疫，可以加强感染者针对 HIV 的免疫反应强度，降低病毒复制，延缓从感染到发病过程。同时，因为降低了感染者体内的病毒载量，也就降低了传染源将病毒传染给易感人群的可能性。为了验证这个概念，以 Salk 为主的研究人员设计了第一个艾滋病治疗性疫苗 Remune®。历经多年发展，艾滋病治疗性疫苗的概念已经得到明确。艾滋病治疗性疫苗是在感染了 HIV 的患者体内，通过激发加强针对 HIV 的免疫反应，或是弥补更正机体内已经存在的免疫反应，打破免疫耐受，形成长期持续的保护性免疫记忆，达到控制病毒复制的治疗效果。艾滋病治疗性疫苗和抗病毒药物相比较的主要特点就是成本低，仅需要注射数次疫苗即可以产生针对 HIV 的长期持续的免疫反应；此外，由于治疗性疫苗的作用靶标为宿主的免疫系统，可以与抗病毒药物形成互补。

艾滋病治疗性疫苗的最终预期效果就是通过给 HIV 感染者接种疫苗后，可以增强宿主抑制病毒复制的能力，从而延缓机会性感染等免疫缺陷合并症的出现，延长感染者的生存时间。因为目前艾滋病治疗性疫苗开展临床试验的时间并不是很长，再加上艾滋病发病本身需要的时间就很长，所以关于艾滋病治疗性疫苗长期效果的报道尚未见到。目前，一般采用一些已知和病程进展相关的免疫学和临床治疗指标，对艾滋病治疗性疫苗免疫后的近期效果进行评价：首先是评价疫苗能否加强针对 HIV 的适应性免疫反应，即疫苗免疫原性的强弱，包括以健康人为疫苗受试者，评价疫苗的免疫原性，以及以 HIV 感染者为疫苗受试者，观察疫苗是否能够加强感染者体内已经存在的 HIV 特异性免疫反应。具体的免疫反应评价指标一般包括结合抗体滴度、中和抗体滴度、$CD4^+$ T 细胞免疫反应、$CD8^+$ T 细胞免疫反应。其次，需要观察疫苗对病毒载量的影响，包括病毒载量反弹到基线 30%、50%、70% 所需要的时间，在不服用抗病毒药物期间病毒反弹过程中稳定点（set-point）的病毒载量，观察在不服用抗病毒药物期间血液 CD4 计数所能够维持的时间。

第二节　研制艾滋病治疗性疫苗的可能性

一、支持艾滋病治疗性疫苗的证据

间断性抗病毒治疗，是让患者间断性采用 HARRT 药物治疗。当服用抗病毒药物时，药物可以有效地降低并控制病毒载量，常可以达到病毒载量小于检测限（50 拷贝/毫升血浆，因产品性能而异）。这时 CD4$^+$ T 细胞的数量也会逐渐恢复升高。当 CD4$^+$ T 细胞恢复到一定数量后，感染者在一段时间内暂时停止服用抗病毒药物，这时体内的病毒潜伏库可以再次生产病毒，病毒载量迅速反弹，病毒作为抗原刺激抗病毒免疫反应。这一过程可以看作使用自体感染的病毒进行同源性毒株的免疫加强。经过数个临床观察发现，这种间断性抗病毒治疗方法并没有达到预期的增强免疫反应、降低病毒载量的治疗目的，反而由于体内间断性出现大量病毒反弹，以及较低的抗病毒药物浓度，更容易出现耐药突变的毒株。间断性抗病毒治疗的失败说明仅靠体内病毒的反弹对免疫反应进行加强并不能有效控制病毒的复制，提示 HIV 感染需要疫苗、免疫调节剂等医学手段进行干预。

一般来说，未接受抗病毒治疗的 HIV 感染者的发病过程是经历短暂的症状期（乏力、发热、咽炎、淋巴肿大等）后，进入长达 7～10 年的无症状期，在这期间病毒持续复制、CD4$^+$ T 细胞计数逐步降低，最终绝大多数感染者会出现因免疫力低下伴随的艾滋病相关综合征。为此，HIV 感染后的生存时间大致为 10～13 年，但是目前已经观察到一部分感染者的 CD4$^+$ T 细胞计数可以维持在正常水平长达 10 年以上，这些人被称为长期不进展者（long-term nonprogressor, LTNP）。更值得注意的是，还存在着极少数未接受抗病毒治疗的感染者，可以在长时间内控制 HIV 的复制，将病毒载量控制在 2000 拷贝/毫升以下，甚至是病毒载量检测方法的检测限以下（50 拷贝/毫升血浆，因产品性能而异），这些人被称为病毒控制者（controller）。这些病毒控制者在所有感染者中的比例往往低于 1%，目前所观察到的最长的病毒控制时间长达 25 年。这些病毒控制者是依靠宿主自身遗传因素和免疫因素即可以控制 HIV 复制的最直接、有力的证据。研究发现，在适应性免疫系统中，HIV 特异性的 CD8$^+$T 细胞功能越多的感染者生存时间越长，对病毒的控制能力越好。更为直接的证据是在 SIV/猴子模型中，在病毒控制较好的猴子体内用抗 CD8 抗体去除 CD8$^+$ T 细胞后，病毒载量立即回升，当 CD8$^+$ T 细胞恢复后，病毒载量再次得到控制。同样，使用抗体在病毒控制较好的猴子体内去除 B 细胞后，病毒载量立即回升，证明体液免疫在体内控制病毒复制时同样重要。近年来，研究也证明中和抗体和结合抗体在机体内发挥着一系列的功能，包括阻断病毒复制、增强抗病毒体液免疫，以及清除病毒感染细胞等作用。第二代中和抗体过继治疗的探索性临床试验进一步证明，在体内诱发出优质的中和抗体可以抑制 HIV 复制，是研发抗体疫苗的实践理论依据。

这些数据均证明 CTL 反应和抗体反应在控制 HIV 病毒复制、病程进展中起了重要作用。

二、HIV 感染的特点及 HIV 治疗性疫苗需要考虑的问题

HIV 感染与其他病原体持续性感染有明显区别，病毒和宿主两方面均具有其自身特点。

1. 病毒方面 ①病毒变异性强，由于逆转录酶本身没有核酸纠错性，在病毒复制的时候会生产出大量基因组变异的子代病毒；不同亚型病毒的基因组进行重组，也可以产生新型重组型病毒。②病毒可以稳定地整合到宿主的基因组上，当细胞处于非活动状态时，感染细胞不产生病毒，形成病毒潜伏的细胞储存库，所以，清除 HIV 的难度远高于其他病原体。③HIV 的一些蛋白会干扰宿主的免疫系统。比如 gp120 可以降低 CD4$^+$ T 细胞上 CD4 分子的表达，Nef 可以降低 APC 表面的 MHC 表达并干扰 CD4$^+$ T 细胞对在抗原识别时形

成的免疫突触的识别；Vpu 蛋白拮抗 Tetherin 蛋白抑制病毒出芽的功能等。

2. 宿主方面 在 HIV 感染中会存在多方面对宿主免疫系统的损伤。①对调节免疫反应起重要作用的 CD4$^+$ T 细胞正是 HIV 的靶细胞。在感染的过程中，CD4$^+$ T 细胞数量减少。②病原多变逃逸性使得已经存在的免疫反应变得无计可施。③即便可以识别靶细胞，在 HAART 治疗后 CD4 计数恢复后，患者体内已经形成的 HIV 特异性免疫反应依然存在内在损伤。④专职 APC 的数量在感染过程中也大量减少。

第三节 艾滋病治疗性疫苗的主要进展

一、灭活的 HIV 病毒颗粒 Remune®

Remune® 是美国 Immune Response 公司的产品，最初由脊髓灰质炎灭活疫苗发明人 Jonas Salk 设计，是第一个进入Ⅲ期临床试验的 HIV 治疗性疫苗。制剂的有效成分是去除了病毒胞膜糖蛋白 gp120 的灭活病毒颗粒。疫苗株病毒选择的 Env 为 A 亚型、Gag 为 G 亚型的由扎伊尔分离的 HIV-1 毒株 HZ321。使用 T 细胞系 HUT-78 细胞系大规模培养生产病毒。收集后的 HUT-78 T 细胞培养上清，通过超滤和离子交换纯化柱 2 个步骤对病毒颗粒进行纯化，之后采用 β 内乙酯和 ^{60}Co 照射 2 种方法处理灭活病毒。其中在超滤的过程中分离去除病毒胞膜糖蛋白 gp120。终产品采用弗氏不完全佐剂乳化成 10μg/ml p24 蛋白。为验证 Remune® 的疫苗免疫效果，美国国立卫生研究院过敏和传染病研究所（NIAID）、几家药厂和 Immune Response 公司联合开展了一系列的Ⅱ期临床试验，包括最初为了检验单独注射 Remune® 对病毒载量影响的研究 103（临床试验编号），探索最佳免疫剂量的研究 104，AZT/3TC/indinavir 3 种药物治疗控制病毒载量并恢复 CD4$^+$ T 细胞数量后联合使用 Remune® 免疫的研究 816，以及联合 AZT/ddI2 种药物治疗的同时使用 Remune® 进行免疫的研究 201。Ⅲ期临床试验（研究 806）共有 74 家临床医院参加，共募集 2527 名志愿者，研究对象募集的基本条件是采用抗病毒药物治疗将 CD4 计数控制在 300～549/μl 且无艾滋病相关症状的感染者。随机将志愿者分为 2 组，试验组肌内注射 1μl 的 Remune®，对照组肌内注射 1ml 的弗氏不完全佐剂，从第一次免疫开始，每隔 12 周免疫加强 1 次。试验设计原定计划在末次免疫后对受试者进行 4 年随访，但是由于抗病毒药物治疗明显降低了发病率和死亡率，很难观察长期临床终点，经专家委员会商议试验被提前终止，最终仅随访了 156 周。试验的统计结果表明，虽然 Remune® 可以加强细胞免疫和体液免疫，并且在 CD4 计数上，Remune® 组显著高于对照组 10/μl（全血），但是在随访期间，试验组和对照组在病毒载量、CD4 细胞百分比、体重、病程进展、生存分析上并不存在明显差异。

二、蛋 白 疫 苗

Env 蛋白疫苗：胞膜糖蛋白 Env 的前体蛋白为 gp160，之后由蛋白酶解为 gp120 和 gp41。

其中 gp160 和 gp120 含有与主要受体 CD4 分子和辅助受体 CXCR4、CCR5 等结合的位点，同时也包括了很多中和抗体的表位。Env 蛋白疫苗可以诱导加强体液免疫反应。先后有多个此类产品进入临床试验阶段。

1. VAXSYN 是美国 MicroGeneSys 公司的产品。使用杆状病毒表达系统生产胞膜糖蛋白 gp160，免疫原亚型为 B 亚型，氨基酸序列采用的是欧美毒株ⅢB。纯化后的蛋白吸附在含磷酸铝的凝胶上后用 PBS 重悬。终产品的浓度为 160μg/ml gp160，0.5mg/ml 磷酸铝。Ⅱ期临床试验中共募集 608 名志愿者，均为 HIV 感染者，并且未接受抗病毒药物治疗，但是这些志愿者的 CD4 计数＞400/μl（全血）。免疫程序采用肌内注射的方式先后免疫 6 次，间隔为 2 个月。安全性方面仅疫苗注射局部出现轻微红肿，并未发现严重的局部不良反应和系统不良反应。在免疫原性方面，69% 的 VAXSYN 受试者可以检测出抗胞膜糖蛋白 gp160 抗体和 T 细胞特异性增殖反应，对照组中仅有 5% 的受试者可以检出针对胞膜糖蛋白 gp160 的体液免疫反应和细胞免疫反应。在血浆病毒载量、CD4$^+$ T 细胞下降速度及术后并发症分级系统（CDC）临床评分等方面均无显著性差异。之后采用 AZT 治疗与 VAXSYN 免疫联合的临床试验中，仍然可以观察到 VAXSYN 对体内已经存在的免疫反应的加强作用，但是在血浆病毒载量、CD4$^+$ T 细胞下降速度及 CDC 临床评分等方面，试验组和对照组之间还是没有看到差异。

2. Immuno-AG 是美国 MicroGeneSys 公司的产品。其为 Vero 细胞表达的胞膜糖蛋白 gp160，氨基酸序列采用的也是欧美毒株ⅢB，因为使用哺乳细胞表达系统，胞膜糖蛋白 gp160 在糖等高级修饰上与病毒具有较好的一致性，但是临床效果与 VAXSYN 比较并无差异。

3. MNrgp120 是 Genentech 公司的产品。胞膜糖蛋白 gp120，氨基酸序列采用欧美毒株 MN。纯化蛋白加入氢氧化铝佐剂和硫柳汞酸钠防腐剂。终产品制剂浓度是 300μg/ml 胞膜糖蛋白 gp120，0.6mg/ml 氢氧化铝，0.1mg/ml 硫柳汞酸钠。Ⅱ期临床试验共募集 573 名志愿者，募集条件是 CD4 计数大于 600/μl（全血）。所有志愿者都未服用抗病毒药物。免疫程序：先是每月注射 1 次，免疫 6 次，后改为每 2 个月注射 1 次。注射途径为肌内注射，每次注射剂量为 600μg 胞膜糖蛋白 gp120。免疫结果表明，在试验组中可以检测出针对ⅢB、SF-2 和 MN 3 株病毒的中和抗体滴度逐渐提高，随访中试验组有 11 人的 CD4 降低到基线数值的 50%，对照组中仅有 5 人，但是并无具有统计学意义上的显著性差异[2.15（95% CI：0.76～6.12），P=0.13]。

4. LAI 株 gp160 由 Chiron 公司生产。瑞典 Nordic VAC-04 研究组主持试验，由杆状病毒表达系统表达的改良后的胞膜蛋白 gp160。氨基酸序列采用欧美毒株 LAI。改良方法是删除缺失 gp120 和 gp41 之间的酶解位点及 gp41 C 端的 21 个氨基酸。纯化后的蛋白吸附在含磷酸铝的凝胶上后用 PBS 重悬。终产品的浓度为 160μg/ml gp160，0.5mg/ml 磷酸铝。分别在第 0 周、4 周、8 周、12 周、16 周、24 周进行 6 次免疫，之后每间隔 3 个月加强免疫 1 次。免疫途径为肌内注射。初次免疫后随访 3 年。疫苗免疫结果表明，可以加强针对 gp160 的体液免疫和细胞免疫反应，随访期间的发病率和死亡率并无显著性差异。CD4 计数的递减速度存在显著性差异，试验组有 157 人降低到基线的 70%，对照组有 189 人降低到基线的 70%（P=0.03）。

三、多 肽 疫 苗

多肽疫苗由化学合成的多肽片段组成。因为多肽的分子量较小，免疫原性较弱，常被视为半抗原。随着对细胞免疫的深入了解，T 细胞免疫最终有效的免疫原形式为线性表位多肽。之后，以美国 NIH 的 Berzofsky 为首，多个试验组开始探索研发多肽疫苗。

1. F46-多肽 化学合成的 gp41 高度保守区上的一段多肽，多肽序列位于 Env 的第 728～751 个氨基酸。使用一种非 T 细胞依赖性半抗原载体 2, 4-二硝基苯基聚蔗糖（F46）和多肽进行偶联以加强多肽的免疫原性。动物实验显示，这种多肽疫苗可以在 T 细胞缺失的裸鼠体内诱导出抗体。I / II 期临床试验共募集 29 名志愿者，包括 8 名 HIV 感染前驱症（ARC）患者、21 名 AIDS 患者，采用 0.1mg 和 0.3mg 多肽两个剂量进行肌内注射，其中 24 名志愿者仅免疫 1 次，1 名志愿者仅免疫加强了 1 次，4 名志愿者先后免疫加强过 2 次。试验结果表明，10 名 AIDS 患者和 1 名 ARC 患者抗体滴度是免疫前基线水平的 2 倍，这些免疫增强与疫苗的剂量和免疫的次数均不相关，并没有增强由细胞增殖测定的 T 细胞免疫反应。对病毒载量与 $CD4^+$ T 细胞计数并无影响。

2. C4-V3 由 Wyeth 公司研究开发的产品。C4-V3 疫苗是由胞膜蛋白 Env 的第 4 保守区至第 3 可变区组成（C4-V3）的多肽，保留了已知的 C4 区辅助性 T 细胞表位，V3 区辅助性 T 细胞表位、中和抗体表位、B7 限制性 CTL 表位等，去除了 C4-V3 区一些可以加速疾病进展的氨基酸序列。疫苗由 4 个源于不同序列的多肽组成。序列分别源于 MN、RF、EV91 和 CanOA 4 个病毒株。这 4 个病毒株的多肽序列估算可以覆盖 50%～90% 的 1993 年以前的欧美流行株。终产品使用弗氏不完全佐剂进行乳化。共招募了 8 名 HIV 感染者，入选条件是 CD4 计数 > 500/μl（全血），在 24 周内共肌内注射 5 次，每次疫苗剂量是 2mg/0.25ml，随后随访 52 周。试验结果表明，其中 4 名接种者的抗 C4-V3 的抗体滴度增加了 4 倍，抗病毒株的中和活性增强 4 倍，5 名接种者的 T 细胞免疫反应增强了 4 倍。随访期间，免疫反应被加强的受试者 CD4 计数和病毒载量与未被加强的受试者比较并无变化。后来把 8 名受试者随即分为两组，一组在 C4-V3 疫苗注射的同时，联合注射可以加强 T 细胞免疫反应和 NK 细胞功能的细胞因子 IL-12，以增强细胞免疫反应。IL-12 的注射途径是腹部皮下注射，每次剂量为 0.25mg。C4-V3 多肽剂量降低到每针 1mg/0.25ml。试验结果表明，3 名接受 IL-12/C4-V3 联合治疗的受试者产生了 T 细胞免疫反应，只接受 C4-V3 多肽免疫的 4 名受试者中仅有 1 名产生了 T 细胞免疫反应。

3. PCLUS 3-18MN、PCLUS 6.1-18MN PCLUS 3 多肽采用的序列位于胞膜蛋白 Env 上与 CD4 结合位点，但是试验表明 PCLUS 3 并不会与 CD4 或 HIV 的辅助受体相结合，排除了 PCLUS 3 阻断病毒结合受体入胞的可能性。PCLUS 6.1 多肽采用的序列为 gp41 胞内区的一部分。18MN 的多肽序列源于 MN 病毒株上的一段多肽，这段多肽已知包含了多人和小鼠的 T 细胞表位及 B 细胞表位。制剂使用的免疫佐剂是 Montanide ISA51。为了测试 PCLUS 3-18MN 的治疗效果，临床试验共招募了 8 名感染者，于第 0 周、4 周、12 周、24 周、36 周、48 周共免疫 6 次，每次剂量是 160μg，免疫途径为皮下注射。在随访的第 36 周时观察到，针对 PCLUS 3、18MN 的抗体滴度显著增强，辅助性 T 细胞反应和 CTL

反应也均得到加强，但 CD4 计数和病毒载量并未发生变化。

4. 脂肽 P3C541b 氨基酸序列由 HLA-A33、HLA-B8、HLA-B27、HLA-B35 和 HLA-Bw62 提呈的 Gag 蛋白上的 5 个表位组成，编码这 5 个表位的多肽长度是 32 个氨基酸。之后加入 CSKKKK 6 个氨基酸的连子，脂质修饰为 N-palmitoyl-S-[2, 3-bis（palmitoyloxy）-（$2R$）-propyl-N-（R）-cysteinyl] 共价修饰。先用二甲亚砜（DMSO）溶解 P3C541b，之后溶于 154mmol/L 的甘油中。临床试验共募集 9 名感染者，其中 7 名的 HLA 与 P3C541b 编码的表位相匹配，2 人 HLA 不匹配。HLA 相匹配的 7 人中 4 人接受 P3C541b 免疫，3 人接受安慰剂。免疫的 P3C541b 剂量是 350mg，分别于第 0 天、28 天、56 天免疫，共 3 次。之后随访观察 26 周。试验结果表明，接受 P3C541b 的 4 名受试者中有 2 人针对 Gag 的 CTL 免疫反应得到增强，但是病毒载量并没有变化。

5. Vacc-4x 由 4 条 HIV 衣壳蛋白 p24 上长度为 20～27 个氨基酸的多肽组成。为了能够更好地诱导树突状细胞的活化，Vacc-4x 免疫时与 30μg GM-CSF 联合使用。免疫途径是腹部皮内注射，先注射 GM-CSF 2 小时后免疫 Vacc-4x。Ⅱ期临床试验共募集 40 名感染者，均服用抗病毒药物，CD4 计数 300/μl（全血）。免疫剂量分为 0.1mg 和 0.3mg 2 个剂量。分别于第 1 周、2 周、3 周、4 周、6 周先免疫 5 次，之后在第 12 周、13 周和第 21 周、22 周、26 周进行免疫加强。试验结果表明，90% 的 Vacc-4x 受试者中可以活化 T 细胞增殖。高剂量疫苗诱导的免疫反应强于低剂量组。免疫后停止服用抗病毒药的第 14 周，病毒载量均反弹，但是反弹的速度与免疫反应的强度相关。免疫反应强度为高、中、低 3 个人群中，第 14 周的病毒载量分别是基线 set-point 的 0.58（0.27～1.33）倍、1.14（0.60～1.72）倍和 1.26（0.90～2.02）倍。强免疫反应组的 CD4 计数相对维持稳定，而中、低免疫反应组的 CD4 计数持续降低。末次免疫后，随访 1.5 年观察发现 23 人仍然未达到药物治疗标准，CD4 计数为 410（300～460）/μl（全血），病毒载量为 82 000（31 000～200 000）拷贝/毫升。但因为试验没有设计对照组，无法比较治疗效果。生存分析发现，免疫程序结束时高免疫反应组采用药物的时间明显晚于低免疫反应组。

四、DNA 疫苗

1. APL400-003 第一个进入临床试验的 HIV DNA 疫苗，由 David B. Weiner 主持研究开发。真核细胞表达质粒编码的 Env 和 Rev 序列源于 MN 病毒株。临床试验共募集 15 名感染者，均未服用抗病毒药物。采用了 30μg、100μg、300μg 3 个剂量，免疫途径为肌内注射，间隔 10 周免疫 1 次，共免疫 3 次。除轻微局部反应外，未发现明显的不良反应。有 1 名受试者在免疫前体内就已经存在抗 DNA 的抗体反应，并未观察到其他人体内出现抗 DNA 的抗体反应。免疫反应与疫苗剂量相关，100μg、300μg 剂量组均可以增强抗 gp120 的抗体反应。此后对 100μg、300μg 剂量组更深一步研究，确定了 300μg 组可以在健康人体内诱导较好的 CTL 反应。随后，在健康人中比较了 100μg、300μg 和 1μg 高剂量 DNA 的免疫效果，试验明确证实 1μg 的免疫剂量免疫后使用 ELISPOT 技术可以检测出 Env 特异性的 T 细胞免疫反应。为了在 HIV 感染者中探索更高剂量的 DNA 疫苗的免疫原性和疫苗免疫的治疗效果，对先前使用低剂量免疫的 12 名 HIV 感染者使用 1mg 的 DNA 进行免疫加强，采用了 Jet 注射和针头注射 2 种方式，试验结果表明针对 gp160 的抗体反应和细胞免疫反应并无变化，12 名受试者中有 3 人增强了针对 Rev 的免疫反应。针头注射的方式优于 Jet 注射，为观察到疫苗免疫对病毒载量和 CD4 计数的影响。

2. pTHr.HIVA DNA（IAVI-001） 国际艾滋病疫苗倡议组织（International AIDS Vaccine Initiative，IAVI）主持研究开发。质粒表达了 HIV 的 p24/p17 和一些 CTL 表位，序列源于肯尼亚的一株 A 亚型病毒株。在健康人中评价安全性很好，但是单独 DNA 疫苗的免疫原性较弱。后期，pTHr.HIVA DNA 与 MVA.HIVA（IAVI-003）联合使用中作为初免疫苗。DNA 疫苗在 HIV 感染者中的治疗作用并不明显。试验募集了 10 名 HIV 感染者，均接受了 HARRT 治疗，疫苗接种前 CD4 计数＞300/μl（全血）。分别在第 0 天和第 21 天肌内注射 500μg 的 DNA。试验结果表明，与免疫前的 T 细胞免疫反应相比较，pTHr.HIVA DNA 免疫后 T 细胞免疫反应并没有被加强，第 21 天免疫加强的效果也不明显。

3. VRC-HIVDNA009-00-VP（VRC004） 由美国 NIH 的疫苗研究中心（Vaccine Research Center，VRC）研究开发。兼用于预防性疫苗和治疗性疫苗的评测，后面与 VRC rAd5 联合使用。先后使用过 6 个质粒或是 4 质粒系统表达 B 亚型 Gag、Pol、Nef 和 A、B、C 亚型 Env。最终确定使用 4 质粒系统。VRC-HIVDNA009-00-VP（VRC004）就是 4 质粒表达系统，其中一个质粒表达 B 亚型的 Gag、Pol、Nef，另外 3 个质粒分别表达 A、B、C 亚型 Env。Ⅰ期安全性和免疫原性试验中，共招募了 50 名健康人，剂量分为 2mg、4mg、8mg 3 个剂量。免疫途径为肌内注射。分别于第 0 周、4 周、8 周免疫。3 针后 60% 的受试者可以观察到针对 Env 的体液免疫反应，97.5% 的受试者可以检测到 $CD4^+$ T 细胞免疫反应，40% 的受试者可以检测到 $CD8^+$ T 细胞免疫反应，其中针对 Env 的 T 细胞免疫反应较强。在临床试验网站上登记有 VRC-HIVDNA009-00-VP（VRC004）免疫 HIV 感染者的记录。募集接受 HARRT 治疗的感染者，分别于第 0 周、4 周、8 周、24 周进行 4 次免疫，具体结果尚未见报道。

4. EP HIV-1090 质粒表达 21 个 HLA-A2、HLA-A3 和 HLA-B7 限制的 CTL 表位，预计可以在 85% 的欧美人群中具有免疫原性。使用多聚物聚乙烯吡咯烷酮（PVP）复合 DNA，比例为 17 当量 PVP 与 1 当量 DNA 混合，用以增强 DNA 的稳定性，并且可以提高细胞的转染效率。Ⅱ期临床共募集 41 名 HARRT 治疗感染者，CD4 计数＞400/μl（全血）。剂量分 0.5mg、1mg、2mg、4mg 4 个剂量，分别于第 0 周、4 周、8 周、16 周免疫，共计 4 次。免疫途径为肌内注射。试验结果表明，T 细胞免疫反应仅有微小变化。

5. DermaVir（LC002） 为含质粒 DNA 的贴片。通过与皮肤接触，DNA 透过皮肤表皮被皮下的朗格汉斯细胞吞噬，完成抗原投递。贴剂大小为 12cm×14cm，每贴内含有 0.1mg DNA/0.8ml。Ⅰ期安全性和免疫原性试验中，将志愿者分为 2 组接受 2 个剂量，第一组分别于第 0 天、42 天、84 天每次用 2 贴，第二组分别于第 0 天、42 天、84 天每次用 4 贴，第三组分别于第 0 天、7 天、42 天、49 天、84 天、91 天每次用 4 贴。

Ⅱ期临床试验将募集 36 名不接受药物治疗的感染者，CD4 计数＞400/μl（全血）。采用 3 个剂量分别为 2 贴、4 贴、8 贴，分别于第 0 天、42 天、84 天、126 天进行免疫。试验编号为 GIEU-006。同时也进行了 DermaVir 联合 HARRT 使用的试验，共募集 16 名感染者。试验编号为 PHPC-02。目前这几个试验正在进行中。同时，考虑到在青少年中初始 T

细胞的比例较高，DermaVir 也将在 6～23 岁 HIV 感染的青少年感染者中进行试验，具体结果尚未见报道。

五、HIV 病毒载体疫苗

1. MVA.HIVA（IAVI-003）　使用 MVA 非复制型痘病毒载体，与 pTHr.HIVA DNA（IAVI-001）同为 IAVI 研究开发，表达的免疫原也相同。MVA 因为缺失了部分基因而失去在灵长类动物细胞中复制的能力。在健康人中的研究表明 MVA 的安全性较好，仅出现轻微的局部反应。为了验证 MVA.HIVA 对感染者的治疗效果，试验募集 18 名接受 HARRT 治疗的感染者，CD4 计数>300/μl（全血）。分别于第 0 天和第 28 天免疫，每次免疫剂量为 5×10^7pfu/0.1ml PBS，免疫途径为皮内注射。试验结果表明，MVA.HIVA 可以在感染者体内加强抗原特异性的 CD8[+] T 细胞反应，并且这些细胞在抗原刺激下可以分泌多种细胞因子。同时通过使用 tetramer 染色明确 T 细胞比例变化，使用 CFSE 染色确定细胞增殖的变化趋势。这些 T 细胞免疫反应可以持续维持 1 年。进一步研究表明，MVA 诱导的抗原特异性 CD8[+] T 细胞具有较广的 TCR 使用谱。

2. NYVAC C　EuroVacc 02 临床试验所使用的痘病毒疫苗，表达我国 BC 重组亚型 CN54 株的 Env、Gag、Pol 和 Nef。NYVAC 痘病毒载体，源于哥本哈根病毒株，在病毒基因组上精确缺失了 18 个可读框，使得病毒的毒力减弱很多。本疫苗主要用于与 DNA 疫苗联合免疫中。

3. vCP1452　由 Sanofi Pasteur 公司研究开发。使用金丝雀痘病毒（canarypox virus）改造的疫苗载体 ALVAC。vCP1452 表达了 MN 毒株的 gp120 和 LAI 毒株的 gp41、Gag、蛋白酶、逆转录酶及 Nef 区。试验招募了 65 名感染者，均服用抗病毒药物，维持 CD4 计数>350/μl（全血）。试验组受试者随即分为 2 组，一组在第 0 周、4 周、8 周、20 周免疫，共 4 针；另一组在第 4 周、8 周、20 周免疫，共 3 针。免疫剂量为 107.08CCID$_{50}$（半数细胞培养感染剂量）。试验结果表明，4 针免疫的免疫原性（480SFC/106PBMC）明显强于 3 针免疫（322SFC/106PBMC）。但是当受试者停止服药后，免疫反应强的组病毒载量反而更高，反弹时间也短。

4. VRC-HIVADV014-00-VP　与 VRC-HIVDNA009-00-VP（VRC004）同为美国 NIH 的疫苗研究中心开发，疫苗载体为复制缺陷型的腺病毒。试验共募集 30 名健康人，采用 10^9、10^{10}、10^{11} 个病毒颗粒 3 个剂量，肌内注射 1 针。试验结果表明，1 针即可以诱导较好的免疫反应，其中 93.3% 的受试者中可以检测到 CD4[+] T 细胞免疫反应，60% 的受试者中可以检测到 CD8[+] T 细胞免疫反应。50% 的受试者 Env 抗体 ELISA 检测呈阳性，93.3% 的受试者使用免疫沉淀的方法检测为阳性。常用的腺病毒载体多为人血清型 Ad2 和 Ad5 载体。但由于人群中 40%～60% 存在针对 Ad2 和 Ad5 的中和抗体，削弱了载体用于临床治疗的功效。为避免这一问题，新血清型腺病毒载体正在测试中，并在动物实验中显示出较好的预防保护和治疗效果。

5. 重组 CMV 载体疫苗　在动物实验中显示了较为强大的作用。RhCMV/SIV 疫苗免疫 SIVmac239 感染的猴子，不仅可以达到控制病毒的目的，在大多数猴子中病毒储存也逐步降低，甚至达到了清除的效果。

六、联 合 免 疫

1. 国际艾滋病疫苗倡议组织（IAVI）研究　使用 pTHr.HIVA DNA 和 MVA.HIVA 进行联合免疫。在 9 名健康人中评价了免疫原性，用 pTHr.HIVA DNA 免疫后 9～14 个月，皮内注射 2 针，间隔 21 天，每针为 5×10^7 pfu。试验结果表明，8 名受试者中可以用 ELISPOT 检测到 T 细胞免疫反应。后继研究发现，pTHr.HIVA DNA 和 MVA.HIVA 进行联合免疫可以诱导多功能抗原特异性 T 细胞。之后，IAVI 使用大样本人群对免疫方案进行进一步检测优化，共募集 119 人。pTHr.HIVA DNA 采用 0.5mg 或 2mg 2 个剂量，免疫途径为肌内注射，分别在第 0 周和第 4 周各注射 1 次，在第 8 周、12 周或第 20 周、24 周用 5×10^7 MVA.HIVA 进行免疫加强。ELISPOT 显示只有在第二次 MVA.HIVA 加强后才有明显提高，早期加强（第 8 周、12 周）和晚期加强（第 20 周、24 周）对免疫原的影响并不大。

2. EuroVacc 02 临床Ⅰ期试验　联合使用表达 CN54 株的 Env、Gag、Pol 和 Nef 的 DNA C 疫苗和表达相同抗原的 NYVAC C 疫苗。临床试验募集 20 名健康人，检验联合免疫的免疫原性。于第 0 周、4 周肌内注射免疫 4.2mg 的 DNA C，于第 20 周、24 周肌内注射免疫 $10^{7.7}$CCID$_{50}$ 的 NYVAC C。试验结果表明，联合免疫的受试者中 90% 有 T 细胞免疫反应，而仅免疫了 NYVAC C 的受试者中只有 33% 有 T 细胞免疫反应。抗原特异性 T 细胞具备多功能性，T 细胞表位谱也相对较广（4.2 个表位/人）。T 细胞免疫反应持续时间长，末次免疫后 72 周仍有 70% 的受试者 ELISPOT 检测呈阳性。

七、HIV 免疫原负载的树突状细胞疫苗

树突状细胞是提呈抗原能力较强的细胞。使用感染者自体分离的树突状细胞和抗原可以更好地增强免疫反应。

1. 重组蛋白和多肽与树突状细胞共孵育　使用与患者 HLA 相匹配的同胞或是自体的外周血单核细胞分离树突状细胞，将 MN 毒株的重组 gp160 蛋白或 HLA-A2 表位多肽与树突状细胞共孵育。每隔 1 个月免疫 1 次，连续治疗 9 个月，免疫途径为静脉输注。安全性方面没有发现严重的不良反应。1 名自体回输患者，回输 3 次后可以检测到较强的针对 Env 的 T 细胞增殖反应。2 名 CD4 计数大于 410/μl（全血）的同胞树突状细胞回输患者，疗程结束后可以检测到针对 Env 的 T 细胞增殖得到增强。其余 3 名 CD4 计数小于 410/μl（全血）的同胞树突状细胞回输患者，未发现治疗对 HIV 特异性免疫反应的影响。从临床指标上看，患者血浆病毒载量和 CD4 计数免疫前后均未发生明显变化。

2. 自体分离病毒与树突状细胞共孵育　使用患者 PBMC 诱导单核细胞来源的树突状细胞，从患者自体血细胞扩增病毒，将病毒在 56℃灭活 30 分钟后与树突状细胞共孵育 24 小时后皮下注射。试验募集 12 名感染者，均服用抗病毒药物。试验结果表明，免疫后病毒载量反弹的速度变慢，set-point 比用药前降低 0.5log。另一个试验得到类似效果，18 名患者在不服用抗病毒药物时，使用 AT-2 灭活的自体病毒和单核细胞诱导单核细胞来源

的树突状细胞共孵育后,皮下注射 3 次,在 8 名患者中可以使病毒载量比免疫前降低 1log
且作用持续长达一年之久。而且这种病毒控制现象与 T 细胞免疫反应的强度相关。

八、PD-1 阻断策略

为了探讨导致 HIV 特异性 T 细胞的功能缺陷的原因和分子机制,Rafi Ahmed 研究小
组通过基因组学方法系统地对小鼠体内慢性持续性感染中的病毒特异性 T 细胞进行了研
究,发现病毒特异性的 T 细胞的功能缺陷与其表面的负向信号调节受体 PD-1 的表达上调
相关,并通过使用抗 PD-L1 抗体阻断 PD-1 传导信号通路,可以使特异性 T 细胞的功能得
到恢复,增强对病毒载量的抑制。在 HIV 感染中,同样证明了 HIV 特异性 T 细胞表面 PD-1
分子的表达水平与病毒载量和患者病程的相关性,并确定了 PD-1/PD-L 信号是 HIV 特异
性 T 细胞功能缺陷的主要原因之一。

PD-1 分子最初是通过减除杂交,在处于凋亡状态的 T 细胞淋巴瘤中发现的。PD-1 分
子属于免疫球蛋白超家族,主要在活化的淋巴细胞和单核细胞上表达。PD-1 的配体分子为
PD-L1（B7-H1）和 PD-L2（B7-DC）。PD-L1 主要表达在 T 细胞、B 细胞、单核细胞、巨
噬细胞和树突状细胞中。PD-L2 则主要在活化的单核细胞和树突状细胞中表达。PD-1 与其
配体结合后,可以抑制 T 细胞功能,降低 T 细胞对病毒的免疫反应。研究表明,在敲除
PD-1 基因的小鼠体内可以诱导较强的 T 细胞免疫反应,较快地清除腺病毒感染。为了验
证阻断 PD-1 信号可以提高治疗性疫苗在慢性病毒感染中所诱导的免疫反应,Rafi Ahmed
等使用 LCMV–小鼠模型和 SIV–非人灵长类模型分别证明了通过抗 PD-L1 抗体阻断
PD-1/PD-L 信号同时给予免疫原,可以在动物体内改善病毒特异性 T 细胞的功能,进而诱
导出功能正常的病毒特异性 T 细胞。这提示在 HIV 慢性感染者体内,阻断 PD-1 信号也可
能增强治疗性疫苗所诱导的免疫反应。

PD-1 信号在维持机体自身抗原免疫耐受中也起了重要作用。在分别敲除 PD-L1 或
PD-L2 基因的自身免疫病的小鼠模型中,实验性自身免疫脑膜炎或自身免疫糖尿病的发作
更为急速,病情进展更快。在正常小鼠中使用抗 PD-L1 和 PD-L2 抗体对 PD-1 信号进行阻
断,也出现了类似的自身免疫病症状,甚至导致了致命性的自身免疫性肠炎。单纯在体内
使用抗体阻断 PD-1 信号并不能区别病毒特异性 T 细胞和识别自身抗原的 T 细胞,因此可
能会诱导自身免疫病的发生。

九、体内转染 SL9 特异性 TCR

James L. Riley 用噬菌体展示技术从 1 名 HIV 感染者的 T 细胞中筛选出几个能够识别
HLA-A*02-SL9 的超强 TCR。这些 TCR 具有识别已知 SL9 突变体的能力。目前,计划募
集 HLA-A*02 配型的接受 HARRT 治疗的患者,评价体内回输转导了 SL9-TCR 的 CD8[+]
T 细胞的治疗效果。

十、抗体疫苗序贯免疫

虽然科学家们已经发现了数十种广谱中和抗体，但是如何通过疫苗在感染者体内诱导出广谱中和抗体依然是科学难题。通过人免疫球蛋白基因区转基因小鼠模型，科学家们按照一定顺序，使用不同 HIV 包膜蛋白一次免疫，可以诱导出广谱中和抗体。但是，该策略需要对每一次免疫后的抗体中和性能进行评价，之后判断使用何种 HIV 包膜蛋白进行下轮免疫。

第四节　艾滋病治疗性疫苗研究有待解决的问题及展望

免疫原选择：由于 HIV 基因组的多变性，很难选择一个病毒株的序列作为最合适的免疫原。患者的个体化治疗当然是一种方法，但是自体病毒培养既耗时耗力，其费用也比较高昂。目前大多数的治疗性疫苗和预防性疫苗采用的是亚型相一致的毒株序列作为免疫原。HIV 由 Env、Gag、Pol 3 个结构蛋白和若干非结构蛋白组成。Env、Gag、Pol 和非结构蛋白基因中哪个作为免疫原最为合适？目前知道 HIV 的各个蛋白均在不同程度上对宿主造成损害，对免疫原进行选择时，需要考虑选择最有效的免疫原，去除损害宿主免疫系统的因素。这便需要进一步了解 HIV 的致病机制和宿主的免疫保护机制。

HIV 免疫保护因素及免疫损伤因素不明：虽然 HIV 已经被发现 27 年了，HIV 相关研究领域飞速发展，但是人们很难确定免疫保护因素，尤其是对 HIV 感染过程中宿主因素对病毒复制的影响尚不清楚，进而为确定治疗性疫苗所需要干预的因素不能明晰，让人感觉无从下手。免疫活化与病毒复制靶细胞的双面性：不论何种疫苗载体，都能在一定程度上活化 CD4$^+$T 细胞，而且已经明确这些活化的 CD4$^+$T 细胞正是 HIV 优先感染的对象。

研究动物模型：目前对于病毒持续性感染研究模型大多基于 LCMV 小鼠模型，从此模型上已经找到诸如 PD-1、IL-10、IL-21 等导致免疫系统在持续性感染中受损的因素。虽然同是持续性感染，而且的确发现了像 PD-1 这样的一些共有因素，但是 LCMV 小鼠模型毕竟属于神经系统感染模型，其病毒株（强毒株与慢性感染株仅有 3 个突变位点）决定感染结果，与 HIV 感染淋巴系统这种生理状态相比还不是很适合。为此依然需要从感染者尤其是 LTNP 或是病毒控制者这样较为特殊的感染者身上探索 HIV 相关的保护因素。

尽管目前还有一些不确定因素，但最近艾滋病免疫学研究显示：①HIV 感染时，宿主 CD8$^+$T 细胞识别的表位越保守，稳定点的病毒载量越低；②HIV 感染早期的 CD8$^+$T 细胞能够有效抑制 HIV 病毒复制，但慢性期逐渐失去其有效性，表明慢性期 CD8$^+$T 细胞逐渐受到抑制或损害；③在病毒出现优势表位逃逸时，针对病毒序列的亚优势表位同样可以有效抑制病毒复制；④LTNP 体内 HIV 特异性的 CD8$^+$T 细胞表现为多功能性，而进展者体内的 HIV 特异性 CD8$^+$T 细胞表现为少功能或单功能。这些研究结果为后续的治疗性研究提供了新的思路：通过有效活化多功能的、针对 HIV 保守区的亚优势表位 CD8$^+$T 细胞，同时阻断 CD8$^+$ T 细胞的抑制因素，很可能将有效提高治疗性疫苗的效果。

（仇　超　徐建青　上海市公共卫生临床中心）

参 考 文 献

国务院防治艾滋病工作委员会办公室、卫生部、联合国艾滋病中国专题组，2007. 中国艾滋病防治联合评估报告（2007 年）. http：//www.gov.cn/xwfb/2007-11/29/content_820426.htm[2017-12-1].

Autran B，Murphy RL，Costagliola D，et al，2016. Greater viral rebound and reduced time to resume antiretroviral therapy after therapeutic immunization with the ALVAC-HIV vaccine（vCP1452）. AIDS，22（11）：1313-1322.

Bar KJ，Sneller MC，Harrison LJ，et al，2016. Effect of HIV antibody VRC01 on viral rebound after treatment interruption. N Engl J Med，375（21）：2037-2050.

Barouch DH，Alter G，Broge T，et al，2015. Protective efficacy of adenovirus-protein vaccines against SIV challenges in rhesus monkeys. Science，349（6245）：320-324.

Birx DL，Loomis-Price LD，Aronson N，et al，2000. Efficacy testing of recombinant human immunodeficiency virus（HIV）gp160 as a therapeutic vaccine in early-stage HIV-1-infected volunteers. rgp160 Phase Ⅱ Vaccine Investigators. J Infect Dis，181（3）：881-889.

Borducchi EN，Cabral C，Stephenson KE，et al，2016. Ad26/MVA therapeutic vaccination with TLR7 stimulation in SIV-infected Rhesus monkeys. Nature，540（7632）：284-287.

Briney B，Sok D，Jardine JG，et al，2016. Tailored immunogens direct affinity maturation toward HIV neutralizing antibodies. Cell，166（6）：1459-1470.

Dorrell L，Yang H，Iversen AK，et al，2005. Therapeutic immunization of highly active antiretroviral therapy-treated HIV-1-infected patients：safety and immunogenicity of an HIV-1 gag/poly-epitope DNA vaccine. AIDS，19（12）：1321-1323.

Escolano A，Steichen JM，Dosenovic P，et al，2016. Sequential immunization elicits broadly neutralizing anti-HIV-1 antibodies in Ig knock in mice. Cell，166（6）：1445-1458

Fernandez-Cruz E，Navarro J，Rodriguez-Sainz C，et al，2003. The potential role of the HIV-1 immunogen（Remune）as a therapeutic vaccine in the treatment of HIV infection. Expert Rev Vaccines，2（6）：739-752.

Frahm N，Kiepiela P，Adams S，et al，2005. Control of human immunodeficiency virus replication by cytotoxic T lymphocytes targeting subdominant epitopes. Nat Immunol，7（2）：173-178.

Garcia F，Lejeune M，Climent N，et al，2005. Therapeutic immunization with dendritic cells loaded with heat-inactivated autologous HIV-1 in patients with chronic HIV-1 infection. J Infect Dis，191（10）：1680-1685.

Hansen SG，Piatak M Jr，Ventura AB，et al，2013. Immune clearance of highly pathogenic SIV infection. Nature，502（7469）：100-104.

Harari A，Bart PA，Stohr W，et al，2008. An HIV-1 clade C DNA prime，NYVAC boost vaccine regimen induces reliable，polyfunctional，and long-lasting T cell responses. J Exp Med，205（1）：63-77.

Horwitz JA，Bar-On Y，Lu CL，et al，2017. Non-neutralizing antibodies alter the course of HIV-1 infection *in vivo*. Cell，170（4）：637-648.

Hubert JB，Burgard M，Dussaix E，et al，2000. Natural history of serum HIV-1 RNA levels in 330 patients with a known date of infection. The SEROCO Study Group. AIDS，14（2）：123-131.

Keir ME，Butte MJ，Freeman GJ，et al，2008. PD-1 and its ligands in tolerance and immunity. Annu Rev Immunol，26：677-704.

Lisziewicz J，Trocio J，Whitman L，et al，2005. DermaVir：a novel topical vaccine for HIV/AIDS. J Invest Dermatol，124（1）：160-169.

Lu CL，Murakowski DK，Bournazos S，et al，2016. Enhanced clearance of HIV-1–infected cells by broadly neutralizing antibodies against HIV-1 *in vivo*. Science，352（6288）：1001-1004.

Lu W，Arraes LC，Ferreira WT，et al，2004. Therapeutic dendritic-cell vaccine for chronic HIV-1 infection. Nat Med，10（12）：1359-1365.

MacGregor RR，Ginsberg R，Ugen KE，et al，2002. T-cell responses induced in normal volunteers immunized with a DNA-based vaccine containing HIV-1 env and rev. AIDS，16（16）：2137-2143.

Pantaleo G, Koup RA, 2004. Correlates of immune protection in HIV-1 infection: what we know, what we don't know, what we should know. Nat Med, 10（8）: 806-810.

Pinto LA, Berzofsky JA, Fowke KR, et al, 1999. HIV-specific immunity following immunization with HIV synthetic envelope peptides in asymptomatic HIV-infected patients. AIDS, 13（15）: 2003-2012.

Salk J, 1987. Prospects for the control of AIDS by immunizing seropositive individuals. Nature, 327（6122）: 473-476.

Salk J, 1990. An envelope-deficient noninfectious HIV immunogen for studies on the prevention of HIV infection and/or disease. Hum Retrovir, 119: 293-302.

Sandstrom E, WahrenB, 1999. Therapeutic immunisation with recombinant gp160 in HIV-1 infection: a randomised double-blind placebo-controlled trial. Nordic VAC-04 Study Group. Lancet, 353（9166）: 1735-1742.

Schoofs T, Klein F, Braunschweig M, et al, 2016. HIV-1 therapy with monoclonal antibody 3BNC117 elicits host immune responses against HIV-1. Science, 352（6288）: 997-1001.

Sha BE, Onorato M, Bartlett JA, et al, 2004. Safety and immunogenicity of a polyvalent peptide C4-V3 HIV vaccine in conjunction with IL-12. AIDS, 18（8）: 1203-1206.

Streeck II, Jolin JS, Qi Y, et al, 2009. Human immunodeficiency virus type 1-specific CD8$^+$ T-cell responses during primary infection are major determinants of the viral set point and loss of CD4$^+$ T cells. J Virol, 83（15）: 7641-7648.

Varela-Rohena A, Molloy PE, Dunn SM, et al, 2008. Control of HIV-1 immune escape by CD8 T cells expressing enhanced T-cell receptor. Nat Med, 14（12）: 1390-1395.

Wilson CC, Newman MJ, Livingston BD, et al, 2008. Clinical phase 1 testing of the safety and immunogenicity of an epitope-based DNA vaccine in human immunodeficiency virus type 1-infected subjects receiving highly active antiretroviral therapy. Clin Vaccine Immunol, 15（6）: 986-994.

Zhang FJ, Maria A, Haberer J, et al, 2006. Overview of HIV drug resistance and its implications for China. Chin Med J（Engl）, 119（23）: 1999-2004.

第十七章　人乳头状瘤病毒治疗性疫苗

Therapeutic Vaccines Against Human Papilloma Virus Infection and Associated Tumors

摘　要

人乳头状瘤病毒（HPV）治疗性疫苗是通过诱发强的细胞免疫反应，打破 HPV 慢性感染者及相关癌症患者机体内的免疫耐受状态，帮助患者清除受 HPV 感染的细胞及相关的肿瘤细胞，而达到治疗的作用。治疗性疫苗研究有多种途径，如载体疫苗、核酸疫苗、多肽疫苗、蛋白疫苗、细胞疫苗，以及不同疫苗联合使用。随着目前人们对 HPV 生活周期、感染和致癌机制，以及肿瘤生物学、肿瘤微环境和免疫反应的了解深入，HPV 治疗疫苗的上市应该指日可待。本章将主要介绍目前 HPV 治疗性疫苗的研究进展。

早在 1974~1977 年，科学家们就开始推测 HPV 在宫颈癌中的作用。1976 年 Meisels 和 Fortin 发表文章提出宫颈细胞学涂片中出现了一种细胞——koilocyte，说明存在乳头状瘤病毒(PV)的感染。这是首篇描述乳头状瘤病毒感染与宫颈上皮中度不典型病变(cervical intraepithelial neoplasia) 关系的报道。乳头状瘤病毒与宫颈癌关系的流行病学研究是由 zur Hausen 等在 1981 年完成的。在这项长期的流行病研究中，第一次发现 HPV 可能在宫颈癌发病中起着重要作用，在 2008 年，他因此而获得诺贝尔奖。最早从宫颈癌活检组织中分离出来的 HPV 型别是 HPV16 和 HPV18，它们分别是在 1983 年和 1984 年分离出来的，从而启动了这一领域研究的迅速发展。HPV 在引发宫颈癌中作用机制的基础研究详述了病毒癌基因的表达对于维持宫颈癌细胞系的恶性表型是必需的。据此，人们对病毒癌基因的功能也逐渐有了深入的理解，对 HPV 感染的自然史有了详细的认识，同时，也完成了大量的流行病学研究。这些结果均表明免疫功能低下在 HPV 持续性感染和宫颈癌变方面起着重要的作用，人们有可能通过疫苗来预防和治疗 HPV 持续性感染及相应病变（如宫颈癌等）。

HPV 疫苗研究主要分为 2 种类型：预防性疫苗和治疗性疫苗。从肿瘤的一级预防来看，预防性疫苗可以从根本上降低肿瘤的发生率，而治疗性疫苗则是用于治疗慢性感染，防止肿瘤发生，以及治疗控制肿瘤的发展或根治肿瘤、防止复发（图 17-1）。HPV 疫苗的研制经过近 30 年的努力，发展至今已取得了令人鼓舞的成绩。2007 年、2008 年 Merck 和 Glaxosmithkine 公司的 HPV 预防性疫苗分别上市，对同型 HPV 感染的保护率均达到 95% 以上，而九价 HPV 疫苗的上市则能预防 90% 的高危型 HPV 感染。然而，由于免疫机制的原因，HPV 治疗性疫苗的研究更具挑战性，相对预防性疫苗显得进展缓慢。但是 HPV 相关肿瘤的预防治疗是肿瘤预防和治疗的一个很好的模型，因为 HPV 感染转化为这种类型肿瘤的肿瘤抗原不属于自身成分。与某些病因不确定的肿瘤不同，以病毒蛋白作为靶抗原治疗不会引起针对正常细胞的自身免疫应答。如果针对 HPV 慢性感染或其相关肿瘤的免

疫治疗取得成功，将会为整个癌症免疫治疗理论提供依据。因此，可以看到未来人类通过
HPV 疫苗战胜癌症的希望。

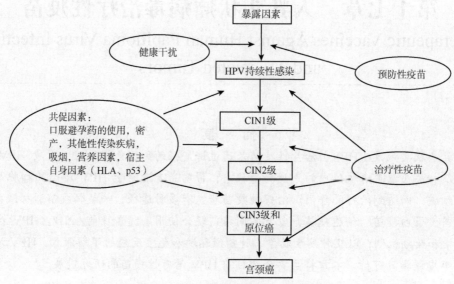

图 17-1　宫颈癌预防控制的关键环节

下面我们将分 3 节对 HPV 治疗性疫苗的相关研究进行介绍。

第一节　人乳头状瘤病毒生物学及分子生物学特性

一、HPV 的基本特征

乳头状瘤病毒是一组嗜上皮组织的无包膜的小双链 DNA 病毒。能够感染人和多种高
级脊椎动物如兔、牛及犬等的皮肤和黏膜，诱导产生皮肤黏膜上皮组织的疣状增生甚至良
恶性肿瘤。但至今未见物种之间交叉感染的报道。

HPV 感染具有严格的种属特异性，仅感染人的皮肤和黏膜上皮，此外 HPV 感染具有
明显的组织特异性，不同型别的 HPV 对身体不同部位的皮肤和黏膜的嗜向性不同。一般
来说，嗜皮肤的乳头状瘤病毒不能在黏膜上皮细胞内建立病毒的原发病灶，反之亦然。HPV
只感染上皮细胞，并且依赖角质细胞的分化来完成自己的复制周期，仅限于在上皮的一定
分化程度的角蛋白细胞内才能增殖，可在基底干细胞内呈潜伏状态。

HPV 的型别很多，目前已经鉴定出的有 100 多种，其分型主要是根据病毒的基因组
特征进行的，如果病毒的主要外壳蛋白 L1 基因的同源性与其他型别相比小于 90%，则
称为一个新"型"（type）；如果与其他型别 L1 基因相比，同源性在 90%～98%，则称为
"亚型"（subtype）；如果同源性在 98% 以上，则称为型内"变异株"（variant）。特别强调，
HPV 的基因型别核酸序列是保守的。不少临床医生和对 HPV 分类学不熟悉的研究者常
将 HPV "亚型"和型别混淆在一起，这种错误一定要避免，否则会在很多方面对 HPV

感染带来误解。

乳头状瘤病毒结构简单，由病毒蛋白外壳和核心单拷贝的病毒基因组 DNA 构成,需利用宿主的细胞器进行病毒 DNA 复制、转录和病毒蛋白的翻译。不同种属的乳头状瘤病毒具有相似的形态特征,为正二十面体,直径为 52～60nm(图 17-2),病毒颗粒的外壳由主要外壳蛋白（L1）和次要外壳蛋白（L2）组成。

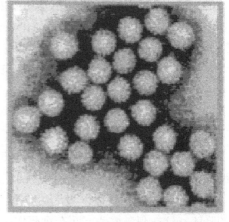

图 17-2　乳头状瘤病毒电镜图

二、人乳头状瘤病毒的基因结构和功能

HPV 基因组由闭合环状双链 DNA 链分子构成, 各型 HPV 基因组 DNA 长度在 7200～8000bp。HPV 的基因组可以分为 3 个主要部分：早期区（early region，E），主要编码非结构蛋白；晚期区（late region，L），编码两个衣壳蛋白；非编码区（non-coding region）或上游调控区（upstream regulatory region，URR），E 和 L 基因是以它们的大小来编号的，数目越大，所对应的可读框则越小，HPV 基因结构图见图 17-3。至今，在已测序和详细研究的各种 HPV 中，许多可读框的位置、大小和功能是很保守的，非编码区大约有 1000bp 是变异较大的区段。这部分区域包含 DNA 复制的起始位点和重要的转录调控元件（transcription control element）。晚期蛋白编码区（LR）约占 3kb，所含基因在病毒基因组复制起始后开始表达，其中有两个主要可读框负责编码病毒的主要衣壳蛋白 L1 和次要衣壳蛋白 L2，L1 和 L2 基因只有在病毒增殖性感染的细胞中才能表达。L1 蛋白的分子量为 54～58kDa，L2 的分子量为 63～78kDa。L1 和 L2 蛋白于感染的晚期在受感染细胞的胞质内合成，很快运至细胞核，完成病毒颗粒的组装。病毒衣壳蛋白保护病毒的 DNA 不被降解，并且是病毒与宿主细胞有效结合的决定性因素。E4 蛋白为病毒晚期转录表达蛋白，现多将其归属为病毒晚期蛋白。早期区的功能涉及 DNA 复制、转录调节及细胞转化。感染早期病毒非结构蛋白 E1 和 E2 的主要功能是负责病毒核酸的复制及转录，其他早期蛋白通过与宿主细胞蛋白的相互作用促进病毒基因组的复制、病毒外壳蛋白的表达和病毒颗粒的组装与释放。E4 蛋白参与细胞骨架的破坏，有利于病毒颗粒的出胞；E5 蛋白定位于细胞的膜性细胞器中，可能参与细胞生长因子信号通路的信号传导。但上述早期蛋白的精确功能并未完全明了，仍将是 HPV 细胞分子生物学的研究重点之一。E6 和 E7 蛋白是病毒癌基因表达的相关蛋白，可以与细胞内多种细胞蛋白相互作用。

早期蛋白中 E5、E6、E7 具有转化活性，下面主要介绍它们的功能。

E5 蛋白的主要生物学功能是上调细胞生长因

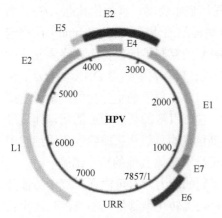

图 17-3　HPV 的基因结构示意图

子的受体，其主要分布在高尔基体、内质网和细胞膜上，能与多种细胞生长因子受体结合刺激细胞增殖，在细胞癌变后 HPV 随机整合于染色体上，导致 E5 蛋白编码基因丢失，因此 E5 蛋白主要在 HPV 致癌早期发挥一定作用。

E6 蛋白含有 2 个锌指结构，每个锌指结构的基础是 Cys-X-X-Cys，为所有的 HPV 型别 E6 蛋白所共有，这种结构可以结合锌离子，在转录、转化、永生化和与细胞蛋白结合等过程中起重要作用。E6 可以通过复杂的机制使肿瘤抑制蛋白 p53 的功能失活。高危型 HPV 编码的 E6 蛋白可以与 p53 形成复合物。这应该是高危型 HPV E6 蛋白所特有的功能，因为低危型 HPV（HPV6/11）编码的 E6 蛋白并不通过同样的机制来使 p53 的功能失活。高危型 HPV E6 蛋白也具有抗凋亡活性，并可以干扰 p53 的抗增殖功能。

此外，E6 蛋白还可以激活端粒酶，并阻止类固醇受体辅助激活蛋白（SRC）家族激酶的降解，这在刺激增殖方面有重要作用。

E7 是 HPV 的主要转化基因，半衰期较短，可以很快降解为自由氨基酸残基。E7 蛋白与细胞蛋白的相互作用主要涉及细胞生长因子及其调节因子，特别是细胞 G_1 期向 S 期的过渡。E7 蛋白与低磷酸化 Rb 结合，破坏 Rb-E2F 复合物，诱导细胞进入 S 期。高危型 HPV 和低危型 HPV 的 E7 蛋白在生化和生物学上有很多不同的特性。低危型 HPV（如 HPV6/11）的 E7 蛋白在结合 Rb 的效率上比高危型 HPV（如 HPV16/18）低 10 倍。与此相对应的是，低危型 HPV 的 E7 蛋白在细胞转化和被酪蛋白激酶 2 磷酸化的效率上也明显低于高危型 HPV。

HPV E6 和 E7 基因及其表达产物单独作用于人类细胞时具有永生化活性，但是如果两者共同起作用，则能产生协同效应。

三、HPV 的复制

HPV 依赖于角质细胞的分化来完成自己的生活周期，病毒常通过物理方式进入伤口中暴露的基底层细胞，衣壳蛋白 L1、L2 能够作用于细胞表面的分子，便于病毒 DNA 进入细胞（可以分裂的基底层细胞），这很可能是病毒 DNA 的贮存处。病毒基因组在细胞内以 50～100 拷贝增殖（属病毒感染原始期 DNA 复制），以一种稳定多拷贝的质粒形式存在于细胞中，这种有病毒 DNA 的上皮细胞，可以不出现任何临床表现，呈潜伏状态。HPV 的两个早期基因 E1 和 E2 在基底角质细胞表达，来维持病毒附加体（viral episome）的稳定性，并起始病毒的复制。而乳头状瘤病毒的增殖期 DNA 的复制扩增仅发生在终末分化的鳞状上皮细胞中，在这些细胞中不再有细胞 DNA 的合成，只有大量病毒 DNA 的合成，从而将病毒基因组装配成子代病毒体。HPV 衣壳蛋白 L1、L2 在角质细胞分化的终末（上皮细胞的最上层）表达。早期基因 E4 也在这里表达的，它可以帮助新近形成的病毒体从细胞中释放出来。HPV 的生活周期最终以产生和装配出新的病毒体，并从成熟的角质细胞中释放出这些病毒体而告终。这些被释放出来的病毒体可继续感染其他的宿主细胞。

从宏观上讲，对机体而言 HPV 只有具备低水平复制的能力才有可能在人群中传播并存活下去，而病毒处于非复制状态且持续存在于细胞是病毒转化细胞使其不受控制地生长进而导致肿瘤发生的先决条件。

四、HPV 基因在宫颈癌中的表达

HPV 诱导恶性肿瘤发生过程中的一个关键环节是 HPV 基因组整合到宿主基因组中。HPV 基因组的整合常常发生在人类基因组的脆性部位，但是目前没有显而易见的整合热点，也没有插入突变的证据。整合发生后，病毒蛋白 E6 和 E7 自始至终持续表达，而病毒 DNA 的其他结构部分则被删减或者表达被干扰。HPV E2 转录抑制子表达的遗失在此过程中很重要，因为它可以导致 HPV E6 和 E7 的反常表达。有证据表明整合后 HPV16 E6/E7 mRNA 稳定性增加，并且可以检测到在 HPV 基因组整合后宿主细胞基因表达的特异性变化。整合了 HPV 序列、表达 E6/E7 的细胞，比那些只有游离 HPV 基因组的细胞具有明显的选择性生长优势。遗失 E2 抑制子的表达对于恶性肿瘤的进展十分关键，有实验证明如果在宫颈癌细胞系中再次表达 E2 蛋白，则会引起细胞生长的抑制。这些试验非常清楚地证明了，HPV E6/E7 在宫颈癌中的持续表达对维持转化细胞的基因型是必需的。HPV 病毒基因组整合到宿主染色体中，也导致了 E5 表达的丢失。病毒基因组整合后，宫颈癌中并不能检测到 E5 表达，说明 E5 在维持转化基因型中不是必需的。

五、HPV 的致病性

HPV 感染具有严格的种属特异性和嗜上皮组织的特点，其引发的肿瘤不仅限于生殖器区域，还存在于其他皮肤黏膜位置如口咽部、头颈部等。迄今为止，已经鉴定出超过 118 种不同型别的 HPV，其中约 1/3 感染生殖道上皮。根据诱发病变良恶性的不同，将生殖道 HPV 分为高危型和低危型。低危型 HPV6、HPV11、HPV42、HPV43 和 HPV44 常与生殖器尖锐湿疣和低程度鳞状上皮病变的发生相关。高危型 HPV16、HPV18、HPV31、HPV33、HPV45 和 HPV58 等常与中重度鳞状上皮病变及恶性肿瘤的发生相关。

生殖道 HPV 在性交过程中直接播散，大多数研究发现生殖道 HPV 感染是一过性的。持续性 HPV 感染通常与高危型 HPV 及病毒负荷有关，低危型 HPV 感染的妇女自然消退率明显高于高危型 HPV 感染者。从 HPV 感染到癌前病变至宫颈癌的发生是一个多因素的渐进过程，与 HPV E6、E7 的持续性表达及宿主的免疫状况、生活方式都有关。生殖道 HPV 感染性疾病中以宫颈黏膜的恶性病变（宫颈癌）和男女两性均可发生的尖锐湿疣发病率最高，对人类危害最广。

宫颈 HPV 感染相关病变的发病率高，危害相对大，相关疾病包括尖锐湿疣，宫颈上皮内增生 CIN1 级、CIN2/3 级，原位癌，鳞状细胞癌，鳞腺癌和小细胞癌，后四者均称宫颈癌。宫颈癌及其癌前病变是目前影响妇女健康的主要疾病。每年世界范围内大约有 50 万新发宫颈癌病例，约 20 万人死于宫颈癌，其中 80% 在发展中国家。我国是宫颈癌高发国之一，据不完全统计我国宫颈癌年发病人数约 13.8 万，每年死于宫颈癌的患者约 5 万人。宫颈癌的高发年龄段为 35～39 岁和 60～64 岁。近年来，我国宫颈癌发病有逐年上升的趋势，特别在较年轻的城市女性人群中。

生殖器疣（尖锐湿疣）（genital wart，GW）的人群发病率很高，在我国是排在第二位的高发性病，主要由 HPV6 和 HPV11 型感染引起，虽然很少恶变，但临床治疗后复发率高。尖锐湿疣的发病部位除宫颈外，男女生殖器的其他部位也十分常见，如阴茎，阴道、外阴和肛周等。GW 具有很高的传染性，65%通过性途径传播，潜伏期是 3 周到 8 个月，疣形成主要是从感染后 2～3 个月开始，一旦形成就会逐渐发生变化，如数目增加、形态增大，也可能自然消退。据报道这种自然消退率短期感染者在 5%～20%，长期持续性感染者的自行消退尚无报道。

第二节　人乳头状瘤病毒感染的免疫反应

生殖器 HPV 感染的发病率很高，但绝大多数 HPV 感染（约占 90%）在 2 年内可被自然清除，而且再次获得同一型别 HPV 感染的发生率较低。大多数人在性生活开始后，都感染过 HPV，随后感染率降低，说明免疫系统可以清除病毒并长期产生保护作用。此外在宫颈损伤患者的消退过程中大多可检测到细胞免疫反应的升高；免疫抑制如器官移植时，患者患疣的概率增大；HIV 患者比健康人患尖锐湿疣的概率高 2～7 倍；这些现象均表明HPV 感染可诱导机体产生抗病毒的免疫反应。机体抗病毒免疫反应主要分为体液免疫反应和细胞免疫反应，HPV 中和抗体可以保护机体免受病毒的感染，但对已经存在的病毒，则需要细胞免疫来清除已感染的细胞。现就 HPV 感染相关的免疫反应研究发展予以介绍。

一、固有免疫在抗 HPV 感染及相关肿瘤中的作用

超过 95%的 HPV 阳性病变能够自发消除，表明机体产生针对 HPV 的免疫反应是能够清除大部分病毒相关病变的。除了适应性免疫外，固有免疫在抗 HPV 感染及感染相关疾病的免疫反应中也起重要作用。固有免疫是宿主抗感染免疫的第一道防线，按作用机制不同，固有免疫可人为分为物理屏障、化学屏障（局部细胞分泌的抑菌、杀菌、补体及其他生物活性物质）和细胞屏障（巨噬细胞、NK 细胞）。固有免疫可通过细胞因子和效应细胞在病毒感染发生的上皮部位直接作用，同时固有免疫活化引导产生的效应细胞因子可以激活适应性免疫应答。研究发现正在消退的生殖器疣中存在浸润巨噬细胞和 NK 细胞。正常情况下 MHC-I 类分子与 NK 细胞表面的抑制受体（KIR）结合，抑制 NK 细胞对正常细胞的杀伤作用。HPV 感染细胞常下调细胞表面 MHC-I 类分子的表达或畸变表达，使 KIR 传递的抑制信号减弱或解除，NK 细胞活化进而对病毒感染细胞进行杀伤，这表明 NK 细胞可能在对 HPV 的固有免疫监视中起重要作用。细胞因子的产生与 HPV 病变的消退有关，包括 IL-2 和 IFN-γ。IFN-γ 能够抑制 HPV16 永生化细胞系中 HPV16 基因的表达，并且能抑制细胞生长；另外研究发现病毒感染可诱发角质化细胞释放的 I 型干扰素（IFN-α/β），抑制 HPV 的复制和 HPV 感染细胞的分化，进而形成抗 HPV 感染早期细胞因子屏障。TNF-α 还能募集 NK 细胞到肿瘤，提供一种有效机制以清除肿瘤细胞。感染的角质化细胞还可通过上调 ICAM-1 和 HLA-DR 的表达募集 T 细胞，促进 CD4$^+$ T 细胞的活化，促进感染清除。此外，TNF-α 还可促进朗格汉斯细胞（LC）向局部淋巴结迁移，活化抗原特异的 CD8$^+$

T 细胞。由此可见固有免疫在抗 HPV 感染及其相关疾病中发挥了重要的作用。

二、体液免疫反应在抗 HPV 感染中的作用

许多研究表明人体血清中能检测到与 HPV 重组融合蛋白或肽发生反应的抗体，其中与病毒主要外壳蛋白 L1 结合的抗体研究报道较多，但人血清与病毒次要蛋白 L2 的结合反应的阳性率比 L1 蛋白高，而针对早期蛋白反应的抗体一般检测不到。

在 HPV 的感染中，就引发机体特异性抗体而言，L1 衣壳蛋白是免疫原性最强的。但相对其他病毒蛋白而言免疫原性仍旧是弱的。自然感染中 HPV 抗体产生的速度缓慢，一般要 6～12 个月，滴度的峰值也较低，其几何滴度一般为 1∶125。抗体能持续十几年，但是会在那些没有 HPV 相关病变的女性中逐渐消失。分泌型 IgA 抗体可以在感染 HPV 的女性宫颈分泌物中检测到，它们出现的时间与 IgG 相似，但是持续的时间较短。在第一次感染 HPV 后的 4 个月到 5 年，L1 特异性的抗体（IgG）才能达到可以检测的水平，但并不是所有感染的妇女都能产生可检测到的体液免疫反应，血清抗体阳性率的范围为 50%～60%，男性的血清阳转率较妇女低。HPV 早期蛋白（如 E7）特异性的抗体出现很晚，它通常只出现在 HPV 相关恶性肿瘤患者体内，偶尔发生在自然感染过程中。在感染或者免疫了种属特异性的乳头状瘤病毒的牛、兔、犬等动物身上可以检测到相应的中和抗体，并且它们似乎可以抵抗病毒的再次侵袭。这种现象说明，如果初次感染处理得当，感染机体就可以产生保护性免疫抗体，这个结果引导了 HPV 预防性疫苗的研制成功。近年来的研究表明 L2 蛋白存在型别交叉表位，特别是 L2 N 端 1～200 位氨基酸诱发产生的抗体具有较为广谱的交叉中和活性，同时发现，早期蛋白的血清抗体与病毒体表面的构象依赖表位不具相关性。

HPV 的体液免疫反应可能与特定基因型的 HLA 相关，如 IgG 血清学阳性人群中，HLADRB1*0101/DQB1*0504 基因十分常见。

综上所述，HPV 诱发的体液免疫反应具有复杂性和多样性，并不是所有 HPV 感染妇女都可以建立起可检测的血清抗体反应。一般来讲血清 IgG 的血清阳转率相对其他类型抗体的阳转率要高，而 IgA 的阳转率较低。

三、特异性细胞免疫在抗 HPV 感染及相关肿瘤中的作用

虽然目前 HPV 感染的免疫机制尚不确切，但许多临床和实验室的研究资料均提示，对已感染了 HPV 和引起相关疾病的个体，细胞免疫应答比体液免疫应答显得更为重要。科学家在大量研究基础上得出，机体免疫功能的缺陷导致 HPV 持续性感染，其主要是由策划抗病毒的细胞免疫应答的 T 细胞和抗原提呈细胞的"无能"所致。研究者们发现在宫颈病变患者体内可检测出 HPV16 和 HPV18 特异的 CTL 反应；在 HPV 感染相关病变的患者 PBMC 中可检测到 E7 特异性的免疫应答；HPV16 感染相关癌前病变患者体内存在 E6 特异性的 CTL 免疫应答及明显的肿瘤淋巴细胞浸润。此外，在癌前病变患者体内还可检测到 HPV16 E6 和 E7 特异性 CD4$^+$ Th 细胞反应。特别是在一些感染 HPV 的个

体中，可以检测到针对早期蛋白 E2、E6 和 E7 的病毒特异性 Th 细胞和（或）CTL，这些个体经常伴有相关损伤或病变的修复；在恢复过程的疣状病变中，检测到了浸润性巨噬细胞，NK 细胞和（或）CD4$^+$淋巴细胞。对患有重度宫颈发育异常的患者进行的追踪随访研究发现，病变被清除的妇女有的会出现对 E1 肽的阳性皮肤反应。以上结果均表明 HPV 感染可诱发机体产生特异性的细胞免疫反应，而特异性的辅助性 Ts 细胞可能在清除相关病变中起关键作用。在人和动物身上乳头状瘤病毒相关病灶的自动消失与 T 细胞浸润密切相关。反过来，那些因为感染 HIV 或者接受器官移植的患者，由于细胞免疫受到抑制，发生 HPV 持续感染、细胞学异常及宫颈癌前病变的概率要远远高于其他人（7～10 倍）。

CTL 的活化受 HLA-I 类分子限制，其细胞毒活性的发挥是通过对 HLA-I 类分子限制性抗原肽的识别，来保证其对病毒感染细胞或感染相关肿瘤细胞进行特异性的杀伤。如用 HLA-A*201 限制性 HPV16 E7 肽体外刺激宫颈癌和宫颈上皮内瘤变（CIN）患者的 PBMC，可检测到特异性记忆性 CTL 反应。由于人群中 HLA 分子呈现多样性，不同机体的 HLA 分子对某一特定 HLA 分子限制性抗原肽的亲和能力，以及该肽在不同个体体内活化 T 细胞的能力不同，可能使某些 HLA 等位基因携带者患宫颈癌的风险更高或更低。

虽然固有免疫和适应性免疫足以清除大多数 HPV 感染，防止感染相关肿瘤的发生，但少数感染个体经历了漫长的潜伏期后，最终还是发展成为宫颈癌。宫颈上皮内的恶性转化细胞总是首先发生在宫颈鳞状上皮移行区，表明宫颈上皮移行区的局部免疫状态与宿主防御 HPV 感染及相关癌前病变有关。此外病毒固有的免疫逃避本领及机体的其他免疫状态与病毒感染的持续存在及感染病变的恶性进展密切相关。

总之，免疫应答是左右 HPV 感染及感染相关疾病发生发展的重要因素，感染是否能够持续存在主要取决于抗 HPV 感染的免疫是否能有效建立，缺乏特异性细胞免疫应答将导致疾病持续状态或者向进一步恶性转化。

四、人乳头状瘤病毒的免疫逃避

乳头状瘤病毒是一个古老的病毒，自从有了人类就有了 HPV 和宫颈癌。病毒为了争得物种在自然界长期生存，已演变出多种逃避机体免疫的机制，从而破坏宿主的免疫应答，逃避宿主的免疫攻击。病毒的免疫逃避机制复杂，HPV 为了能够持续生存在宿主体内，需要采用多种机制来逃避宿主免疫系统，其中部分机制已被初步阐明，如通过隐蔽行踪、改变细胞因子表达谱、调节抗原提呈、抑制细胞凋亡等机制来逃避宿主免疫系统。现就 HPV 逃避机体免疫机制的几个主要方面进行讨论。

（一）隐蔽行踪，减少病毒抗原暴露

与其他多数病毒相比，HPV 感染而激发的人体免疫应答弱。这与 HPV 生活周期的特性有关。HPV 的感染周期与其自然宿主细胞-角化细胞的分化过程紧密相连。HPV 病毒的生活周期较短，且病毒的复制仅限于在分化的鳞状上皮组织中进行，故很难被免疫系统识别。当 HPV 穿透了宫颈上皮进入基底细胞后，就严格执行一种对 HPV 晚期基因 L1/L2 的转录抑制程序。L1/L2 晚期蛋白是 HPV 合成的蛋白中免疫原性最强的蛋白，正是这种转录抑制机制使 HPV 能够逃避机体免疫系统的监视和识别。而病毒颗粒的组装及释放更是位于远离基层的表层细胞内，当分化上皮细胞最后脱落时，成熟的病毒体才释放出来，使得免疫系统鞭长莫及。此外，病毒编码蛋白使用的是哺乳动物稀有密码子，其病毒基因在机体内的表达水平较低，也使病毒容易逃避免疫监视。由于病毒感染细胞不裂解，不产生炎症反应，没有前炎性因子的释放，无法招募树突状细胞等免疫活性细胞向感染部位聚集，所以抗原提呈细胞吞入病毒抗原的机会进一步减少。这些都能减少病毒抗原暴露于机体免疫系统的机会。可以看出，隐蔽病毒自身抗原是 HPV 进化出来的逃避机体免疫监视的首要手段。

（二）抑制细胞因子和趋化作用，改变免疫调节因子的表达谱

HPV 感染细胞后通过抑制趋化因子、前炎性因子、IL-2 及 IFN 等细胞活性因子的产生，上调 TGF-β 及 IL-10 的表达，诱导病毒抗原的免疫忽视，为病毒感染的持续存在和肿瘤细胞生存创造有利条件。

机体针对感染早期反应之一就是释放介导免疫应答的蛋白分子。MCP-1 是第一个被鉴定的细胞因子，对单核细胞、记忆 T 细胞和 NK 细胞等多种细胞具有趋化作用。研究发现高危型 HPV 的 E6、E7 蛋白能够单独或共同作用，抑制上皮细胞中 MCP-1 的表达。IL-8 是另外一种由多种细胞产生的趋化因子，可活化和趋化中性粒细胞、嗜碱性粒细胞和 T 细胞的活性，刺激 CTL 活化所需要的 IFN-γ。研究发现 E6 和 E7 单独或共同作用均可抑制 IL-8 启动子转录，E6 和 E7 蛋白都能够抑制 PBMC 和 NK 细胞中 IL-8 诱导的 IFN-γ 产生。E6 和 E7 均可以阻断感染细胞中 I 型干扰素的产生，I 型干扰素是人类细胞抵御各种病毒侵害的重要机制。此外 E6 和 E7 还能共同作用，抑制趋化蛋白 I 的活性。上述研究结果提示 HPV 可通过抑制趋化因子表达进而抑制 T 细胞、NK 细胞的活化和功能，这可能是 HPV 逃避免疫攻击的机制之一。

IL-18 可刺激 IFN-γ 表达，辅助活化抗原特异的 $CD8^+$ T 细胞，是固有免疫和适应性免疫反应的重要调节因子，研究发现 HPV16 E6 能够通过 p53 非依赖途径下调 IL-18 的表达，降低 IL-18 诱导的 IFN-γ 的表达。HPV16 E6 和 E7 蛋白还可通过竞争性结合 IL-18 受体，阻止 IL-18 与其受体 α 链的结合，抑制 HPV 病变组织局部中 IL-18 诱导的 IFN-γ 表达。另外，IL-18 还能够协同增强人 NK 细胞 IFN-γ 和 IFN-α 的分泌表达，IFN-γ 可促进 NK 细胞的细胞毒功能，因此 HPV16 E6 蛋白下调 IL-18 表达还将抑制 NK 细胞活性。

IL-2 是另外一种重要的免疫调节细胞因子。研究发现 IL-2 在正在消退的乳头状瘤中表达水平很高，而在重度鳞状上皮病变（HSIL）中表达水平大幅度下降，宫颈癌组织中 IL-2 的表达丧失。IL-2 主要由淋巴细胞产生，病变组织中 IL-2 表达水平的下调及丧失提示淋巴细胞活化能力的下降。

$CD4^+CD25^+$ Ts 细胞可分泌 TGF-β，TGF-β 能够抑制 CTL 形成和减少免疫刺激细胞因子如 TNF-α、IFN-γ 的产生，TGF-β 是 $CD4^+CD25^+$ T 细胞发挥免疫抑制功能必需的，另外 TGF-β 还能够促进巨噬细胞产生 IL-10。IL-10 可下调树突状细胞表面共刺激分子的表达，抑制树突状细胞向局部淋巴结迁移，破坏肿瘤特异性 CTL 对肿瘤细胞裂解能力。因此 IL-10

表达上调可能是 Ts 细胞介导免疫监视的另外一种机制。研究发现宫颈癌细胞的 TGF-β 和 IL-10 表达都上调，癌前病变 TGF-β 的表达也增加，过量分泌 TGF-β 有利于遏制 HPV 特异性细胞免疫应答，在 HPV 疫苗接种中加入抗 TGF-β 治疗能够显著增加 HPV 诱发肿瘤的消退。因此，封闭 TGF-β 活性或功能是增强细胞免疫应答的一种策略。

（三）降低抗原提呈或抑制抗原提呈细胞的功能

由于 HPV 感染及病毒的增殖均在上皮组织内，因此 LC 是 HPV 生活周期中唯一能接触到的抗原提呈细胞。体外研究发现 LC 虽能有效捕捉提呈 HPV 抗原，但是在没有共刺激的情况下，会变得具有免疫抑制作用。树突状细胞在接受 HPV 病毒样颗粒（VLP）刺激后，活化蛋白激酶（MAPK）信号传导途径，可诱发强烈的特异性免疫，而 LC 接受 VLP 刺激后 MAPK 途径失活，PI3K 信号传导途径激活，不能诱发产生免疫反应。阻断 PI3K 信号通路，LC 才可诱发强烈的特异性免疫反应，这表明 HPV 可通过抑制 MAPK 信号传导通路，激活 PI3K 信号传导通路，抑制 LC 的免疫活性。另外临床研究发现 HPV 感染部位 LC 的数量显著减少。黏附分子如 E-钙黏着蛋白，是介导 LC 和角质细胞相互作用所必需的。正常 LC 也表达黏附分子如 E-钙黏着蛋白、ICAM-1、VCAM-1、LFA-3 等，但宫颈癌前病变或癌组织活检中的 LC 黏附分子和共刺激分子表达缺失，提示病变部位 LC 密度下降可能与 LC 和上皮细胞之间缺乏黏附分子作用有关。进一步研究发现 E6 可使角质细胞中 E-钙黏着蛋白表达下调，导致感染的角质细胞和附近 LC 细胞的粘连作用下降，可能间接限制 LC 对病毒抗原的提呈。E5 则可以妨碍 pH 依赖的多肽抗原的有效处理过程。最新研究结果表明，LC 遇到 HPV16 VLP 含有的 L2 蛋白时不会发生形态或功能上的成熟。然而，HPV16L1 的 VLP 能够显著激活 LC 的功能。这表明 L2 蛋白通过对 LC 的作用在免疫逃逸机制中扮演了重要的角色。L2 蛋白的这种新的免疫调节功能进一步加深了我们对 HPV 免疫逃逸机制的理解。

HPV 的一些早期基因表达产物（E5、E6、E7）也被证明在 HPV 免疫逃避和免疫抑制方面起作用。E6 蛋白阻断了上皮细胞-树突状细胞之间的相互作用，而树突状细胞是防御 HPV 感染和预防癌症的重要因子。这可能是 HPV 感染的宫颈上皮中树突状细胞数量减少的原因。

（四）干扰和破坏抗原提呈相关功能分子的正常表达及其功能

T 细胞通过 TCR 识别感染或恶变细胞表面 MHC 分子结合病毒抗原而活化，效应性 CTL 也是通过这一途径对病毒感染细胞和相关的肿瘤细胞进行识别杀伤。为了逃避免疫攻击，HPV 可引起抗原加工机器功能失调，导致感染细胞表面 MHC-肽复合物表达下调，从而使得感染细胞逃避免疫攻击。病毒感染的细胞和其相关的肿瘤细胞可产生病毒编码的多种肿瘤相关抗原，属于内生性抗原，细胞表面 MHC-I 类分子是细胞将内生性抗原提呈给抗原提呈细胞的关键分子。研究发现牛乳头状瘤病毒（BPV）能够下调转化细胞中 MHC-I 类分子表达，使宫颈癌细胞表面的 MHC-I 类分子表达下调或表达缺失，另外抗原加工提呈相关的蛋白酶体亚基低分子量蛋白 LMP-2/LMP-7 和抗原肽转运体 TAP-1/TAP-2 等分子的表达也下调。TAP-1 参与 MHC-I 类分子在内质网中的组装，HPV 通过下调 TAP-1 的表达来降低细胞表面 MHC-I 类分子结合肽的表达水平，导致 E6、E7 抗原肽不能有效加工提呈，从而使病毒感染细胞或感染相关肿瘤细胞逃避 T 细胞免疫。MHC-I 类分子的下调不仅会妨碍肿瘤抗原提呈，使机体的免疫系统对病毒感染细胞或感染相关肿瘤细胞免疫识别能力下降，同时还会减少特异性的 CTL 对病变细胞的识别杀伤。肿瘤细胞的这种表型可能是自然选择的结果，而不是病毒基因逃避宿主免疫系统功能的直接结果。HPV 诱发的喉部良性病变中也存在 MHC-I 类分子和 TAP-1 表达下降的现象。MHC-I 类分子表达下调或缺失的感染细胞更易于被 NK 细胞攻击，为此 HPV 同时也会下调 I 型干扰素的表达，降低 NK 细胞的细胞毒性。

　　病毒癌蛋白 E5、E6 和 E7 均为多功能蛋白，具有多种生物活性，除了与细胞负调控蛋白或生长因子受体相互作用，使感染相关细胞不断增殖外，还参与干扰破坏宿主细胞的抗原提呈。研究发现 HPV16 E5 蛋白可抑制内体中 EGFR 的降解，抑制内体的酸化作用，同时还能干扰高尔基体的 pH 内稳态。由于 MHC-I 类分子与抗原肽复合物的稳定性是 pH 依赖性的，HPV16 E5 介导的高尔基体和内体碱化作用可能导致细胞吞运系统包括 MHC-I 类复合物的转运体破坏。HPV16 E5 还可下调 HLA-A 和 HLA-B 的表面表达，阻止病毒抗原肽的提呈，但不影响 NK 细胞抑制性配体 HLA-C 和 HLA-E 的表达。因此可以看出 E5 在抑制或阻断抗原经 MHC-I 类途径提呈中起重要作用。另外研究发现 HPV16 E5 还能够干扰 MHC-II 类分子的抗原提呈。恒定链（Ii）是伴侣蛋白，在酸性内吞小体中的连续降解是抗原肽提呈给 MHC-II 类分子所必需的。E5 蛋白能够阻止恒定链的降解，进而阻止抗原肽和 MHC-II 类分子形成二聚体，这与细胞表面 MHC-II 类分子的表达减少有关。表明 HPV 除了干扰 CTL 和 NK 细胞识别感染细胞外，还能下调 MHC-II 类分子表达，抑制 CD4+ T 细胞的识别，从而逃避宿主免疫。除此以外，研究发现 HPV16 E6 可抑制上皮细胞-树突状细胞相互作用，HPV16 E7 可下调树突状细胞抗原提呈功能。HPV16 和 HPV18 E7 蛋白均能抑制 MHC-I 类分子重链基因表达的启动子。HPV18 E7 还能抑制 TAP-1 和 LMP-2 基因启动子的活性，而 HPV16 E7 没有这个功能。HPV6b E7 蛋白虽可增强 MHC-I 类分子重链基因启动子的活性，但却能抑制 TAP-1/LMP-2 启动子的活性。HPV6 和 HPV11 E7 蛋白可与 TAP-1 和钙网织蛋白结合，抑制 ATP 依赖的抗原肽转运。由此可见，HPV E7 蛋白能够通过多种方式调控与抗原提呈相关基因的转录并抑制其功能，从而减少病毒抗原肽的提呈。病毒癌蛋白的这种下调或抑制抗原提呈的活性不仅导致病毒抗原不能有效提呈，反而可诱导机体对病毒抗原的免疫耐受，一些宫颈癌患者即使是接种 E7 相关疫苗之后，机体产生 E7 特异性的 CTL 活性也是很低的，表明患者的免疫功能已受损。HPV 感染病变及宫颈癌患者体内常出现免疫耐受。E7 免疫耐受是与非专职抗原提呈细胞的抗原提呈量少有关，还是与 E7 特异性 CTL 功能失活有关尚需进一步研究。

（五）改变细胞因子表达谱和 Th 细胞反应类型

　　CD4+ T 细胞在介导和增强抗肿瘤免疫反应中起重要作用，如 CIN 及宫颈癌患者 HPV16 E7 蛋白或多肽特异 T 细胞增殖反应十分常见，生殖器疣的消退与 CD4+ T 细胞数量增加有关，CD4+ T 细胞功能受损或数量减少利于癌前病变的恶性进展，这些现象都间接证明了 HPV 特异性 Th 细胞在清除病毒感染病变中的积极作用。Th 细胞的有效活化利于细胞免疫应答的活化和维持。根据分泌的细胞因子和效应功能的不同，Th1 细胞分泌的特征性细胞因子也会抑制 Th2 细胞的分化和效应功能。细胞因子表达谱的改变将导致错误的免疫应答，诱发免疫抑制，抑制感染的清除。例如，E6 和 E7 能直接改变宿主抗感染和免疫功能相关基因如干扰素及相关基因的表达。干扰素能够抑制裂解性和非裂解性的病毒感染，还可活化或募集包括中性粒细胞、巨噬细胞、NK 细胞及树突状细胞等多种细胞。

CTL 反应对于控制 HPV 感染至关重要，由于 Th1 反应可促进 CTL 发育成熟，因此 HPV 可能采用一些机制来阻断 Th1 细胞反应对 CTL 的诱导作用。

（六）HPV 相关肿瘤的遗传易感性

HLA 分子结合抗原肽在活化 T 细胞免疫特别是特异性 CTL 反应中起重要作用。因此，特定的 HLA 基因与 HPV 感染状态和宫颈癌发展之间的相关性受到了人们的重视。不同的 HLA 分子提呈病毒抗原肽各不相同，HLA 等位基因的不同组合使人群中个体 HLA 分子呈现多样性，结果出现不同个体的 HLA 分子对某一特定 HLA 分子限制性抗原肽的亲和能力及该肽在不同个体体内诱发产生活化 T 细胞的能力各不相同，可能使某些等位基因的携带者患宫颈癌的风险更高或更低。

综上所述，HPV 是只有不到 10 个功能基因的简单病毒，为了生存，HPV 进化获得了多种复杂的逃避宿主免疫排斥的能力，HPV 免疫逃避的详细机制还有待进一步深入研究，特别是自然感染过程中的免疫逃避相关事件的内在机制。尽管 HPV 具有多种逃避宿主免疫系统攻击的方法，但大多数 HPV 感染个体最终都能清除感染，仅少数感染持续存在，成为诱发 HPV 相关肿瘤的最大风险因素，但要最终进展为恶性肿瘤，还需要其他因素的协同参与。宿主与 HPV 之间关系的进一步深入研究，有利于我们更加了解 HPV 对抗宿主免疫系统的本质，从而为病毒感染相关肿瘤的治疗提供更好的干预方法。

事实上，慢性持续性感染的易感因子包括免疫抑制（HIV 感染患者或器官移植患者）和某些 HLA 基因型等。有关慢性持续性高危型 HPV 感染患者为何具有进一步转化为癌前病变及宫颈癌的高风险，目前还不清楚。现在没有针对检测 HPV 细胞免疫应答的实验室标准，这是免疫机制和疫苗研究的一大障碍。HPV 感染还会引起局部免疫缺陷，出现感染部位上皮内淋巴结、LC、CD4$^+$ T 细胞的减少，以及细胞因子的下调。

第三节 人乳头状瘤病毒治疗性疫苗

宫颈癌及其癌前病变是目前影响妇女健康的主要疾病。每年世界范围内大约有 50 万新发宫颈癌病例，约 20 万人死于宫颈癌，其中 80% 在发展中国家。中国是宫颈癌高发国之一，据不完全统计，宫颈癌年发病人数约 13.8 万，每年死于宫颈癌的患者约 5 万人。宫颈癌的高发年龄段为 35～39 岁和 60～64 岁。近年来，我国宫颈癌发病有逐年上升的趋势，特别是在城市的年轻女性人群中。宫颈癌及其相关的癌前病变与高危型 HPV 感染密切相关，这为用抗病毒免疫预防和治疗宫颈癌提供了一个绝好的机会。大约有 75% 以上的妇女在一生中的某个时期感染过 HPV，尤其是在她们开始性生活的最初几年里。而大多数的感染是亚临床的和一过性的，机体的免疫系统可以及时自发地清除它们。只有少数机体不能清除感染或相关病变，这主要与机体免疫功能低下相关。

　　HPV 疫苗的目标在于使机体产生长期持久的 HPV 特异性免疫反应，来预防感染或清除已经存在的感染乃至使已经存在的病灶消退。由于 HPV 在体外难以培养和其致癌性，因此完整的病毒体不大可能发展为疫苗，只能通过分子生物学技术研制基因工程疫苗。

　　经过近 30 年的发展，HPV 疫苗的研究已取得了令人瞩目的成果，特别是在 HPV 预防性疫苗方面，而治疗性疫苗进展相对缓慢。虽然目前的 HPV 预防性疫苗能诱发很强的中和抗体，能有效预防病毒持续性感染和癌前病变的发生，能够极大地降低宫颈癌的发病率，但是达到这一终极目标仍然需要几十年的时间。并且目前使用的 HPV 预防性疫苗价格高昂，在经济不发达国家和地区难以广泛使用；还有伦理和宗教问题也给该疫苗的使用带来障碍。因此当前全球仍旧没有一个可广泛应用的预防 HPV 感染的措施。现行的早期宫颈黏膜涂片筛查可实现宫颈癌的早期发现，这仅能降低癌症死亡率，并不能消除 HPV 感染，且费用高，在不发达国家也同样难以普及，这意味着在未来一段时间内，仍会有大量的慢性 HPV 感染及相关肿瘤患者存在。而临床上目前尚无根治 HPV 慢性感染的措施，而且对中晚期宫颈癌的化疗和手术治疗效果也不理想，复发率较高且费用高。因此对于这些患者，免疫治疗可能是一种切实可行并有可能根治疾病的好方法。也就是说采用特异性的免疫即疫苗接种方法治疗 HPV 持续性感染及其所引起的癌前病变或恶性病变，尤其在发展中国家不失为一条经济有效的途径。下面将具体介绍 HPV 治疗性疫苗的研究进展情况。

一、治疗性疫苗研究策略

　　治疗性疫苗不同于预防性疫苗，由于 HPV 感染免疫机制不是十分清楚，它更具有挑战性。预防性疫苗靶抗原是晚期蛋白，而 HPV 治疗性疫苗需要包含一些来源于 HPV 早期蛋白（如 E6、E7）的抗原决定簇。由于大多数的非感染性肿瘤的特异性抗原来自正常或者突变的蛋白，而 E6、E7 则是完全的外来的异种病毒蛋白，比突变的细胞蛋白含有更多的抗原多肽或者抗原表位。更重要的是 E6、E7 在 HPV 感染与宫颈癌及癌前期病变中均持续表达，而在正常组织中不表达，同时，E6 和 E7 的持续表达对诱导和维持癌细胞的恶性表型是必需的，癌细胞在抗原丢失中不太可能逃出免疫反应。因此，E6、E7 蛋白就成为发展抗原特异性治疗 HPV 慢性感染及相关病变如宫颈癌疫苗的理想靶蛋白。值得注意的是，在治疗性疫苗研究早期 HPV E7 蛋白被认为是理想的靶抗原，在健康者中的一项 HPV 感染的主要记忆性免疫反应（prevalent memory immune response）调查中显示，HPV 早期蛋白 E6 和 E2 诱发的免疫反应比 E7 蛋白更常见，而且更强。这说明这两种蛋白有更好的免疫原性，而在疫苗的动物免疫试验中未见相似的结论，这也是我们在治疗性疫苗研究中要十分注意的问题，靶抗原的选择应着重参考健康者中的 HPV 感染免疫反应状况。

　　宿主的免疫反应对控制 HPV 感染及相关病变具有十分重要的作用，大多数感染者都可以自发清除感染的 HPV，而不出现任何继发病症，只有持续性 HPV 感染才与宫颈病变密切相关，对已感染了 HPV 并已引起相应疾病的个体，细胞免疫比体液免疫显得更为重要，同时发现 HPV 感染的 CIN 和宫颈癌患者体内普遍存在着对 HPV 的低免疫状态，因此我们研制的疫苗应能刺激这些机体产生强有力的免疫反应。这种免疫应能诱发：①机体产生足够有效的针对病毒早期蛋白（如 E2、E6 和 E7 等蛋白）的 CTL 反应，将含 HPV 的细胞或整合 HPV DNA 的细胞或癌细胞杀伤，控制 HPV 感染和早期病毒的增殖。②机体产生中和抗体、中和病毒，减少病毒感染细胞数，并帮助 CTL 更好地清除病毒感染。这种抗体主要由病毒壳蛋白（HPV 晚期蛋白）诱发。这两类免疫反应建立后就能有效清除已有的 HPV 感染和手术后残余的肿瘤组织或癌细胞及预防再次感染，达到预防和治疗宫颈癌的目的，这种疫苗是治疗慢性 HPV 感染和相关肿瘤最理想的疫苗（预防治疗性疫苗）。细胞介导的免疫反应是 HPV 清除最重要的因素，而体液免疫则有助于防止感染向新部位的传播，减少再次感染的可能性。此外，我们也可以在治疗时与能激发中和抗体的疫苗联合使用以预防再次感染病毒，这将是完善治疗性疫苗的理想策略。

当然仅仅诱发免疫反应是不够的，因为肿瘤的局部微环境是免疫抑制或不能免疫激活的。病毒蛋白（如 E6、E7）和遗传因素干扰了病毒和相应肿瘤细胞蛋白的提呈过程，导致"免疫选择"的肿瘤细胞可能逃避治疗性疫苗诱发的免疫攻击。因此使疫苗与强佐剂（如弗氏不完全佐剂）、免疫刺激剂（如咪喹莫特）、其他前炎症刺激因子（如干扰素）、检查点抑制剂组合使用，有可能改善疫苗的系统免疫作用，促进 HPV 疫苗临床研究的发展。

HPV 免疫治疗临床试验对象的选择及研究设计会直接影响到临床治疗效果。临床试验中疫苗的适宜人群选择很重要，这对疫苗的临床效果有直接影响。早期的临床试验是在晚期宫颈癌患者中进行的，他们大多免疫功能受到抑制，因此只证明了疫苗的安全性。后继的研究发现，选用 CIN 或早期宫颈癌患者（这些患者主要是皮肤黏膜 HPV 引发的宫颈和阴道内上皮异常增生、肛门上皮内异常增生等），这些患者人群数量多，并且出现免疫抑制的个体较少，有利于分析抗原特异性免疫反应和相关的临床效果。同时，便于采用安慰剂对照及双盲的研究设计。选用此类患者还利于局部病变观察，以及免疫治疗后较长时间的追踪随访观测。

二、治疗性疫苗的临床前及临床研究

近 20 多年来，各种主要针对 E6、E7 的 HPV 治疗性疫苗被广泛研究，已经完成或正在进行的治疗性疫苗的临床试验（Ⅰ、Ⅱ或Ⅱ/Ⅲ），受试者包括健康人和宫颈癌、宫颈上皮内瘤变（CIN）、阴唇上皮异型增生（VIN）、阴道上皮异型增生（VAIN）、肛门上皮异型增生（AIN）、生殖器疣，以及喉乳头状瘤和头颈部肿瘤的患者。HPV E6 和（或）E7 及 E2、E5 以不同的方式（如重组载体、蛋白、多肽或 DNA 等）被应用于治疗性疫苗研究，其中以 HPV16 型研究较多，HPV18 和 HPV6、HPV11 型也有报道。总体来说，受试者对疫苗有很好的耐受。宫颈癌患者接种疫苗后，在部分受试者中检测到免疫反应（包括 CTL、Th1、DTH、细胞因子）。虽然目前没有研究能够证实疫苗组和安慰组之间存在显著性差异，但是疫苗对某些轻度上皮内病变（如 CIN、VIN 和 AIN）有不错的治疗效果。在一项研究中，皮内注射 E7 多肽不仅引起Ⅳ型超敏反应（DTH），而且出现了局部皮肤反应。同样，对几年前重度发育异常的患者进行随访研究，结果显示病变被清除的妇女有的会出现阳性皮肤反应。这说明 HPV 特异性 Th 细胞可能在清除 HPV 相关损伤中发挥关键作用，它可以特异性地激活免疫系统中的某一分支，进而增强治疗效果。诱导产生作为固有免疫指示的局部炎症反应很可能是激活针对上皮病变组织中持续性感染细胞的适应性免疫反应的必要条件。

治疗性疫苗形式多样，下面将介绍几种主要的治疗性疫苗研究进展情况。国际近期主要的临床试验进展概况见表 17-1。

表 17-1　国际近期主要的临床试验进展概况

疫苗类型	疫苗名称	疫苗概述	HPV 相关疾病	临床期数	完成/预期完成时间	临床试验编号
细菌载体	ADXS11-001	表达 HPV16 E7 的减毒活李斯特菌	肛门癌	Ⅰ/Ⅱ	2018.2	NCT01671488
			宫颈癌、头颈癌	Ⅰ和Ⅱ	2019.12	NCT02291055
			宫颈癌	Ⅲ	2021.6	NCT02853604
			头颈癌、口咽鳞状细胞癌	Ⅱ	2019.8	NCT02002182
病毒载体	Vvax001	表达 HPV16 E6/E7 的复制缺陷 Semlik 森林病毒（SFV）	恶性宫颈癌	Ⅰ	2017.12	NCT03141463
	TG4001	表达 HPV16 E6/E7 及 IL-2 的 MVA	咽喉鳞状上皮癌	Ⅰb/Ⅱ	2021.5	NCT03260023
多肽	DPX-E7	合成 HPV16 E7 多肽 11～19nm	头颈癌、宫颈癌、肛门癌	Ⅰb/Ⅱ	2023.5	NCT02865135
	ISA 101	9 种 HPV16 E6 和 4 种 E7 SLP	实体瘤	Ⅱ	2018.12	NCT02426892
	PepCan	HPV16 E6 联合念珠菌皮试抗原	宫颈上皮内瘤样病变	Ⅱ	2020.8	NCT02481414
蛋白	TA-CIN	HPV16 L2、E6 和 E7 融合蛋白	宫颈癌	Ⅰ	2022.11	NCT02405221
	TVGV-1	HPV16 E7 融合蛋白	重度鳞状上皮病变	Ⅱ	2018.9	NCT02576561
DNA	GX-188E	编码表达 Fms 样酪氨酸激酶-3 配体和 HPV16/18 E6-E7 融合蛋白的质粒	宫颈上皮内瘤样病变	Ⅱ	2018.8	NCT02596243
	VGX-3100	表达 HPV16/18 E6/E7 的质粒	宫颈癌	Ⅰ/Ⅱa	2017	NCT02172911
			重度鳞状上皮病变	Ⅲ	2020.8	NCT03185013
	无	HPV16/18 E6/E7 TALEN 或 CRISPR/Cas9 质粒	人乳头状瘤病毒相关恶性肿瘤	Ⅰ	2019.1	NCT03057912
DC	BVAC-C	被表达 HPV16/18 E6/E7 蛋白的重组腺病毒感染的 B 细胞及单核细胞	宫颈癌	Ⅰ	2017.8	NCT02866006
ACT	无	靶向 HPV16 E6 的 T 细胞受体免疫治疗	外阴鳞状上皮内病变	Ⅰ	2020.2	NCT03197025
		宫颈癌特异性 CAR-T 细胞	宫颈癌	Ⅰ/Ⅱ	2019.1	NCT03356795
联合治疗	无	IRX-2 方案	宫颈或外阴鳞状上皮内瘤变 3 级	Ⅱ	2022.11	NCT03267680
	ISA101/ISA101b	HPV16 E6/E7 SLP 疫苗+卡铂和紫杉醇联合或不联合贝伐单抗	晚期或复发性宫颈癌	Ⅰ/Ⅱ	2021.4	NCT02128126
	MEDI0457 + Durvalumab	VGX-3100 DNA 疫苗+抗 PD-L1 单克隆抗体	头颈癌	Ⅰa/Ⅱb	2019.7	NCT03162224

（一）载体疫苗

载体疫苗是指能够在宿主细胞内复制并表达抗原的重组细菌载体或病毒载体。表达载体可通过两个主要途径——MHC-Ⅰ类和MHC-Ⅱ类途径促进抗原的提呈，分别诱导特异性 CD8$^+$CTL 和 CD4$^+$Th 细胞的活化，从而提高疫苗的免疫原性。

1. 细菌载体　包括单核细胞增生性李斯特菌（*Lm*）、干酪乳杆菌、乳杆菌和沙门氏菌，李斯特菌是一种很有应用前景的细菌载体。它能感染巨噬细胞而又不被吞噬，可介导抗原通过 MHC-Ⅰ类和 MHC-Ⅱ类途径进行抗原提呈，还可通过分泌李斯特菌素 O（LLO）逃避吞噬体的裂解。由于其可作为天然佐剂使用，李斯特菌对其他疫苗的开发还具有一定的应用价值。一项在 15 例转移性或晚期宫颈癌患者中开展的Ⅰ期试验显示，接种表达 E7 靶抗原的李斯特菌载体疫苗（*Lm*-LLO-E7）后，3 例患者体内 E7 特异性 IFN-γ$^+$ T 细胞的数量增加，有 4 例患者的肿瘤体积减小。基于此研究成果，Advaxis 公司已经计划使用 ADXS11-001 疫苗开展另一项Ⅰ期和（或）Ⅱ期试验，受试者包括转移性肛门癌、直肠鳞状细胞癌（SCC）、转移性宫颈癌、头颈癌或宫颈鳞状细胞癌或非鳞状细胞宫颈癌患者（临床试验编号：NCT01671488、NCT02291055、NCT02002182 等）。针对高危和晚期宫颈癌患者的Ⅲ期试验（AIM2CERV）目前正在受试者招募中。在 17 例 HPV16$^+$CIN3 级患者中开展的Ⅰ/Ⅱa 期临床试验显示，口服表达修饰 HPV16 E7 靶抗原的干酪杆菌细菌载体疫苗 GLBL101c 后，患者体内 E7 特异性 T 细胞介导的免疫功能显著增强，9 例患者病变逆转为 CIN2 级，5 例逆转为宫颈低度鳞状上皮病变（LSIL）。没有任何患者出现有害不良反应，这是对 HPV 治疗性疫苗诱导抗肿瘤黏膜免疫的首次报道。

2. 病毒载体　腺病毒、α病毒、禽痘病毒和痘苗病毒等病毒载体在多个临床前模型中已经有所应用。其中，在抗原特异的免疫治疗中最有应用前景的便是痘苗病毒。表达 HPV16 和 HPV18 E6 蛋白和 E7 蛋白（TA-HPV）的重组修饰痘苗病毒安卡拉株（MVA）病毒载体在Ⅰ/Ⅱ期试验中显示有 28% 的晚期宫颈癌患者产生 HPV 特异的 CTL 应答。Ⅱ期试验结果显示，在 42～54 岁患有高度外阴或阴道上皮内瘤变的患者中 83% 病变减少了至少 40%。最近，在 1356 例男性和女性患者的Ⅲ期试验中，基于 HPV16 E2 蛋白的痘病毒载体疫苗（MVA E2）在治疗 HPV 诱导的肛门生殖器上皮内病变中显示出 90% 的功效。此外，所有男性的病变均完全消除，并且他们体内检测出 HPV 特异的 CTL 反应。E2 是 E6 和 E7 表达的蛋白抑制剂，同时研究显示 E2 还可抑制细胞生长并诱导癌细胞的凋亡。因此，接种 E2 疫苗可抑制患者体内 E6 和 E7 的活性，从而降低被感染细胞的转化能力和 HPV 肿瘤细胞的存活率。另一项研究显示，21 例患者在接种表达 HPV16 E6/E7 和 IL-2 的 MVA 载体疫苗 TG400 后，有 10 例在 6 个月后出现临床应答，10 例患者中有 7 例出现 CIN2/3 级消退，8 例患者中有 7 例在 12 个月后仍旧没有 CIN2/3 级或 HPV16 感染的复发。中国疾病预防控制中心病毒病预防控制所田厚文研究团队，利用我国痘苗病毒天坛株构建的共表达 HPV16 和 HPV18 型 E6-E7 融合蛋白的重组痘苗病毒免疫小鼠后诱发了强的 HPV16 型和 HPV18 型细胞免疫反应，并有抗肿瘤移植作用，而且在恒河猴上也能诱发特异性 T 细胞免疫反应。此外该研究组研发的表达 HPV16 E6-E7 融合蛋白的重组腺病毒载体疫苗，在小鼠和恒河猴上均诱发了强的细胞免疫反应。这株腺病毒疫苗经技术转让与企业中试研发，

2017 年 10 月获得了 cFDA。Ⅰ期临床试验批文,这是我国第一个被批准上临床试验的 HPV 治疗性疫苗。

然而,由于机体潜在的对病毒载体的优势免疫应答、机体对载体预存免疫应答、限制重复治疗的抗载体中和抗体的产生和应用于免疫缺陷个体时载体潜在致病性等问题的存在,载体疫苗的应用仍旧面临挑战。

(二)多肽疫苗

多肽疫苗具有稳定、安全和易于生产的优点;但由于多肽疫苗具有 MHC 特异性,在使用时需要在个体中进行 HLA 配型才可获得高效的抗原提呈。这使得多肽疫苗并不适用于大规模疫苗接种。此外,由于它们的免疫原性差,使用时还需要使用诸如细胞因子和 TLR 配体等分子或佐剂来提高疫苗诱导出较强 CD8$^+$ T 细胞应答的能力。为了克服 HLA 的局限性,已经有研究使用含有 E6/E7 肽的合成长重叠多肽(SLP)来改善其激发 T 细胞应答的能力。在一项Ⅱ期试验中,使用 HPV16 的 E6 和 E7 SLP 混合物及佐剂接种 HPV16 CIN3 级阳性的患者后,可诱导 CD4$^+$ T 细胞活化和 CTL 应答。试验结束时,79% 的受试者表现出积极的临床反应,45% 的受试者在接种疫苗 12 个月后病灶完全消退。在另一项Ⅱ期试验中,研究人员使用含有 HPV16 E6 和 E7 全部氨基酸序列的 13 个重叠 SLP 混合物治疗晚期或复发的 HPV16 相关宫颈癌。结果显示,在 16 例受测患者中 56% 检出疫苗诱导的 HPV 特异性 T 细胞的增殖,13 例受测患者中 85% 检出疫苗诱导的免疫应答。此外,与接种疫苗后存活时间相对较短的患者相比,那些存活时间较长的患者体内可检出更强烈的免疫应答,如更多淋巴细胞的激活、更多的抗肿瘤细胞因子(如 IFN-γ、IFN-α、IL 等)的表达。多肽疫苗 ISA101(由 9 种 HPV16 E6 合成多肽和 4 种 E7 合成多肽构成)和药物的Ⅱ期试验正在进行实体瘤患者的治疗(NCT02426892)。

在 HSIL 患者中使用多肽疫苗 PepCan(由 4 种 HPV16 E6 合成多肽和一种新型佐剂 Candin 构成)进行的Ⅰ期试验显示,接种后 45% 的患者病情消退,病毒载量显著下降。一项用于评估 PepCan 的效率和安全性的 2-arm(第 1 组药物为多肽疫苗 PepCan;第 2 组药物为佐剂 Candin)治疗Ⅱ期试验目前正在招募受试者(NCT02481414)。另一项研究多肽疫苗 Hespecta(由 HPV16 E6 71~95 位多肽和 E6 127~158 位多肽偶联于 TLR2 合成配体 Amplivant)用于治疗 HPV 阳性肿瘤或癌前病变的生物学活性的Ⅰ期临床试验目前正在招募受试者(NCT02821494)。总之,未来多肽类疫苗的应用前景取决于它们的免疫原性和抗原提呈效果。

(三)蛋白疫苗

与多肽疫苗不同,蛋白疫苗含有抗原的所有 HLA 表位,没有 MHC 限制性;然而,由于其抗原提呈通过 MHC-Ⅱ复合物途径,其诱导的体液免疫反应强度要高于 T 细胞免疫反应,这导致蛋白疫苗呈现出较低的免疫原性。可通过融合蛋白靶向树突状细胞或使用佐剂来增强蛋白疫苗的免疫原性,促进其通过 MHC-Ⅰ通路进行抗原提呈,并激活 CD8$^+$ T 细胞免疫。多例临床试验已证实 TA-CIN 融合蛋白疫苗(由 HPV16 L2、E6 和 E7 组成的融合蛋白)的安全性。一项治疗 VIN2/3 期患者的Ⅱ期试验显示,在接种 TA-CIN 疫苗后的一年内，63%的患者表现出 CD4$^+$、CD8$^+$ T 细胞的增加和 VIN 完全消退。2019 年 4 月，一项评估 TA-CIN 作为 HPV16 相关宫颈癌患者辅助治疗措施安全性的 I 期研究正式开始（NCT02405221）。将蛋白质靶向内质网（ER）的融合蛋白也表现出 CTL 应答的加强。TVGV-1 疫苗（由 HPV16 E7 融合多肽和 gp100 佐剂构成，TheVax Genetics Vaccine Co）可激发较强的 HPV E7 特异性的 CTL 应答，并提供对肿瘤攻击的保护，并且目前正在 HSIL 患者中进行 Ⅱa 期临床试验（NCT02576561）。尚有其他几项临床试验正在测试治疗性蛋白疫苗的潜力。中国疾病预防控制中心病毒病预防控制所田厚文研究团队将 HPV16 L2 保留 N 端部分与 E7、E6 融合，编码基因经密码子优化能在原核表达载体中高效表达（表达水平约占全菌 50%），纯化后的融合蛋白加 CpG 免疫小鼠能诱发强的体液免疫和细胞免疫反应。抗体滴度达 1∶200 000；ELISPOT 检测到强的针对 HPV16 E7 49～57 CD8$^+$表位肽的特异性 T 细胞免疫反应，并对小鼠移植瘤生长有明显抑制作用。该融合蛋白疫苗在恒河猴上也检测到了 HPV16 特异的 E6、E7 T 细胞免疫反应，是具有前景的 HPV 治疗性疫苗。

总体而言，未来治疗性蛋白疫苗走向应用关键在于提高免疫原性和诱导 CD8$^+$ T 细胞应答能力，有效佐剂的使用尤为重要。

（四）DNA 疫苗

DNA 疫苗安全，易于制造和纯化，并可促进抗原通过 MHC-I 通路提呈。与载体疫苗和蛋白疫苗不同的是，DNA 疫苗不产生针对载体的中和抗体，可进行重复接种。大量研究已证实了 DNA 疫苗的安全性。在 HPV 疫苗相关研究中，通过修饰 E6 和 E7 基因使其不编码致癌转化特性的蛋白质，从而消除 DNA 质粒整合到宿主基因组中的潜在风险。但是，单独使用 DNA 疫苗存在免疫原性较差的缺陷。为了提高它们的免疫效果，已经开发了诸如增加抗原表达/抗原负载的树突状细胞数量，改善抗原的提呈和加工及增强树突状细胞和 T 细胞的相互作用等策略。为了增强通过树突状细胞途径的抗原加工和提呈，Kim 等设计了共表达 HPV16 和 HPV18 抗原 E6 和 E7 及 Fms 样酪氨酸激酶-3 配体（FLT3L）的 DNA 疫苗 GX188E（Genexine Inc.）。FLT3L 是已知的一种树突状细胞激活剂，通常用于抗肿瘤疫苗的设计。一项 I 期研究中，疫苗在 9 例 HPV16/18$^+$ CIN3 级患者体内引发了 HPV16 和 HPV18 E6、E7 特异的细胞反应，包括分泌 IFN-γ 的 CD8$^+$和 CD4$^+$ T 细胞，并显示 HPV 特异性多功能 CD8$^+$ T 细胞反应。在研究结束时，7 名患者显示出完全的病变消退。在 HPV16/18$^+$CIN3 级病变的女性患者中进行的 Ⅱ 期试验（NCT02139267）已经完成。在 HPV16/18$^+$CIN2 级、CIN2/3 级或 CIN3 级的女性患者中正在进行另一阶段 Ⅱ 期试验（NCT02596243），原计划在 2018 年完成（目前信息尚未更新）。一项旨在研究 CIN3 级患者中肌内注射 GX-188E 联合局部使用免疫调节剂 GX-17 或咪喹莫特的安全性和有效性的 Ⅰb/Ⅱ期试验（NCT03206138）原计划在 2018 年完成（目前信息尚未更新）。中国医学科学院基础医学研究所许雪梅教授研究团队，用可增加拷贝数的基因切割重排的方法构建了消除转化活性的 HPV16 E7 蛋白基因 mE7，分别与人的 HSP70（HuHSP70）和分枝结合杆菌的 HSP70（MtHSP70）融合，并在融合基因的 N 端增加 CD33 的外泌信号肽，构建 DNA 疫苗。分析发现含人 HSP70 的融合基因疫苗（SigmE7/HuHSP70）诱发产生的 E7 特异性的 CD8$^+$ T 细胞反应及体内抗瘤活性均较含分枝结合杆菌的融合基因疫苗

（SigmE7/MtHSP70）强。后续进一步研究发现，融合基因 mE7/HSP70 前增加外泌信号肽序列不能增强疫苗的免疫活性，不含外泌信号肽序列 mE7/HSP70 DNA 疫苗诱发的特异性 CD8+ T 细胞反应及体内抗瘤活性均较含外泌信号肽的 DNA 疫苗活性强。

通过电穿孔、封装、基因枪或激光疗法传递疫苗也可增强 DNA 疫苗的免疫原性，因为它们可以增加表达抗原/负载抗原的树突状细胞数量。VGX-3100（Inovio Pharmacticals Inc.）是一种基于 HPV16/18 E6/E7 的 DNA 疫苗，通过肌内注射，然后以小电荷的形式电穿孔输送。在 18 例先前接受过治疗的 CIN2/3 级患者中进行的 I 期临床试验表明，14 例（78%）患者发生 HPV 特异性 CD8+ T 细胞反应，17 例（94%）患者 HPV16 E7 抗体滴度升高，所有患者 HPV18 E7 抗体滴度升高。此外，12 例（67%）和 7 例（39%）患者分别检出 HPV16 E6 和 HPV18 E6 抗体滴度升高。根据观察到的强有力的抗原特异性免疫应答，以及有助于根除 HPV 感染细胞和病损消退的潜力，此研究进行了 IIb 期随访试验。在一项随机、双盲、安慰剂对照研究中，CIN2/3 级病变的患者显示出更强的 HPV 特异性体液免疫应答和 T 细胞免疫应答及伴随病毒清除的病变消退。VGX-3100 是迄今为止最为成功的 DNA 疫苗；其在 HPV 相关头颈癌患者中的 I/IIa 期试验（NCT02163057）和在新发、复发或持续的宫颈癌患者中开展的 I/IIa 期试验（NCT02172911）均于 2017 年完成。一项针对患有 CIN2 级或 CIN3 级患者的 III 期随机、双盲、安慰剂对照研究（REVEAL 1）目前正在招募参与者（NCT03185013）。另一种名为 VB10.16 的 DNA 疫苗于 2019 年完成在 CIN2/3 级患者（NCT02529930）中的 I/IIa 期试验安全性和免疫原性测试。

近期，基因编辑工具已在治疗 HPV 相关肿瘤上有所应用，如锌指蛋白核酸酶（ZFN）、转录激活因子样效应物核酸酶（TALEN）和 CRISPR/Cas9。研究表明它们可诱导细胞凋亡，抑制肿瘤细胞生长，降低 HPV 阳性细胞系的致瘤性，并降低转基因小鼠模型的病毒载量。最近一项使用 ZFN603 和 ZFN758（其可以切割 HPV16/18 E7）治疗宫颈癌前病变的 I 期研究（NCT02800369）已于 2017 年完成。另一项 I 期研究原计划于 2019 年完成（NCT03057912），该研究旨在测试 TALEN-HPV16/18 E6/E7 质粒或 CRISPR/Cas9-HPV16/18 E6/E7 质粒在 HPV 相关 CIN 中的治疗效果和安全性。

（五）细胞疫苗

细胞疫苗是通过从患者体内中分离出目标细胞（如树突状细胞或 T 细胞），经过体外操作后，回输患者体内进行治疗的一种疫苗。

1. 树突状细胞（DC）疫苗　其应用是十分引人注目的。因为这些细胞是主要抗原提呈细胞，它可避开蛋白疫苗或 DNA 疫苗面临的加强抗原识别方面的需求，直接激活 CD4+ 和 CD8+ T 细胞。DC 具有优势，因为它们可以作为天然佐剂并增加特异性抗原的效力。DC 可以装载 HPV 特异性肽/蛋白质抗原或通过转染来表达抗原，然后将其传递到患者体内。在 Ib 期或 IIa 期宫颈癌患者中使用全长 HPV16 和 18 E7 和 KLH 进行的 I 期研究显示，患者体内 E7 特异性 CD4+ T 细胞增加，10 例患者中有 8 例产生 E7 特异的 CD8+ T 细胞。此外，所有患者对疫苗的耐受性良好。在一项类似研究中，经过负载有 HPV16/18 型 E7 的 DC 与 IL-2 联合给药后，4 例患者中有 2 例检测到特异性 CD4+ T 细胞应答，所有患者都有 E7 特异性 CD8+ 细胞应答。已有研究证明在晚期宫颈癌患者中使用前未成熟 DC

（PIDC）（缺少完整 T 细胞共激活细胞）进行治疗是有效的。用 HPV16 E6 或 E7 驱动的 PIDC 在 63%（E6）或 58%（E7）的患者中诱导出特异性免疫应答。也有一些研究评估其他抗原提呈细胞在晚期或复发宫颈癌患者体内所诱发的免疫应答，如 BVAC-C 细胞疫苗，它由被表达 HPV16/18 E6/E7 的重组腺病毒感染的 B 细胞和单核细胞所构成（NCT02866006）。

然而，DC 疫苗也存在局限性；如 DC 疫苗在规模化生产方面受到限制（因为它需要从每个患者体内收获足够的 DC）；没有确定的疫苗接种途径（接种途径对 T 细胞的引发至关重要）；疫苗质量不稳定（由于 DC 培养技术的变化）；有限的寿命（由 T 细胞介导的细胞凋亡）。为了克服 DC 寿命较短的缺点，已经开发出可靶向促凋亡分子的短干扰 RNA（siRNA），这种方法可增强小鼠 E7 特异性 CD8$^+$细胞激活和抗肿瘤效果。此外，在体外操作人类细胞需要高技术能力、耗时耗力且费用高昂，这使得 DC 疫苗并不适用于大规模疫苗接种。使用 PIDC 替代成熟 DC 有可能降低疫苗的生产成本；然而，DC 成熟对于免疫应答的产生是否必需尚待进一步临床研究证实。

2. 过继细胞转移治疗技术 过继性 T 细胞转移（ACT）是一种通过体外诱导产生抗原特异性 CTL，之后回输体内用于增强疫苗免疫原性的技术。该技术具有优势，因为它可在体外大量产生抗原特异性 CTL；CTL 可在体外通过工程化编辑或活化获得抗原功能；并且该技术允许在细胞转移之前操纵宿主以消除抑制性细胞，如 Th 细胞或 Treg。在 9 例转移性宫颈癌患者进行的一项初步研究显示，在使用 HPV16 E6 和 E7 反应性 CTL 治疗后，有 2 例患者的病变完全消退。在另一项研究中，CTL 在导入 E6 特异的 T 细胞受体后能杀死来自宫颈癌和头颈癌细胞系的 HPV$^+$细胞。一项针对几种 HPV 相关癌症（宫颈癌、肛门癌、阴道癌和口咽癌）的 I/II 期临床试验（NCT02280811）显示，12 例患者中有 2 例表现出转移性 HPV 阳性癌的消退，这提示 T 细胞受体治疗可促进上皮细胞癌的消退。

一项在宫颈癌、阴道癌、肛门癌、阴茎癌或口咽癌患者中开展的 I 期试验目前正在募集受试者（NCT02858310）。该研究使用的经工程化修饰 TCR 可靶向 HPV16 E7 的 T 细胞联合或不联合 PD-1 阻断剂（PD-1 是 T 细胞表面的抑制性受体）进行治疗。另一项使用靶向 HPV16 E6 的 T 细胞治疗高度分化 VIN 患者的 I 期试验目前也在招募受试者（NCT03197025）。

一项新的研究正使用来源于 HPV 肿瘤患者血液中的 HPV 特异性 T 细胞（HPVST）进行治疗，同时测定这些细胞是否能在血液中存活并对其他 HPV 相关肿瘤产生作用。此外，为了使 T 细胞更具活性，研究人员通过工程技术改造使其能抵抗 HPV 肿瘤产生的转化生长因子 β（TGF-β）。一项在复发性 HPV 相关肿瘤（HESTIA）患者中开展的 I 期试验目前正在募集受试者，该研究主要调查 HPV16/18 E6/E7 HPVST 在体内的安全剂量、副作用及持续时间（NCT02379520）。

近年来，CAR-T 细胞疗法在宫颈癌的治疗中得到了广泛的研究。CAR-T 细胞被设计用于表达能将多克隆 T 细胞重定向到表面暴露的肿瘤相关抗原（TAA）的受体，用于随后肿瘤的消除。一项在 TAAS GD2、PSMA、MUC1、间皮素或其他标志物阳性的宫颈癌患者中开展的 CAR-T 治疗 I/II 期试验目前已于 2019 年 1 月完成主要工作（NCT03356795），该研究主要为了评估 CAR-T 细胞在上述患者治疗中的可行性、安全性和有效性。

然而，人们认为仅用 CTL 可能不足以消除晚期肿瘤患者的癌细胞。HPV 相关肿瘤可逃避免疫系统，因此实体瘤的治疗依旧存在挑战。有效的 T 细胞治疗有待解决诸如肿瘤异质性、抗原逃逸、免疫抑制性微环境、T 细胞定位抑制等问题，并找到改善患者血管易泄漏、脆弱等缺陷的有效措施，防止其继续向组织供应肿瘤细胞。

（六）联合治疗策略

目前针对 HPV 相关恶性肿瘤的候选治疗性疫苗的多样性为制定联合治疗策略、更深入地开发利用其治疗潜力提供了机会。联合治疗可能是成功治疗 HPV 相关疾病的关键。

1. 疫苗的异源性初免-加强（prime-boost）方案　不同的疫苗使用初免-加强方案进行免疫可增强疫苗效力。例如，使用 DNA 疫苗进行初次免疫后使用病毒载体疫苗进行再次加强免疫。用于评估疫苗的异源性初免-加强方案的临床试验已经开展。在一项 Ⅱ 期临床试验中，使用 TA-CIN 融合蛋白进行初免，之后再使用重组痘苗病毒 TA-HPV 进行增强免疫。结果显示，在 29 例肛门生殖器上皮内瘤变患者中，有 5 例表现为 HPV16 抗原特异性 T 细胞介导的免疫应答增强。然而，这一结果与单一接种 TA-HPV 痘苗病毒载体疫苗的差异并不显著。在另一项研究中，10 例 HPV16 阳性高危 VIN 患者首先使用 TA-HPV 初免，之后使用 TA-CIN 增强免疫。结果显示，9 例患者表现出 HPV16 特异的 T 细胞反应，3 例患者病变明显减轻。然而，这些结果没有显示出临床转归和免疫应答之间的直接相关性。最近，在 CIN3 级患者中开展的 Ⅰ 期试验（NCT00788164）使用 pNGVL4a-sig/E7（detox）/HSP70 DNA 疫苗初免，随后使用 TA-HPV 加强免疫并联合使用咪喹莫特。之前的研究已经证实 pNGVL4a-sig/E7（detox）/HSP70 DNA 疫苗可在 CIN2/3 级患者中引发全身性 HPV 特异性 $CD8^+$ T 细胞反应，甚至在一些患者中还可观察到病变的消退。

2. 免疫调节剂　疫苗中含有的免疫调节剂能够改善肿瘤微环境，进而提高治疗性疫苗的效果。免疫调节靶点主要包括 Treg、肿瘤相关巨噬细胞（TAM）和髓系抑制细胞（MDSC）。Treg 通过释放免疫抑制性细胞因子（如 IL-10）和转化生长因子来影响 T 细胞的功能。研究表明，$CD4^+CD25^+$Treg 的缺失可增强 E7-HSP70 疫苗的免疫效果。因此，抑制这些因子的表达可以剥夺肿瘤细胞所依赖的重要生长因子，同时增强候选治疗性疫苗的抗肿瘤效果。IRX-2 是一种通过刺激单核细胞产生的、含有多种细胞因子（如 IL-2、IL-β、IFN-γ 和 TNF-α）的生物制品，研究已证明其可激活免疫系统的不同细胞并增强免疫细胞的抗肿瘤效果，如 DC 上关键信号分子表达的上调。IRX-2 联合环磷酰胺、吲哚美辛、含锌多种维生素和奥美拉唑（IRX-2 方案），已经在头颈部鳞状细胞癌患者中进行的研究显示了其作为一种新型免疫治疗药物的应用前景。在 CIN3 级或 VIN3 级患者中开展的 Ⅱ 期试验目前正在受试者招募中（NCT03267680）。

3. 检查点抑制剂　通过中断细胞信号转导来阻断癌细胞对 T 细胞介导的细胞凋亡的逃避。PD-1 和 CTLA-4 是 CTL 表面表达的免疫检查点受体，分别作用于 APC 表面的 PD-L1 和 CD80/CD86，进而导致 CTL 活化减弱。检查点抑制剂疗法优于 ACT 疗法，因为它们广泛适用于多种类型的肿瘤，不依赖于肿瘤特异性抗原的识别。一项 Ⅰ 期试验正在晚期宫颈癌患者中联合使用伊匹单抗（抗 CTLA-4 单克隆抗体）和化疗进行治疗（NCT01711515）。另一项 Ⅱ 期试验还应用伊匹单抗治疗 HPV 阳性转移或复发性宫颈癌（NCT01693783）。

4. 非特异性免疫刺激剂　TLR 激动剂是一种免疫增强剂，已证明其能增强细胞介导免疫应答的激活并促进病毒的清除。Wick 和 Webb 开发了一种广谱 HPV 治疗性疫苗 Pentarix，该疫苗涵盖 HPV16 型、18 型、31 型、45 型和 52 型病毒的 E7 蛋白序列，80% 以上的宫颈癌均为这几个型别 HPV 所致。他们的早期研究成果表明，当蛋白疫苗与佐剂 TLR3 激动剂 PolyI：C 一起使用时，可以激发较强的细胞介导的免疫应答。他们还研究了 TLR9 激动剂 CpG DNA 的使用。用 Pentarix 联合任一种佐剂接种小鼠，一周后免疫小鼠体内均观察到 TC-1 肿瘤的消退。接种 3 周后，小鼠体内的肿瘤完全消退，并且还可维持无肿瘤状态长达 3 个月之久。此外，他们还发现与仅免疫一次相比，在小鼠中使用 Pentarix+PolyI：C 进行密集免疫（每日皮下免疫），不仅可增强小鼠体内细胞介导的免疫应答水平，还可提高肿瘤抑制率。此研究结果提示该疫苗能够诱发强有力的细胞免疫应答，进而克服免疫抑制性的肿瘤微环境。Pentarix 可广谱应用于多种 HPV 相关的癌前病变或癌变的治疗。Pentarix 已在 2012 年被授予专利。但是目前尚未有其相关临床试验的信息。

5. 治疗性疫苗和其他治疗性疗法　候选治疗性疫苗已经开始联合诸如化疗、放疗等治疗手段进行综合治疗。在一项 Ⅱ 期临床试验中，使用局部免疫调节剂咪喹莫特治疗 VIN2 期和 3 期的患者，随后接种 3 剂 TA-CIN 疫苗。结果显示，在末次免疫一年后，63% 的患者表现出病灶的清除，与无应答者相比，他们体内能检出更多的 $CD4^+$ 和 $CD8^+$ T 细胞。此外，36% 的患者显示 HPV16 的清除，79% 患者呈现为无症状。一项 ISA101/ISA101b 联合化疗药物卡铂、紫杉醇有或没有贝伐单抗的 Ⅰ/Ⅱ 期试验（NCT02128126）正在宫颈癌患者中开展。另一项在复发/转移性 HPV 相关头颈部鳞癌患者中开展的 Ⅰb/Ⅱa 期研究正在募集受试者，该研究旨在评估 MEDI0457（VGX-3100 DNA 疫苗）与抗 PD-L1 单克隆抗体（NCT03162224）联合治疗方案的抗肿瘤活性和免疫原性。表 17-1 概述了近期完成和正在进行临床试验的 HPV 治疗性疫苗。

三、存在问题及展望

　　HPV 预防性疫苗通过诱发产生中和抗体阻止病毒感染预防宫颈癌的发生，已取得了巨大的成绩。而以治疗 HPV 持续性感染及相关病变为目的的 HPV 治疗性疫苗研究进展相对迟缓。主要表现在一些已发表的临床试验报道中，HPV 治疗性疫苗对部分患者产生了很好的临床效果，但是现有的免疫学检测指标和临床效果相关性差。这可能由于在这些患者体内产生的具体免疫反应类型（Th 细胞、CTL 等）没有准确确定。因此，需要我们进一步研究，深入了解 HPV 感染的免疫学及肿瘤免疫学机制，才有可能在未来准确找到反映临床效果的免疫学指标，同时也能设计出更有效的疫苗，其中包括有效佐剂的使用。此外，目前的免疫反应检测方法（如细胞免疫反应）灵敏度不够，加之方法未标化等都可能影响临床试验的最终结果判断。还有目前的 HPV 治疗性疫苗研究主要根据啮齿类动物的免疫反应结果来筛选人类的临床试验候选疫苗，目前还没有一种动物模型可以完全类似人体的状况，因而很难确定动物实验资料与人体状况的吻合程度；由于 HLA 分子的不同，使得当前的临床研究可能要承担更多的风险。

　　尽管如此，仍有许多临床试验通过多种免疫策略取得了鼓舞人心的研究进展。两个候选疫苗——VGX3100 DNA 疫苗和 ADXS11-001 细菌载体疫苗均处于 Ⅲ 期临床试验阶段，

HPV 治疗性疫苗的上市前景可期。

（田厚文　阮　力　中国疾病预防控制中心病毒病预防控制所）

参 考 文 献

任皎，姜云水，高孟，等，2013. 人乳头状瘤病毒 16 型治疗性疫苗联合免疫效果研究. 生物技术通讯，2：200-204.

任皎，赵莉，田厚文，等，2012. HPV16E7E6 重组腺病毒的构建及免疫效果评价. 中华微生物学和免疫学杂志，32（3）：276-280.

任皎，赵莉，张卉，等，2014. 人乳头状瘤病毒 11 型 L2NE7E6 融合蛋白的原核表达及其诱发的 T 细胞免疫反应. 生物技术通讯，4：474-478.

赵莉，高孟，高见，等，2012. 人乳头状瘤病毒 16 型融合蛋白的大肠杆菌高效表达及对肿瘤生长的抑制作用. 中华肿瘤杂志，34（11）：810-815.

赵莉，任皎，冯靖，等，2018. 人乳头状瘤病毒 18 型融合蛋白和重组痘苗病毒联合免疫的效果评价. 中华实验和临床病毒学杂志，32（4）：347-351.

Aggarwal C, Cohen R, Morrow MP, et al, 2015. Immunotherapy with VGX-3100（HPV16 and HPV18 plasmids）+ INO-9012（DNA encoding IL-12）in human papillomavirus（HPV）associated head and neck squamous cell carcinoma（HNSCCa）: interim safety and immunogenicity results. J Immunoth Cancer, 3（S2）: 1-2.

Alvarez RD, Huh WK, Bae S, et al, 2016. A pilot study of pNGVL4a-CRT/E7（detox）for the treatment of patients with HPV16+ cervical intraepithelial neoplasia 2/3（CIN2/3）. Gynecol Oncol, 140（2）: 245-252.

Bagarazzi ML, Jian Y, Morrow MP, et al, 2012. Immunotherapy against HPV16/18 generates potent TH1 and cytotoxic cellular immune responses. Sci Translat Med, 4（155）: 155ra138-155ra152.

Bian T, Wang Y, Lu Z, et al, 2008. Human papillomavirus type 16 L1E7 chimeric capsomeres have prophylactic and therapeutic efficacy against papillomavirus in mice. Molecul Cancer Ther,（5）: 1329-1331.

Cantelmo AR, Conradi LC, Brajic A, et al, 2016. Inhibition of the glycolytic activator PFKFB3 in endothelium induces tumor vessel normalization, impairs metastasis, and improves chemotherapy. Cancer Cells, 30（6）: 968-985.

Chi-Mu C, Talia H, Archana M, et al, 2009. Enhancing therapeutic HPV DNA vaccine potency through depletion of CD4$^+$CD25$^+$ T regulatory cells. Vaccine, 27（5）: 684-689.

Clifford G M, Tully S, Franceschi S, 2017. Carcinogenicity of human papillomavirus types in HIV-positive women: a meta-analysis from HPV infection to cervical cancer. Clin Infect Dis, 64（9）: 1228-1235.

Coleman HN, Greenfield WW, Stratton SL, et al, 2016. Human papillomavirus type 16 viral load is decreased following a therapeutic vaccination. Cancer Immunol Immunother, 65（5）: 1-11.

Cortés B, González P, Herrero R, et al, 2016. Impact of human papillomavirus（HPV）16 and 18 vaccination on prevalent infections and rates of cervical lesions after excisional treatment. Am J Obstet Gynecol, 215（2）: 212.e211-212.e215.

Daayana S, Elkord EU, Pawlita M, et al, 2010. Phase Ⅱ trial of imiquimod and HPV therapeutic vaccination in patients with vulval intraepithelial neoplasia. Br J Cancer, 102（7）: 1129-1136.

Delivery ED, Kim SJ, Jung KH, et al, 2017. Tumor vessel normalization by the PI3K inhibitor HS-173. Cancer Letters, 403: 339.

Draper LM, Kwong ML, Gros A, et al, 2015. Targeting of HPV-16+ epithelial cancer cells by tcr gene engineered T cells directed against E6. Clin Cancer Res, 21（19）: 4431-4439.

Hinrichs CS, Doran SL, Stevanovic S, et al, 2017. A phase Ⅰ/Ⅱ clinical trial of E6 T-cell receptor gene therapy for human papillomavirus（HPV）-associated epithelial cancers. J Clin Oncol, 35: 3009-3009.

Joura EA, Giuliano AR, Ole-Erik I, et al, 2015. A 9-valent HPV vaccine against infection and intraepithelial neoplasia in women. N Engl J Med, 372（8）: 711-723.

Karolina P, Jacques B, 2012. Cancer immunotherapy via dendritic cells. Nat Rev Cancer, 12（4）: 265-277.

Kawana K, Adachi K, Kojima S, et al, 2014. Oral vaccination against HPV E7 for treatment of cervical intraepithelial neoplasia grade 3（CIN3）elicits E7-specific mucosal immunity in the cervix of CIN3 patients. Vaccine, 32（47）: 6233-6239.

Kenter GG, Welters MJ, Valentijn AR, et al, 2010. Vaccination against HPV-16 oncoproteins for vulvar intraepithelial neoplasia. N Engl J Med, 362（7）: 1838-1847.

Khong H, Overwijk WW, 2016. Adjuvants for peptide-based cancer vaccines. J Immunothe Cancer, 4（1）: 56-66.

Kim HJ, Kim HJ, 2017. Current status and future prospects for human papillomavirus vaccines. Archi Pharm Res, 40（9）: 1050-1063.

Kim TJ, Jin HY, Hur SY, et al, 2014. Clearance of persistent HPV infection and cervical lesion by therapeutic DNA vaccine in CIN3 patients. Nat Commun, 5（5）: 5317-5331.

Moody CA, Laimins LA, 2010. Human papillomavirus oncoproteins: pathways to transformation. Nat Rev Cancer, 10（8）: 550-560.

Morrow MP, Jian Y, Sardesai NY, 2013. Human papillomavirus therapeutic vaccines: targeting viral antigens as immunotherapy for precancerous disease and cancer. Expert Rev Vaccines, 12（3）: 271-283.

Poelgeest MIEV, Welters MJP, Esch EMGV, et al, 2013. HPV16 synthetic long peptide（HPV16-SLP）vaccination therapy of patients with advanced or recurrent HPV16-induced gynecological carcinoma, a phase Ⅱ trial. J Transl Med, 11（1）: 1-14.

Rahma OE, Herrin VE, Ibrahim RA, et al, 2014. Pre-immature dendritic cells（PIDC）pulsed with HPV16 E6 or E7 peptide are capable of eliciting specific immune response in patients with advanced cervical cancer. J Transl Med, 12（1）: 353-362.

Ramos CA, Narala N, Leen AM, et al, 2013. Human papillomavirus type 16（HPV16）E6/E7-Specific cytotoxic T lymphocytes（CTLs）for immunotherapy of HPV-associated malignancies. J Immunoth, 18（2）: S220-S220.

Ricardo R, Mario LC, Carlos R, et al, 2014. Regression of human papillomavirus intraepithelial lesions is induced by MVA E2 therapeutic vaccine. Hum Gene Ther, 25（12）: 1035-1049.

Sanja S, Draper LM, Langhan MM, et al, 2016. Complete regression of metastatic cervical cancer after treatment with human papillomavirus-targeted tumor-infiltrating T cells. J Clin Oncol, 33（14）: 1543-1550.

Shen KY, Chang LS, Leng CH, et al, 2015. Self-adjuvanting lipoimmunogens for therapeutic HPV vaccine development: potential clinical impact. Expert Rev Vaccines, 14（3）: 383-394.

Skeate JG, Woodham AW, Einstein MH, et al, 2016. Current therapeutic vaccination and immunotherapy strategies for HPV-related diseases. Hum Vaccin, Immunother, 12（6）: 1418-1429.

Trimble CL, Morrow MP, Kraynyak KA, et al, 2015. Safety, efficacy, and immunogenicity of VGX-3100, a therapeutic synthetic DNA vaccine targeting human papillomavirus 16 and 18 E6 and E7 proteins for cervical intraepithelial neoplasia 2/3: a randomised, double-blind, placebo-controlled phase 2b trial. Lancet, 386（10008）: 2078-2088.

Vici P, Pizzuti L, Mariani L, et al, 2016. Targeting immune response with therapeutic vaccines in premalignant lesions and cervical cancer: hope or reality from clinical studies. Expert Rev Vaccines, 15（10）: 1327-1336.

Wick DA, Martin SD, Nelson BH, et al, 2011. Profound CD8 T cell immunity elicited by sequential daily immunization with exogenous antigen plus the TLR3 agonist poly（I: C）. Vaccine, 29（5）: 984-993.

Wick DA, Webb JR, 2016. A novel, broad spectrum therapeutic HPV vaccine targeting the E7 proteins of HPV16, 18, 31, 45 and 52 that elicits potent E7-specific CD8T cell immunity and regression of large, established, E7-expressing TC-1 tumors. Vaccine, 29（44）: 7857-7866.

Yang A, Farmer E, Wu TC, et al, 2016. Perspectives for therapeutic HPV vaccine development. J Biomed Sci, 23（1）: 75.

Zhao L, Liu B, Ren J, et al, 2011. Immunogenicity in mice and rhesus monkeys vaccinated with recombinant vaccinia virus expressing bivalent E7E6 fusion proteins from human papillomavirus types 16 and 18. Virol J, 8（1）: 1-11.

Zheng H, Wencheng D, Da Z, et al, 2015. TALEN-mediated targeting of HPV oncogenes ameliorates HPV-related cervical malignancy. J Clin Invest, 125（1）: 425-436.

Zong J, Wang C, Wang Q, et al, 2013. HSP70 and modified HPV 16 E7 fusion gene without the addition of a signal peptide gene sequence as a candidate therapeutic tumor vaccine. Oncol Rep, 30（6）: 3020-3026.

第十八章 结核病治疗性疫苗
Therapeutic Vaccines for Tuberculosis

摘　要

由于卡介苗预防效果低下，耐药菌株不断出现和播散，HIV/TB 的交叉感染及人口大规模的流动，使得结核病死灰复燃，严重危害着人类健康。目前，全球有 1/4 的人口感染结核杆菌。结核病是严重危害人类健康的重大传染病。有效的抗结核药物既要对个体发挥治疗疾病作用，又要在人群中防止病原播散，其应用困难，并通常难以两者兼顾。因此，研究结核病治疗性疫苗具有重要意义。本章首先在介绍结核菌感染特性的基础上，强调了研究结核病治疗性疫苗的紧迫性。其次回顾了结核病疫苗研究的历史，并分析了卡介苗免疫保护效力降低是由于环境分枝杆菌的影响和卡介苗抗原的丢失。之后重点讨论了结核疫苗的免疫机制，详细展示了自 1998 年以来国内外结核病疫苗特别是治疗性疫苗在不同国家和地区的研究现状。本章最后总结展望了结核病治疗性疫苗研究发展趋势，以及各种新理论和新技术在治疗性疫苗研制中的作用。

第一节　结核菌感染的特性

结核分枝杆菌属于胞内感染菌，生长缓慢，可通过呼吸道、消化道和破损的皮肤黏膜进入机体，虽以肺结核为主，但可侵犯多种组织器官，如脑膜、腹膜、骨关节等。感染过程呈慢性，致病机制与免疫应答有关，而不是细菌毒性的直接作用。结核分枝杆菌经呼吸道感染后主要侵染巨噬细胞，肺泡中未活化的巨噬细胞抗菌活性弱，不能抑制细胞内结核分枝杆菌的增殖，反可将结核分枝杆菌带到他处。结核分枝杆菌细胞壁成分不同于其他细菌，无内毒素，也不产生外毒素和侵袭性酶类，其致病作用主要靠菌体成分，特别是胞壁中含有大量脂质，占胞壁干重的 60%。结核分枝杆菌细胞壁的脂质含量与其毒力相关，主要成分为磷脂、脂肪酸和蜡质，其在致病机制中的活性包括可刺激单核细胞增生，破坏细胞线粒体膜，抑制中性粒细胞游走和吞噬作用，引起Ⅳ型变态反应，抑制吞噬细胞中的吞噬体与溶酶体融合，使结核分枝杆菌可在细胞内存活，逃逸免疫清除，致使结核杆菌在细胞内大量生长繁殖，最终导致细胞死亡崩解，释放出的细菌在细胞外增殖，或被另一巨噬细胞吞噬再重复上述过程。此外，结核分枝杆菌含有数种蛋白质如结核菌素（tuberculin），与蜡质 D 结合能引起较强的Ⅳ型变态反应，在胞壁中的半乳糖、甘露醇、阿拉伯糖等多糖吸引中性粒细胞，引起局部病灶细胞浸润，rRNA 也可刺激机体产生特异性细胞免疫。结核杆菌的致病作用可能与细菌在组织细胞内不断增殖引起炎症反应，以及诱导机体产生Ⅳ型变态反应性的免疫病理损伤有关。抗结核分枝杆菌的免疫主要以特异性细胞免疫为主。

早在 1891 年 Robbert Koch 就在实验动物中观察到结核杆菌感染时细胞免疫与Ⅳ型变态反应同时存在，并与结核病进程有关，称之为郭霍现象：在初次感染结核分枝杆菌的动物中感染炎症灶–溃疡深且不易愈合，细菌全身扩散；再次用适量结核菌感染动物时，溃疡迅速形成，炎症灶–溃疡浅且易愈合，细菌不扩散，提示机体已具有一定的抗结核杆菌免疫力，同时也提示感染结核后在产生免疫应答的同时发生Ⅳ型变态反应；用过量的结核分枝杆菌再次感染动物时，则会引起剧烈的Ⅳ型变态反应，导致病变加重，提示Ⅳ型变态反应对机体不利。试验动物中的郭霍现象与人类的原发性肺结核、继发性肺结核、严重而恶化的肺结核情况相似。

第二节　研究结核病治疗性疫苗的紧迫性

由于结核病缺乏有效的疫苗保护，发病率持续增高，已超过艾滋病成为人类传染病中的头号杀手。减毒牛型结核分枝杆菌——卡介苗是目前许多国家批准应用于人体的唯一结核病疫苗。全球有 161 个国家和地区仍在使用。然而，卡介苗对成人肺结核的保护效率很低，研制新型结核病疫苗具有重要意义。目前，多种类型的新型疫苗，包括重组卡介苗疫苗、营养缺陷型结核分枝杆菌疫苗、蛋白质多肽疫苗、DNA 疫苗、以病毒为载体的结核分枝杆菌亚单位疫苗等被广泛研究。结核病是全球范围的重大传染病。据 WHO 估计，全球 23%的人口（约 17 亿）存在潜伏结核感染，约有 2000 万结核病患者。2017 年，全球范围内估算有 1010 万结核病新发病例，结核病死亡病例 160 万例，其中 HIV 阳性患者 30 万例。我国目前有13%～20%的人口感染过结核菌，每年新增病患约 110 万，结核病人数居全球第二位。2017 年新发病例 77.8 万，死亡人数达 3.8 万。耐药结核病仍然是严重危害公众健康的疾病。2017 年全球估算新发利福平耐药结核病（resistant to rifampicin TB，RR-TB）患者 55.8 万，其中 82%为耐多药结核病（multidrug-resistant TB，MDR-TB）。其中 3 个国家 MDR/RR-TB 发病例数占据全球 MDR/RR-TB 总例数近一半，包括印度（24%）、中国（13%）和俄罗斯（10%）。在全球范围内，3.6%的新患者和 17%的复治患者是MDR/RR-TB，2017 年 MDR-TB 患者中估算有 8.5%为广泛耐药结核病（extensively drug-resistant TB，XDR-TB）。

与敏感菌株感染的结核病相比，多重耐药治疗困难，失败率高达几十倍，预示着多重耐药有发展成为不治之症的危险。MDR-TB 和 XDR-TB 的发生使结核病药物治疗面临严重挑战。随着结核杆菌基因组学和蛋白质组学技术的发展和应用，为从组成病原体结构复杂的浩瀚的分子"大海"中发现能引起保护性免疫反应的蛋白质提供了机遇。因此，在研究预防性疫苗的同时，非常有必要开展结核病治疗性疫苗的研究。所谓治疗性疫苗，是针对预防性疫苗而言的，主要是针对一些慢性感染、肿瘤、自身免疫功能紊乱、过敏性疾病等具有治疗意义的疫苗类生物制品。结核病治疗性疫苗是结核药物治疗的有益补充，对于消灭潜伏感染的结核杆菌，治疗多重耐药的结核病患者，以及预防结核病复发具有重要价值。如何对潜伏期结核进行有效治疗，预防潜伏感染的结核杆菌复发，寻找耐药性结核病治疗新途径是当前结核防治的重点和难点。因此，结核病治疗性疫苗的研究迫在眉睫，可能为结核病治疗带来一线曙光。

第三节　结核病疫苗研究的历史

　　1906 年法国巴斯德研究所的科学家 Calmette 和 Guérin 发现预先给小牛喂食低毒力剂量的人型结核分枝杆菌对于再次静脉注射致死剂量的人型结核分枝杆菌具有保护作用。受此启发，他们分离培养牛型结核分枝杆菌，发现含 5%甘油的胆汁马铃薯培养基是结核杆菌适宜的培养介质。应用该培养基在 38℃条件下培养牛型结核分枝杆菌，每 3 周传代 1 次，经过 200 多次传代，终于得到了具有免疫保护力的减毒牛型结核分枝杆菌株——Bacille Calmette Guérin，简称 BCG，即卡介苗（图 18-1）。在豚鼠、家兔、犬、猴和马的体内接种，证实 BCG 是安全的，不会引起严重的病理损伤。经 BCG 免疫的小牛对结核菌素敏感，但不产生肺结核病理损伤。用 BCG 免疫小牛、猴和猩猩，研究证明，在随后的 1 年多时间里，能对抗结核杆菌毒力株的攻击，具有免疫保护作用。

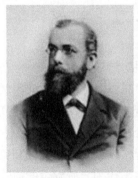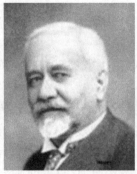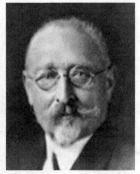

Robert Koch（1843—1910）　　Albert Calmette（1863—1933）　　Camille Guérin（1872—1961）

图 18-1　结核病疫苗研究先驱

　　1921 年 7 月在法国对母亲是结核病患者的 120 名新生儿通过口服途径实施了卡介苗接种。Calmette 在 1926 年的报告中称，母亲是结核病患者或在有结核感染家庭中抚养的 1 岁以内幼儿的死亡率至少达到 25%，给予卡介苗预防接种可以使死亡率下降到 2%。截至 1926 年 1 月在法国有 5183 名婴儿接受了卡介苗预防性接种。随后数年卡介苗的预防接种扩大到欧洲和世界其他地区。1974 年卡介苗被纳入 WHO 免疫扩大计划，每年有近 1 亿的儿童接受预防性免疫接种。

　　新生婴儿接种卡介苗可以有效预防儿童粟粒性结核和结核性脑膜炎等严重结核病的发生，这在数十次临床试验中都得到了证实。近来，在土耳其 Istanbul 的一次流行病学调查显示婴儿接种卡介苗对于预防结核菌感染具有积极的作用。在该项研究中研究者选择 979 名 16 岁以内的和结核杆菌痰检阳性的家人有密切接触的儿童作为调查对象。这些儿童中 79%有卡介苗接种瘢痕。研究者应用结核杆菌特异性抗原 ESAT6 和 CFP10，通过 IFN-γ ELISPOT 技术和传统的结核菌素实验来诊断受调查者是否曾被结核杆菌感染，并以是否存在卡介苗接种瘢痕作为是否接种过卡介苗的依据。通过流行病学调查和相关分析，研究得出结论：在与结核病患者接触的人群中发生结核杆菌感染的概率与接种卡介苗有关，新生儿卡介苗接种可以减少他们受结核杆菌感染的风险。上述调查都说明，新生儿预防接种卡介苗对于结核病预防控制具有重要的意义。

然而，新生儿接种卡介苗后，免疫保护力会随着年龄增长而下降。一项研究表明，新生儿接种 15 年内免疫保护力约为 82%，在 15～24 岁人群中降至 67%，在 25 岁以上人群中保护力降低至 20% 左右。卡介苗对成人肺结核的保护效率在不同地区进行的临床调查中差异很大，在一项涉及青少年的大型英国医学研究理事会试验中，卡介苗具有 87% 的保护作用，20 年的保护率为 74%。与此相反，在印度最大规模的卡介苗试验却发现在任何年龄组中卡介苗均未显示出保护作用，此实验涉及 26 万人，历时 15 年。两个试验结果不一致的最可能解释是，与英国青少年相比，印度参与者已经接触了结核分枝杆菌或非结核分枝杆菌，这干扰了疫苗提供的任何额外保护效果的检测。事实上，一项回顾性分析显示，对未暴露于非结核分枝杆菌的人群卡介苗显示出 37%～45% 的保护作用。一项 2018 年的试验设计发现卡介苗再接种对预防结核分枝杆菌感染有 45% 的保护作用。

第四节　卡介苗免疫保护效力差的原因

卡介苗是 WHO 推荐的在全球范围内婴幼儿接种的预防结核病的疫苗。但在不同地区对卡介苗保护效率的调查差异很大（0～80%），分析其中的原因可能与下列因素有关：环境中存在分枝杆菌的影响；卡介苗菌种间差异；人群遗传差异等。在卡介苗免疫前预先接触环境分枝杆菌会降低卡介苗的免疫保护效率。和结核分枝杆菌基因组比较，卡介苗缺失一些含有重要保护性抗原的区域。在长期的传代培养过程中，卡介苗的毒性和免疫原性也被进一步减弱，并且不同子代的卡介苗菌种在不同实验室传代中，所发生的遗传变异也有一些差异。这些都会造成卡介苗保护效率降低。

（1）环境分枝杆菌的影响：卡介苗的保护效果似乎和地理纬度相关，纬度越高，疫苗越有效。人们猜测这可能与在热带气候中存在大量非致病环境分枝杆菌有关。环境分枝杆菌如何影响卡介苗的免疫保护效果？对此有两种解释：①预先接触环境分枝杆菌会掩盖卡介苗的免疫保护作用。Palmer 等认为预先接触环境分枝杆菌给结核感染提供了一定的免疫保护作用，掩盖了卡介苗的免疫保护作用，造成卡介苗免疫保护效果存在较大差异。分枝杆菌种属存在共同抗原，卡介苗接种对麻风分枝杆菌感染具有预防作用。对豚鼠大规模的试验表明接种环境分枝杆菌可以诱导一定水平的针对结核分枝杆菌的保护力，因此使得随后给予的卡介苗疫苗免疫保护作用增加不明显。②环境分枝杆菌阻断卡介苗的免疫保护作用。该假说认为在卡介苗接种前接触环境分枝杆菌使得机体针对分枝杆菌抗原产生一定的免疫反应。这种免疫反应的强度不足以预防肺结核的发生，但对接种的卡介苗形成了一定的免疫防御，使得卡介苗在体内不能有效繁殖，从而极大地降低了卡介苗的保护效率。这种假设得到了一些实验的证实。用鸟型分枝杆菌致敏小鼠，随后给予卡介苗免疫，发现卡介苗的生长受到抑制，对结核分枝杆菌感染的保护效率也低于未致敏的对照组。

　　临床试验观察到卡介苗对新生儿和未致敏个体具有确切的保护效果，反映出卡介苗保护效果差异和环境分枝杆菌致敏存在相互联系，但很难确定是哪一种假说在起作用。实际上，上述两种机制并非完全排斥，它们可能分别发挥一定的作用。不过有几项研究结果倾向于支持阻断作用假说。人们首先观察到在环境分枝杆菌和非典型分枝杆菌流行的地区，接种卡介苗后皮试阳转率和Ⅳ型变态反应（DTH）强度都小于或弱于受环境分枝杆菌影响小的地区。在马拉维（Malawi）和英国或丹麦的临床试验中，DTH 强度未发现明显的差异，但是人群中 DTH 持续的时间存在很大的差异。在环境分枝杆菌流行的马拉维地区，DTH 在免疫后 2.5 年后就减退至卡介苗接种前水平，而在其他地区 DTH 会保持数年之久而不会减弱。同样，在马拉维地区受结核抗原刺激 IFN-γ 反应在卡介苗接种 1 年后也减弱，明显早于其他不受环境分枝杆菌影响的地区。对此现象的解释认为，环境分枝杆菌流行的地区卡介苗接种后产生的免疫反应是一种继发的短暂免疫反应，并不能提高机体对肺结核的免疫保护力。

　　（2）卡介苗保护性抗原的丢失：卡介苗自 1921 年由 Pasteur 研究所研制成功以来，先后被引进到世界多个实验室传代培养和保存。在 20 世纪 60 年代采用冻干法保存卡介苗种子菌株以前，这些种子菌株又被传了 1000 代以上。在传代培养过程中，由于存在一定的选择压力，卡介苗菌株的遗传特性发生了一定的改变。并且由于不同实验室的培养条件不完全相同，使得不同种子株也存在差异。图 18-2 显示了不同卡介苗子代菌种及其来源。应用基因芯片等技术对不同子代卡介苗菌株、牛型结核分枝杆菌和人型结核分枝杆菌标准株 H37Rv 的全基因组进行比较分析研究。和 H37Rv 株比较，牛型结核分枝杆菌基因组缺失 11 个区域（RD 区域），共编码 91 个可读框；另外在部分或所有卡介苗菌株中缺失 5 个区域（编码 38 个可读框）。这样在卡介苗中就缺失 16 个区域（RD1～16），共包括 129 个可读框。其中 RD4～7、RD9～13 区域在牛型结核分枝杆菌中发生缺失；RD1 区在所有的卡介苗中都缺失；RD2、8、14、15、16 区域在不同来源的子代卡介苗出现缺失。目前对缺失区域基因功能的研究尚处于初始阶段。研究较多的 RD1 区域编码重要的保护性抗原 ESAT6 和 CFP10，将 ESAT6 及其旁侧区域（编码蛋白，协助 ESAT6 分泌）重组入卡介苗构建重组卡介苗，动物实验表明可以提高卡介苗的保护效率。

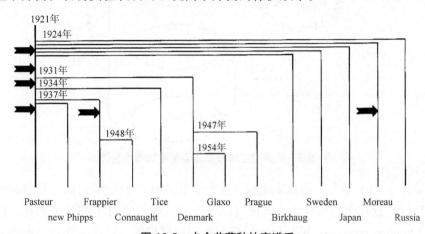

图 18-2　卡介苗菌种的家谱系

纵轴代表年代，水平轴显示不同的子代卡介苗菌株。箭头指示和 1921 年菌种比较所发生的基因缺失

有 3 项研究调查不同卡介苗株在人群中诱导的保护作用。其中 2 项研究（随访 4～50 年）显示，BCG Pasteur 与 BCG Phipps 和 BCG Glaxo 相比具有更好的保护作用。第三项研究结果提示（随访 15 年），BCG Denmark 比 BCG Pasteur 具有更优的保护作用（分别为 25%和 17%）。

第五节　结核疫苗免疫机制

人们对机体抵抗结核分枝杆菌入侵的免疫应答尚缺乏深入的认识，但已有的研究结果表明，固有免疫和特异性细胞免疫是机体抵抗结核分枝杆菌感染的主要机制。固有免疫反应是机体消灭结核分枝杆菌的首要屏障。结核分枝杆菌进入机体后首先被巨噬细胞和树突状细胞（两者统称为抗原提呈细胞）识别和吞噬。巨噬细胞生成一氧化氮和溶菌酶等杀菌物质来消灭入侵的结核分枝杆菌，同时生成 IL-12 和 IL-18 等细胞因子，调节后续的适应性免疫反应。单核/巨噬细胞吞噬结核分枝杆菌后，提呈抗原给 CD4$^+$、CD8$^+$、γδT 淋巴细胞和 CD1 限制 T 细胞，激活特异性细胞免疫应答。被激活的 T 细胞主要通过生成释放 IFN-γ 等细胞因子激活巨噬细胞，从而清除结核分枝杆菌。此外，CD8$^+$和 γδT 淋巴细胞被激活后，还会释放穿孔素等淋巴毒性颗粒物质，直接杀伤感染了结核分枝杆菌的靶细胞和结核分枝杆菌。由此可见，细胞免疫是机体抗结核分枝杆菌感染的主要免疫应答方式，如何建立有效的细胞免疫反应是新型结核病疫苗研究的目标（图 18-3）。

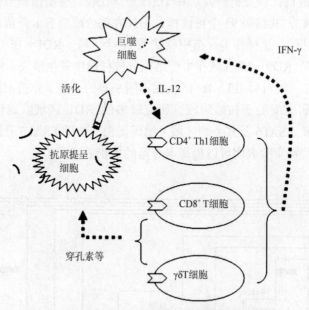

图 18-3　机体抗结核杆菌感染免疫机制示意图

除了要建立 Th1 型为主的细胞免疫反应外，建立持久的免疫记忆也是结核病疫苗研究的主要目标。近几年对免疫记忆的研究结果表明，被激活的 T 细胞根据其免疫功能和归巢受体（homing receptor）可划分为效应细胞和记忆细胞，后者又可分为中心记忆细胞和效应记忆细胞。抗原刺激强度、持续时间及细胞因子微环境决定最终 T 细胞被激活的类型。抗结核疫苗发展的目标是激活一定数量的中心记忆细胞，这是维持长久免疫水平的关键。由于传统的卡介苗抗原强度不够，不能建立有效的免疫反应；另一方面在体内长期潜伏，会消耗中心记忆细胞，不利于免疫记忆的维持。在新型结核病疫苗的研究中，如何通过疫苗设计提高中心记忆细胞水平，是建立持久免疫保护力的一个关键因素。

第六节 结核病治疗性疫苗研究现状

1890 年 Koch 首次发明结核菌素作为治疗性疫苗治疗结核病患者，但是由于过强的免疫病理反应而失败了。一个多世纪过去了，结核病治疗性疫苗的研究长期没有实质性的进展。

分子生物学理论的发现和遗传工程技术的发明，为结核病新疫苗的研制奠定了基础。国内外众多的研究表明，多种 DNA 疫苗具有潜在的免疫治疗作用。1999 年，英国帝国大学 Douglas B. Lowrie 等将 DNA 疫苗用于结核病的治疗。首先静脉注射小鼠结核 H37Rv 株 8 周，制造了结核感染小鼠动物模型。然后分别给予 HSP65、HSP70、ESAT6 和 MPT70 基因的 DNA 疫苗，以及 IL-12 DNA 和 BCG 治疗。实验结果发现 IL-12 和 HSP65 DNA 疫苗可有效增加小鼠对结核杆菌的清除率，HSP70 次之，MPT70 和 ESAT6 作用较小，而 BCG 没有效果。他们还对感染小鼠进行药物治疗后建立了潜伏感染模型，应用 HSP65 DNA 疫苗对潜伏感染小鼠进行治疗。治疗 3 个剂量后，脾脏和肺组织结核杆菌可被完全清除。对其作用机制的研究表明结核杆菌清除率与 IFN-γ 的生成成正比，与 IL-4 成反比。由此说明 HSP65 DNA 疫苗通过激活 Th1 型的细胞免疫反应而发挥作用（图 18-4）。

另外的研究还证明 HSP65 DNA 疫苗可激活 CD8$^+$ CTL，通过 CTL 杀灭体内的结核杆菌。2003 年，韩国科学家 Ha 等将 Ag85A 和 IL-12N220L DNA 疫苗结合药物异烟肼和吡嗪酰胺治疗 C57BL/6J 小鼠结核病模型，Ag85A DNA 疫苗和药物联合组对防止结核的再激活效果优于 IL-12N220L DNA 疫苗和药物联合治疗组，IL-12N220L DNA 疫苗和药物联合治疗组又优于单纯药物组。Ag85A 和 PstS3 基因融合的多基因 DNA 疫苗和化学药物同时使用可以有效阻止实验小鼠再次感染和内源性复发。2005 年，美国约翰·霍普金斯大学结核病研究中心的科学家 Nuermberger 等用 HSP65 DNA 疫苗和药物化疗（利福平、莫西沙星）治疗小鼠结核潜伏感染模型，发现 HSP65 DNA 疫苗能增加莫西沙星抗结核活性。2005 年，巴西科学家 Silva 等用 HSP65 DNA 疫苗结合药物治疗 BALB/c 小鼠结核模型，治疗 1 个月就可以显著减少肺和脾结核杆菌载量，治疗 6 个月后肺中未检测到结核杆菌；同时还发现 HSP65 结合药物治疗对敏感株 H37RV 和耐药株结核杆菌同样有效。此外，将 Ag85A DNA 疫苗和化学药物结合治疗肺结核的动物实验表明 Ag85A DNA 疫苗有辅助治疗结核病的功能，不仅可以缩短化学药物治疗的时间，而且能帮助机体彻底杀灭残存的结核杆菌。

全球范围内处于临床研究的治疗性疫苗包括 RUTI、Vaccae（微卡）。RUTI 是结核分枝杆菌培养后经高压匀浆破碎，用 Triton 和脂质体脱毒的全细胞碎片制备的。对于活动期和潜伏期的结核分枝杆菌都能产生很强的细胞免疫和体液免疫反应。化疗后短期内（1 个月），可有效控制结核的激活。RUTI 的治疗效果不仅与诱导 Th1 应答有关，而且可快速诱导针对细菌结构和增殖相关抗原的强烈特异性，从而降低细菌载量和减轻肺病理学变化，可用于缩短治疗潜伏感染的疗程。RUTI 在 HIV 和结核共感染的患者中已完成 II 期临床试验。

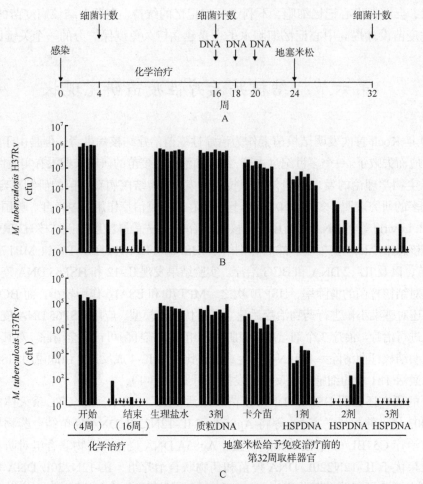

图 18-4　DNA 疫苗对化疗后残留在小鼠体内的结核分枝杆菌的
清除治疗作用

小鼠感染后第 4～16 周给予异烟肼联合吡嗪酰胺治疗。药物治疗结束后，用 HSP65 DNA 疫苗每隔 2 周注射 1 次、2 次、3 次。之后在第 24 周，使用免疫抑制剂地塞米松处理。A. 显示注射、取样时间表；B、C. 显示小鼠脾脏、肺脏器官活菌计数。箭头表示菌数低于基准值。在第 16 周，只有 5/10 的小鼠脾脏（B）和 2/10 的小鼠肺脏（C）可以检测到活菌，其他均未检测到。32 周的活菌计数数据显示了一组（8 只）小鼠分别接受 1 次、2 次、3 次 HSP65 DNA，3 次注射空质粒、生理盐水，第 16 周接种 BCG 等处理。在第 32 周，使用地塞米松之前接受 3 次 DNA 疫苗注射的实验组中，只有 3/8 的小鼠脾脏（B）和 0/8 的小鼠肺脏（C）可以检测到活菌

Vaccae（微卡，SRL-172）是由安徽龙科马公司研发，由全灭活母牛结核分枝杆菌组成的，已获得中国国家药品监督管理局的许可，用于结核病患者的辅助治疗。临床前期研究结果显示，其在免疫小鼠中具有激活 Th1、抑制 Th2 应答的功效。临床使用结果显示该疫苗的接种，可明显改善放射学检测结果和临床的结局，缩短痰结核菌转阴的时间，改善痰阳性肺结核患者的治愈率，对多重耐药的结核患者也具有作用。不同地理区域的临床试验结果有所差异，在非洲的 3 个临床试验中，在南非的试验结果显示无效，但在乌干达的试验证明了前期观察的效果，在赞比亚和马拉维的试验结果显示在 HIV 阴性患者中有效，

但在 HIV 阳性的患者则无明显效果。在坦桑尼亚该疫苗对 HIV 患者可降低结核病发生率。其在 HIV 和结核共感染的患者中已完成Ⅲ期临床试验。目前正在进行针对 PPD 阳性的高危结核病患者的稳定性和有效性临床试验。

结核病治疗性疫苗不仅可以和药物联用缩短治疗周期，还可以针对潜伏感染者预防其进展为活动性结核病。虽然潜伏结核感染者只有 5%～10%进展为活动性结核病，但据估计，活动性结核病患者每年平均将结核病传染给 10 名其他人（超级传播者可能感染多达 200 人），而全球人口有 1/4 为潜伏结核感染者。因此，控制潜伏结核病向活动性结核病的进展速度可以有效降低结核病的发病率。2018 年 10 月《新英格兰医学杂志》报道了结核疫苗 M72/AS01E 的Ⅱb 期临床试验，结果显示 M72/AS01E 为结核分枝杆菌感染的成人提供了 54.0%的保护作用，使其免于患活动性肺结核，并且没有明显的安全问题。M72/AS01E 疫苗由 GlaxoSmithKline 公司发明，由重组结核分枝杆菌（MTB）抗原 Rv1196（MTB32A）和 Rv0125（MTB39A）的融合蛋白与 AS01 佐剂系统组成。重组抗原 MTB32A 和 MTB39A 在潜伏性和活动性结核病个体中可诱导特异性淋巴细胞增殖和（或）IFN-γ 的产生。Ⅱa 期临床研究显示，在健康和 HIV 感染的个体、结核分枝杆菌感染的成人和青少年，以及 BCG 接种的婴儿中，M72/AS01 均表现出临床上可接受的安全性，并可诱导体液和细胞介导的免疫应答。Ⅱb 期临床试验在肯尼亚、南非和赞比亚进行，HIV 阴性的 18～50 岁结核分枝杆菌潜伏感染（通过 IFN-γ 释放试验确定）成人被随机分组（按 1：1 的比例），分别接受两剂 M72/AS01E 或安慰剂肌内注射，间隔时间 1 个月。共有 1786 例参与者接受了 M72/AS01E 疫苗，1787 例参与者接受了安慰剂，两组中分别有 1623 例和 1660 例参与者被纳入符合方案效果的观察队列。M72/AS01E 组共有 10 例参与者符合原发病例定义（在治疗前细菌学证实的活动性肺结核），安慰剂组为 22 例（发病率分别为 0.3 例/100 人年和 0.6 例/100 人年），疫苗有效率为 54.0%。两组中严重不良事件、潜在免疫介导疾病和死亡的发生率相似。在结核病高负担国家，高比例的成年人已经接触结核分枝杆菌，其中许多处于潜伏感染状态。因此，在这方面，该项研究具有显著意义，M72/AS01E 对已经暴露于结核分枝杆菌并潜在感染结核分枝杆菌的人具有独特的保护作用。中国是世界第二结核病大国，是世界上 22 个结核病高负担国家之一。因此，我国科学家也进行了结核病治疗性疫苗的研究。2002 年吴雪琼等实验证明 Ag85A DNA 疫苗具有一定的免疫治疗作用。之后，该实验室的梁艳等先后验证了 Ag85A、Ag85A/B 嵌合型质粒 DNA 疫苗对耐药结核杆菌的治疗作用。实验结果表明，DNA 疫苗和药物联合使用能够显著提高药物对耐药结核杆菌的治疗效果。国内进行结核病治疗性疫苗研究的还有四川省西南医科大学史小玲等，其研究了 HSP70/CD80 嵌合 DNA 疫苗的治疗作用，与卡介苗及单一 HSP70 DNA 疫苗相比，具有更好的免疫治疗效果。重庆医科大学的朱道银课题组研究了结核分枝杆菌 Ag85B DNA 疫苗构建、免疫原性及其保护效力，结果表明 Ag85B DNA 疫苗具有较强的免疫原性，呈 Th1 型细胞介导的免疫应答。但 Ag85B DNA 疫苗的免疫保护效力不如 BCG。上海海规生物科技有限公司的李忠明研究组研究了 DNA 疫苗电穿孔技术和蛋白质加强免疫的策略，并研究了 DNA 疫苗对耐药结核杆菌的治疗作用等。复旦大学王洪海、徐颖等构建了 Ag85B、Rv3425 和 Rv2029c 的新型多阶段 DNA 疫苗，研究发现在小鼠体内可有效降低潜伏感染后结核病的复发。

结核疫苗及结核病治疗性疫苗的研究现状见表 18-1。

表 18-1 结核疫苗及结核病治疗性疫苗的研究现状 (Kafumann, 2017; Zhu BD, 2018)

疫苗	疫苗组成及使用*	临床试验	作用机制及疗效	执行单位及参考文献
活菌疫苗				
rBCG30	BCG 表达和分泌 Ag85B (P)	2004 年在美国完成临床 I 期	BCG-Tice 含有 Ag85B 基因的表达质粒 (pMTB30) 与 BCG 相比, 在动物实验中可激发更强的保护性: ①结核菌攻击后, 脾及肝等病灶少; ②肺、脾及肝等脏中细菌量少; ③肺免疫动物的肺和脾病理学改变轻; ④存活时间明显延长; ⑤在豚鼠中无毒性; ⑥在 SCID 小鼠中限制性增殖, 提示其在 HIV 感染的患者中使用更具有安全性。2004 年在美国完成临床 I 期试验, 无副作用	Aeras 全球结核病疫苗基金罗切维尔, 马里兰州, 美国 Horwitz MA, et al. Vaccine, 2006, 24 (10): 1593-1600
rBCG-ΔUre: Hly+ (VPM1002)	重组 BCG (Pasteur) 逃逸内体 (endosome) -尿素酶 C 缺失 -表达 Hly (P)	临床 II b 期	李斯特单胞菌的溶血素 (Listeriolysin, Hly) 整合至 VPM1002, Hly 可在吞噬体膜上穿孔, 尿素酶 C 缺失可保证吞噬体内的酸性环境, 以保证 Hly 活性所需 pH, 穿孔可促进抗原转运至细胞质, 有利于导致敏, 而感染的细胞则发生凋亡。该过程与结核菌有效地诱导免疫应答相似。预期该疫苗应具有良好的免疫效果且副作用小。已在小鼠、豚鼠、灵长类及免疫缺陷动物中进行了实验, 显示了良好的免疫效果	Max Planck 感染生物学研究所和 Valzcine 项目管理有限公司 Grode L, et al. J Clin Invest, 2005, 115 (9): 2472-2479
rBCG-AERAS	重组 BCG (Danish) 表达和分泌产气荚膜梭菌溶素 (perfringolysin, Pfo 溶素), 并可高表达 Ag85A、Ag85B 和 TB-10.4	临床前期, 2010 年进入临床 I 期	产气荚膜梭菌溶素基因 (perfringolysin O, PfoA$_{G170}$) 整合至 BCG, 命名为 AERAS-401 (BCG$_{1331}$ ΔureC::ΩpfoA$_{G137Q}$), 可表达和分泌具有生物活性的 Pfo 溶素, 使细菌逃逸出体内。再将 Ag85A、Ag85B 和 TB-10.4 基因整合至 AERAS-401, 可高表达相应的抗原, 在小鼠和豚鼠中具有良好免疫效果。保护作用高于 BCG 母株。由于安全性问题, 已停止研究	Aeras 全球结核病疫苗基金会 Sun R, et al. Vaccine, 2009, 27 (33): 4412-4423
MTBVAC01	结核分枝杆菌 (MT103) -phoP 缺失 -fadD26 缺失	临床前期	自 MT103 基因组中敲除毒力调控基因 PhoP, PhoP 缺失在 SCID 小鼠中显示了安全性; 在多种动物中显示出比 BCG 更好的保护性效果; 在恒河猴中具有保护作用并对一线抗结核药物敏感。虽然 fadD26 缺失对疫苗的免疫原性无影响, 但 fadD 编码的产物与结核分枝杆菌毒力相关 PDIM (phthiocerol dimycocerosate) 的生物合成有关, 该基因的缺失使疫苗更为安全	萨拉戈萨大学/巴斯德研究所/结核病疫苗开发组织 (TBV1) Martin C, et al. Vaccine, 2006, 24(17): 3408-3419
MTB H37Rv-ΔlysA ΔpanCD (mc2 6020)	H37Rv -lysA 缺失 -panCD 缺失	临床前期	非复制型双基因 (ΔlysA, ΔpanCD) 缺失突变株 (H37Rv), 在 SCID 小鼠及 IFN-γ敲除小鼠, 豚鼠和猴子中具有安全性; 在小鼠和豚鼠中有很好的免疫效果, 但在灵长类中的效果有差异	Aeras 全球结核病疫苗基金会 阿尔伯特·爱因斯坦医学院

疫苗	疫苗组成及使用*	临床试验	作用机制及疗效	执行单位及参考文献
MTB H37Rv-ΔpanCD ΔRD1(mc2 6030)	H37Rv -ΔRD1 缺失 -panCD 缺失	临床前期	复制型双基因（ΔpanCD 和ΔRD-1）缺失变株（H37Rv），在鼷齿类动物中有效，但在猴及新生牛中未表现保护性效果	Aeras 全球结核病疫苗基金会 阿尔伯特·爱因斯坦医学院
亚单位疫苗或基于活载体的疫苗				
Ag85B-ESAT6（H1） Ag85B-ESAT6-R2660c（H56）	重组融合蛋白（Ag85B+ ESAT6） Ag85B-ESAT6-R2660c (P、B、PI)	临床 II a 期	佐剂: IC31（Th1 佐剂），重组 Ag85B-ESAT6 蛋白。具有高免疫原性 针对 Ag85B Th1 应答: 强且持续时间长 针对 ESAT6 的应答: 中等强度且持续时间不长	国家血清研究所(SSI)、TBVI、Intercell
Ag85B-TB-10.4（H4）	重组融合蛋白 (Ag85B+TB-10.4)	临床 II a 期	佐剂: IC31 以 TB-10.4 抗原替代 ESAT6，以降低对以 ESAT6 为依据的检测诊断的干扰。H4：IC31 在 2018 年完成 II a 期临床试验，用于 BCG 初免后加强免疫保护效果的评价。研究将新生儿期接种过 BCG 的高危青少年随机分组，分别加强接种 H4：IC31、BCG 或安慰剂，2 年的追踪结果显示 BCG 和 H4：IC31 疫苗均具有免疫原性。H4：IC31 组 308 例参与者中 44 例（14.3%），BCG 组 312 例参与者中 41 例（13.1%），安慰剂组 310 例参与者中 49 例（15.8%）QFT 阳转。在 H4：IC31、BCG 或安慰剂组，持续转阳率为 8.1%、6.7% 和 11.6%	SSI、Sanofi-Pasteur 公司、Aeras 全球结核病疫苗基金会、Intercell
M72	重组融合蛋白(MTB34kDa +MTB39kDa)（B、PI）	临床 II b 期	佐剂: AS01B 或 AS02A MTB Rv1196 及 Rv0125 的重组蛋白，分别编码 MTB34kDa 和 MTB39kDa 蛋白，是在潜伏感染患者 T 细胞和抗体应答中筛选出的抗原，在小鼠、豚鼠、灵长类等动物中可诱导良好的 T 细胞应答及保护性效果。MTB72F/AS02 在临床试验 I 期中显示可激活 T 细胞产生 IL-2 和 IFN-γ的(ELISPOT)，激活 CD4+ T 细胞(CD40L、IL-2、TNF-α和 IFN-γ)。诱导的细胞免疫应答至少可维持 6 个月，并可诱生抗 MBT 抗体。在 PPD 阴性接种者中安全，耐受且免疫原性好，但在 PPD 阳性者中具有自限性副作用	葛兰素史克（GSK）生物制品有限公司（里克森萨特，比利时）

疫苗	疫苗组成及使用*	临床试验	作用机制及疗效	执行单位及参考文献
HBHA	甲基化蛋白（潜伏抗原）	临床前期	HBHA 是分枝杆菌表面蛋白，可与非吞噬细胞特异性相互作用。HBHA 缺失结核分枝杆菌株自肺部扩散至其他组织的能力受损，潜伏感染者对 HBHA 产生强 T 细胞应答，而活动性结核患者则对 HBHA 无反应。HBHA 在动物中显示保护性作用。HBHA 的抗原性及免疫原性取决于蛋白甲基化。在小鼠和人体中 HBHA 特异性 IFN-γ由 CD4 和 CD8 T 细胞产生	里尔巴斯德研究所、国家健康与医学研究院（INSERM）
MVA85A（AERAT-485）	MVA 改进的痘苗病毒表达 Ag85A 蛋白（B、PI、IT）	临床 IIb 期	佐剂：无 表达 Ag85A 的复制缺陷的痘苗病毒（虽然不能在哺乳动物细胞中复制但可表达蛋白），可诱导强 T 细胞应答，并在多年前接种 BCG 的个体中诱导回忆性应答。仅观察到轻微的副作用，在潜伏感染的患者中具有相似的免疫样效果，可见霍曼现象样反应。已进入 IIb 期临床试验。MVA85A 于 2013 年完成 IIb 期临床试验，人组对象是出生接种过 BCG 的 4~6 个月 HIV 阴性儿童，共 2792 人，其中 1399 人接种 MVA85A，1398 人接种安慰剂。3 年多的追踪结果显示接种 MVA85A 组共有 32 人感染结核，安慰剂组有 39 人感染结核，两组无显著性差异。2015 年在 HIV 阳性患者中完成了 IIb 期临床试验，650 名 HIV 感染的成人随机接种 MVA85A 或对照，结果显示，在接种 MVA85A 的 320 人中有 6 人感染活动性结核，在接种对照的 325 人中 9 人感染活动性结核，两组也无显著性差异。因此，MVA85A 不能对结核杆菌感染提供有效的保护作用。免疫接种策略也有待研究	牛津大学、牛津应急防结核协会、Aeras 全球结核病疫苗基金会
Adeno35-Ag85B-TB-10.4（AERAS-402）	腺病毒 35 表达载体，表达 Ag85A、Ag85B 和 TB-10.4 蛋白（B）	临床 IIb 期	佐剂：无 复制缺陷的腺病毒 E1 缺失 重组表达融合蛋白含有 Ag85A、Ag85B 和 TB-10.4 等抗原。可诱导 CD8 T 细胞应答。现临床试验已进入 IIb 期	Aeras 全球结核病疫苗基金会（罗克维尔，马里兰州，美国）

疫苗	疫苗组成及使用*	临床试验	作用机制及疗效	执行单位及参考文献
治疗性疫苗				
母牛分枝杆菌 (M. vaccae)	加热灭活全菌疫苗 (B, PI, IT)	临床III期	母牛分枝杆菌是小界环境中的腐生菌，全菌灭活疫苗已试用于结核病治疗。其激发免疫的机制尚不清楚，推测可能与其细胞骨架成分有关。临床前期研究结果显示，其在免疫小鼠中具有激活 Th1、抑制 Th2 应答的功效。临床使用结果显示疫苗的接种，可明显改善放射学检测结果和临床的结局，缩短疫耐药物的时间，改善核阳性肿瘤患者的治愈率，对多重耐药的结核菌转阴也具有作用。不同地理区域的临床试验结果有所差异，在非洲的 3 个前期观察中，南非试验结果显示无效，但在乌干达的试验证明了前期观察的效果，在赞比亚和马拉维的试验结果显示无明显效果。在 HIV 阴性的患者中显示有效果，但在 HIV 阳性的患者则无明显效果。在坦桑尼亚该疫苗对 HIV 患者可降低核发生率	Groschel MI, et al. Vaccine, 2014, 32 (26): 3162-3168; Weng H, et al. Biomed Rep, 2016, 4 (5): 595-600
RUTI	M. TB H37Rv 裂解物，去除含脂质的上清，称之为结核分枝杆菌片段，而后与磷脂酰胆碱和胆酸钠 (20:1.4) 形成脂质体 (B, PI, IT)	去 临床II期	RUTI 是由脱毒的结核分枝杆菌片段-脂质体组成的治疗性疫苗，化疗后短期内（1个月）可有效控制结核的激活。结核菌攻击后，RUTI 免疫的小鼠和豚鼠中细菌载量低，肺肉芽肿浸润率减低，而对 BCG 免疫组则无此效果。RUTI 可激发针对 ESAT6、Ag85B 等抗原的强 IFN-γ CD4⁺ T 细胞应答。RUTI 与 BCG 诱导免疫应答的差别在于结核分枝杆菌结构抗原 Ag16kDa、Ag38kDa，激发肺部 IFN-γ、肿瘤坏死因子、IL-12，诱导型一氧化氮合酶和趋化因子 RANTES。RUTI 的治疗效果不仅与诱导 Th1 应答有关，而且快速诱导针对细菌结构和增殖相关抗原的强烈特异性应答，从而降低细菌载量和减轻肺病理学变化	Archivel Farma, SL (巴达洛纳，西班牙); Cardona PJ. Tuberculosis, 2006, 86 (3-4): 273-289

*上述疫苗用于初次免疫标记为 P (priming)；用于加强免疫标记为 B (boost)；用于已感染者标记为 PI (post-infection)；用于免疫治疗标记为 IT (immunotherapy)。

第七节　结核病治疗性疫苗研究发展趋势

对于重大传染病预防，疫苗起到关键作用。疫苗接种是现代医学取得的最大成功之一，人类的寿命从 20 世纪 20 年代的 40～50 岁增加到现在的 70～80 岁，疫苗功不可没。接种疫苗根除了天花，几乎消灭了脊髓灰质炎，预防了由传染性疾病引发的大规模流行。发展新型结核病疫苗是预防结核的必然趋势。根据全球防治结核病计划（Global Plan to Stop TB），新型高效结核疫苗的介入将是在 2050 年达到消灭结核病目标的一个重要组成部分。目前全球有 12 个新型结核病候选疫苗在临床试验中（图 18-5）。

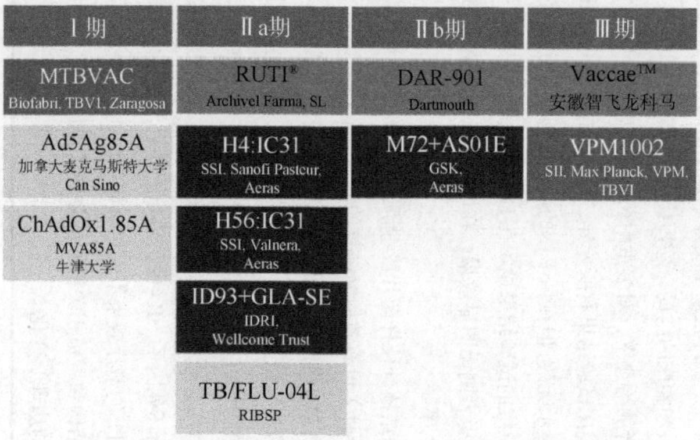

Ⅰ期	Ⅱa期	Ⅱb期	Ⅲ期
MTBVAC Biofabri, TBVI, Zaragosa	RUTI® Archivel Farma, SL	DAR-901 Dartmouth	Vaccae™ 安徽智飞龙科马
Ad5Ag85A 加拿大麦克马斯特大学 Can Sino	H4:IC31 SSI, Sanofi Pasteur, Aeras	M72+AS01E GSK, Aeras	VPM1002 SII, Max Planck, VPM, TBVI
ChAdOx1.85A MVA85A 牛津大学	H56:IC31 SSI, Valnera, Aeras		
	ID93+GLA-SE IDRI, Wellcome Trust		
	TB/FLU-04L RIBSP		

图 18-5　全球范围内结核病候选疫苗临床试验进展

引自 Zhu B，Dockrell HM，Ottenhoff THM，et al.Tuberculosis vaccines：Opport-unities and challenges.
Respirology，2018，23（4）：359-368.经原作者许可应用

由于全球范围内结核病发病率下降缓慢及耐多药结核病持续威胁，结核病治疗性疫苗的需求迫在眉睫。提高治疗性疫苗的免疫能力，将治疗性疫苗和抗结核病药物联合使用，将是降低结核病的发病率和死亡率的一个重要手段。

第一，提高机体对抗原的摄入能力。综合分析细菌-宿主的相互作用，治疗性疫苗应该更注重改善及增强整个免疫感应系统，也就是抗原提呈系统的能力，才可能在更高的阈值情况下激活相应的免疫应答。例如，对治疗性疫苗使用各种方法，如基因枪以针对 DNA 疫苗；应用一些配体寡肽介导重组多肽疫苗与细胞表面特异受体的结合和摄取，并以体内释放多肽（EROP）促进摄取抗原在胞内的释放；或者再应用抗体技术，使抗体 Fc 段与淋巴细胞表面 Fc 受体或补体受体结合等方法来增强抗原的摄入。

第二，提高机体对抗原的提呈能力。可通过泛素化的偶联手段来增强抗原提呈细胞（如树突状细胞）的抗原处理效率；利用伴侣蛋白、引导序列等方法增强树突状细胞对抗原的有效提呈；可以使用增加某些细胞因子佐剂的手段等，使治疗性疫苗能够诱导全面的免疫应答；或者根据感染的特点，有选择地特意诱导 Th2 型免疫应答或 Th1 型免疫应答，以帮助机体尽快恢复清除病原体的能力。治疗性疫苗应用于感染性疾病治疗的特点，主要基于一些技术策略的使用，使该类疫苗能够倾向于突出诱导更高层次免疫应答或选择性地诱导某一类型的免疫应答。

第三，增强抗原的免疫原性。在抗原选择方面，采用融合抗原的策略和分子设计，即将已经被证明具有较好免疫原性的单个抗原及结核免疫相关细胞因子进行基因融合，产生既保留原来抗原表位，又增加功能表位的新型融合抗原。将基因组学、蛋白质组学、免疫组学技术、生物信息学应用于疫苗设计，可缩短筛选、鉴定候选疫苗的时间并提高成功率。治疗性疫苗的作用对象是曾经感染病原且多为持续性感染的机体，天然结构的病原体成分一般难以诱导产生特异性免疫应答，所以制备治疗性疫苗必须经过分子设计，重新构建与天然病原体成分结构类似但又不同的新的免疫分子。

第四，研究细胞因子对巨噬细胞内结核杆菌的影响。结核杆菌在人巨噬细胞中生长的研究显示，细胞因子如 IL-1、IL-2、IL-6 和 TGF-β 能刺激细菌生长，而 TNF-α、IFN-γ 则抑制其生长。因此，设计治疗性疫苗时可考虑细胞因子的作用及在机体内细胞因子的平衡作用。

第五，借鉴基因治疗的理论和技术指导结核病治疗性疫苗的研究。采用来源于人类 HIV 去除了毒性基因改造而来的慢病毒载体 FUW，重组包含结核杆菌重要抗原及结核免疫相关细胞因子的基因，构建治疗性结核病疫苗是一个新的思路。慢病毒载体具有可以在宿主体内长期稳定表达目的基因、能感染分裂和非分裂期细胞、容纳外源性目的基因片段大、免疫反应小等优点。有望筛选到能够显著提高抗结核药物作用效果的重组慢病毒载体疫苗，筛选最佳免疫治疗组合。例如，采用慢病毒载体 FUW，重组包含结核杆菌重要抗原及结核免疫相关细胞因子的基因，如 Ag85B-IL-12 融合基因、Ag85B-ESAT6-IFN-γ 融合基因等，构建新型慢病毒载体疫苗。分别与临床常用抗结核病药物异烟肼（INH）和利福平（RIF）联合使用，对感染耐药结核杆菌的小鼠模型进行治疗实验，以期筛选到高效的治疗性疫苗，与抗结核药物联合有效地治疗耐药结核病。新型慢病毒载体疫苗与抗结核病药物联合使用，将为结核病的治疗开辟新途径。

第六，在设计结核病治疗性疫苗时，卡介苗对新型结核疫苗具有重要的启示作用。卡介苗新生儿接种的预防效果是确切的，目前亚单位疫苗的发展使其免疫保护效果还很难超过卡介苗。因此对卡介苗加以改造，使其表达结核杆菌重要的保护性抗原，提高对免疫系统的刺激活性，有助于提高卡介苗的免疫保护效率。此外，为了有效克服环境分枝杆菌的影响，以及对成人进行强化免疫，需要发展包括以病毒和质粒为载体的亚单位疫苗。根据阻断作用假说，在非结核分枝杆菌已致敏的个体、已感染结核杆菌或接种过卡介苗的个体，再接种卡介苗或分枝杆菌类活疫苗都不能有效提高免疫力。而基于病毒及其他佐剂载体的亚单位疫苗可以不受机体已被分枝杆菌抗原激活的影响，有效诱导免疫反应，增强机体的免疫力。M72/AS01 疫苗的应用就是一个例子。单独应用上述两种疫苗可能还不能达到满意的免疫保护效果，而将上述两种疫苗结合使用，采用免疫活性强的改良 BCG 初始免疫-亚单位疫苗增强免疫的策略则有望使机体对结核杆菌的免疫防护维持在一个较高的水平。

总　　结

结核杆菌由于其独特的生物特性，如寄生于巨噬细胞、细胞壁厚、生长周期长和易耐药等特点，使结核病疫苗预防和药物治疗面临很大的困难。全世界有十几亿人口感染结核杆菌，近 20 年来，随着 HIV 的流行和结核（多）耐药株的增多，结核发病率又有所上升。发展新型的结核疫苗，包括治疗性疫苗是防治结核病的有效途径。DNA 疫苗具有很好的前景，但其生物安全性的最终解决依赖于核酸疫苗的整体发展。蛋白质疫苗易于被人们接受，不过需要对免疫佐剂做更深入的探索研究。重组活疫苗利用安全的生物体将抗原带入体内，生物体本身也具有类似免疫佐剂的作用，不失为一种有益的探索。随着人们对免疫机制认识的不断深入和对更多抗原 T 细胞特异性结合表位的揭示，有可能设计出免疫原性更强的分子，激活机体对抗结核感染的免疫反应。我们相信对结核疫苗的深入研究必将极大促进结核病的预防和治疗，尤其是治疗性疫苗的研究，将会对潜伏感染结核病、复发感染结核病、耐药性结核病的防治发挥关键作用。

（王洪海　瞿　涤　张文宏　徐　颖　复旦大学，

Douglas B. Lowrie　上海市公共卫生临床中心）

参 考 文 献

王洪海，2017. 全球结核病疫苗研究进展. 微生物与感染，12（8）：198-205.

Bloom BR, 2018. New promise for vaccines against tuberculosis. N Engl J Med, 379（17）：1672-1674.

de Bree C, van Crevel R, Netea MG, 2018. H4：IC31 vaccine or BCG revaccination for tuberculosis. N Engl J Med, 379（20）：1969.

Ernst JD, 2018. Mechanisms of M.tuberculosis immune evasion as challenges to TB vaccine design. Cell Host Microbe, 24(1): 34-42.

Groschel MI, Prabowo SA, Cardona PJ, et al, 2014. Therapeutic vaccines for tuberculosis -A systematic review. Vaccine, 32：3162-3168.

Kaufmann SH, Weiner J, von Reyn CF, 2017. Novel approaches to tuberculosis vaccine development. Int J Infect Dis, 56：263-267.

Kwon BE, Ahn JH, Min S, et al, 2018. Development of new preventive and therapeutic vaccines for tuberculosis. Immune Netw, 18（2）：e17.

Liang Y, Wu XQ, Zhang JX, et al, 2012. Immunogenicity and therapeutic effects of Ag85A/B chimeric DNA vaccine in mice infected with *M.tuberculosis*. FEMS Immunol Med Microbiol, 66：419-426.

Luca S, Mihaescu T, 2013. History of BCG vaccine. Maedica（Buchar），8（1）：53-58.

Méndez-Samperio P, 2018. Development of tuberculosis vaccines in clinical trials：Current status. Scand J Immunol, 88(4)：e12710.

Ndiaye BP, Thienemann F, Ota M, et al, 2015. Safety, immunogenicity, and efficacy of the candidate tuberculosis vaccine MVA85A in healthy adults infected with HIV-1: a randomised, placebo-controlled, phase 2 trial. Lancet Respir, Med, 3：190-200.

Pai M, Behr MA, Dowdy D, et al, 2016. Tuberculosis. Nat Rev Dis Primers, 2：16077.

Su HB, Zhu SL, Zhu L, et al, 2017. *Mycobacterium tuberculosis* latent antigen Rv2029c from the multistage DNA vaccine A39 drives TH1 responses via TLR-mediated macrophage activation. Front Microbiol, 8：2266.

Tameris MD, Hatherill M, Landry BS, et al, 2013. Safety and efficacy of MVA85A, a new tuberculosis vaccine, in infants previously vaccinated with BCG：a randomized, placebo-controlled phase 2b trial. Lancet, 381：1021-1028.

Van Der Meeren O, Hatherill M, Nduba V, et al, 2018. Phase 2b controlled trial of M72/AS01E vaccine to prevent tuberculosis. N Engl J Med, 379（17）：1621-1634.

Weng H, Huang JY, Meng XY, et al, 2016. Adjunctive therapy of *M. vaccae* vaccine in the treatment of multidrug-resistant tuberculosis：a systematic review and meta-analysis. Biomed Rep, 4：595-600.

Zhu B, Dockrell HM, Ottenhoff THM, et al, 2018. Tuberculosis vaccines：opportunities and challenges. Respirology, 23：359-368.

第十九章　细菌持续性感染治疗性疫苗

Therapeutic Vaccines for Persistent Bacterial Infections

摘　要

由于微生物耐药问题日趋严重、微生物持续感染日益增多，细菌性疾病治疗性疫苗的研究成为热点。由于细菌基因组编码众多的抗原，可激发保护性免疫或病理学免疫应答，因此细菌性疾病治疗性疫苗的研究较为困难。细菌性疾病治疗性疫苗的研发，除需关注其特殊的致病因子外，还需深入研究其免疫逃逸机制、免疫病理与疾病的关系及持续性感染者的免疫状态等。治疗性疫苗在激发患者机体的抗菌免疫应答时，往往伴有一定的免疫损伤和副作用。本章介绍数个靶向细菌持续性感染的治疗性疫苗研究进展，包括幽门螺杆菌、布鲁氏菌、麻风分枝杆菌、金黄色葡萄球菌等。在研发中，对单纯治疗性疫苗进行疗效评判，很难取得预期效果。然而，治疗性疫苗与抗生素的联合应用不失为另一种选择，免疫原在较为合适的状态下提呈给细菌持续性感染患者的免疫系统，有效激发机体特异性免疫反应，达到缩短药物疗程和减轻病情的治疗目的。虽然目前尚无成功的细菌治疗性疫苗，但随着研究的不断深入，必将会有所突破。

由于微生物耐药问题日趋严重、微生物持续性感染日益增多及新型疾病的不断出现，细菌性疾病治疗性疫苗的研究又重新成为热点。作为一种新兴的以治疗为目的的疫苗，治疗性疫苗在设计思路、制备技术、临床应用等方面均不同于预防性疫苗。

治疗性疫苗的使用对象是细菌持续性感染的个体，通过增强机体免疫应答改善病情或清除感染的微生物而使疾病痊愈，属于免疫治疗范畴。为了打破机体的免疫耐受或提高机体特异性免疫应答，需要根据持续性感染的机制调整治疗性疫苗中细菌免疫原组成成分，以改变与常规感染过程不同的抗原加工和处理途径，包括选用合适的佐剂、优化接种途径和接种次数、与抗生素的联合应用等，使其免疫原能在最为合适的状态下提呈给细菌持续性感染患者的免疫系统，以有效激发机体特异性免疫反应，达到治疗的目的。因此，治疗性疫苗的研发必须深入研究特定导致微生物持续性感染的机制，包括免疫逃逸机制、抗感染的保护性免疫、免疫病理与疾病的关系及持续性感染者的免疫状态等，在此基础之上方能合理设计出有效的治疗性疫苗。然而，必须注意到治疗性疫苗在激发患者机体的抗菌免疫应答发挥治疗作用的同时，往往伴随一定的免疫损伤或副作用。

第一节　细菌感染特性及抗菌免疫机制

在致病菌与宿主的相互关系中，感染结局和转归往往与宿主的免疫因素有关。致病性微生物入侵后，宿主的免疫系统产生系列应答，清除致病菌，或消除有害代谢产物，减少其对组织细胞的损伤作用，从而使机体得以康复。然而，在一定条件下（如细菌寄生于不易受到免疫细胞、抗体或其他免疫分子作用的细胞或组织；抗原的变异；耐药性的改变；宿主细胞基因表达及调控的改变；或宿主免疫功能低下等因素），细菌可逃逸免疫清除，导致持续性感染。

根据致病菌感染的特性，可将其分为细胞外寄生的细菌（胞外寄生菌）和细胞内寄生的细菌（胞内寄生菌）。两类的致病机制及感染类型具有显著差别。

1. 胞外寄生菌（extracellular bacteria） 致病机制及激发的宿主抗感染免疫等方面均不同于胞内寄生菌。人类常见的胞外寄生菌有葡萄球菌、链球菌、肺炎链球菌、淋球菌、白喉杆菌、破伤风梭菌、脑膜炎球菌、百日咳杆菌、致病性大肠杆菌、霍乱弧菌等，常引起急性感染，可使用抗生素治疗，部分细菌感染性疾病有疫苗预防。抗胞外寄生菌免疫以固有免疫（中心粒细胞、补体等）为主，抗体则在再次感染时发挥作用。然而，胞外寄生菌也可因耐药菌株的出现、持留菌和细菌生物膜的形成引起慢性感染，但针对这类感染的治疗性疫苗研发有限。

2. 胞内寄生菌（intracellular bacteria） 特征是能够在吞噬细胞存活或增殖。人类重要致病性兼性胞内寄生菌包括结核分枝杆菌、牛型结核分枝杆菌、麻风分枝杆菌、伤寒杆菌、副伤寒杆菌、布鲁氏菌、嗜肺军团菌和产单核细胞李斯特菌等。引起人类疾病的专性胞内寄生菌有普氏立克次体、立氏立克次体、恙虫病立克次体、贝纳柯克斯体、沙眼衣原体等。与胞外寄生菌相比，胞内寄生菌的毒力较弱，有利于细菌与宿主细胞的长期共存。胞内寄生菌寄居于单核吞噬细胞或其他宿主细胞，可逃避循环抗体或抗生素的作用，该类感染的清除依赖于细胞免疫应答。胞内寄生菌感染往往潜伏期较长，病程缓进、趋慢性化，胞内寄生菌感染的病理变化往往与免疫病理性损伤有关。因此在这类微生物感染的治疗策略研究中治疗性疫苗的研发受到重视。

胞内寄生菌在宿主细胞内的生存机制如下。①逃避吞噬细胞的杀伤作用，如嗜肺军团菌可与靶细胞膜的 CR1/CR3 结合，但不引起呼吸爆发和活性氧形成，有利于细菌在感染细胞内的生存。②阻止吞噬体酸化（acidification）及干扰吞噬体与溶酶体融合，如分枝杆菌的ⅢU 能中和吞噬体的酸化；能阻止吞噬体与溶酶体融合的胞内寄生菌有嗜肺军团菌、结核分枝杆菌、牛型分枝杆菌、伤寒杆菌和鼠伤寒杆菌。③巨噬细胞信号传导的去活化（deactivation）：当胞内寄生菌入侵巨噬细胞后，使信号传导发生改变，呈去活化状态，即呈不反应或低反应，因此巨噬细胞的正常功能发生改变。使巨噬细胞信号传导去活化的胞内寄生菌有分枝杆菌、耶尔森菌等。④逃逸至吞噬细胞的细胞质：巨噬细胞的杀菌物质主要存在于溶酶体中，逃离吞噬体至细胞质是胞内寄生菌在细胞内生存的最佳方式。产单核细胞李斯特菌编码一种细胞溶素使细菌可逃离吞噬体，如删除该基因，则细菌变为无毒株。⑤细胞-细胞间的直接扩散，可逃避宿主细胞外环境中不利的杀菌因素。⑥入侵非专职性吞噬细胞：中性粒细胞和单核吞噬细胞等专职性吞噬细胞含有多种杀菌物质，而非专职性吞噬细胞如内皮细胞和上皮细胞则无杀菌作用，专性胞内寄生菌如衣原体、立克次体等可入侵该类细胞。不同胞内寄生菌的靶细胞范围不一，如麻风分枝杆菌可存活于多种宿主细胞内；产单核细胞李斯特菌的靶细胞为单核吞噬细胞和肝细胞；而结核分枝杆菌局限于巨噬细胞。

在进行细菌感染治疗性疫苗设计时，需针对细菌的存活机制及致病机制，考虑增强机体免疫力、杀灭细胞内细菌的策略。治疗性疫苗应通过不同的抗原途径将微生物抗原有效提呈给免疫细胞，激活特异性淋巴细胞包括 CD4$^+$辅助性 T 细胞/Th1 细胞和 CD8$^+$CTL，促进巨噬细胞和 NK 细胞杀伤感染细胞，发挥免疫治疗作用，达到清除细菌的目的。特异性细胞免疫应答可激活单核/巨噬细胞，增强其产生活性氧、氮中介物等能力，有效地杀伤多种胞内寄生菌。

第二节　细菌治疗性疫苗的研究

一、结核分枝杆菌治疗性疫苗

主要内容见第十八章。

二、幽门螺杆菌治疗性疫苗

幽门螺杆菌（*Helicobacter pylori*）是一种寄生于人体胃部黏膜的重要病原微生物，革兰氏染色阴性，微需氧。人类对幽门螺杆菌易感，感染后多数患者呈持续性感染。发展中国家人群幽门螺杆菌的感染率高于西方发达国家。幽门螺杆菌的持续性感染同人类许多疾病的发病密切相关，主要包括胃炎、消化性溃疡、胃癌、黏膜相关淋巴组织（mucosa associated lymphoid tissue，MALT）淋巴瘤等疾病。幽门螺杆菌是常见引起肿瘤的感染因素之一，世界卫生组织已将幽门螺杆菌归为致癌性微生物。国家癌症中心发布的"2018 最新中国肿瘤现状和趋势"显示，中国因肿瘤死亡人数胃癌在男性患者中位列第二，在女性患者中位列第五，中国人群幽门螺杆菌感染率高达 42%。因此，幽门螺杆菌感染的治疗在预防胃癌、MALT 淋巴瘤等恶性肿瘤疾病中受到重视。目前治疗幽门螺杆菌持续性感染的方法仍为联合用药：质子泵抑制剂、克拉霉素、阿莫西林/甲硝唑，可清除细菌。然而，人群的幽门螺杆菌持续性感染率高，在停药后仍会发生再感染，且随着抗幽门螺杆菌药物的广泛使用，耐药菌株也不断出现。因而，通过疫苗免疫预防和治疗幽门螺杆菌感染的方法也日益受到关注。

在研究幽门螺杆菌的预防性疫苗时，研究也可同时评估其在动物感染模型中的疗效。目前研究的幽门螺杆菌预防性疫苗或治疗性疫苗主要包括幽门螺杆菌细菌疫苗、重组蛋白疫苗、DNA 疫苗、微生物载体疫苗等（表 19-1），各类疫苗对减少细菌定植、减轻幽门螺杆菌导致的胃炎均具有一定的作用。在此，我们将介绍几种主要的幽门螺杆菌治疗性疫苗的研发进展及存在的主要问题。

在幽门螺杆菌疫苗的研发中，该菌的数个毒力因子成为关注的候选疫苗靶抗原，主要包括细胞因子相关基因 A 蛋白（CagA）、空泡形成细胞毒素 A（VacA）、中性粒细胞活化蛋白（NAP）、尿素酶（urease）和鞭毛蛋白（flagellin）等。此外，有助于细菌逃逸宿主免疫清除的因子，如幽门螺杆菌编码谷氨酰转肽酶、精氨酸酶等也列入候选疫苗的靶抗原。这些因子通过抑制 T 细胞增殖、分化或抑制 T 细胞的细胞因子表达，有助于细菌的定植。在小鼠感染模型的研究中发现，口服幽门螺杆菌抗原+相应的佐剂可以使小鼠产生保护性免疫反应，且可降低感染小鼠胃内幽门螺杆菌的载量。

幽门螺杆菌治疗性 DNA 疫苗的研究也受到关注。经皮下和鼻内接种编码幽门螺杆菌热休克蛋白 A、B 和过氧化氢酶基因的质粒，可引起小鼠的特异性体液免疫应答并产生局部免疫保护，也可减轻小鼠因幽门螺杆菌感染而导致的胃炎。肌肉内接种编码幽门螺杆菌尿素酶 B 亚单位的质粒，虽然只引起小鼠较弱的体液免疫反应，但是却可以上调小鼠胃内 IL-10 和 β 防御素的浓度。鼻内接种编码幽门螺杆菌尿素酶 B 亚单位的质粒，不仅可以上调小鼠胃内 β 防御素的浓度，还可以明显降低胃内幽门螺杆菌的载量。

微生物载体疫苗也应用于幽门螺杆菌治疗性疫苗的研发。微生物作为载体携带抗原基因进入宿主增殖并可大量表达抗原蛋白，从而激发针对抗原的免疫反应。在幽门螺杆菌的微生物载体治疗性疫苗研究中，病毒载体疫苗和沙门氏菌载体疫苗的研究相对较多。病毒载体疫苗的研究主要是将脊髓灰质炎病毒复制子中的衣壳基因替换为幽门螺杆菌尿素酶 B 亚单位，再将改造好的脊髓灰质炎病毒载体疫苗接种小鼠。该病毒载体疫苗可诱导小鼠产生有效的免疫应答，并清除小鼠胃内的幽门螺杆菌。细菌载体疫苗的研究主要是沙门氏菌载体疫苗，利用减毒活沙门氏菌作为载体在小鼠体内表达幽门螺杆菌尿素酶，可使小鼠产生针对幽门螺杆菌免疫应答。

利用灭活的或者裂解的幽门螺杆菌作为疫苗免疫，亦可获得一定的免疫效果。细菌菌蜕（bacterial ghost）的研究为幽门螺杆菌全菌疫苗的研究提供了新策略。细菌菌蜕指通过 PhiX174 噬菌体的溶菌蛋白 E 将革兰氏阴性细菌裂解为仅含细胞外壳而无细胞质的空壳细菌，无生命活动但具有细菌的原始细胞形态和天然抗原结构。其优点在于保留了菌细胞形态和天然抗原结构，可兼顾组合抗原免疫原性、佐剂效应、靶向性载体的作用，且因无细菌内含物而增加安全性。细菌菌蜕的生产过程简单，适宜大规模生产，是一种具有良好应用前景的候选疫苗及递送系统。细菌菌蜕疫苗适合于黏膜免疫及口服免疫，可以作为新型治疗性疫苗的候选者。在幽门螺杆菌菌蜕疫苗的研究中，将 PhiX174 噬菌体的溶菌蛋白 E 基因克隆并导入幽门螺杆菌的基因组，可形成幽门螺杆菌菌蜕，该菌蜕包含尿素酶、重组酶 A 和 CagA 等重要的细菌抗原结构，可以诱导小鼠产生有效的免疫应答。

重组幽门螺杆菌抗原单独免疫，很难诱导宿主产生有效的免疫应答，需要抗原-免疫佐剂联合免疫方可提高宿主的免疫应答强度。在恒河猴和小鼠的实验中，利用幽门螺杆菌抗原配合大肠杆菌肠毒素（LT）作为佐剂可以明显提高免疫反应的强度；氢氧化铝佐剂同幽门螺杆菌抗原共同使用引发的免疫应答，可明显减少动物胃内幽门螺杆菌的载量及减轻胃炎的程度；非甲基化的 CpG 寡脱氧核苷酸（CpG-ODN）也可作为免疫佐剂与猫胃螺旋菌裂解产物共同免疫小鼠，从而降低小鼠胃内螺旋杆菌的载量；此外胞壁酰二肽（MDP）也可与氢氧化铝共同作为佐剂提高宿主对幽门螺杆菌抗原的免疫反应。

现阶段研究的幽门螺杆菌疫苗在预防和抗感染试验中已取得一定效果，并已经获准临床研究。但是数种在动物实验中效果较好的幽门螺杆菌蛋白疫苗和沙门氏菌载体疫苗虽然进入了临床试验，但是在人体中的效果尚待提高。口服接种重组幽门螺杆菌尿素酶蛋白疫苗，健康受试者不能产生针对细菌的免疫应答。重组幽门螺杆菌尿素酶蛋白疫苗和黏膜佐剂 LT 共同免疫，可使患者产生剂量依赖性的血清 IgA 应答，并且降低感染者胃内的幽门螺杆菌载量，但不能根治幽门螺杆菌感染，且大部分受试者会产生较为严重的腹泻等副作用。对于幽门螺杆菌抗原–沙门氏菌载体疫苗，在小鼠实验中，减毒的沙门氏菌可以在小鼠体内表达幽门螺杆菌尿素酶，并且可以使小鼠获得较好的免疫应答，然而在人体内则未能诱生有效的针对幽门螺杆菌的免疫应答。此外，利用甲醛灭活的幽门螺杆菌配合佐剂 LT_{R192G} 联合免疫虽然可以使受试人体产生特异性的 B 细胞反应，但是却不能根除已有的幽门螺杆菌感染且具有一定副作用（如发热、呕吐、腹泻等）。Novartis 公司研究的疫苗含有 3 种幽门螺杆菌重组抗原（CagA、VacA 和 NAP）+氢氧化铝佐剂（肌内注射），在 I 期临床试验中可引起较好的免疫应答且副作用较小，但未见后续报道。

2017 年，1 种新型的幽门螺杆菌治疗性疫苗 Imevax/IMX1 在德国进入临床 I 期试验。该疫苗的设计如下：针对幽门螺杆菌的免疫逃逸特点，包含了 2 种抗原，幽门螺杆菌 γ 谷氨酰转肽酶（γ-glutamyl transpeptidase，GGT）和 1 种幽门螺杆菌外膜蛋白。GGT 是与幽门螺杆菌免疫逃逸相关的关键因子，可诱导产生抗 GGT 的抗体。该抗体与 GGT 结合后，可抑制其免疫逃逸的活性，从而激发免疫系统产生针对幽门螺杆菌外膜蛋白抗原的 CTL 活性而杀灭幽门螺杆菌。Imevax/IMX1 的第 3 种组分含有 2 个功能域：1 个功能域可靶向性作用于幽门螺杆菌感染部位的免疫细胞，另 1 个功能域具有激活和增强免疫应答活性。

目前进入临床研究的幽门螺杆菌疫苗有限，亦未获得理想的效果。有效的幽门螺杆菌预防性疫苗和治疗性疫苗研究还有很长的路要走，不仅需要采用不同的疫苗形式、抗原种类、佐剂类型、递药系统，还需要更深入地研究幽门螺杆菌与人体免疫系统的相互作用，改变现有疫苗的研究策略和路线。在研发幽门螺杆菌治疗性疫苗时还应考虑：如何提高疫苗的安全性，如何选择正确的免疫人群和免疫时间，如何降低疫苗的生产成本及简化疫苗的储存和运输方式等。在幽门螺杆菌疫苗有效性的评估中，接种疫苗的年龄也是非常关键的问题：人类幼龄即可感染该菌，而至 50 岁左右才会出现胃癌。如果在数岁时给予预防性疫苗接种，需在 50 年以后才能见到成效。虽然治疗性疫苗可不考虑接种者的年龄，但为了达到最佳治疗效果，接种者年龄也应考虑在 40 岁之前。因此疫苗效果评判终点的确定也需要认真考虑。由此可见，幽门螺杆菌的预防性或治疗性疫苗的研发仍有很大的挑战性。

幽门螺杆菌预防性疫苗及治疗性疫苗的研究现状见表 19-1。

三、布鲁氏菌治疗性疫苗

布鲁氏菌属（*Brucella*）是一类引起人畜共患传染病的病原菌，为革兰氏阴性的短小杆菌。可使人致病的有羊布鲁氏菌、牛布鲁氏菌、猪布鲁氏菌和犬布鲁氏菌。牛、羊、猪等动物最易感染，会引起母畜传染性流产。人类接触带菌动物或食用病畜及其乳制品，均可被感染。布鲁氏菌具有 2 种抗原成分：A（牛布鲁氏菌菌体抗原成分）和 M（羊布鲁氏菌菌体抗原成分）。两种抗原在各种菌中含量不同：牛布鲁氏菌（Am）含 A 抗原多，含

表 19-1　幽门螺杆菌预防性疫苗及治疗性疫苗的研究现状

疫苗	幽门螺杆菌抗原	佐剂	研究阶段	免疫途径	免疫效果	参考文献
Imevax/IMX101（治疗性疫苗）	Hpγ 谷氨酰转肽酶（GGT，与免疫逃逸有关），1 种外膜蛋白	黏膜佐剂（融合蛋白含有 2 个可刺激体液免疫的功能域	临床 I 期试验（2017）	初次免疫：口服；加强免疫：注射	诱生抑制 GGT 的抗体并激发免疫保护应答	Oertli M，et al. Proc Natl Acad Sci USA，2013，110：3047-3052；Clinical Trails. gov. https：//clinicaltrials.gov/ct2/show/ NCT03270800，2019
Hp 尿素酶 B 亚单位	Hp 尿素酶 B 亚单位-大肠杆菌不耐热肠毒素 B 亚单位融合蛋白	大肠杆菌不耐热肠毒素 B 亚单位	临床 II 期试验	口服	在未感染儿童接种 1 年后观察，可引发体液免疫应答	Zeng M,et al. Lancet，2015，386：1457-1464
EpiVax/H.pylori vaccine（治疗性疫苗）	含 2 个多表位（HelicoVax A 和 Helico Vax B）+HLA-II 表位	脂质体大肠杆菌不耐热肠毒素	临床前期试验，小鼠	DNA 疫苗肌内注射初免；多肌内加强	Hp 定植降低	Moss SF，et al. Vaccine，2011，29：2085-2091
Helicovaxor	灭活的重组无毒霍乱弧菌株表达 HapA(Hp 黏附菌抗原)-CF（产毒素性大肠杆菌毛抗原）	产毒素性大肠杆菌毛抗原（CF）	临床前期试验，小鼠	口服	可诱导与抗 HapA 体液免疫应答	Microb TJ，et al. Pathog，2017，105：177-184
Lpp20 表位疫苗	含 Hp Lpp20 2 个 CD4 T 细胞表位+1 个 B 细胞表位（CTB 融合蛋白）	CTB 融合蛋白（黏膜佐剂）	临床前期试验，小鼠	腹腔注射	诱导抗体应答和 Th1 应答	Lin Y，et al. Helicobacter，2016，21：234-248
重组乳酸乳球菌	重组乳酸乳球菌表达 2 个尿素酶(UE)B 表位-CTB	CTB（黏膜佐剂）	临床前期试验，小鼠	口服	诱生抗体、降低 Hp 定植	Lin X，et al. Pathog Dis，2014，72：78-86
细菌裂解物疫苗	Hp 全菌超声裂解物	氢氧化铝	初生小鼠	腹腔注射	根除 Hp 感染	Minoura T，et al. Clin Exp Immunol，2003，134：32-37
蛋白疫苗	猫 Hp 全菌超声裂解物	CpG-ODN	小鼠	滴鼻	明显降低胃内 Hp 载量	Marchetti M，et al. Vaccine，1998，16：33-37
	Hp VacA	LT 突变体（LTK63）	小鼠	口服	引发免疫保护反应	Ghiara P，et al. Infect Immun，1997，65：4996-5002.
	Hp VacA 或 CagA	LT 突变体（LTK63）	小鼠	口服	清除 Hp 感染	
	Hp VacA 或 CagA 或 NAP	氢氧化铝	犬	肌内注射	明显降低胃内 Hp 载量，胃炎减轻	Rossi G，et al. Infect Immun，2004，72：3252-3259.

疫苗	幽门螺杆菌抗原	佐剂	研究阶段	免疫途径	免疫效果	参考文献
DNA疫苗	Hp, 热休克蛋白A、B, 过氧化氢酶	无	小鼠	皮内注射	胃内产生抗体, 胃炎减轻	Miyashita M, et al. Vaccine, 2002, 20: 2336-2342
	Hp尿素酶B亚单位	无	小鼠	滴鼻	上调小鼠胃内β防御素, 明显降低胃内幽门螺杆菌的载量	Hatzifoti C, et al. Helicobacter, 2006, 11: 113-122
脊髓灰质炎病毒载体疫苗	Hp尿素酶B亚单位	无	小鼠	病毒感染	根除幽门螺杆菌感染	Smythies LE, et al. Vaccine, 2005, 23: 901-909
活体减毒的沙门氏菌载体疫苗	Hp尿素酶	无	小鼠	细菌感染（滴鼻, 口服）	诱生免疫保护应答	Corthesy-Theulaz IE, et al. Infect Immun, 1998, 66: 581-586; Gomez-Duarte OG, et al. Vaccine, 1998, 16: 460-471
细菌菌蜕疫苗	Hp菌蜕	无	小鼠	口服	诱生免疫保护应答	Panthel K, et al. Infect Immun, 2003, 71: 109-116

M 抗原少（A：M=20：1）；羊布鲁氏菌（aM）含 M 抗原多，而含 A 抗原少（A：M=1：20）；猪布鲁氏菌的 A：M=2：1。布鲁氏菌在动物的脏器和分泌物、乳制品中可存活数周至数月，但对紫外线（UV）、常用消毒剂及广谱抗生素敏感。巴氏消毒法可杀灭牛奶中的布鲁氏菌。人类主要通过接触病畜及其分泌物或接触被污染的畜产品，经皮肤、黏膜、眼结膜、消化道、呼吸道等不同途径感染。

布鲁氏菌为兼性胞内寄生菌，侵入人体后，被吞噬细胞吞噬，但能抵抗吞噬细胞的杀灭作用，并在细胞内增殖。细菌入侵后经淋巴管扩散至局部淋巴结，待繁殖到一定数量后可突破淋巴结屏障而进入血流，由于内毒素的作用，患者出现发热、无力等中毒症状。因细菌可寄居于脾、肝、骨髓等细胞内，局部繁殖后释放入血，可出现反复菌血症，呈波浪热型。不及时进行抗菌治疗，易转为慢性并反复发作，在全身各处引起迁徙性病变。布鲁氏菌的致病性与其菌体抗原成分引起的Ⅳ型变态反应和Ⅲ型变态反应有关。布鲁氏菌感染后，特异性细胞免疫应答在清除胞内寄生的细菌、控制感染中发挥重要的作用。虽然特异性抗体对胞内布鲁氏菌不能发挥直接作用，但可阻止入血的细菌进入细胞及发挥调理吞噬的作用。抗布鲁氏菌菌体的抗体具有保护作用，在攻击前注射针对 M 抗原表位的单克隆抗体，可以减少小鼠脾脏中的布鲁氏菌活菌数，针对含有 O 链的布鲁氏菌脂多糖（rough lipopolysaccharide）和外膜蛋白的抗体均具有保护作用，提示布鲁氏菌中存在多种抗原可激发保护性抗体的产生。各菌种和生物型之间有交叉免疫。此外，细胞免疫和Ⅳ型变态反应所导致的免疫保护及病理损害，在慢性与疾病反复发作中往往交织存在。患者的诊断可采用布鲁氏菌素或布鲁氏菌蛋白提取物做皮内注射实验，48 小时后观察结果：局部反应＞2~3cm 为阳性，可诊断为慢性或曾患过布鲁氏菌病。

目前人用布鲁氏菌预防性疫苗是灭活弱毒牛布鲁氏菌 104M 株，皮上划痕接种，免疫效果仅维持 1 年。虽然目前尚无具有良好免疫效果的人用布鲁氏菌疫苗，但作为人畜共患病，控制动物的疫情将可降低人群的感染率。动物常用的布鲁氏菌疫苗包括减毒牛布鲁氏菌（S19 株或 RB51 株）、灭活牛布鲁氏菌（45/20 株，粗糙型）。目前研发的布鲁氏菌疫苗包括基因改造减毒疫苗、亚单位/DNA 疫苗、多肽疫苗、微生物载体疫苗（沙门氏菌或牛痘病毒）（表 19-2）。随着布鲁氏菌基因组测序的完成，对保护性抗原分子-DNA 疫苗的免疫保护作用进行了研究，包括布鲁氏菌的外膜蛋白、细菌表面蛋白和核蛋白等。周质结合蛋白质（periplasmic binding protein）P39 和铁离子结合蛋白（iron binding protein，BFR）是 T 细胞抗原，在小鼠中可诱导强烈的细胞免疫和体液免疫，以 CpG 为佐剂可以诱发保护性免疫；核蛋白 L7/L12 可诱导细胞免疫应答和特异性体液免疫应答，具有一定保护力；外膜蛋白（outer membrane protein 31，OMP31）为 B 细胞抗原，可诱导小鼠产生大量的 IgG，在攻毒时有一定的保护力。至今尚未发现一种 DNA 疫苗可替代现有的灭活疫苗或减毒疫苗。上述相关蛋白的重组蛋白疫苗也在研制中，同样仍处于实验室研究阶段。研究发现布鲁氏菌阳性的动物接种疫苗可以清除细菌的作用，将 S19 糖结合疫苗接种牛，可终止感染牛的排毒；用 S19 和 RB51 株裂解物免疫牛后，细菌载量减少，3 个月后布鲁氏菌分子检测转阴，提示可以用于治疗亚急性、慢性布氏菌病。

由于Ⅳ型变态反应与布鲁氏菌的致病机制有关，在研发人布鲁氏菌治疗性疫苗时，对于可有效激发 T 细胞免疫应答的抗原在研发中需要慎重。

表 19-2 布鲁氏菌疫苗的研发

疫苗类型	菌株特性及疫苗效果	缺点	参考文献
减毒布鲁氏菌活疫苗			
牛布鲁氏菌 S19 株	减毒株，动物（牛）用疫苗，保护率高	有残毒，感染个体的接种局部有严重反应；有感染人的报道，人不适用	Tobias J, et al. Microb Pathog. 2017, 105: 177-184 International Office of Epizootics. Bovine brucellosis// International Office of Epizootics. Manual of Diagnostic Tests and Vaccines for Terrestrial Animals: Mammals, Birds and Bees. 7th ed. Paris: World Organisation for Animal Health (OIE), 2009: 1-35
牛布鲁氏菌 RB51 株	粗糙型，减毒株，动物（牛）用疫苗，具有利福平抗性，有很好的稳定性，保护率与 S19 株疫苗相似	因具有利福平抗性，在感染动物治疗时应注意；可感染人	Lord VR, et al. Am J Vet Res, 1998, 59: 1016-1020
基因改造疫苗			
R 型人工变异株	LPS 合成通路的基因（per、pgm、wboA、wbkA）突变株；嘌呤代谢通路的基因（purL、purD、purE）突变株；脂质 A 脂肪酸转移基因 bacA 突变株；亚铁螯合酶基因 hemH 突变株；IV 型分泌基因 virB 突变株。可区分疫苗接种者与感染者	虽然报道免疫效果与 RB51 株相似，但保护效果有待临床试验验证	Lalsiamthara J, et al. J Vet Sci, 2017, 18 (S1): 281-290
灭活布鲁氏菌疫苗			
牛布鲁氏菌 45/20 株	粗糙型，减毒株，动物（猪、牛）用疫苗	可返祖为光滑型菌，因此不宜用于制备活疫苗	Taylor AW, et al. Vet Rec, 1949, 61: 317-318
牛布鲁氏菌 104M 株	减毒株，人用活疫苗（皮上划痕接种）	免疫效果维持时间短	皮上划痕人用活布鲁氏菌活疫苗. 2015//国家药典委员会, 中华人民共和国药典 2015 年版三部: 112-114
裂解疫苗	细菌的细胞壁、外膜、胞质蛋白，可溶性蛋白等	免疫效果差，使用佐剂则增强接种局部的不良反应	Lalsiamthara J, et al. J Vet Sci, 2017, 18 (S1): 281-290
亚单位疫苗/DNA 疫苗 多肽疫苗	可增强 Th1 应答，包括外膜蛋白，P39 或核糖体蛋白等 激活 T 细胞应答的多肽	保护率低，需要加强免疫 保护率低	Lalsiamthara J, et al. J Vet Sci, 2017, 18 (S1): 281-290
微生物载体疫苗			
细菌载体	沙门氏菌作为载体提呈布鲁氏菌抗原: SOD、BLS、PrpA 或 OMP9 蛋白；乳酸杆菌表达 GroEL 热休克蛋白	保护效果有待研究	Kim WK, et al. Front Microbiol, 2016, 7: 550
病毒载体	牛痘病毒表达布鲁氏菌抗原的疫苗（HtrA、GroEL、GroES、Cu-ZnSOD 和 YajC）	在小鼠中，免疫保护效果无明显意义	Miyoshi A, et al. Microb Cell Fact, 2006, 5: 14

四、麻风分枝杆菌治疗性疫苗

麻风分枝杆菌（*Mycobacterium leprosy*）是麻风病的病原体，其形态与结核分枝杆菌酷似，难以区别，同样具有抗酸染色特性，常在患者溃破皮肤渗出液的细胞中发现，呈束状排列。麻风分枝杆菌可自患者鼻分泌物及其他分泌物、精液或阴道分泌液中排出，主要通过呼吸道、破损的皮肤黏膜和密切接触等方式传播。麻风分枝杆菌是至今唯一不能人工培养的细菌，是麻风病的病原菌。以麻风分枝杆菌感染小鼠足垫或接种至犰狳可引起动物的进行性麻风感染，为研究麻风的一种动物模型。麻风菌素试验的原理与结核菌素试验相同，麻风菌素由麻风病变组织制备，大多数正常人均呈阳性反应，因此在临床上的诊断意义不大，但可以用于评价患者的细胞免疫状态。

麻风病潜伏期长，发病慢，病程长，迁延不愈。根据临床表现、免疫病理变化、细菌检查结果等可将麻风病分为两大类：①瘤型麻风（lepromatous leprosy，LL），病情严重，如不进行治疗，往往呈进行性发展直至死亡。细菌侵犯皮肤、黏膜及各脏器，形成肉芽肿病变。用抗酸染色法检查，可见有大量的麻风分枝杆菌集聚，含菌量多，且各脏器均有发现，传染性强。该型麻风患者的 T 细胞免疫应答低下或免疫抑制，巨噬细胞功能低，故麻风分枝杆菌能在体内繁殖。麻风菌素试验（Ⅳ变态反应）阴性，血清中抗体含量高，有免疫复合物沉积，导致出现肉芽肿病变，形成结节性红斑或疣状结节，如狮面。②结核样型麻风（tuberculoid leprosy，TL），常为自限性疾病，较稳定，病理损害可自行消退。病变主要在皮肤，侵犯真皮浅层，早期病变为小血管周围淋巴细胞浸润，以后出现上皮样细胞和多核巨细胞浸润，也可累及神经，使受累处皮肤丧失感觉。患者体内不易检出麻风分枝杆菌，故传染性小。T 细胞免疫应答强，麻风菌素反应阳性。麻风分枝杆菌进入人体后是否引发疾病及发病后的表现，与机体对麻风分枝杆菌的细胞免疫力相关。大多数人在麻风分枝杆菌侵入后可迅速建立有效的免疫反应，仅少部分人对麻风分枝杆菌易感。

治疗麻风病药物主要是砜类，如氨苯砜、苯丙砜、醋氨苯砜等。利福平也有较强的抗麻风分枝杆菌作用。然而，往往需要用多种药物治疗数年才能从麻风患者体内清除麻风分枝杆菌。目前尚无特异性麻风疫苗，但发现卡介菌（BCG）接种对麻风有部分保护作用，其保护作用在 15 岁以下儿童中最高。因此，对于流行地区的儿童、患者家属及麻风菌素和结核菌素反应均为阴性的密切接触者，可进行卡介苗接种或给予有效的化学药物进行预防性治疗。但不同研究所获得的 BCG 对麻风保护率有所不同，试验研究保护率在 26%～41%，观察研究保护率可达 61%；在 BCG 加强免疫时，对麻风保护率可达 56%。推测 BCG 免疫接种可克服对麻风的细胞免疫耐受。因此，研究者们启动了利用 BCG 接种方式进行麻风的免疫治疗。委内瑞拉生物医学研究所用灭活的麻风分枝杆菌和卡介苗制成混合菌苗，对多例严重麻风患者进行无对照研究，结果显示菌苗和药物合用，可使患者恢复对麻风分枝杆菌的应答，清除病灶中的细菌，部分患者不易复发或再感染。接种疫苗 2 年内，可控制患者的病情，比单独药物治疗的时间缩短一半。然而，在该项研究中，患者出现了BCG 弥散性皮损和诱发麻风反应性发作（leprosy reactional episode）等并发症，影响了治疗效果的有效性。印度国立免疫学研究所采用改良的 WHO 推荐的多种药物治疗

（multiple-drug treatment）+BCG 接种，新发麻风患者在接种 BCG 3 年后，麻风素反应率降低，病变部位细菌转阴且病理改善，其结果优于单纯药物治疗组。

除 BCG 外，研究者也尝试利用非致病性分枝杆菌预防或治疗麻风，如灭活的母牛分枝杆菌或灭活的 *Mycobacterium w* 疫苗（*Mycobacterium indicus pranii*，印度分枝杆菌）预防或治疗麻风；或者将不同分枝杆菌进行混合以增强保护效果，如 BCG+灭活的麻风菌、BCG+*M.vaccae*（母牛分枝杆菌）、BCG+*Mycobacterium w* 等。临床试验均显示有一定的效果，接种后观察 5～10 年，保护效率在 26%～66%。总之，混合制剂的疫苗效果要优于单用的非致病性分枝杆菌制剂。

鉴于结核分枝杆菌一些特有蛋白与麻风分枝杆菌的蛋白具有较高的同源性，因此研究者尝试利用结核分枝杆菌的特有蛋白作为候选的麻风疫苗成分。结核分枝杆菌 85B 抗原（Ag85B）和早期分泌性靶抗原-6（early secretory antigenic target，ESAT6）的融合蛋白亚单位疫苗（Ag85B- ESAT6），已进入临床 I 期和 II 期试验。在临床前期试验结果显示，在小鼠感染模型中，结核分枝杆菌 Ag85B-ESAT6 与麻风分枝杆菌的 Ag85B-ESAT6 具有交叉保护作用。

有效的麻风治疗性菌苗应具有如下作用：①协同抗麻风分枝杆菌药物的改善效果和缩短治疗时间；②纠正患者原有的免疫缺损或低下状态，激发或增强机体抗麻风分枝杆菌的细胞免疫应答；③对药物治疗无应答者具有治疗作用。然而，该类麻风治疗性疫苗的效果，还有待大规模临床试验的验证。2017 年美国感染病研究所（Infectious Disease Research Institute，IDRI）和美国麻风救济会（American Leprosy Missions）发布了消息，可用于人预防和治疗的特异性麻风疫苗进入临床 I 期试验（https：//www.idri.org/promising-new-leprosy-vaccine）。

五、金黄色葡萄球菌治疗性疫苗

金黄色葡萄球菌（*Staphylococcus aureus*）是一种重要的人兽共患病原菌，为可寄生于宿主体表的条件致病菌，并可引起多种严重感染。金黄色葡萄球菌现已成为医院和社区获得性感染最常见的病原体之一，可导致假膜性肠炎、败血症、脓毒症、心脏内膜炎、中毒性休克综合征、严重肺部感染和食物中毒。通常可选用红霉素、新型青霉素、庆大霉素、先锋霉素或万古霉素治疗。然而，随着耐药菌株的播散[如耐甲氧西林金黄色葡萄球菌（MRSA）]及多重耐药菌株的出现和蔓延，金黄色葡萄球菌相关疾病的治疗成为临床上的难点，从而使金黄色葡萄球菌疫苗的研究再次成为疫苗研究的关注热点。

金黄色葡萄球菌感染宿主后，在宿主体内产生多种能与 MHC-II、TCR 相互作用的超抗原，导致 TNF-α、IFN-γ 等多种细胞因子大量释放而引起疾病。金黄色葡萄球菌表达的超抗原主要是一些外毒素，如肠毒素（staphylococcal enterotoxin，SE）、中毒性休克综合征毒素-1（toxic shock syndrome toxin-1，TSST-1）、溶血素等。以下简要介绍针对肠毒素、TSST-1、溶血素作为靶点进行的疫苗研发。根据氨基酸序列分析，金黄色葡萄球菌肠毒素和 TSST-1 属于同一家族，其超抗原活性的发挥主要有 3 个环节：①TCR-毒素-MHC-II 分子的相互作用位点；②辅因子、共刺激因子或参与 T 细胞活化和反应的黏附分子；③活化的 T 细胞和巨噬细胞释放的细胞因子。理论上，如阻断以上 3 条途径之一均有可能有效防治这类因金黄色葡萄球菌毒素引起的疾病。由于这类毒素蛋白具有超抗原活性，因此在疫苗研制中需去除其超抗原活性片段。目前该类疫苗或治疗方案的研究思路如下：①选择蛋白中不参与毒素与 MHC-Ⅱ、TCR 的结合结构域，在小鼠实验中，静脉注射 SEB 的一段保守序列（Try-Asn-Lys-Lys-Lys-Ala-Thr-Val-Gin-Leu-Asp），可特异性抑制 SEA、SEB、TSST-1 引起的致死性休克；②通过随机突变鉴定 TSST-1 的重要功能区域而后定点突变设计疫苗，根据突变体的功能分析发现 G31R 位点突变导致 TSST-1 与 MHC-Ⅱ 类分子结合力降低，H135 位点可能是负责与 TCR 结合的位点，进而进行 G31R 或 H135 单突变、G31R 和 H135 双突变，或用甲醛处理使 TSST-1 失活，均具有显著的免疫保护作用。目前尚未见 FDA 批准针对 SE 和 TSST-1 相关疾病的治疗方案或疫苗的报道。

金黄色葡萄球菌感染中的另一重要毒素为α-溶血素（α-hemolysin），由位于染色体上的 hla 基因编码，hla 的表达水平与细菌致病力相关。hla 缺陷的金黄色葡萄球菌致病力明显下降。Hla_{H35L} 是 hla 的一种突变形式，Hla_{H35L} 免疫可激活特异性免疫反应并能防治金黄色葡萄球菌引发的肺炎，防止人肺上皮细胞在感染过程中被损伤，提示 Hla 疫苗可防治人类由金黄色葡萄球菌引起的肺炎。

荚膜多糖（capsular polysaeeharide，CP）具有免疫逃逸作用，可保护细菌免受宿主免疫系统清除的作用。约 70% 的金黄色葡萄球菌产生的荚膜多糖血清型为 CP5、CP8。Johnson 等将 CP5、CP8 与铜绿假单胞菌的外毒素 A 结合制成疫苗（Staphvax，Nabi 生物药业公司），进行Ⅲ期临床试验。虽然试验结果显示：1804 名透析治疗的终末期肾病患者接种疫苗后，80% 和 75% 患者的血清中分别产生高水平的 CP5 和 CP8 抗体，可持续 40 周。接种疫苗组菌血症的发生率较对照组低 57%，同时减少了细菌向脏器的定植和脓肿的发生率，且接种的不良反应均较轻。但因其未能防止菌血症而宣告临床试验失败，其在血液析透患者中的另一个Ⅲ期临床试验也未能通过。Nabi 生物药业公司又研发了 AltaStaph，以 StaphVax 免疫健康人后获得抗体，被动免疫（静脉注射/滴注）自身免疫力低下的高危人群，如超低体重新生儿等。AltaStaph 已完成Ⅱ期临床试验，临床效果不明显。近期 Nabi 生物药业公司研制的 CP5、CP8、CP336（polysaccharide component 336）和 2 个葡萄球菌毒素的五价疫苗已转让给葛兰素史克公司。

金黄色葡萄球菌可在体内医疗留置物表面形成生物被膜（biofilm）。生物被膜的形成经历黏附和聚集 2 个阶段。黏附过程由与胞外基质黏附因子介导，聚集阶段细菌通过细胞间的黏附形成生物被膜结构。葡萄球菌的黏附因子化学本质是多聚–N–乙酰氨基葡糖（poly-N-acetyl glucosamine，PNAG）。PNAG 免疫接种可保护小鼠免受金黄色葡萄球菌的感染。因此认为 PNAG 具有诱导抗凝固酶阴性葡萄球菌和金黄色葡萄球菌保护性免疫应答的潜能。将去乙酰化的 PNAG 类多糖与蛋白结合制备的结合疫苗可明显提高 PNAG 的免疫性。PNAG-DT（白猴类毒素）制成的结合疫苗可介导针对 CP5 和 CP8 型金黄色葡萄球菌菌株的吞噬性杀伤作用，并诱生保护性抗体。

金黄色葡萄球菌胞外基质结合蛋白也介导细菌的生物被膜形成。金黄色葡萄球菌通过胞外基质结合蛋白与宿主胞外基质蛋白结合（主要成分为纤维蛋白原、纤连蛋白、胶原蛋白）。金黄色葡萄球菌黏附因子（clumpingfactor A/B，ClfA/B）可与宿主纤维蛋白原结合。

ClfA 是脓毒性关节炎中重要的致病因子，ClfA 突变体 ClfAP$_{336}$SY$_{338}$A 免疫可增强机体对致死性脓毒性感染的抵抗力。金黄色葡萄球菌纤连蛋白结合蛋白 A（FnBPA）和纤连蛋白结合蛋白 B（FnBPB）能够介导细菌与细胞表面的纤连蛋白结合，促进细菌对宿主组织的入侵。天然金黄色葡萄球菌的 FnBP 诱导的抗体不能阻断细菌的黏附，而重组 FnBP 及 FnBP 结合功能域短肽所诱生的抗体则可干扰 FnBP 和宿主纤连蛋白的相互作用。以 FnBP 为疫苗接种动物可减少心内膜炎的发生率及感染所致的体重减轻。

金黄色葡萄球菌有多种表面蛋白如 IsdA（iron-regulated surface determinant A）、IsdB（iron-regulated surface determinant B）、Sdr（SD repeat）蛋白家族等。IsdA 的抗体有助于杀灭金黄色葡萄球菌 Isd 并具有明显的抗感染效应。将 IsdA、IsdB、SdrD、SdrE 4 种抗原组合成联合疫苗能产生诱导调理吞噬抗体产生的相关免疫保护效应。IsdB 变异的菌株毒力弱。IsdB（Merck-V710）可以免疫保护动物抵抗致死性的感染，于 2007 年进入 II 期临床试验，用于临床心胸部的手术患者。

虽然目前尚无有效的预防和免疫治疗金黄色葡萄球菌感染的方法，但基于以下现象提示免疫预防和免疫治疗可能有效：①再次感染金黄色葡萄球菌时症状较轻；②具有高滴度抗葡萄球菌抗体者感染概率较低；③经灭活菌苗和类毒素疫苗联合免疫后，50%～70% 的奶牛不患乳腺炎。然而，金黄色葡萄球菌感染免疫特点是，免疫力不持久，已有抗体应答的宿主还是可能感染或再次感染，因而需要寻找可激发机体产生保护性应答的抗原。国内外研究者致力于寻找能够预防金黄色葡萄球菌感染的疫苗的有效靶点，如细胞壁锚定（cell wall-anchored，CWA）蛋白、蛋白 A、聚集因子 A 或 B、铁离子调控表面蛋白、SasX（表面蛋白）、毒素、荚膜多糖、胞外基质结合蛋白、毒力因子表达调控蛋白等。由于金黄色葡萄球菌感染可表现为局部感染和全身感染，细菌可感染多个系统和器官，临床表现多样化，因此在该疫苗的研究中，结合临床情况采用靶向性预防接种不失为一种有效的方法，只有在谨慎筛选出适合接种的人群，并结合可选择的预防方案，研发相应的疫苗用于抵御临床上难治的金黄色葡萄球菌感染，才可能是行之有效的方法。

灭活金黄色葡萄球菌菌苗和减毒活菌苗曾在医学和兽医临床上进行过试验，但作为全菌疫苗，金黄色葡萄球菌菌苗除包含保护性抗原外，还有许多不相关的内含物和有毒成分，副作用较大，临床应用受限。在畜牧兽医实践中，金黄色葡萄球菌减毒活苗免疫奶牛可保护其免受强毒金黄色葡萄球菌感染。与灭活苗相比，减毒苗在对试验性乳腺炎的免疫、增强体外吞噬作用及乳腺内中性粒细胞对病原菌的杀灭方面效果均较显著。

由于金黄色葡萄球菌的致病机制复杂，其致病性不仅依赖致病因子的毒/活性，还依赖其与宿主细胞/胞外基质蛋白的相互作用，使得研制出有效的疫苗较为困难。目前金黄色葡萄球菌疫苗还处于研究阶段，在动物模型中具有保护性效果的候选疫苗尚未能转化到临床。在其他细菌中有成效的疫苗策略将有助于金黄色葡萄球菌疫苗的研发，如研发类毒素、含多抗原的疫苗、针对细菌免疫逃逸的疫苗等；疫苗的临床试验的目标定位为降低疾病的严重程度，减少住院时间和费用。随着研究的不断深入，金黄色葡萄球菌疫苗定会有所突破。

六、针对耐药菌感染的疫苗研发

抗生素在感染性疾病的治疗中发挥至关重要作用，然而目前细菌耐药性的问题也越来越严重。细菌耐药的形成可分为原发性耐药（与耐药基因无关，如持留菌和细菌生物膜形成等），以及获得性耐药（耐药基因的水平转移和基因突变）。在临床的慢性细菌感染治疗过程中，可发现分离的细菌并未出现耐药基因突变，但所需治疗时间长且停药后有较高的复发比例。临床上多种反复发作、迁延不愈的细菌感染疾病与生物膜和（或）持留菌形成和（或）胞内寄生有关，如结核病、尿路感染、金黄色葡萄球菌及表皮葡萄球菌等引起的慢性感染。

由于耐药菌不断出现，耐药菌感染的治疗是临床医生面临的棘手问题。除研究耐药机制、寻找新的抗菌靶标及研发新的抗菌药物外，是否可以利用疫苗控制耐药菌的感染也逐步成为人们的关注点。用于预防艰难梭菌感染的疫苗（毒素 A 和毒素 B）已进入临床Ⅲ期试验。针对多耐药鲍曼不动杆菌的疫苗也在研发中。

疫苗接种可以降低相应细菌的感染率，减少抗生素的使用。例如，幼儿接种肺炎链球菌结合疫苗及流感嗜血杆菌结合疫苗可直接降低肺炎、脑膜炎或败血症的发生率，同时还可间接使得大龄儿童或成人的感染降低，从而降低多耐药菌株的感染率。近期，在新西兰的回顾性研究发现 B 型流行性脑膜炎球菌疫苗不仅可预防脑膜炎球菌感染，还可预防易产生多耐药的淋球菌感染。

利用疫苗治疗细菌感染性疾病的病例是复发性尿路感染。复发性尿路感染是常见的细菌感染性疾病之一，抗生素治疗或预防性用药是控制感染的主要手段。然而，抗生素的使用可导致耐药菌的出现及影响正常菌群间的平衡。引起复发性尿路感染的病原体主要包括大肠杆菌（80%）、腐生性葡萄球菌、肺炎克雷伯菌、变形杆菌、肠球菌等。MV140（Uromune）是 1 种多价全菌灭活制剂（polyvalent bacterial preparation，PBP）。MV140（Uromune）含有等量、灭活的在欧洲引起尿路感染的常见细菌（大肠杆菌、肺炎克雷伯菌、普通变形杆菌、粪肠球菌）。回顾性研究结果显示，复发性尿路感染患者经舌下免疫 MV140（Uromune）治疗后，复发率低于抗菌药物的治疗组和预防组。MV140（Uromune）可激发人树突状细胞，经 Syk 和 MyD88 通路激活可产生 Th1/Th17 和 IL-10 的 T 细胞，降低尿路感染的复发率，减少抗生素的使用，随之也可降低细菌耐药的产生率。

七、针对细菌生物膜感染的药物及疫苗研发

细菌有 2 种生活模式：浮游（planktonic）状态（单细胞）和生物膜（bacterialbiofilm）状态。在自然环境中，细菌常以生物膜状态存在，可以抵抗不良环境的影响。20 世纪 90 年代，医学界认识到细菌生物膜与临床上某些慢性感染性疾病密切相关，据估计＞65%人类细菌感染性疾病与生物膜相关。由细菌生物膜引起的疾病，又被称为细菌生物膜相关性疾病。细菌一旦形成生物膜，其特性将会发生很大的改变，可启动一套不同的基因，使其变成不同于浮游状态的细菌。因此，用于控制浮游细菌感染的策略对生物膜中细菌并不有

效，需采用高于抑制浮游菌剂量 100～1000 倍的抗生素方可控制细菌生物膜的形成。消毒剂对生物膜细菌的杀菌效用明显低于其对浮游细菌的作用。细菌生物膜也可抵御机体免疫系统的清除。因此细菌生物膜在慢性细菌感染中占有非常重要的地位。

鉴于至今尚无有效治疗和清除细菌生物膜感染的药物及疫苗，目前研究者们通过研究细菌生物膜形成时所需的信号和条件、生物膜形成的机制、细菌与宿主相互作用及生物膜抵抗药物和免疫清除的机制，寻找抗细菌生物膜及持留菌的靶点，筛选潜在的化合物及候选疫苗的抗原。例如，细菌借助菌毛黏附于易感细胞，启动感染或生物膜形成，并在持续性感染中发挥作用，研究细菌菌毛蛋白组装所需伴侣蛋白的疫苗即可阻断菌毛的形成，是一种抗细菌毒力的治疗策略。

笔者小组通过研究表皮葡萄球菌双组分信号转导系统（YycG/YycF、SaeS/SaeR、ArlS/ArlR、LytS/LytR、SrrB/SrrA 和 VraS/VraR 等）调控功能的基础上，证明 YycG/YycF 对细菌生长和生物膜形成具有重要调控作用，推测阻断 YycG/YycF 的信号转导环节可达到抗菌/抗生物膜的效果。因此，以表皮葡萄球菌 YycG 组氨酸激酶 HATPase c 功能域（胞内区）为靶标，通过三维模建、虚拟筛选及化合物改造发现了数个结构新颖的 YycG 抑制剂，不仅具有抗菌活性，还可抑制细菌生物膜的形成，并对成熟生物膜中的细菌具有杀灭作用。同时以 YycG 的胞外区（信号感应区）筛选了单克隆抗体，发现了 2 株可抑制葡萄球菌生物膜形成的单抗，为后续疫苗或免疫治疗的研究打下了一定的基础。

随着深入研究细菌生物膜形成时所需的条件和信号及基因调控、细菌生物膜感染中机体与微生物相互作用的机制、生物膜抵抗抗生素的机制及生物膜中细菌群体的功能性分工等方面，将有助于我们发现针对慢性感染中细菌生物膜形成关键环节的新型药物靶点或免疫靶点，为临床预防和治疗细菌生物膜疾病提供新的思路、策略。

八、牙病和牙周病的治疗性疫苗

口腔中有 600 种以上的细菌，与牙病和牙周病相关的口腔病病原菌是其中的一小部分。分布在齿面上的常见龋病病原菌为变链球菌（*Streptococcus mutans*）、远缘链球菌（*Streptococcus sobrinus*）和乳酸杆菌（*Lactobacillus*）；分布在牙龈部的为牙龈卟啉单胞菌（*Porphyromonas gingivalis*）、伴放线放线杆菌（*Aggregatibacter actinomycetemcomitans*）和福赛类杆菌（*Bacteroides forsythus*），是牙周病的主要病原菌。临床研究表明，个体龋齿指数与唾液中变链菌浓度相关；唾液中牙龈卟啉单胞菌浓度与牙龈炎的临床指数呈正相关。

口腔免疫系统的特点：①口腔病原菌是口腔菌群的一部分，口腔中的其他细菌对病原菌的存亡有调控作用。因此，利用益生菌也可能达到非特异性治疗性疫苗的效果；②口腔免疫球蛋白以分泌型 IgA（sIgA）为主，唾液中 IgA 与 IgG 的比值是血液的百倍以上；③在机体免疫功能低下时，口腔白念珠菌（*Candiasis albicans*）感染较为常见。用灭活的单细胞病菌（killed *C. albicans blastospores*）经口腔免疫小鼠，可加快白念珠菌的清除，达到治疗的效果。模型显示口腔白念珠菌感染后的恢复过程中，T 细胞分泌的 IFN-γ 和 IL-4 可加快口腔病菌的清除。

针对口腔疾病的治疗性疫苗，目前尚处在实验阶段。采用与狂犬病治疗方案相似的感染后预防模型（post-exposure prophylaxis），用远缘链球菌（*S. sobrinus*）的毒力相关免疫调节蛋白（virulence-associated immunomodulatory protein，VIP）和铝佐剂配制成治疗性疫苗，在感染大鼠 5 天后，经鼻腔免疫治疗性疫苗，防治大鼠龋齿获得成功。VIP 可诱导 IL-10 的产生，并抑制机体的特异性免疫反应。用重组烯醇化酶（recombinant enolase）制备治疗性疫苗，并在大鼠模型上获得了成功。牙周病病原菌以厌氧菌居多，其中牙龈卟啉单胞菌是牙周炎的主要致病菌。牙龈卟啉单胞菌的主要致病因子有牙龈蛋白酶 R-A（ARGA）、牙龈蛋白酶 R-B（RGPB）和牙龈蛋白酶 K（KGP）。针对牙龈蛋白酶设计的牙周炎疫苗将成为防治牙周病的重要手段。

由于牙病和牙周病均为 3 个以上致病菌的多因子疾病，虽然针对远缘链球菌、牙龈卟啉单胞菌的动物模型在多年前已获得成功，但后续的研发并无进展。然而，随着国际医药市场向个性化医药的转型，以及跨产业产品的整合，估计在未来的 5～10 年，口腔病病原菌治疗性疫苗将会形成一个成熟的市场。目前，CSL 及 Sanofi Pasteur 等国际公司正在联合研发牙周病的检测试剂和治疗性疫苗。

九、小 结

鉴于目前耐药性细菌日益增多，研发针对持续性/慢性细菌感染的治疗性疫苗已提上日程。进一步选好与致病相关而又有免疫原性的靶标，先经过有耐药菌感染的动物实验考核，再逐步过渡至人体，同时与药物联合应用，也许是可以操作的方向。

（瞿 涤 陈 力 胡 健 复旦大学）

参 考 文 献

陈家琨，1999. 麻风杆菌//闻玉梅.现代医学微生物学. 上海：上海医科大学出版社.

雷祚荣，1999. 葡萄球菌属//闻玉梅.现代医学微生物学. 上海：上海医科大学出版社.

尚德秋，1999. 布氏菌属//闻玉梅.现代医学微生物学. 上海：上海医科大学出版社.

张振华，1999. 螺杆菌属//闻玉梅.现代医学微生物学. 上海：上海医科大学出版社.

Agarwal K，Agarwal S，2008. *Helicobacter pylori* Vaccine：from past to future. Mayo Clin Proc，83：169-175.

Brandtzaeg P，2007. Do salivary antibodies reliably reflect both mucosal and systemic immunity？Ann N Y Acad Sci，1098：288-311.

Coppola M，van den Eeden SJF，Robbins N，et al，2018. Vaccines for leprosy and tuberculosis：opportunities for shared research，development and application. Front Immunol，9：308.

Duthie MS，Gillis TP，Reed SG，et al，2011. Advances and hurdles on the way toward a leprosy vaccine. Hum Vaccin，7（11）：1172-1183.

García-Lara J，Foster SJ，2009. Anti-*Staphylococcus aureus* immunotherapy：current status and prospects. Curr Opin Pharmacol，9：552-557.

Holmgren J，Nordqvist S，Blomquist M，et al，2018. Preclinical immunogenicity and protective efficacy of an oral *Helicobacter pylori* inactivated whole cell vaccine and multiple mutant cholera toxin：A novel and non-toxic mucosal adjuvant. Vaccine，6（41）：6223-6230.

Kabir S，2007. The current status of *Helicobacter pylori* vaccines：a review. Helicobacter，12：89-102.

Lalsiamthara J，Lee JH，2017. Development and trial of vaccines against Bruce. J Vet Sci，18（S1）：281-290.

Lorenzo-Gómez MF，Padilla-Fernández B，García-Cenador MB，et al，2015. Comparison of sublingual therapeutic vaccine with antibiotics for the prophylaxix of recurrent urinary tract infections. Front Cell Infect Microbiol，5：50.

Losonsky GA，Kotloff KL，Walker RI，2003. B-cell responses in gastric antrum and duodenum following oral-inactivated *Helicobacter pylori* whole-cell（HWC） vaccine and LT（R192G） in *H. pylori*-seronegative individuals. Vaccine，2：562-565.

Malfertheiner P，Selgrad M，Wex T，et al，2018. Efficacy，immunogenicity，and safety of a parenteral vaccine against *Helicobacter pylori* in healthy volunteers challenged with a Cag-positive strain：a randomised，placebo-controlled phase 1/2 study. Lancet Gast Hepatol，3（10）：698-707.

Minoura T，Kato S，Otsu S，et al，2003. Childhood *Helicobacter pylori* infection in a murine model：maternal transmission and eradication by systemic immunization using bacterial antigen-aluminium hydroxide. Clin Exp Immunol，134：32-37.

Miyashita M，Joh T，Watanabe K，et al，2002. Immune responses in mice to intranasal and intracutaneous administration of a DNA vaccine encoding *Helicobacter pylori* catalase. Vaccine，20：2336-2342.

Novotny LA，Brockman KL，Mokrzan EM，et al，2019. Biofilm biology and vaccine strategies for otitis media due to nontypeable *Haemophilus influenzae*. J Pediatr Infect Dis，14（2）：69-77.

Panthel K，Jechlinger W，Matis A，et al，2003. Generation of *Helicobacter pylori* ghosts by PhiX protein E-mediated inactivation and their evaluation as vaccine candidates. Infect Immun，71：109-116.

Psonis JJ，Thanassi DG，2019. Therapeutic approaches targeting the assembly and function of chaperone-usher Pili. EcoSal Plus，8（2）. doi：10.1128/ecosalplus.ESP-0033-2018.

Sjökvist Ottsjö LS，Flach CF，Clements J，et al，2013. A double mutant heat-labile toxin from *Escherichia coli*，LT（R192G/L211A），is an effective mucosal adjuvant for vaccination against *Helicobacter pylori* infection. Infect Immun，81（5）：1532-1540.

Smythies LE，Novak MJ，Waites KB，et al，2005. Poliovirus replicons encoding the B subunit of *Helicobacter pylori* urease protect mice against *H. pylori* infection. Vaccine，23：901-909.

Stubljar D，Jukic T，Ihan A，2018. How far are we from vaccination against *Helicobacter pylori* infection？ Expert Rev Vaccines，17（10）：935-945.

Sutton P，Boag JM，2018. Status of vaccine research and development for *Helicobacter pylori*. Vaccine，2018：S0264410X18300173.

Tagliabue A，Rappuoli R，2018. Changing priorities in vaccinology：antibiotic resistance moving to the top. Front Immunol，9：1068.

第二十章　肿瘤治疗性疫苗
Therapeutic Vaccines for Tumors

摘　要

　　肿瘤生物治疗在肿瘤的综合治疗中起到越来越重要的作用，肿瘤疫苗是肿瘤生物治疗的热点之一，近年来发展迅速。肿瘤疫苗不同于传统概念上对疫苗的定义，肿瘤疫苗的目标瞄准肿瘤的治疗，而不是用于预防。肿瘤疫苗的设计基础并不完全以肿瘤特异性抗原或肿瘤相关抗原为主，与肿瘤发生发展密切相关的因子、与肿瘤微环境相关的因子，甚至与肿瘤不相关但可以促进机体诱发针对肿瘤的特异性主动免疫的分子都可以成为肿瘤疫苗的设计基础。根据肿瘤抗原组分或性质的不同，肿瘤疫苗又可分为细胞疫苗、病毒疫苗、蛋白/多肽疫苗、DNA 疫苗、抗独特型疫苗和异种疫苗。肿瘤疫苗最大的优势是通过诱发机体全身性的抗肿瘤的主动特异性免疫并形成免疫记忆，监测肿瘤的复发，对肿瘤产生有效而持久的抗瘤作用，从而有效治疗和预防肿瘤的复发和转移。新的肿瘤疫苗治疗靶点的寻找、肿瘤疫苗治疗的靶向性、新的免疫策略及新型佐剂的应用将成为研究的重点。

　　随着对肿瘤发生发展分子机制的深入研究和生物技术的发展，肿瘤的生物治疗作为手术、化疗和放疗三大常规治疗模式的有益补充，已成为肿瘤综合治疗中的第四种模式。它日益增加的临床应用是基于两方面的发展：其一是对抗肿瘤防卫机制的基础理论的深入理解；其二是生物技术的迅速发展，使得临床上大规模运用生物反应调节剂成为可能。肿瘤的生物治疗主要包括体细胞疗法和细胞因子疗法、肿瘤疫苗、分子靶向治疗、放射免疫靶向治疗、肿瘤的基因治疗和生物化疗等。其中，肿瘤疫苗是近年来国内外研究的热点之一，其原理是通过激活患者自身的免疫系统，利用肿瘤细胞或肿瘤抗原物质诱导机体的特异性细胞免疫和体液免疫反应，增强机体的抗癌能力，阻止肿瘤的生长、扩散和复发，以达到清除或控制肿瘤的目的。随着分子生物学和基因工程的发展，肿瘤疫苗的研究取得了令人鼓舞的成果。现阶段研究较多的肿瘤疫苗有肿瘤细胞疫苗、肿瘤抗原疫苗、以树突状细胞为基础的疫苗及核酸疫苗等。肿瘤疫苗作为肿瘤生物治疗的重要手段，近年来发展迅速，部分已经从动物实验进入临床试验，截至 2018 年 12 月，在临床试验网站（ http://clinicaltrials. gov/ ）上可以搜索到 8318 个与疫苗相关的临床试验，其中 2011 个是与肿瘤疫苗相关的临床试验，较 2010 年（950 个）数量增加了 1 倍多，占到所有试验总数的约 1/4（图 20-1）。

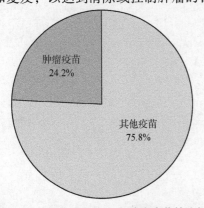

图 20-1　临床疫苗研究中肿瘤疫苗的比例

肿瘤疫苗
24.2%

其他疫苗
75.8%

第一节 肿瘤疫苗的概念

从 20 世纪初就有学者从疫苗治疗和预防传染性疾病中得到启发，提出通过肿瘤疫苗来防治肿瘤，人类从此就一直致力于肿瘤疫苗的研究，但进展缓慢，直到 1991 年 Threrry Boon 的实验室发现了第一个人类肿瘤特异性抗原（tumor specific antigen，TSA）MAGE-1，被认为是肿瘤免疫学和肿瘤免疫治疗学的一个里程碑。此后，由于免疫生物学的进展和人类基因组图谱（包括 MHC 测序）的完成，使瘤苗和特异性主动免疫治疗（active specific immunotherapy，ASI）的研究取得了重大进展。

目前，肿瘤疫苗没有一个明确的定义，凡是可以激发机体产生对肿瘤细胞或者肿瘤微环境中有利于肿瘤生长的细胞或分子的主动特异性免疫，以抑制或消除肿瘤生长、复发或转移的各种形式的疫苗，都可以被认为是肿瘤疫苗。

肿瘤疫苗从一开始就与传统疫苗的概念不同，最初设计的肿瘤疫苗重点是立足于肿瘤的治疗而非预防。近年来，由于对肿瘤病因学认识的进步，肿瘤预防性疫苗发展迅速，针对宫颈癌的致病因素人乳头状瘤病毒（HPV），发展了预防性的肿瘤疫苗，该疫苗在欧美国家已经被证明安全有效，目前全世界已有百余个国家开始了 HPV 疫苗的接种，有 58 个国家将宫颈癌疫苗纳入了国家补贴，澳大利亚、英国等将 HPV 疫苗接种纳入了青少年的免疫计划，在一定年龄可以免费接种。从 2016 年到 2018 年，3 种 HPV 疫苗均已在我国上市，但我国的 HPV 疫苗仍然属于"二类疫苗"，需要自费接种。

2010 年 4 月，美国 FDA 批准 Provenge（Sipuleucel-T）用于治疗晚期前列腺癌，使其成为第一个自体主动免疫疗法药及第一个真正的治疗性肿瘤疫苗。FDA 在 2015 年批准了溶瘤病毒产品 IMLYGIC（talimogen laherperepvec）用于局部治疗术后复发的黑色素瘤患者中不可切除的皮肤、皮下和淋巴结病变，开启了溶瘤病毒疫苗在临床肿瘤治疗中应用的大门。

抗原是疫苗设计的基础，以肿瘤抗原为基础的肿瘤疫苗可以将肿瘤细胞作为免疫攻击的靶细胞，从而达到直接杀伤的作用。以肿瘤特异性抗原为基础的疫苗如黑色素瘤 MAGE-1，采用不同的疫苗形式，不仅可诱发出针对黑色素瘤的 T 细胞反应，还可以诱导出特异抗体应答，与传统的疫苗有相似之处。不过，很多肿瘤并没有特异的肿瘤抗原，仅仅表达一些相对特异的肿瘤相关抗原（TAA），如结直肠癌相关抗原 CEA，这类抗原仍然被认为是较为理想的疫苗基础。

事实上，由于肿瘤的弱免疫原性及肿瘤的免疫逃逸，大多数肿瘤很难获得理想的肿瘤抗原，而肿瘤的生长与其所处的微环境密切相关，因而肿瘤微环境中有利于肿瘤生长的因素都可以成为肿瘤疫苗诱导免疫应答的靶点。例如，针对肿瘤新生血管相关分子的抗血管生成疫苗，不仅可以通过诱发体液免疫刺激特异性抗体产生，还可以通过诱导特异性细胞免疫，激活特异的 CTL 产生抗血管生成，达到抑制肿瘤生长及转移的目的。同样，肿瘤细胞外基质对肿瘤细胞的生长转移发挥着重要影响，甚至肿瘤基质的硬度都可能影响肿瘤细胞信号的改变，如肿瘤间质中的成纤维细胞，不仅可调节肿瘤的发生，而且可以分泌大量的 I 型胶原，影响肿瘤对化疗的敏感性，而以 I 型胶原为基础的疫苗可以通过诱发针对肿瘤相关成纤维细胞的 CTL 反应，抑制肿瘤的生长和转移，并增加化疗敏感性。因而，针对一些肿瘤细胞基质相关蛋白分子同样可以设计疫苗诱发特异的主动免疫，抑制肿瘤的生长。另一方面，由于部分肿瘤的发生与病毒（如 HBV）相关，病毒基因的整合使肿瘤表达一些病毒蛋白，这些病毒蛋白也成为肿瘤疫苗的靶点，如 HBV 表达的 X 蛋白（HBX）。由于 HBX 在肝癌的发生发展中发挥主要作用，因此，也可能进一步发展以 HBX 为基础的预防性肿瘤疫苗。而基于复合抗原序列设计的疫苗，如全细胞疫苗，或者不同肿瘤相关肽段组合刺激的树突状细胞疫苗，一定程度上也能够解决肿瘤免疫原性弱的问题。此外，肿瘤的免疫逃逸、抗原的隐蔽、一些肿瘤胞内抗原，以及部分肿瘤虽具有特异性的抗原，但可能不被识别，或者无法激发免疫反应；然而，一旦肿瘤细胞被一些溶瘤病毒溶解则可以促进这些抗原的释放或提早，进而激发特异性的抗肿瘤免疫，因而这些溶瘤病毒也可以被认为是广义的肿瘤疫苗，如上文提及的已用于临床治疗黑色素瘤的 IMLYGIC。

肿瘤疫苗属主动免疫治疗范畴，也有特异性肿瘤疫苗和非特异性肿瘤疫苗之分，但特异性肿瘤疫苗是主要的。根据肿瘤抗原组分或性质的不同，肿瘤疫苗又可分为细胞疫苗、病毒疫苗、蛋白/多肽疫苗、DNA 疫苗、抗独特型疫苗和异种疫苗。因此，肿瘤疫苗的设计基础并不完全以肿瘤特异性抗原或者肿瘤相关抗原为主，与肿瘤发生发展密切相关的因子、与肿瘤微环境相关的因子，甚至与肿瘤不相关但可以促进机体诱发针对肿瘤的特异性主动免疫的分子，都可以成为肿瘤疫苗的设计基础。简言之，凡是可以促进肿瘤发生发展，而又具有相对特异性的分子，都可以成为肿瘤疫苗设计的分子基础。

第二节　肿瘤免疫逃逸机制

正常人的机体内每天都有许多细胞可能发生突变，并产生有恶性表型的癌细胞，但一般都不会发生肿瘤。Burnet 提出的免疫监视学说认为，在癌细胞出现的早期，机体免疫系统可识别这些"非己"细胞，并通过细胞免疫机制特异地清除。虽然机体的免疫系统能对肿瘤细胞产生免疫应答，并消除肿瘤，但当突变细胞逃脱机体免疫系统的监视清除时，就可能在机体内迅速分裂增殖，形成肿瘤，并易于转移和复发。也就是说，某些肿瘤能逃避机体免疫系统的攻击，这就是所谓的肿瘤免疫逃逸。影响肿瘤细胞逃脱机体免疫监视的因素很多，主要包括免疫抑制和免疫耐受 2 个方面。

一、肿瘤诱发的免疫抑制

肿瘤诱发的免疫抑制主要表现在以下几个方面。

1. 肿瘤诱导产生免疫抑制细胞　肿瘤诱导产生免疫抑制细胞主要是指抑制性 T 细胞（suppressor T cell，Ts cell）、抑制性巨噬细胞（suppressor macrophage，sMφ）和自然抑制（natural supressor，NS）细胞。Ts 细胞是一类与 Th 细胞和 CTL 性质不同的淋巴细胞，对免疫应答有重要的负调节功能，与肿瘤逃逸关系密切。Ts 细胞具有高度异质性，可能还存在反抑制性 T 细胞亚群（contra-suppressor T cell，Tcs）。Tcs 活化后分泌反抑制性 T 细胞因子 TcsF，直接作用于 Th 细胞，解除 Ts 细胞的抑制作用，使 Th 细胞恢复辅助活性。巨噬细胞被过度激活可成为 sMφ，sMφ 可分泌多种可溶性抑制物如前列腺素、活性氧分子等，抑制淋巴细胞的增殖和抑制 NK 细胞、CTL 的抗肿瘤活性。sMφ 是否为巨噬细胞的分化阶段或是其中的亚群尚不清楚。自然抑制细胞形态上为大颗粒淋巴细胞（large granular lymphocyte，LGL），见于胚胎及新生期，出生后数天内消失，抗原不能诱导，表面无 T、B 细胞特有的标志，对 B 细胞无抑制作用，主要抑制 T 细胞参与的免疫应答，无抗原特异性。

2. 肿瘤细胞分泌免疫抑制因子和表达某些蛋白分子　荷瘤动物和肿瘤患者的免疫抑制状态常可随肿瘤的切除而消失，其原因在于某些肿瘤细胞可以自分泌或旁分泌免疫抑制因子以抑制机体对其免疫杀伤，抑制调节性细胞因子的分泌，下调免疫效应细胞的活性，保护肿瘤细胞免受特异性 CTL 的杀伤。例如，肿瘤细胞分泌的 TGF-β、IL-10 和 VEGF，具有负调节机体对肿瘤的免疫应答和促进肿瘤生长的作用。TNF 是效应细胞分泌的杀伤肿瘤细胞的重要细胞因子，某些肿瘤细胞表达可溶性 TNF 结合蛋白（sTNF-BP），通过与 TNF 结合，阻止其与肿瘤细胞的 TNF 受体结合，抑制对肿瘤细胞的杀伤作用。

近年来研究发现，某些肿瘤细胞表面 Fas 表达明显低下，而且，这些肿瘤细胞呈现 FasL 高表达，同时已证实肿瘤周围激活的淋巴细胞表面有 Fas 的表达，其结果是进入肿瘤组织周围的免疫细胞，因其表达 Fas 分子，通过肿瘤细胞分泌 FasL 并与 Fas 结合，激活免疫细胞的凋亡信号途径，反而被肿瘤细胞所破坏。因此，肿瘤细胞表达的 FasL 可能在局部免疫抑制中起着重要的作用。某些肿瘤细胞表面表达非经典 MHC-I 类分子（HLA-G），也可抑制免疫活性细胞发挥效应功能。一些肿瘤细胞可通过营造局部免疫豁免（immune privilege）来逃脱免疫监视。这些机制在肿瘤的生长、转移和肿瘤细胞逃避宿主免疫监视等方面亦可能发挥重要的作用。

CTLA-4 及 PD-1（PD-L1）抗体近来已成为肿瘤治疗的"明星产品"，2018 年诺贝尔生理学或医学奖颁发给了在这方面有突出贡献的两位学者，这些抗肿瘤药物即是针对 CTLA-4 和 PD-1 相关信号通路在肿瘤免疫逃逸中扮演了重要角色。在 CTLA-4 途径中，T 细胞上的 CTLA-4 和 CD28 竞争性与抗原提呈细胞（APC）上的 B7 分子结合，而 CTLA-4∶B7 结合的量决定 T 细胞是否无反应或被激活，并能够限制 IL-2 的产生，因此也限制了 T 细胞的增殖和存活，因此 CTLA-4 的抗体可以关闭这种抑制机制或"释放制动"以使 CTL 起作用。与 CTLA-4 一样，PD-1 与 PD-L1（和 PD-L2）的结合抑制 T 细胞增殖和活化及 INF-γ 的释放。虽然两者都是 T 细胞激活的负信号，但这些事件的位置和时间是不同的。通常，CTLA-4 在淋巴结中免疫循环的早期阶段抑制 T 细胞，而 PD-1 在外周组织或肿瘤部位的免疫应答中起调节作用。

二、肿瘤免疫耐受

从免疫学的角度看，肿瘤细胞就是一种能不断表达"正常"抗原（基因过度表达）和（或）"异常"抗原（基因修饰、突变或缺失）的宿主体内自身组织细胞。因此肿瘤可被视为一种特殊的自身抗原，在正常情况下，机体对自身抗原不产生免疫应答，即呈现出免疫耐受。

肿瘤免疫耐受是肿瘤细胞逃避机体免疫系统监控的主要机制之一。导致肿瘤免疫耐受的因素较多且复杂，但其主要原因可能是肿瘤细胞缺乏一种或多种成分，导致其免疫原性低下，而这些成分是有效刺激机体免疫系统所必需的。导致肿瘤免疫耐受的因素主要包括以下几方面。

（1）肿瘤细胞的免疫原性弱：免疫原是指能诱导机体产生免疫应答的物质，通常在种系进化过程中免疫原的来源与应答者之间相距越远，免疫原性就越强，如细菌、病毒等对于人体来讲就具有强的免疫原性。但肿瘤来源于机体自身突变的细胞，大部分的成分与机体正常细胞的成分相同，只有极少数异常表达的蛋白质和畸形多糖具有免疫原性。从早期的研究中人们就了解到，致瘤病毒诱发的肿瘤免疫原性最强，化学致癌物诱导的肿瘤免疫原性次之，动物自发性肿瘤的免疫原性最弱。由于肿瘤细胞之间也存在免疫原性的差异，那些免疫原性较强的肿瘤可以诱导有效的抗肿瘤免疫应答，易被机体消灭，而那些免疫原性相对较弱的肿瘤则能逃脱免疫系统的监视而选择性地增殖，这一过程被称为免疫选择，经过不断的选择，肿瘤的免疫原性越来越弱。抗肿瘤抗体与肿瘤细胞表面抗原复合物内化或脱落的这种抗原调变（antigenic modulation）作用，致使肿瘤抗原减少、免疫原性减弱。

（2）肿瘤抗原的封闭、遮蔽与隔离：肿瘤细胞可释放出可溶性抗原分子，这些游离抗原与抗肿瘤抗体结合成复合物，复合物可通过抗体的 Fc 段与淋巴细胞、NK 细胞、巨噬细胞的 Fc 受体结合，这种对 Fc 受体的封闭能妨碍免疫细胞发挥 ADCC 效应。此外，肿瘤细胞表面通常比正常细胞表达更多的糖脂和糖蛋白，结果导致其表面肿瘤抗原被糖萼（glycocalyx）等所遮蔽，成为隐蔽性抗原，从而使免疫细胞无法识别肿瘤抗原。某些肿瘤细胞还可以分泌刺激因子活化宿主的凝血系统，结果导致在肿瘤细胞外形成纤维蛋白"茧"（fibrin cocoon），使肿瘤抗原隔离，免疫细胞因此无法识别肿瘤抗原，导致肿瘤细胞免疫逃逸。

（3）MHC 分子的低表达：MHC-I 类分子提呈功能的缺乏常常是导致肿瘤免疫逃逸的主要原因之一，可由 MHC-I 类分子 mRNA 转录水平的降低、基因组的丢失、β_2 微球蛋白基因的突变等引起。利用免疫组化法与分子生物学技术分析组织标本及培养的肿瘤细胞表面 HLA 抗原，发现其 HLA-I 的表达有不同程度的降低，且分化差的肿瘤细胞 HLA 表达更弱，转移的肿瘤则最弱甚至消失。另外，大多数实体瘤均不表达 HLA-II 类抗原，也就不能有效地激活 $CD4^+$ Th 细胞。尽管如此，仍不能确定肿瘤细胞 MHC 分子低表达与免疫逃避之间有直接的关系。

（4）共刺激分子的缺乏：也是肿瘤逃逸的原因。研究较多的是共刺激分子 B7。它主要表达在激活的 B 细胞表面。B7 分子在树突状细胞、IFN-γ 激活的巨噬细胞中等也有表达，而在肿瘤细胞表面的表达缺如。T 细胞膜上 CD28 与配体 B7 结合为启动 T 细胞充分活化提供了第二信号，肿瘤细胞由于缺乏共刺激分子 B7，不能激活 T 细胞，导致 T 细胞免疫无应答。由于缺乏共刺激信号，不仅不能激活 T 细胞，反而诱导产生了 T 细胞耐受。T 细胞除可能被肿瘤诱导产生免疫耐受外，还可能出现克隆删除。FasL 或 Fas 抗体与细胞表面的 Fas 分子结合会诱导该细胞的凋亡。T 细胞表面一般都表达 Fas 分子，有些肿瘤细胞会表达 FasL，它们与浸润到肿瘤周围的 T 细胞上的 Fas 结合，导致这些 T 细胞的凋亡。但研究发现将 B7 基因转入弱或无免疫原性肿瘤细胞仍不能激发免疫效应，这说明在具有共刺激分子的基础上，肿瘤免疫原性是一个关键因素。此外，肿瘤细胞可能还缺乏其他共刺激分子如 ICAM-1、IFA-3、VCAM-1 或 HAS。

（5）抗原提呈功能障碍：研究表明荷瘤宿主外周血获得的抗原提呈专职细胞树突状细胞往往对抗原提呈有障碍；而取自荷瘤宿主骨髓细胞，在体外与 GM-CSF、IL-4、TNF-α 共同培养扩增的树突状细胞抗原提呈功能良好，表明肿瘤宿主的树突状细胞可能是从骨髓释放到体内的成熟过程中受到了荷瘤宿主体内某些因素的干扰而削弱了对肿瘤抗原的提呈作用。

（6）肿瘤细胞免疫豁免：某些肿瘤细胞还可通过营造局部免疫豁免以逃避免疫监视。Fas 抗原或受体是细胞表面的一种蛋白，属于 TNF 受体家族，能介导细胞凋亡，当 FasL 与 Fas 受体结合后，能传递死亡信号，诱导表达 Fas 受体的细胞凋亡。目前已知，T 细胞、NK 细胞等免疫细胞在活化后既能表达 FasL，也可表达 Fas 受体，而肿瘤细胞如脑胶质瘤、结肠癌、肝细胞癌和黑色素瘤等也能表达 FasL，但 Fas 受体不表达或表达下调。因此，肿瘤细胞与免疫细胞相互作用时，尽管 CTL 或 NK 细胞能通过 FasL 和 Fas 的作用对靶细胞产生细胞毒效应，但肿瘤细胞也能利用这一机制反向作用于免疫效应细胞，使其失活。所以，肿瘤细胞表达 FasL 对削弱机体免疫效应可能起着重要的作用。CTLA-4 和 PD-1（PD-L1）相关信号通路在肿瘤免疫逃逸中也扮演了重要角色，它们可以抑制 T 细胞的增殖和活化，并抑制 IL-2 和 IFN-γ 的释放。

（7）T 细胞缺陷：长期以来，研究人员还发现肿瘤宿主的 T 细胞在体外对有丝分裂原的反应性降低，体内的 IV 型变态反应率也降低。近些年来的研究表明，这是肿瘤宿主的 T 细胞缺陷所致。MHC 分子提呈的抗原肽与 T 细胞受体结合后需经 TCR/CD3 及一系列信号传导系统，最后才能激活相关的基因而发挥生物学功能。CD3 分子由 g、d、e、z 和 h 5 种链组成，与 TCR 共价连接，肿瘤患者 T 细胞 CD3 分子的 z 链常常表达下降，且信号传导过程中涉及的 p56lck 和 p59fyn 等分子的表达也会出现异常，这都会导致 T 细胞的活化障碍。这种 T 细胞障碍通过在体外用 CD3 和 CD28 分子的单抗及 IL-2 刺激，可以得到恢复。

总之，肿瘤免疫耐受的产生是一个极其复杂的过程，对于不同的肿瘤或同一种肿瘤的不同发展阶段，其免疫耐受的机制可能不尽相同。尽管如此，机体免疫系统对自身肿瘤抗原的耐受仍是相对而言的。有研究表明，人体淋巴细胞在多种恶性肿瘤（如鼻咽癌、肺癌、生殖细胞癌、大肠癌等）的微环境内能直接杀伤癌细胞。肿瘤免疫耐受的相对性为肿瘤免疫治疗提供了可能性。

第三节 肿瘤疫苗的基本策略

与其他疫苗相比，肿瘤疫苗有其特殊性和复杂性，在设计新的肿瘤疫苗时，应综合考虑到如下几个问题。

（1）人类肿瘤抗原的免疫原性弱，常需要免疫佐剂增强肿瘤疫苗的效应。佐剂

（adjuvant）就是具有免疫增强作用的物质，佐剂有助于较少的抗原获得更有效的免疫。佐剂至少以如下 3 种不同的方式发挥作用：①以颗粒方式包裹抗原，起到缓释作用；②使抗原在接种部位积聚，激活抗原提呈细胞分泌细胞因子，以最大限度地增加抗原特异性 T 细胞和 B 细胞；③直接激起免疫反应。常用的免疫佐剂包括卡介苗、短小棒状杆菌、痘病毒、钥孔血蓝蛋白（KLH）、细胞因子等。此外，树突状细胞、共刺激分子等也可增强肿瘤免疫反应，常用于肿瘤疫苗中（表 20-1）。

表 20-1　肿瘤疫苗常用的佐剂

佐剂	成分、作用
卡介苗（BCG）	为牛型结核杆菌的减毒活疫苗，具有较强的非特异性免疫刺激作用，可活化巨噬细胞，促进 IL-1、IL-2、IL-4、TNF 等多种细胞因子的产生；增强 NK 细胞和 T 细胞的活性。卡介苗目前已用于多种肿瘤的免疫治疗
短小棒状杆菌	为短小棒状杆菌（*Corynbacterium parvum*）的死菌悬液，也是一种强的非特异性免疫增强剂。主要可活化巨噬细胞，促进 IL-1、IL-2 等细胞因子的产生。有发热、头痛、恶心、呕吐等副作用
痘病毒	常作为重组载体用于增强肿瘤疫苗的效果
细胞因子	包括 IL-1、IL-2、IL-3、IL-4、IL-5、IL-6、IL-7、IL-10、IL-12、IL-15、IL-18、INF-γ、GM-CSF、TNF-α、TNF-β、TCA-3 等。通过调控体液和细胞免疫反应的方向和程度发挥佐剂效应，其中 IL-2、IL-12、IL-15、IL-18、INF-γ 等以增强 Th1 型细胞应答为主，IL-4 明显抑制 DNA 疫苗激活的 CTL 活性，而体液免疫水平可加强。GM-CSF 通过诱导树突状细胞的增殖、成熟和迁移及 B 细胞和 T 细胞的分化与扩增，提高 DNA 疫苗的体液免疫和抗肿瘤免疫反应
趋化因子	RANTES、MIP-1α、MIP-1β、IP-10、MCP-3 及 IL-8。趋化因子具有免疫调节作用，可作为一种新型智能型疫苗佐剂，能通过募集特定细胞诱导调节针对 DNA 疫苗或肿瘤抗原诱发的特异性免疫反应
CpG-ODN	CpG-ODN 是一种有效的 Th1 型免疫佐剂，CpG-ODN 和质粒 DNA 疫苗共同免疫能使 Th2 反应转变为 Th1 反应
纳米粒子	直径一般在 10～1000nm 的聚合物形成的微粒，具有独特的小尺寸效应和界面效应。抗原物质或能编码免疫原多肽的 DNA 或 RNA 可被包裹于纳米粒子内部或是吸附在纳米粒子表面，也可通过化学连接作用与纳米粒子结合，纳米粒子佐剂可有效提高细胞免疫、体液免疫和黏膜免疫
脂质体	抗原包裹在脂质体中，脂质体在接种时能靶向抗原提呈细胞，脂质体膜中可插入配体以增加脂质体靶向的特异性，主要用作树突细胞提取物佐剂
弗氏完全佐剂	含有灭活的分枝丁酸梭菌的矿物油。增强肿瘤疫苗的免疫原性、增强体液免疫的作用机制可能与注射部位的炎症反应激活抗原提呈细胞，产生细胞素及 B、T 细胞在抗原周围的集聚有关

（2）并非所有的肿瘤相关抗原都是疫苗治疗的理想靶点。肿瘤疫苗的基础就是确定肿瘤抗原；但并不是所有的肿瘤抗原都可以成为设计肿瘤疫苗的理想作用靶点。其原因在于：①人类肿瘤是异质性的，其发生、发展是一个多种因素、多个阶段的病理过程，这个癌变过程可能涉及多种肿瘤相关抗原，但这多种肿瘤抗原的作用各异，并且相互形成网络，因此必须选择某种肿瘤最适合、最特异的肿瘤抗原。此外，即使是所谓的肿瘤特异性抗原，其特异性也只是相对而言的。②肿瘤细胞中各种癌基因异常扩增所导致的过度表达抗原是一种结构和功能都很"正常"的蛋白，机体免疫系统对这些正常的自身抗原具有先天耐受性，难以激发有效的免疫反应。而且，即使经各种方法诱发并放大针对这些自身抗原的免疫反应，可能会在一定程度上清除体内癌细胞，但也会不可避免地伴随表达了相同蛋白的正常组织和细胞的损伤。此外，即使是有基因缺失、突变、移位等原因所形成的突变

肿瘤抗原，也可能由于某种抗原表位与正常细胞的功能蛋白之间存在免疫交叉，而导致病理损伤。

（3）大多数肿瘤疫苗可诱导产生 CTL，但也可诱导体液免疫。目前大多数肿瘤疫苗或者通过遗传修饰肿瘤细胞以在其细胞表面表达 MHC 分子和（或）共刺激分子来激活 T 细胞，或者把肿瘤抗原靶向给成熟的抗原提呈细胞以处理和提呈给 T 细胞，从而激起肿瘤特异性的细胞免疫反应。然而，诱导肿瘤特异性抗体的产生也是一种重要的肿瘤疫苗策略。如用表达神经节苷脂 GM2 的黑色素瘤细胞或 GM2 与佐剂 KLH 相连而制备的疫苗免疫治疗黑色素瘤，能诱导产生 GM2 抗体，并且高滴度的 GM2 抗体与生存时间相关。

（4）肿瘤疫苗的目的是治疗肿瘤而不是预防肿瘤。人类肿瘤是自发性的，因此肿瘤疫苗与传统的疫苗在概念上不完全相同，它主要不是用于肿瘤的预防，而是通过诱导肿瘤抗原特异性的细胞免疫反应来杀伤肿瘤细胞，达到治疗肿瘤的目的。其实，肿瘤预防性疫苗在理论上会有许多问题，如如何预测哪些人群一定会发生肿瘤。虽然不断增长的肿瘤发生有关基因及环境研究知识可以帮助提高预测的准确性，但是只适用于个别瘤种。其次，肿瘤抗原的免疫原性弱，针对自身肿瘤抗原的肿瘤疫苗有可能导致慢性免疫耐受，或产生对表达相同抗原的正常组织的不可逆损害。此外，针对特定肿瘤抗原的肿瘤疫苗可起到预防性作用并不能在理论上完全使人信服，因为肿瘤是一种多基因病，其发病是涉及多种因素多个步骤的病理过程。而且肿瘤异质性的存在对肿瘤预防性疫苗的普适性是一个严重的挑战。

但是，由于部分肿瘤的发生和病毒感染存在密切的关系，因此针对这些病毒的疫苗可以为我们预防相关肿瘤的发生提供方向，比如 HPV 和宫颈癌，EB 病毒和鼻咽癌、淋巴瘤，HBV 和肝癌等。针对 HPV 的疫苗已经在推广，其实乙肝疫苗一定程度上也减少了肝癌的发生，今后可能会有更多针对肿瘤的预防性疫苗出现。

（5）肿瘤疫苗同样存在接种方式、最佳剂量、强化、免疫常规计划及安全性等问题。与其他疫苗一样，在肿瘤疫苗的研究中，除了选择合适的抗原及免疫佐剂外，还需要考虑抗原的最佳剂量、最有效的免疫方案、强化免疫时间及频率等。同时，鉴于体外实验结果固有的局限性，以及人体临床试验因纳入样本量稀少等因素而所能说明的问题亦较为有限，许多方面仍需深入探索。事实上，应以审慎客观的态度去看待实验动物模型中肿瘤疫苗的效果，以及其剂量、强化及免疫常规计划方案等诸多问题。此外，肿瘤疫苗的安全性问题也值得进一步深入探讨。

第四节　肿瘤疫苗的类型

目前应用的肿瘤疫苗种类繁多，按照制备方法的不同，大体可分为以下几类：经照射、酶解、病毒感染、紫外线照射或高低温处理等改变肿瘤细胞的致瘤性，保留其免疫原性制成的肿瘤疫苗；加佐剂 BCG 制成的全细胞疫苗；以特定、有效的已知分子结构的肿瘤抗原制成的肿瘤疫苗；或从单抗筛选的抗独特性抗体制成的肿瘤疫苗；或人工合成肽制备的分子水平肿瘤疫苗；利用基因工程技术将目的基因（包括肿瘤抗原、抗原肽、MHC 抗原、细胞因子、共刺激分子等的基因）靶向导入肿瘤细胞制备的疫苗；与灭活病毒（腺病毒、痘苗病毒等）重组后制成的基因工程病毒疫苗等（表 20-2）。鉴于肿瘤疫苗广泛的分子基础，因而具有灵活多样的设计方式，目前主要有以下类型。

表 20-2　不同肿瘤疫苗的比较

疫苗类型	概述	优点	缺点	改进
肿瘤细胞疫苗	以自身或异体同种肿瘤细胞经物理、化学和生物学等方法（如加热、放射线照射、神经氨酸酶酶解）处理，使之成为丧失致瘤性但保留抗原性的瘤株；临床上已试用于多种实体瘤	肿瘤抗原全面，多价，疫苗自身免疫原性低，不易耐受，成本低，易于获得	肿瘤细胞特异性抗原表达低下，并缺乏一些免疫辅助因子的表达，免疫原性低，常无法诱导有效的抗肿瘤免疫应答；对肿瘤异质性无很好的作用	利用基因工程技术，用细胞因子、免疫辅助因子等对肿瘤细胞进行改造，提高肿瘤细胞疫苗效率
树突状细胞疫苗	负载有肿瘤抗原的生物材料（肿瘤抗原肽、肿瘤细胞裂解物、肿瘤细胞等）或细胞因子的树突状细胞或者单纯的树突状细胞	树突状细胞分布广，目前其分离、培养、负载技术不断完善；激发免疫能力强	只能个体设计、个体使用；疫苗制备技术烦琐，操作要求高；树突状细胞数量少，大量制备难度大；细胞负载、刺激成熟等技术有待提高	研制肿瘤细胞和树突状细胞的融合细胞肿瘤疫苗，其不仅具有完整的肿瘤抗原，而且具有抗原提呈细胞的特性，可激发机体产生特异性的抗肿瘤免疫应答
多肽疫苗	通过对肿瘤抗原编码基因的序列分析，直接分析其已知或预测的抗原表位氨基酸序列，通过化学合成技术制备的疫苗	治疗特异性高，毒副作用低，患者治疗依从性好、生活质量高，化学性质稳定，制作方便，疫苗纯度高，无需细菌、病毒等载体，肿瘤型别通用性强	受 MHC 多肽性影响较大；抗原表位本身很小致使免疫原性较弱，往往难以引起高强度的免疫应答；存在免疫耐受问题	联合佐剂，提高免疫效果；联合树突状细胞使用；设计新型多肽，如多抗原分支肽、多表位叠加肽等
病毒疫苗	利用灭活或者减毒的病毒作为疫苗，诱导机体免疫，达到预防或治疗肿瘤的目的。利用病毒作为载体，将目的基因转入病毒细胞制备重组病毒疫苗，或直接使用溶瘤病毒作为非特异性的肿瘤疫苗	病毒疫苗和 DNA 疫苗一样，可以进行多基因修饰，构建多价疫苗，活疫苗具有可诱发全面的免疫应答反应（体液免疫和细胞免疫）、免疫力持久等优点	灭活疫苗和亚单位疫苗只能诱发体液免疫；减毒疫苗虽能诱发全面的免疫，但存在毒力回复的危险性	增强灭活疫苗的免疫原性。优化表达载体，控制目的基因表达，减少整合概率
抗独特型疫苗	实为与特定抗原的抗体结合的抗体，可以代替抗原作为免疫原，是始动抗原的内影像，可刺激机体产生对始动抗原的免疫应答，从而产生保护作用	模拟肿瘤抗原提高免疫原性；替代肿瘤抗原，安全性高；特异性高，不会出现自身免疫反应；可模拟碳水化合物抗原；无抗原调变缺陷；易体外大量制备	有异种蛋白的副作用；弱免疫原，单独或辅以佐剂应用，诱导产生的抗体反应均不及天然抗原分子的免疫效力	疫苗的人源化；与某些载体如 KLH 或 LPS 等交联，可以诱导很强的抗体反应；联合佐剂、树突状细胞等使用

续表

疫苗类型	概述	优点	缺点	改进
核酸疫苗	多指DNA疫苗，即将编码某种抗原的基因片段克隆到真核表达质粒，抗原编码基因能够在宿主体内表达，并刺激宿主产生体液和细胞免疫应答，形成长期的免疫记忆	免疫保护力强；易制备提纯；同种异株交叉保护；应用安全；免疫具有持久性；核酸疫苗本身就有免疫佐剂的作用	核酸不稳定，易降解；有潜在的免疫原性；疫苗体内持续表达会有一定危险性；外援DNA有整合到基因组中的可能性；疫苗发挥作用的影响因素较多（如载体设计，导入方式，受体年龄、性别等）	利用新型纳米材料包裹核酸减缓降解速度；优化表达载体，控制目的基因表达，减少整合概率等
异种疫苗	不同物种间的同源基因存在着或多或少的差异，这些差异在异种生物体内不仅能够引起特异性的针对此种"非己"成分的免疫反应，甚至能诱导机体打破免疫耐受，产生针对自身同源分子的免疫反应	获取方便，可以应用细胞、蛋白、基因等异种抗原	打破自身的免疫耐受，有对自身正常器官组织发生免疫反应的潜在危险	寻找能够有效诱导适度打破自身免疫耐受的同源分子

一、细 胞 疫 苗

细胞包容了机体免疫所需的所有基本成分，如抗原等。以细胞作为疫苗有其独特的优势，细胞疫苗是目前使用的最多、效果最好的肿瘤疫苗，包括肿瘤细胞疫苗、基因修饰疫苗、树突状细胞疫苗及融合细胞疫苗等。

（一）全肿瘤细胞疫苗

全肿瘤细胞疫苗是以肿瘤细胞为疫苗主体，辅以免疫佐剂或基因工程修饰的疫苗，其优越性是自体肿瘤细胞包容了所有自身肿瘤抗原，这类疫苗由于采用了全细胞免疫，实际上是多价疫苗，而具有明显的优势。目前主要有以下几类细胞疫苗。

1. 灭活肿瘤细胞+佐剂 肿瘤细胞疫苗的机制是在机体肿瘤组织中提取肿瘤细胞，经灭活处理后使瘤细胞丧失致瘤性，但仍保持其免疫原性和抗原性，将其主动免疫机体，在理论上能提供肿瘤细胞的所有抗原，包括特异性抗原和广谱性抗原，以期形成抗肿瘤免疫应答。但肿瘤细胞特异性抗原表达低下，并缺乏一些免疫辅助因子的表达，免疫原性低，常无法诱导有效的抗肿瘤免疫应答。因此，通常采用在疫苗中加入诱导免疫的细胞因子，或导入细胞因子的编码基因，或导入协同共刺激分子的编码基因，来达到增强疫苗免疫原性的目的。最早是采用射线和药物灭活后的肿瘤细胞直接接种，但疗效不佳，现在已较少应用，现在多联合免疫佐剂进行免疫接种，如已经上市的免疫佐剂修饰的黑色素瘤全细胞个体化疫苗，采用自体来源的灭活肿瘤细胞+卡介苗（BCG）治疗Ⅱ、Ⅲ期结肠癌的细胞疫苗。目前这类疫苗因为全细胞的弱免疫原性，缺乏有效的刺激信号，除在黑色素瘤这类免疫原性较强的肿瘤中应用较多以外，在其他类型的肿瘤中应用较少。

肿瘤细胞裂解物在相当程度上保留了肿瘤细胞的免疫原性，同时与从实体瘤分离完整的细胞需经酶消化且获得率较低相比，其制备相对容易且收率高，此外肿瘤细胞疫苗成分较复杂且必须经过充分灭活才能用于免疫，否则易产生种植，而肿瘤细胞裂解物则成分相对简单而且安全，因此可用肿瘤细胞裂解物做疫苗，此即亚单位疫苗。例如，应用同种异体黑色素瘤细胞裂解物在Ⅰ、Ⅱ期临床研究中客观反映率达 20%，长期存活达 8%。由中国医药生物技术协会科技部与德国癌症研究中心合作研究用新城鸡瘟病毒（newcastle disease virus，NDV）修饰的自体肿瘤细胞疫苗已完成近千例临床研究，它对结直肠癌、肾癌、恶性黑色素瘤、乳腺癌、卵巢癌、肺癌、胃癌、胰腺癌及纤维肉瘤等都有一定的疗效，能明显增强患者的抗肿瘤免疫功能，提高生存率和延长生存期。

2. 基因工程全肿瘤细胞疫苗　采用基因工程修饰的目的是加强抗原提呈，几乎和免疫应答密切相关的分子都可以用来修饰肿瘤细胞。

（1）细胞因子修饰的肿瘤细胞疫苗：细胞因子在免疫识别、免疫应答产生免疫效应阶段都必不可少，为免疫反应提供微环境，也参与其信号传导。接种肿瘤全细胞疫苗与细胞因子合用，可以加强抗原提呈，但细胞因子半衰期短，体外应用副作用大，有时间和剂量限制，而转入细胞因子基因的办法则可以克服这一障碍，并可能产生免疫记忆。对于拥有相对特异的肿瘤抗原的肿瘤，这类方法应用性强，具有广泛的应用前景。在前列腺癌的研究中发现，采用细胞因子 IL-2/TNF-α 修饰的前列腺癌细胞可以增强免疫效果，对于低表达 MHC-Ⅰ 的前列腺癌细胞株也可以诱导特异的 T 细胞免疫。而转导 IL-2 的黑色素瘤细胞即使不表达 MHC-I 也可以诱导特异的抗肿瘤免疫。用表达 IL-12 和表达 GM-CSF 的小鼠 DHD/K12 结肠癌细胞免疫小鼠，结果显示接种后的小鼠产生了保护性抗瘤作用并有免疫记忆的存在。采用表达 GM-CSF 的自体瘤苗显示出明显的治疗性抗肿瘤作用，并可能对耐药的细胞产生免疫治疗作用。此外，由于细胞因子对免疫应答的作用具有网络特性，多细胞因子基因共转染细胞疫苗诱导免疫可能具有协同作用。细胞因子中的趋化因子不仅具有募集免疫细胞的作用，同时可能具有促进免疫细胞成熟的能力，在全肿瘤细胞具有较独特的优势。

1）MHC 和 B7 分子修饰：T 细胞的激活需要抗原提呈细胞的抗原肽复合物和共刺激分子结合双信号刺激。CD8$^+$T 细胞由 MHC-I 分子途径激活，CD4$^+$T 细胞由 MHC-Ⅱ 分子激活。肿瘤细胞常低表达或者不表达 MHC-Ⅰ 分子和 MHC-Ⅱ 分子，而 CD4$^+$ T 细胞中 Th 细胞分泌的细胞因子对 CTL 的激活必不可少。B7（CD80/CD86）分子等共刺激分子为抗原提呈提供第二信号，但除少数造血系统肿瘤外，绝大多数肿瘤均不表达 B7 等共刺激分子。因而，转入 B7 或 MHC 可能增强肿瘤细胞免疫原性进而诱发抗肿瘤免疫。不过，也有研究表明，单一转入 MHC 或者 B7 分子的基因可能提高肿瘤细胞的抗原性，单独诱发免疫应答作用并不理想。而共转染 MHC 和 B7.1 等共刺激分子基因，可以增加肿瘤抗原性。

2）其他分子修饰：其他参与免疫反应的分子包括分子伴侣、热休克蛋白（HSP）家族等。有报道表明，过表达 HSP110 可以增加小鼠结肠癌细胞株 CT26 的免疫原性。与之类似，表达膜偶联 HSP70 的肿瘤细胞抗原性增强也可以诱发特异的保护性抗肿瘤免疫。对于免疫原性弱的肿瘤，也可以采用转入抗原的方式修饰肿瘤细胞来设计细胞疫苗，获得抗原性的肿瘤细胞疫苗不仅可以诱导抗原表达阳性的肿瘤细胞产生免疫反应，还可能对不表达抗原的肿瘤细胞产生免疫反应。利用同样的手段，也可以转入与肿瘤生长或者转移密切相关的分子（如 MMP-2）来修饰肿瘤细胞，进而抑制肿瘤转移。

（2）细胞修饰或融合：将异种细胞或者自体免疫细胞与肿瘤细胞融合，来增强肿瘤的抗原性或者增强抗原的提呈能力。通常是将肿瘤细胞和自身免疫细胞融合，免疫细胞可以高表达 B7 分子，并有抗原提呈作用，融合是导入了一些正常细胞生长的信息，制备的疫苗生长缓慢，致瘤性消失，并能在体内外激活 T 细胞，产生抗瘤作用。采用较多的是肿瘤细胞与树突状细胞杂交融合，融合的细胞疫苗具有增强的免疫刺激作用。也有研究表明，将树突状细胞与肿瘤细胞共孵育，无论它们之间是否产生融合效应，均可导致肿瘤的抑制和长期的抗肿瘤免疫。大多数临床研究均发现一般都能检测到由树突状瘤苗所致的抗肿瘤免疫反应，提示负载有肿瘤抗原的树突状细胞在体内能够表达和增强肿瘤免疫原性。尤其是肿瘤细胞和树突状细胞的融合细胞肿瘤疫苗，它不仅具有完整的肿瘤抗原，而且具有抗原提呈细胞的特性，能够有效地提呈肿瘤抗原给 T 细胞，从而激发机体产生特异性的抗肿瘤免疫应答。当然，要使树突状细胞肿瘤疫苗真正成为临床上能广泛应用的肿瘤疫苗还面临着各种挑战，如制备的最优方法及接种的最佳程序还不完全清楚，这都将影响树突状细胞肿瘤疫苗的疗效；另外，一个潜在的危险是其长期作用有可能会诱发机体的自身免疫反应。

（二）免疫细胞疫苗

肿瘤细胞不能有效诱导免疫应答的另一个主要原因是肿瘤抗原不能有效提呈，用肿瘤抗原或免疫因子修饰抗原提呈细胞，尤其是树突状细胞（DC），即可能激活全身的抗肿瘤免疫反应。

1. DC 疫苗 DC 是功能最强大的抗原提呈细胞，且易于操作，目前可以生产大量来自患者外周血单个核细胞或 CD34 造血干细胞的功能性 DC，同时 DC 作为强大的抗原提呈细胞，可以与其他类型疫苗联合应用，增加其他疫苗的效应，因此应用 DC 疫苗诱导抗肿瘤免疫引起了人们的极大关注。DC 疫苗，无论是荷载肿瘤抗原还是细胞因子，都可能增强抗原提呈，进而诱发特异性抗肿瘤免疫，用 CEA 肽刺激的 DC 治疗结肠癌患者，可以诱发稳定的 T 细胞免疫。编码肿瘤抗原的 mRNA 转染 DC 并进行接种，在动物实验和临床研究中都显示其可以诱导出较强的抗肿瘤免疫，而这类转染修饰的 DC 疫苗，因为同时具有增强免疫原性及加强抗原提呈能力的双重优势，可能成为最有价值的肿瘤疫苗。采用独特型或富含分子伴侣肿瘤裂解物冲击的 DC 疫苗也可以达到类似效果。通过高通量测序及生物信息学分析获得该患者的肿瘤突变谱，并进一步鉴定出能诱导免疫的突变；与此同时，从肿瘤患者中抽取血细胞培养 DC 和细胞因子诱导的杀伤细胞，然后将“突变抗原”导入 DC 中，诱导出能特异性识别肿瘤突变抗原的 DC-CTL 细胞，再进一步扩增至足够数量后输注给患者进行治疗。目前有多项在实验动物及临床患者体内的研究表明这两种治疗方案均能产生令人鼓舞的抗肿瘤效果，是目前肿瘤个体化免疫治疗的前沿和热点之一。DC 疫苗具有广泛的应用前景，不足之处在于所有的 DC 疫苗都只能个体设计、个体使用，还需要更简便的疫苗制备技术。

2. T 细胞疫苗 过继性 T 细胞转移（ACT）最初用于治疗晚期黑色素瘤患者，与其他免疫疗法相比，ACT 在体外筛选出能高亲和力特异识别肿瘤细胞的 T 细胞，并通过大规模培养获得足够数量的具有抗肿瘤作用的 T 细胞。由于抗肿瘤 T 细胞在体外筛选和扩增，因此解除了肿瘤患者体内免疫抑制微环境对 T 细胞的抑制作用。在一些临床应用的报道中，ACT 都展示了很好的疗效，如回输靶向 ERBB2IP 的特异性 CD4[+] T 细胞使一例转移性胆管癌患者的肿瘤消退持续 35 个月；从一例转移性结肠癌患者的肿瘤浸润淋巴细胞（tumor-infiltrating lymphocyte，TIL）中，鉴定出靶向突变型 KRAS G12D 的 CD8[+] T 细胞，回输患者后，患者的肿瘤消退；突变特异性 T 细胞联合免疫检查点抑制剂治疗，使一例转移性乳腺癌患者的病灶持久完全消退。基于 T 细胞的 ACT 治疗，在胃肠道肿瘤、宫颈癌、滑膜肉瘤的治疗中，也取得显著疗效。这些研究表明新抗原 ACT 治疗能产生令人鼓舞的抗肿瘤效果，是目前肿瘤个体化免疫治疗的前沿和热点之一。

3. 其他免疫细胞疫苗 利用不同类型的免疫细胞作为细胞疫苗，都可能增强抗原提呈，如转染 CD40 的 B 细胞，从肿瘤原位分离的朗格汉斯细胞疫苗都可以诱导对肿瘤的保护性免疫。

（三）干细胞疫苗

癌细胞和胚胎细胞具有相似的基因表达和抗原特征，早前的研究表明，将胚胎物质注射至动物体内可保护其免受移植瘤的侵害。将胚胎干细胞作为癌症疫苗，带来了伦理问题和可行性限制，然而使用诱导多能干细胞（induced pluripotent stem cell，iPSC）作为疫苗则避开了这些问题。研究表明，诱导多能干细胞可能起到抗癌疫苗的作用。将处理后的诱导多能干细胞注射至小鼠体内，可保护小鼠免于发生乳腺癌、肺癌及皮肤癌，并且能够防止手术切除后肿瘤的再生。动物实验提供了一个坚实的科学基础，未来还需要开展进一步研究以探索这类疫苗的临床潜力。

（四）其他类型细胞疫苗

诱导肿瘤免疫，主要依赖于肿瘤抗原性的增强和抗原提呈能力的加强，采用其他细胞作为肿瘤抗原的载体，也可能诱导针对肿瘤的特异性主动免疫。这类细胞通常易于获取，并能体外扩增，容易操作，如采用成纤维细胞为载体，转染乳腺癌 cDNA 文库，可以诱导抗肿瘤免疫。有研究显示采用偶联佐剂胞壁酰二肽的成纤维细胞作为疫苗，诱导了特异的抗胶质瘤免疫。不过，目前这类细胞疫苗应用不多，其安全性和有效性都有待进一步探讨。

二、蛋白疫苗和多肽疫苗

蛋白多肽疫苗是通过将高剂量的肿瘤抗原多肽输送给抗原提呈细胞表面空的 MHC 分子，形成肽-MHC-TCR 复合物，引起相应的 CTL 反应，从而起到治疗肿瘤的目的。

随着人类基因组计划的顺利完成，生命科学尤其是医学也发展到了一个崭新的高度，基因组序列的测定已由人类基因组向模式生物（如小鼠、果蝇、线虫、酵母和大肠杆菌等）

基因组全面铺开。自 1989 年第一个人类肿瘤特异性抗原报道以来，目前已有许多肿瘤抗原被发现。在蛋白疫苗的基础上，通过对肿瘤抗原编码基因的序列分析，直接分析其被 CD8$^+$识别的抗原表位，构建多肽疫苗，可以加强 HLA 和 TCR 的结合，而且还可通过氨基酸置换、改变肽的构象及修饰氨基酸残基等方法提高肽的免疫原性。

与全蛋白比较，来源于肿瘤相关抗原的抗原肽具有特异性高、安全性好、可控性强、能大规模合成、纯度高、重复性好等优势，更有利于获得更特异的抗肿瘤免疫，多肽疫苗以诱导 T 细胞免疫为主，如以 HER2 多肽为基础的疫苗可以有效诱导抗肿瘤 T 细胞免疫，也有报道，HER2 多肽疫苗可以同时诱导体液免疫和细胞免疫。有学者构建 CEA 的多肽 CAP1-6D 既能在体内外致敏针对表达 CEA 的肿瘤细胞的特异性 CTL，又能够裂解同源表达 CEA 的肿瘤细胞。但多肽免疫原性低，为单一抗原，稳定性差，易引起免疫耐受，限制了其发展，常常需要免疫佐剂等修饰才能激发免疫应答，如将抗原肽多次重复，增加识别表位拷贝数或直接构建多价肽疫苗，或者与分子伴侣或细胞因子构建成复合物疫苗，而与免疫增强剂（如 CpG-ODN）联合应用也可以诱导快速而强烈的 CD8$^+$ T 细胞免疫。此外，采用生物技术增加稳定性，延长作用时间，也能部分增强多肽疫苗作用。而采用融合蛋白疫苗不仅可以增加抗原性，还可以增强抗原提呈、增强免疫，如采用抗原融合疫苗 HPV16 E6/E7、抗原细胞因子融合疫苗，甚至采用细菌外毒素与肿瘤抗原融合制备疫苗都可能诱发特异的抗肿瘤免疫。

随着对肿瘤抗原认识的逐渐加深，通过对肿瘤蛋白的研究发现，从肿瘤细胞中纯化 HSP 作为一种载体，结合肿瘤特异性抗原肽，形成 HSP-PC 复合物，与抗原提呈细胞表面受体结合，经过抗原加工提呈途经，激活肽特异性的抗肿瘤 T 细胞免疫反应，识别和杀伤自身肿瘤，从而可有效地抑制肿瘤生长和转移。实验研究发现，HSP-PC 肿瘤疫苗能使小鼠体内产生特异性杀伤细胞，并能活化多个 CD8$^+$ CTL 克隆，克服肿瘤异质性及"肿瘤逃逸"，从而有效地避开 MHC-I 类分子限制的问题。应用从结肠癌 C26 细胞中纯化的 HSP110 和 GRP170 单独接种及与自体来源 DC 共接种小鼠，都能够诱导出强烈的抗肿瘤作用，且有明显的长期作用。用自体肿瘤来源的 HSP-gp96 治疗结直肠癌术后肝转移的患者，两年生存率和无瘤生存时间都得到明显改善。Casey 等用非自体来源的结肠癌细胞 HSP 也得出类似结果。实际上，即便直接将抗原与免疫调节因子或者其他相关分子混合起来，也能作为混合蛋白疫苗激发免疫反应，如将 HSP 与肿瘤相关抗原复合物作为疫苗即可成功诱导 T 细胞免疫，有研究采用淋巴瘤细胞膜提取物与 IL-2 构建成蛋白体（proteoliposome）可以诱导比独特型或 DNA 疫苗更强的免疫反应。

然而，尚有多方面因素制约着肿瘤免疫基因治疗的发展，到目前为止，除恶性黑色素瘤外，大部分肿瘤能诱导特异性免疫反应的特异性抗原仍未确定。此外，机体对自身抗原存在免疫耐受，难以诱导有效的免疫反应。因此有必要探索肿瘤免疫基因治疗的新途径。

异种蛋白疫苗是以异种生物的蛋白、多肽作为抗原制备的疫苗，利用异种同源基因在进化过程中所形成的细微差别来打破免疫耐受，可增强免疫原性，诱导肿瘤细胞的自体免疫反应，进而达到抗肿瘤的目的。这其中的机制很可能是由于在进化过程中同源基因的中性突变虽不导致其功能的丧失或改变，却可能影响或改变其免疫应答的方式。当异种同源蛋白导入到受试对象体内，受试者将其识别为外来抗原，一方面产生相应的抗体或细胞毒性淋巴细胞来清除它；另一方面，由于这些表达出的异种同源蛋白与受试者体内相应的蛋白分子存在某种程度的差异而产生非特异性的交叉反应，从而诱导自身免疫反应，打破机体对自身这种蛋白的免疫耐受。研究表明，采用鹌鹑 VEGFR 制备的蛋白疫苗免疫的小鼠可以产生自身抗 VEGFR 的抗体，通过抑制血管生成达到抑制多种肿瘤生长和转移的目的。进一步的研究发现，将鸡的同源性蛋白 Tie-2 免疫 BALB/c 和 C57BL/6 小鼠，免疫后的小鼠能阻断接种同系肿瘤细胞株（H22 肝癌和 B16F10 黑色素瘤）而诱发的肿瘤生长，为检测异种蛋白疫苗的治疗效果，对已形成肿瘤的小鼠进行免疫治疗，发现肿瘤停止生长并进一步消退，生存期明显延长。

大量新的肿瘤抗原和新的肽表位的发现和鉴定极大地推动了疫苗研究的深入，且随着各种免疫方案的提出和实践，部分疫苗先后进入临床试验阶段，在肿瘤治疗上，将会取得更好的疗效。

三、核酸疫苗

核酸疫苗是利用基因重组技术生产的疫苗，又称为基因疫苗，包括 DNA 疫苗和 RNA 疫苗，由能引起机体保护性免疫反应的病原体抗原的编码基因和载体组成，进入宿主细胞后，并不与机体染色体整合，而是通过机体的转录表达系统表达蛋白抗原，激发机体产生细胞免疫应答和体液免疫应答，从而达到预防和治疗的目的。目前研究最多的是 DNA 疫苗，由于 DNA 疫苗不需要任何化学载体，所以又称为裸 DNA 疫苗。当携带有目的基因的质粒进入机体后，会通过细胞膜穴样内陷将质粒纳入，这样便会像自然感染一样激发机体的免疫系统，产生针对特异性抗原的保护作用和治疗性免疫反应。目前的研究认为核酸疫苗主要是通过活化 2 种免疫途径来产生作用的，一条是体液免疫途径，另一条是细胞免疫途径。

（1）体液免疫途径：当 DNA 疫苗接种到机体后，其所表达的抗原蛋白一部分分泌到细胞外，被特异性抗原提呈细胞摄取并加工修饰。被加工后的抗原蛋白或多肽与 MHC-II 类分子相结合，形成复合物，之后此复合物被 CD4$^+$ Th 细胞受体识别并结合，而 Th 细胞在共刺激信号的作用下活化并产生 Th2 细胞因子，同时与抗原蛋白相结合的一些特异性 B 细胞在 Th2 细胞因子的作用下大量扩增，加快其成熟的进程。成熟的 B 细胞进而分泌大量高亲和力抗体，预防或抑制肿瘤的产生和生长。

（2）细胞免疫途径：DNA 疫苗进入机体后，在 CTL 对其作用之前被特异性抗原提呈细胞摄取，然后被结合在游离核糖体上的 mRNA 翻译表达目的抗原蛋白，紧接着抗原蛋白在细胞内部进行加工修饰，之后被加工的抗原肽与 MHC-I 类分子结合形成复合体。CD8$^+$ 限制的 CTL 识别此复合体，并在共刺激信号的作用下，通过其表面的细胞因子受体与 Th1 细胞因子结合，促进 CTL 的成熟和扩增，诱导 CTL 应答，杀死肿瘤细胞，抑制肿瘤细胞的生长和扩增。

基因疫苗免疫效果的影响因素见表 20-3。

表 20-3　基因疫苗免疫效果的影响因素

影响因素	结论与说明
质粒骨架结构	免疫刺激序列、内含子序列和多聚 A 序列
免疫用质粒的数量	正相关
抗原表达水平	强应答与高表达相关，但并非呈线性关系
强化免疫时间	增加初次免疫与强化免疫间隔有利于诱生更强的免疫应答
免疫途径	肌内注射、皮内注射、表皮基因枪轰击和黏膜免疫
靶组织	肌肉和皮肤
动物品系	品系差异明显
动物年龄	年轻者免疫反应强于年长者
毒性抗原的表达	毒性抗原的高表达是不必要的

（一）DNA 疫苗的应用

DNA 疫苗主要分为三大类：根据病毒相关抗原构建的 DNA 疫苗、根据胚胎抗原构建的 DNA 疫苗和其他肿瘤相关抗原构建的 DNA 疫苗。研究显示，由于 DNA 疫苗能够诱导机体产生全面的免疫应答，因此其在肿瘤治疗方面有很大的前景，目前已在多种肿瘤 DNA 疫苗的开发和研究中取得很好的进展。

研究显示将携带有人 gp100 的 DNA 表达载体和 HVJ-AVE 脂质体共免疫接种了 B16 的小鼠。结果显示能同时诱导其产生 gp100 的抗体免疫反应和 CTL 反应，可明显抑制黑色素瘤的生长，延长治疗组的生存时间。将编码肌钙网蛋白 N 端 1～180 氨基酸的基因插入到质粒 pSecTag2B 中，构建 pSecTag2B-vaso 疫苗。之后用其免疫接种了 Meth A 纤维肉瘤和 LL/2c 肺癌细胞的小鼠。结果显示此疫苗能明显抑制肿瘤生长和延长小鼠的生存时间，同时免疫组化显示治疗组的抗血管生成明显高于对照组小鼠。这表明通过抗血管生成可有效抑制肿瘤的生长，为临床治疗提供了又一方法。

构建携带有编码异种表皮生长因子受体的 DNA 疫苗 hEe-p，之后用其免疫接种了 LL/2c 肺癌细胞、B16 黑色素瘤细胞的 C57BL/6 小鼠和接种了 MA782/5S 乳腺癌细胞、Meth A 纤维肉瘤、H22 肝癌细胞的 BALB/c 小鼠。结果显示此 DNA 疫苗能明显抑制肿瘤的生长和延长小鼠的生存时间，过继转移试验也显示出其抗肿瘤能力。这为异种来源的 DNA 疫苗治疗肿瘤提供了有力的证据。用构建的编码异种成纤维细胞生长因子受体的 DNA 疫苗治疗接种了 Meth A 纤维肉瘤、MA782/5S 乳腺癌细胞和 H22 肝癌细胞的 BALB/c 小鼠，也显示出良好的效果。同时 DNA 疫苗常采用多价免疫，即将携带有不同目的基因的 DNA 疫苗一起免疫机体，可获得更好的治疗效果。利用钙网蛋白（calreticulin）和 HPV16 E7 联合构建 CRT/E7 DNA 疫苗，之后免疫小鼠，结果显示：与单独的 CRT 和 E7 DNA 疫苗相比，此联合疫苗产生更好的抗生管生成和抗肿瘤活性。另外，将去除信号肽序列的人 CEA 基因与破伤风类毒素肽基因融合构建的质粒 DNA 疫苗（tetDeltaCEA）诱导了较表达全长 CEA 的 DNA 疫苗更强烈的抗肿瘤免疫。这表明联合 DNA 疫苗是更有效的，为肿瘤的基因治疗提供了一条新的途径。此外，构建的 DNA 疫苗所表达的目的蛋白可以仅仅是抗原肽，其进入机体后，通过诱导其产生持续稳定的抗原多肽，使其产生免疫反应。

（二）RNA 疫苗的应用

表达目的基因的 mRNA 疫苗报道相对要少一些。研究发现，将从患者活检肿瘤组织中得到的 RNA 进行体外扩增，制成疫苗，之后导入患者的树突状细胞中，结果发现其能增加肿瘤的免疫原性，使机体的免疫系统对肿瘤进行攻击。在前列腺癌的临床研究中，86%的患者获得了很好的治疗。有研究将编码抗原的 mRNA 在体外复制后直接肌内注射，在小鼠体内诱导出了特异的抗肿瘤免疫。也有研究表明，编码肿瘤抗原的 RNA 虽然诱导出了初始 CTL 反应，却并不足以克服免疫耐受。RNA 不如 DNA 稳定，易降解，多用于转染 DC 制备细胞疫苗。

由于核酸疫苗具有能诱导机体产生全面的免疫应答、不需要化学佐剂、可被修饰、物理化学性质较为稳定、成本低廉、免疫方式多样化等特点，使其在治疗肿瘤方面具有很大的潜力和优势。此外，为了有利于 DNA 疫苗更加顺畅地进入靶细胞，增加其免疫应答，研究人员正在把目光转移到 DNA 疫苗的佐剂研究上来，一些细胞因子正在被研究应用。同时，随着研究的深入，一些新型的安全的免疫佐剂正在不断被发现，多种佐剂的联合运用也在摸索中。

四、抗独特型肿瘤疫苗

免疫细胞抗原受体及免疫球蛋白都有各自独特的抗原决定簇，即独特型（idiotype），免疫网络学说认为，独特型和抗独特型的相互作用调节宿主的免疫应答，针对肿瘤抗原而形成的 Ab1 可以在体内诱导 Ab2，Ab2 的高变区则成为肿瘤抗原的内影像（internal image），具有和肿瘤抗原相似的结构，采用 Ab2+佐剂作为疫苗，能够诱导机体产生特异的抗独特型反应而产生抗瘤作用。表达淋巴瘤独特型的腺病毒疫苗，可以诱发保护性抗肿瘤免疫。有趣的是，采用模拟的独特型也可以产生与抗原产生的类似的免疫反应。研究表明，抗独特型疫苗与 DC 联合或与一些免疫佐剂如 CpG-ODN 联合可以增强免疫反应。独特型肿瘤疫苗已经进入临床试验，有学者设计了一个抗独特型疫苗 CeaVac 治疗 32 例结肠癌术后患者，所有患者都产生了有效的体液和细胞免疫。还有学者在一个独特型疫苗的 I 期试验中发现，在免疫抑制的情况下，其仍然可以诱发特异的抗肿瘤免疫。在骨髓瘤大剂量化疗采用独特型疫苗作为维持治疗的手段，长期结果发现，此疫苗能够克服免疫耐受而实现临床获益。

五、病 毒 疫 苗

采用病毒疫苗诱导特异的抗肿瘤免疫，主要从两方面入手：一方面，对于与病毒感染相关的肿瘤，利用灭活或者减毒的病毒作为疫苗，诱导机体免疫，达到预防或治疗肿瘤的目的，如前文提到的宫颈癌疫苗；另一方面，主要利用病毒作为载体，将目的基因转入病毒细胞制备重组病毒疫苗，或直接使用溶瘤病毒作为非特异性的肿瘤疫苗。以病毒为载体的疫苗，是指将外源目的基因片段构建在病毒载体中，重组后的病毒载体导入机体后可表达目的蛋白，目的蛋白通过刺激机体产生特异性免疫学反应而达到预防某种疾病的目的。

接种这类重组疫苗后除了获得对原来疫苗病毒保护外，同时获得插入基因针对疾病的保护。目前所用的病毒载体主要包括逆转录病毒载体、腺病毒载体、腺相关病毒载体及痘苗病毒载体等。由于腺病毒不仅可以感染增殖细胞，还可以感染非增殖细胞，因此常用来作为病毒疫苗的载体。应用 CEA+佐剂和 CEA 与痘病毒重组疫苗接种结肠癌患者，发现后者诱发的免疫作用强于前者。病毒疫苗和 DNA 疫苗一样，可以进行多基因修饰，构建多价疫苗，应用缺陷型 HSV 构建的缺陷型 HSV-1（tsK）病毒疫苗、缺陷型 HSV 与 IL-2 基因和自杀基因（TK 编码基因）的重组病毒疫苗（dvIL12-tk/tsK），以及大肠杆菌 LacZ 基因代替 IL-2 的（dvlacZ-tk/tsK）重组疫苗，分别治疗接种 CT26 细胞的小鼠，dvIL12-tk/tsK 显示出最强的肿瘤抑制作用。

一些溶瘤病毒可以破坏肿瘤细胞释放一些隐蔽抗原，诱发免疫反应，因此，溶瘤病毒疗法是癌症治疗中很有前景的一种方法。2017 年 10 月溶瘤疗法 IMLYGIC 获得 FDA 批准，用于治疗黑色素瘤，成为世界上首个被批准的溶瘤疗法。基因工程研究的进步能够帮助科学家们制造出针对不同突变类型癌症细胞的溶瘤病毒，从而可以更好地抗击肿瘤；而且相关基因的加入，可以使得溶瘤病毒的效果加强，如病毒携带抗肿瘤基因到相应的部位，从而可以增强病毒抗肿瘤能力。

六、异 种 疫 苗

由于异种疫苗（xenogeneic vaccine）具有较强的抗肿瘤潜能而受到人们的重视。机体免疫系统在发育过程中通过"克隆选择"和"克隆清除"形成了免疫耐受，对"自身抗原"不产生免疫应答。肿瘤细胞是一类自身起源的恶性转化细胞，且在肿瘤细胞表面的大部分抗原是非突变的"自身抗原"，这样就导致机体免疫系统对肿瘤细胞具有一定的耐受，从而导致其免疫监视功能的丧失，进而致使肿瘤发生。在生物进化过程中，不同物种间的同源基因存在着或多或少的差异，这些差异在异种生物体内不但能够引起特异性的针对此种"非己"成分的免疫反应，甚至能诱导机体打破免疫耐受，产生针对自身同源分子的免疫反应。异种疫苗就是利用这一机制，用异种生物的细胞、蛋白、多肽和基因等生物分子作为抗原制备的疫苗，可诱导机体产生针对异种蛋白及自身抗原或肿瘤靶抗原的交叉免疫应答，从而打破免疫耐受，激发机体抗肿瘤免疫应答而达到治疗肿瘤的目的。根据所选取的抗原分子的不同，异种疫苗包括异种细胞疫苗、异种蛋白多肽疫苗、异种核酸疫苗等。

异种细胞疫苗是最早研究的异种疫苗，异种细胞经理化或者生物学方法处理后，其致瘤能力被消除，同时又保留了其免疫原性，免疫机体后产生抗肿瘤免疫应答。利用异种全细胞来激发免疫的最大优点就是细胞上的所有分子（包括一些未知的分子）都暴露给免疫系统，机体可以针对多个靶分子进行免疫应答，保证了有效免疫应答的发生。用于制备异种细胞疫苗的细胞种类多样，内皮细胞是研究较多的一种，另外，用于治疗恶性黑色素瘤的色素细胞也是研究较多的异种细胞。

血管发生在实体瘤的生长维持及其转移中起重要作用，实体瘤的生长需要血管来运输氧气和营养，同时血管又是肿瘤发生转移的主要途径。通过抗肿瘤新生血管生成治疗肿瘤已经发展成为肿瘤治疗的主要手段之一。由于血管属于机体正常的组织，机体免疫系统对其免疫耐受,因此肿瘤诱导产生的新的肿瘤血管不会受到自体免疫系统的攻击。有学者用人胎儿脐静脉血管内皮细胞株和牛肾小球内皮细胞株经多聚甲醛固定处理后制成的细胞疫苗免疫 BALB/c 小鼠,免疫后的小鼠接种同系肿瘤细胞株建立模型,肿瘤生长受到明显的抑制,其抑制率达到 90% 以上。对已经建好的小鼠肿瘤模型进行异种疫苗免疫治疗,发现小鼠肿瘤停止生长并进一步消退,小鼠生存期明显延长。免疫过的小鼠血清中存在特异性与人、牛和小鼠内皮细胞结合而不与肿瘤细胞结合的抗体,在体外能特异性抑制人及小鼠内皮细胞增殖。另外,免疫小鼠肿瘤组织的血管内皮细胞检测到自身抗体的沉着,同时进行的肝、肾正常组织检测没有发现自身抗体的沉着。从免疫小鼠的脾脏分离的淋巴细胞能杀伤小鼠的同种内皮细胞,同时,免疫小鼠血清过继性免疫治疗同样可获得较好的抗肿瘤活性。所有这些证据提示异种血管内皮细胞疫苗很好地打破了自体免疫耐受,诱导种属间的交义免疫反应,通过体液和细胞免疫机制破坏肿瘤血管,抑制肿瘤的生长。

大多数肿瘤抗原是组织分化抗原,肿瘤细胞常通过缺乏一种或多种激发机体免疫反应所必需的成分,逃避机体免疫反应而呈异质性生长。但是,机体免疫系统对肿瘤细胞、肿瘤抗原的耐受及无反应性是相对的、不完全的。利用异种细胞进行免疫,把携带与肿瘤细胞有相同抗原的异种细胞暴露给机体的免疫系统,打破免疫系统对肿瘤细胞缺乏某些免疫激发必需分子引起监视失败而导致的免疫耐受,从而诱导出抗肿瘤反应。用猪视网膜色素细胞制成异种细胞疫苗来免疫 C57 小鼠,能够诱导出有效的抗黑色素瘤效应。免疫小鼠接种肿瘤后,90% 的小鼠肿瘤生长受到抑制,较对照组明显变慢;免疫小鼠生存期也明显延长。治疗性实验显示异种色素细胞疫苗对已经形成的肿瘤同样具有生长抑制作用,其抑制率达到 50%。ELISA 检测显示免疫组小鼠血清中产生特异性抗体,同时也检测到了特异性的 CTL 杀伤活性。实验结果显示异种色素细胞疫苗在小鼠体内打破了机体免疫系统对恶性黑色素瘤的耐受,成功诱导了体液免疫和细胞免疫,有效抑制了低免疫原性黑色素瘤的生长,进一步证明了异种细胞疫苗在肿瘤治疗中的可行性。

蛋白质、多肽作为生物大分子,其表面带有很多抗原表位,而异种同源蛋白或多肽与机体自身的同源分子具有一定的差异,其免疫原性更强,能够有效激发针对免疫原的免疫反应,并且打破机体对自体同源分子的免疫耐受。较异种细胞疫苗,异种蛋白多肽疫苗特异性更高,作用机制更容易探究。在异种蛋白多肽疫苗方面,研究人员做了大量的工作。有学者用原核表达的鸡的 Tie-2 蛋白来免疫小鼠,诱导产生了特异性抗 Tie-2 的体液免疫,通过抑制肿瘤新生血管生成有效抑制了小鼠 B16F10 和 H22 肿瘤的生长。类似的结果也被其他学者证实,他们用重组猪内皮联蛋白(endoglin)胞外段蛋白作为抗原免疫小鼠,在预防和治疗性试验中都能诱导产生有效的抗肿瘤免疫效应。

异种核酸疫苗通常是将编码某种抗原的异种同源基因的表达载体导入体细胞内,通过宿主细胞的表达系统合成抗原蛋白,诱导宿主产生对该抗原蛋白及自身抗原的交义免疫应答。作为核酸疫苗的一种,异种核酸疫苗具备操作简单、制备成本低、易于使用、进入细胞后目的基因表达时间持久、疫苗自身免疫原性低等优点,已经发展成为肿瘤治疗异种疫苗的研究热点。有学者将非洲爪蟾 VEGF-165 编码基因插入真核表达载体 pSecTag2A 中构建了异种核酸疫苗,肌内注射这种疫苗来免疫小鼠,诱导产生了 CD4$^+$ 依赖的特异性抗 VEGF 的抗体,有效抑制了 Meth A、H22 及 MA782/5S 肿瘤的生长,并显著延长了荷瘤小鼠的生存时间。免疫小鼠血清中的特异性抗体在体外有效抑制了 VEGF 介导的小鼠血管内皮细胞的增殖，同时在血清免疫球蛋白过继治疗试验中也显著降低了肿瘤血管的生成。提示此种异种核酸疫苗有效激发了免疫交叉反应，起到了很好的抗肿瘤效应。研究人员应用类似的方法分别构建了 pSecTag2B-vaso、hEe-p、pxFR1、c-MMP-2 异种核酸疫苗来免疫小鼠，都诱导产生了有效的抗肿瘤免疫反应。

这些研究发现提示利用异种疫苗可诱导种与种之间的交叉免疫反应，通过自身体液及细胞免疫反应作用于肿瘤基质或肿瘤细胞，可发挥有效的抗肿瘤作用。在正常情况下，机体对自身抗原不产生免疫应答，即自身耐受性，但当机体内隐蔽抗原释放、生物、物理化学因素使自身抗原改变等可导致自身免疫形成，同时通过多种途径作用于靶抗原所在组织及细胞，可造成相应器官的病理性损伤和功能障碍。

有理由推测用异种同源蛋白、多肽和核酸疫苗同样可诱发机体自身抗肿瘤免疫反应。笔者小组初步实验结果提示利用异种同源肽或异种基因构建的 DNA 疫苗同样可诱导机体自身免疫反应样抗肿瘤免疫反应。这些发现提示可利用异种细胞、同源肽及基因诱导种与种之间的交叉免疫反应，通过自身体液及细胞免疫反应作用于肿瘤微血管或肿瘤细胞，这为肿瘤免疫治疗及基因治疗提供了新的思路。近年来的研究发现，采用异基因和异种内皮细胞靶向肿瘤血管生成不仅在动物实验中显示出良好的治疗效效，而且在临床试验中使胶质瘤患者临床获益。研究人员在犬自发的肉瘤模型中，采用 VEGF 异基因疫苗免疫治疗，可使部分肿瘤消退。在日本的一项小规模临床研究中，采用异种内皮细胞疫苗治疗胶质瘤患者，也可使部分患者肿瘤完全消退。因此，对于异种疫苗，尤其是针对肿瘤血管生成的异种疫苗研究亟待深入。

第五节 肿瘤疫苗的发展方向

肿瘤疫苗一直是肿瘤研究的热点，随着对肿瘤生物学研究的深入及生物技术的发展，越来越多的肿瘤疫苗进入临床试验，目前，其研究方向主要集中在以下几个方面。

一、寻找新的肿瘤疫苗治疗靶点

随着基因组测序的完成、蛋白质技术的发展、对肿瘤抗原的筛选，寻找新的抗原或治疗靶点仍然是开发肿瘤疫苗的一个热点，同时肿瘤的发生发展涉及很多因素，都可以提供新的治疗靶点，用于设计新的疫苗。早期的肿瘤靶向治疗主要是通过抗体封闭肿瘤细胞膜表面相关抗原，如抗 CD20 抗体，随着研究的逐渐深入，人们意识到肿瘤发生发展涉及的很多因素，如原癌基因和抑癌基因、自杀基因、细胞因子及受体、生长因子受体、细胞周期蛋白、抗肿瘤血管形成、细胞信号传导通路等，都可以作为肿瘤治疗的新靶点，用于设计新的疫苗。

近年来肿瘤干细胞逐渐成为研究的热点，肿瘤干细胞的发现从根本上阐明了肿瘤的发生发展机制，为肿瘤的治愈带来了新的希望。以肿瘤干细胞为研究方向的靶向治疗主要有以下 4 个方面：①根据肿瘤干细胞与正常干细胞所表达的表面标记物的不同设计靶点。有研究发现 CD47 是在急性髓系白血病干细胞中高表达的黏附分子，通过单克隆抗体靶向抑制 CD47 的高表达可以提高细胞吞噬能力，从而能减少或清除白血病干细胞。②以肿瘤干细胞的异常表达基因为靶点。例如，CDX2 在大多数白血病患者淋巴细胞有不同程度的异常表达，因而调控 CDX2 异常表达可作为一个新的治疗靶点。③肿瘤干细胞信号通路和微环境。多糖类化合物及其衍生物在调控肿瘤微环境中起重要作用，为抑制肿瘤的转移和扩散提供了一个良好的作用靶点。④根据肿瘤干细胞的诱导分化机制等设计靶点。例如，β-catenin 通路在疾病进展中有重要作用，β-catenin 通路激活可使慢性髓系白血病向急变转化，因此 Wnt/β-catenin 通路的调节基因都可以作为肿瘤分子治疗的新靶点。

此外，随着对肿瘤免疫逃逸机制研究的深入，一些肿瘤免疫逃逸的关键分子被发现，针对这些分子设计的肿瘤治疗性疫苗也进行了临床试验研究，如使用基因编辑技术敲除 T 细胞的 PD-1 基因，再扩增这些 T 细胞，并将其回输给非小细胞肺癌的患者，已经完成了安全性相关的临床试验，能否在临床上进一步应用，还需继续进行更多的疗效观察。

二、联合及靶向疫苗

采用联合及靶向疫苗不仅可以增强抗原提呈，还可以扩大免疫效应。联合疫苗不仅可以将抗原抗原融合增加抗原性构建多价疫苗，也可以与分子伴侣或者细胞因子联合构建多价疫苗如转入 CEA 及共刺激分子 B7-1、ICAM-1 和 LFA-3 4 种基因构建的痘病毒疫苗，在临床应用中发现，这类疫苗仍然安全有效。在联合疫苗中，可以将 2 个或 2 个以上的基因融合到一起构建基因融合疫苗，这类疫苗通常是利用其中一个分子与免疫识别或免疫应答密切相关，使之具有靶向提呈作用，以促进免疫抗原提呈，如将肿瘤抗原与热休克蛋白融合、细胞因子融合等。也有研究表明，即使将两种疫苗联合使用也可以诱发出更强烈的抗肿瘤免疫，用编码 CEA 的 DNA 疫苗与编码 GM-CSF 的 DNA 疫苗联合使用，发现细胞因子 TNF-γ、TNF-α 及 IL-2 分泌增加，CD80 和 MHC-II 类分子表达上调 2～3 倍。

靶向疫苗通常是使体内抗原提呈具有靶向到抗原提呈细胞的作用，融合疫苗在抗原靶向提呈上具有较强的优势，如之前提到的热休克融合蛋白，利用 HSP70 可以通过多受体结合到抗原提呈细胞的能力，靶向提呈抗原，细胞因子融合也具有类似作用，或者采用单链抗体基因融合以直接靶向到抗原提呈细胞，也有研究将 DC 上的转导结构域 Tat 与抗原 H/Neu 融合，直接靶向 DC 诱导出 T 细胞反应。尽管 DC 疫苗在体外修饰具有最有效的靶向提呈作用，但 DC 疫苗具有个体特异性，在临床应用中会有诸多限制，而采用融合的蛋白或者 DNA 疫苗及病毒疫苗，具有普遍应用性。

溶瘤病毒疫苗和免疫检查点抑制剂的联合应用，成为肿瘤免疫治疗的新方向。在一种溶瘤病毒疗法药物中，enadenotucirev 通过静脉注射能够到达并选择性感染癌细胞，且具有免疫刺激作用，在此基础上，enadenotucirev 联合 Opdivo（PD-1 抑制剂）已申请了多个临床研究，以确定将这 2 种药物联合用药是否能显著提高客观缓解的患者比例、肿瘤缩小的程度，以及增加缓解的持久性。

三、新的免疫策略

1. 给药方式　和传统的疫苗相比，肿瘤疫苗不仅包括口服、皮下注射、肌内注射的方式，也可采用疫苗的原位及瘤周注射，采用腹腔给药进行免疫，以及将编码 CEA 的 DNA 疫苗进行脾内给药，且都取得了较好的疗效。肿瘤疫苗的静脉给药主要用于肿瘤细胞疫苗，其他疫苗如蛋白疫苗、DNA 疫苗在血液中稳定性差，病毒疫苗则毒性较大，一般不采用静脉给药，所以采用静脉给药的方式有待于进一步优化，如可采用生物材料包裹的蛋白疫苗、DNA 疫苗。

2. 与新型生物技术及生物材料的结合　近年来，由于生物材料技术的不断革新，生物材料在肿瘤疫苗中的使用越来越多，这些生物技术不仅有利于肿瘤疫苗的稳定，而且可能增加肿瘤疫苗的效应，如 RNA 和多肽疫苗，稳定性较差，进行恰当的包装或组合既可以增加疫苗的稳定性，又可以增强疫苗的作用效率，如采用脂质体（liposome）包裹的蛋白及 DNA 疫苗（由于生物材料包裹使稳定性增加，可以采用静脉给药），采用多聚的阳性微粒（PLG）吸附编码 CEA 的质粒 DNA，以及采用单磷酰脂质 A 结合 C26 结肠癌细胞构建的全肿瘤细胞疫苗，都显示出增强的免疫反应。

四、新型佐剂的应用

传统的疫苗一般加入疫苗佐剂如氢氧化铝、弗氏佐剂等增强其免疫原性，进而达到治疗的效果。但是，由于肿瘤抗原的特殊性，其免疫原性弱，需要新型的疫苗佐剂来满足治疗效果。新型佐剂的设计主要从以下三点考虑：首先该类佐剂可以使机体较早地出现抗体；其次，该类佐剂可以延长抗体在机体内存在的时间；最后，该类佐剂最好可以提高个体的存活率。

近来，获得新型佐剂的最常用策略是根据传统佐剂各自的作用机制或借助其他介质将其混合。此种策略的目标是提高或调节肿瘤疫苗针对某一特定免疫反应的能力。一种具有代表性的佐剂是 MPL 和 Al（OH）$_3$ 形成的混合物 Fendrix，该类药物可以用于肾脏患病的乙肝患者，还可以用于血友病患者。该类疫苗与对照相比，具有阳转时间短、产生抗体滴度高、持续周期长等特点。同样，ASO4 作为人类乳头状瘤病毒疫苗的佐剂，也取得了相似的结果。

另外，使用脂质体作为媒介，同时包埋 DNA 和蛋白质的协同佐剂作用远远高于单独使用质粒 DNA 和脂质体。这种"共同提呈"的效应可能是通过 DNA 与 MHC-I 分子作用和蛋白质与 MHC-II 类分子作用，以提高抗原提呈作用来实现的。小鼠体内实验已经证明，该类佐剂可以提高 CTL 反应。

利用新型生物材料制备的佐剂，如微型胶囊（micro encapsulation）是用高分子聚合物包裹疫苗表面而成的囊状物，直径在 400μm 以下，其囊膜具有透析性，囊心抗原借助压力、pH、酶、温度等可逐步释放出来，因此具有减少毒副作用、延缓释放、延长免疫期等优点。至今已研制出来的疫苗有破伤风毒素、葡萄球菌肠毒素的微囊化疫苗，流感病毒 A 微球口服疫苗等。

复合型佐剂也得到了迅速的发展，如 CIA07（DNA：LPS=100：1）是由一段大肠杆菌的 DNA 片段和修饰后脂多糖构成的免疫刺激剂，在小鼠体内研究发现其具有较强的抗膀胱癌作用；MF59 佐剂则由 4.3%角鲨烷、0.5%吐温-80 和 0.5%Span85 组成。MF59 不但可以刺激体液免疫，还可以激发细胞免疫。在抗原中加入 MF59 佐剂的疫苗有很多种，如猿猴和人艾滋病病毒、疱疹病毒疫苗等，其制成的疫苗常为 O/W 型。

近年来，以寡核苷酸 CpG 为基础的一系列佐剂发展迅速，其主要依据是利用抗原提呈优势和细菌成分刺激作用的协同性，达到更好的免疫效果。例如，将 CpG-ODN 寡核苷酸与胞壁酰二肽包裹在脂质体内作为佐剂，不但可以提高细胞免疫反应，而且可以提高存活率。CpG-ODN 与铝盐佐剂、细胞因子佐剂、细菌源佐剂和植物源佐剂均具有协同刺激活性，能诱导强的体液免疫、细胞免疫和黏膜免疫反应。研究发现，CpG-ODN 对治疗病毒感染、哮喘、过敏性疾病及肿瘤均有良好效果，显示了强大的应用前景。已有临床试验将 CpG 进行瘤内注射，具有一定的激发机体抗肿瘤免疫反应的作用，取得了很好的疗效。

五、肿瘤疫苗的发展

目前，肿瘤的放化疗抵抗、复发和转移仍然是肿瘤治疗失败的主要原因，肿瘤的治疗手段对肿瘤的放化疗抵抗、复发和转移的预防和治疗效果都甚为有限，近年来越来越多的证据表明，肿瘤干细胞与肿瘤的放化疗抵抗、肿瘤的复发和转移密切相关，采用肿瘤疫苗诱发机体对肿瘤及肿瘤干细胞产生主动免疫，并与其他方法联合应用于肿瘤的治疗，将会有利于进一步提高治疗效果，减少放化疗抵抗。

同时，肿瘤疫苗最大的优势是通过诱发机体全身性抗肿瘤的主动特异性免疫并形成免疫记忆，监测肿瘤的复发，对肿瘤产生有效而持久的抗瘤作用，从而有效地治疗和预防肿瘤复发及转移。目前的研究发现，多数肿瘤疫苗具有良好的耐受性和安全性，还可以广泛用于晚期肿瘤患者及对放化疗不能耐受的患者。

近年来各种肿瘤疫苗发展迅速，我们可以看到，不仅大量基础实验已经进入到临床研究阶段，更有肿瘤疫苗药物已经在肿瘤的临床治疗中使用，这为肿瘤疫苗的发展带来了更多的可能和曙光。但是虽然绝大部分肿瘤疫苗在基础研究阶段和初期临床试验阶段显示出明显的疗效和良好的安全性，但要待肿瘤疫苗为临床治疗做出更大、更突出的贡献，仍然需要更多的努力。

（石华山　王永生　魏于全　四川大学）

参 考 文 献

魏于全，2004. 肿瘤免疫//曾益新. 肿瘤学. 北京：人民卫生出版社，267-290.

Butler D，2009. Vaccine venture boosts health hopes. Nature，461（7262）：323.

Carreno BM，Magrini V，Becker-Hapak M，et al，2015. Cancer immunotherapy. A dendritic cell vaccine increases the breadth and diversity of melanoma neoantigen-specific T cells. Science，348（6236）：803-808.

Chen W, Kuolee R, Yan H, 2010. The potential of 3′, 5′-cyclic diguanylic acid (c-di-GMP) as an effective vaccine adjuvant. Vaccine, 28 (18)：3080-3085.

Cordonnier C, Labopin M, Chesnel V, et al, 2010. Immune response to the 23-valent polysaccharide pneumococcal vaccine after the 7-valent conjugate vaccine in allogeneic stem cell transplant recipients：results from the EBMT IDWP01 trial. Vaccine, 28 (15)：2730-2734.

D'Angelo SP, Melchiori L, Merchant MS, et al, 2018. Antitumor activity associated with prolonged persistence of adoptively transferred NY-ESO-1 c259T cells in synovial sarcoma. Cancer Discov, 8 (8)：944-957.

F. Xavier B, Thomas RB, David F, et al, 2014. Comprehensive control of human papillomavirus infections and related diseases. Vaccine, 31 (08)：11-31.

Goff SL, Dudley ME, Citrin DE, et al, 2016. Randomized, prospective evaluation comparing intensity of lymphodepletion before adoptive transfer of tumor-infiltrating lymphocytes for patients with metastatic melanoma. J Clin Oncol, 34：2389-2397.

Hotez PJ, 2010. Peace through vaccine diplomacy. Science, 327 (5971)：1301.

Hu Z, Liu S, Mai X, et al, 2010. Anti-tumor effects of fusion vaccine prepared by renal cell carcinoma 786-O cell line and peripheral blood dendritic cells of healthy volunteers in vitro and in human immune reconstituted SCID mice. Cell Immunol, 262 (2)：112-119.

Hung LH, Li HP, Lien YY, et al, 2010. Adjuvant effects of chicken interleukin-18 in avian Newcastle disease vaccine. Vaccine, 28 (5)：1148-1155.

Kooreman NG, Kim Y, Almeida PE, et al, 2018. Autologous iPSC-based vaccines elicit anti-tumor responses in vivo. Cell Stem Cell, 22 (4)：501-513.

Kreiter S, Vormehr M, van de Roemer N, et al, 2015. Mutant MHC class Ⅱ epitopes drive therapeutic immune responses to cancer. Nature, 520：692-696.

Radvanyi LG, Bernatchez C, Zhang M, et al, 2012. Specific lymphocyte subsets predict response to adoptive cell therapy using expanded autologous tumor-infiltrating lymphocytes in metastatic melanoma patients. Clin Cancer Res, 18：6758-6770.

Robbins PF, Lu YC, El-Gamil M, et al, 2013. Mining exomic sequencing data to identify mutated antigens recognized by adoptively transferred tumor-reactive T cells. Nat Med, 19 (6)：747-752.

Sanmamed MF, Chen LP, 2018. A paradigm shift in cancer immunotherapy：from enhancement to normalization. Cell, 175 (2)：313-326.

Steven AR, Nicholas PR, 2015. Adoptive cell transfer as personalized immunotherapy for human cancer. Science, 348：62-68.

Tran E, Robbins PF, Lu YC, et al, 2016. T-cell transfer therapy targeting mutant KRAS in cancer. N Engl J Med, 375(23)：2255-2262.

Wei YQ, Wang QR, Zhao X, et al, 2000. Immunotherapy of tumors with xenogeneic endothelial cells as a vaccine. Nat Med, 6：1160-1166.

Yadav M, Jhunjhunwala S, Phung QT, et al, 2014. Predicting immunogenic tumour mutations by combining mass spectrometry and exome sequencing. Nature, 515：572-576.

Zacharakis N, Chinnasamy H, Black M, et al, 2018. Immune recognition of somatic mutations leading to complete durable regression in metastatic breast cancer. Nat Med, 24 (6)：724-730.

第二十一章　自身免疫病治疗性疫苗

Therapeutic Vaccines for Autoimmune Diseases

摘　要

自身免疫病（autoimmune disease，AD）是免疫系统错误地攻击自身组织或者细胞而造成的一种疾病。在发展中国家，大约每15人中就有1人患有自身免疫病和自身炎症性疾病。依照人口统计学的特征和主要临床表现，自身免疫病主要可分为器官特异性或全身性疾病，包括系统性红斑狼疮（SLE）、类风湿关节炎（RA）、动脉粥样硬化、多发性硬化症（MS）、炎性肠病（IBD）和银屑病等。自身免疫病的发病机制十分复杂，遗传易感性和外界环境的刺激是主要的诱发因数，它们之间的共性是免疫耐受的丧失，从而引发异常对抗自身抗原的淋巴细胞反应，可以主要是T或B细胞介导的或两者兼而有之。目前针对自身免疫病中的破坏性免疫应答的治疗方法是基于非特异性药物系统地抑制许多免疫功能效应细胞，然而，这种不加区别的免疫抑制常常导致严重的、有时甚至是有生命危险的副作用。因此，存在很高的未满足的医疗需求，特别是低毒高效的长效治疗手段。治疗性疫苗是与药物治疗完全不同的一大类治疗性制品，在自身免疫病的应用上，基于组成的不同，主要包括DNA疫苗、多肽疫苗、抗细胞因子疫苗和细胞疫苗。本章将简介自身免疫病，描述应用各种形式的疫苗治疗自身免疫病的原理、最新进展，以及技术上的困难和该领域的挑战。

第一节　自身免疫病

自身免疫病与免疫系统功能失常有关，导致身体攻击其自身组织。身体的免疫系统是一个复杂的、由特殊细胞和器官组成的网络，可以抵御外来物质和入侵者。外来物质和入侵者可以包括病毒、细菌、寄生虫、癌细胞和移植的组织。通常，身体的免疫系统只对外来物质和入侵者起反应，以保护身体。正常的抗体是免疫系统产生的针对外来入侵者的蛋白质。当免疫系统发生故障时，身体会将其自身的组织误认为是外来的，它会产生攻击这些组织的免疫细胞和自身抗体，这些不恰当的反应，称为自身免疫反应，可引起炎症和组织损伤。可能会触发自身免疫反应的因素包括通过病毒或药物的作用，正常的身体物质被改变，导致身体将其识别为外来物质；与正常体内物质相似的异物进入体内；控制抗体产生的细胞发生故障并产生攻击人体自身细胞的异常抗体；典型的体内局部物质（即体液）由于受伤被释放到血流中，刺激异常的免疫反应。与自身免疫病相关的特征包括炎症、疼痛、肌肉疼痛、疲劳和低热。炎症通常是自身免疫病的第一个症状。

一些自身免疫病仅针对一个特定的器官，如1型糖尿病只损害胰腺。其他的自身免疫病，如红斑狼疮，会影响整个身体。有超过 80 种不同的自身免疫病，最常见的自身免疫病包括类风湿关节炎、系统性红斑狼疮、多发性硬化症、炎性肠病及 1 型糖尿病等（表 21-1）。

表 21-1 常见的自身免疫病

疾病名	简介
1 型糖尿病	胰腺产生胰岛素，有助于调节血糖水平。在 1 型糖尿病中，免疫系统攻击并破坏胰腺中产生胰岛素的细胞，使胰腺产生很少或不产生胰岛素。高血糖会损害血管，以及心脏、肾脏、眼和神经等器官
类风湿关节炎	在类风湿关节炎中，免疫系统攻击手足的关节，并导致关节发红、发热、疼痛和僵硬。与骨关节炎不同，骨关节炎会随着年龄增长而影响人们生活，RA 可以在 30 岁时开始
银屑病/银屑病关节炎	皮肤细胞正常生长，然后在不再需要时脱落。银屑病导致皮肤细胞过快繁殖。额外的细胞积聚并在皮肤上形成称为鳞片或斑块的红色鳞状斑块。大约 30%的银屑病患者的关节也会出现肿胀、僵硬和疼痛，称为银屑病关节炎
多发性硬化症	会破坏髓鞘–神经细胞周围的保护层。髓鞘的损伤会影响大脑和身体之间的信息传递。这种损害可能导致麻木、虚弱、平衡问题和行走困难等症状。这种疾病有多种形式，以不同的速度发展。大约 50%的多发性硬化症患者在患病后 15 年内需要帮助行走
系统性红斑狼疮	最早被描述为皮肤病，因为它产生皮疹，但它实际上影响了许多器官，包括关节、肾脏、大脑和心脏。关节疼痛、疲劳和皮疹是最常见的症状
炎性肠病	是用于描述引起肠内壁炎症的术语。每种类型的炎性肠病影响胃肠道的不同部分： 克罗恩病（Crohn disease）可以从口腔到肛门引起胃肠道的任何部分发炎； 溃疡性结肠炎（ulcerative colitis）仅影响大肠（结肠）和直肠的内层
艾迪生病（Addison disease）	影响肾上腺，产生激素皮质醇和醛固酮。这些激素含量太少会影响身体使用和储存碳水化合物及糖的方式。症状包括虚弱、疲劳、体重减轻和低血糖
格雷夫斯病（Graves disease）	侵袭颈部的甲状腺，导致其产生过多的激素。甲状腺激素控制着身体的能量使用或新陈代谢。这些激素过多会加速身体活动，导致紧张、心跳加快、热量不耐受和体重减轻等症状。其中一个常见症状是眼球突出，因此，这种疾病又称为眼球突出症。它影响了高达 50%的格雷夫斯病患者
干燥综合征（Sjögren's syndrome）	免疫系统攻击关节，以及为眼和口部提供润滑的腺体。标志性症状是关节疼痛、眼部干涩和口干
桥本甲状腺炎（Hashimoto thyroiditis）	在桥本甲状腺炎中，甲状腺激素的产生减慢。症状包括体重增加，对感冒、疲劳、脱发和甲状腺肿大（甲状腺肿）的敏感性增加
重症肌无力	影响神经，帮助大脑控制肌肉。当这些神经受损时，信号不能指导肌肉移动。最常见的症状是肌肉无力，其随着活动而变得更严重，随着休息而改善。通常涉及控制吞咽和面部运动的肌肉
血管炎	发生在免疫系统攻击血管时，导致的炎症使动脉和静脉变窄，只有更少的血液才能通过
恶性贫血	会影响一种称作内在因子的蛋白质，内在因子帮助肠道从食物中吸收维生素 B_{12}。没有这种维生素，身体就无法制造出足够的红细胞 在老年人中更常见。它影响了 0.1%的普通人，但是影响超过 2% 年龄大于 60 岁的老年人
乳糜泻	患有乳糜泻的人不能食用含麸质的食物——一种在小麦、大麦、黑麦和其他谷物产品中发现的蛋白质。当麸质在肠道中时，免疫系统会攻击它并导致炎症

自身免疫病发病是由失去对自身抗原的耐受性开始的，免疫系统具有多种避免产生针对自身免疫反应的机制，包括中枢耐受机制和外周耐受机制。通过中枢耐受机制在胸腺中清除表达针对 MHC/自身肽复合物 TCR 的 T 细胞。但是，25%～40%正在发育的 T 细胞可以逃避胸腺中这些负选择机制，特别是对"自我"具有中等亲和力的 T 细胞。通过活化诱

导的细胞死亡（AICD）和细胞因子相互作用，这些自我反应的 T 细胞会在外周进一步被清除和控制。除了这些固有免疫耐受控制机制，抗原激活的 T 细胞还可以通过免疫调节细胞（如调节性 T 细胞）分泌抑制性细胞因子来引发免疫耐受。综合起来，这些存在于健康个体中的固有免疫耐受和适应性免疫耐受机制使得个体中不会自动诱发自身免疫。

多种机制可能导致耐受性的破坏并随后发展为自身免疫病。首先，自身免疫病发生发展的易感性受遗传因素的影响。其中，MHC 是研究最广泛的与自身免疫相关的基因之一，特异的 HLA-DR 或 DQ 易感基因位点与多种自身免疫病相关，包括多发性硬化症（MS）、1型糖尿病（T1D）、克罗恩病（CD）和类风湿关节炎（RA）。最近全基因组研究还发现了 HLA 基因之外的风险等位基因。例如，IL-2 受体的 α 链和参与编码共刺激途径分子的基因，其中 CTLA-4 与多种自身免疫病的易感性密切相关。其次，外源因素也可能导致耐受性的破坏，虽然没有确定某个特定的病毒是自身免疫病的主要病因，许多病毒具有与自身抗原共享的同源表位，通过"分子模仿"，病毒可以交叉提呈这些表位给自身反应性 T 细胞，并诱导它们的激活和随后迁移到目标组织。此外，病毒可能直接引起组织损伤并通过增强 MHC-Ⅱ 的表达增加组织细胞上自身抗原对自身反应性 T 细胞的呈现。对耐受丧失的第三种解释是调节性 T 细胞的功能不正常。研究表明，自然发生的 $CD4^+ CD25^+$ 调节性 T 细胞在复发-缓解多发性硬化症中受损，并与 Foxp3 表达的显著减少相关，Foxp3 负责调节性 T 细胞的产生，并是其功能的主要调控者。调节性 T 细胞功能紊乱在其他几种自身免疫病中也多有报道，如 RA 患者中调节性 T 细胞的数量和功能都显著下降，特别是在滑膜部位最为显著。另外，SLE 患者中的调节性 T 细胞数量也较少，并与迁移能力下降相关。

总之，免疫系统已进化为一种复杂的包含多个免疫检查点的系统，以防止自身免疫病的发生和发展。但是，在每个阶段耐受性都可能会丢失而导致对"自我细胞和组织"的不可逆转的破坏，从而诱发自身免疫病。

自身免疫病的治疗方法集中在用免疫抑制药物控制自身免疫反应上。大多数现有的自身免疫疗法主要是抑制炎症，也包括一些对特异性免疫反应的调节，不过目前的治疗通常只对一部分患者有效，而且伴随着很大的副作用。治疗性疫苗是与药物治疗完全不同的一大类治疗性制品，下面将介绍不同类型的治疗性疫苗在自身免疫病中的作用机制、应用、进展、困难和挑战。

第二节　自身免疫病治疗性疫苗的类型和作用原理

自身免疫病的治疗性疫苗可以分为五大类，基于组成的不同，主要包括 DNA 疫苗、多肽疫苗、抗细胞因子疫苗和细胞疫苗（T 细胞和免疫耐受树突状细胞）。最终目标都是重建对自身抗原的耐受性或诱导调节性 T 细胞（Treg）（图 21-1）。

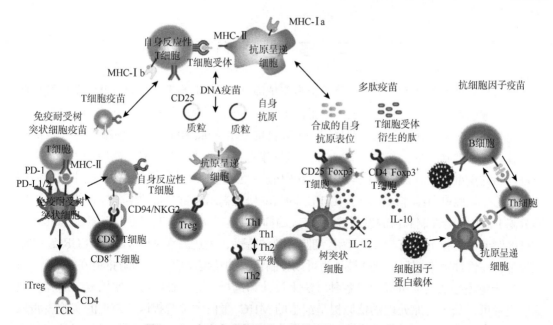

图 21-1 自身免疫病的治疗性疫苗的类型和作用原理

改编自 Pannemans K，Hellings N，Stinissen P. Therapeutic vaccines for autoimmune diseases. Drug Discovery Today：Therapeutic Strategies，2009，6（1）：39-44；Gross CC，Wiendl H. Dendritic cell vaccination in autoimmune disease. Curr Opin Rheumatol，2013，25（2）：268-274；Delavallée L，Duvallet E，Semerano L，et al. Anti-cytokine vaccination in autoimmune diseases. Swiss Med Wkly，2010，140：w13108

一、DNA 疫苗

DNA 疫苗接种是将编码蛋白的 cDNA 插入细菌质粒并肌内注射或皮内注射于宿主体内，疫苗将进入注射部位附近的细胞并直接合成相应的抗原。接下来诱发的免疫反应将影响 Th1-Th2 平衡和免疫系统的调控。抗原提呈细胞（APC）会通过 MHC-Ⅰ 类和 MHC-Ⅱ 类分子提呈疫苗编码的肽段，从而在这个过程中起重要的作用。DNA 疫苗非常便宜且安全：是与活疫苗相比，无法恢复毒力，有较好的热稳定性，动物模型实验表明其突变率低于哺乳动物基因组中发生自发性突变的概率。此外，DNA 疫苗有利于原位表达天然抗原，从而延长抗原在体内的表达，并增加抗原提呈细胞的抗原提呈。

DNA 疫苗接种诱导的保护作用在多种自身免疫病动物模型中得到了验证。在小鼠实验性自身免疫性脑脊髓炎（EAE）动物模型中，用来源于髓鞘碱性蛋白（MBP）反应性 T 细胞克隆的 TCR Vb 8.2 区域编码的质粒进行 DNA 免疫，阻止了病情的发展。在另一项研究中，通过用编码 CD25 基因的 DNA 疫苗接种大鼠，激发了从 Th1 到 Th2 细胞因子的转化，在关节炎的动物模型中诱发了保护型反应。此外，DNA 疫苗治疗多发性硬化症和 1 型糖尿病的临床 Ⅰ 期和 Ⅱ 期试验也在进行中。DNA 疫苗作为一种治疗自身免疫病的有希望的治疗手段，其可能的缺陷包括质粒整合入宿主基因组、诱导抗 DNA 抗体和不受控制的体内表达水平。

二、多 肽 疫 苗

在自身免疫病的动物模型中，用来自自身抗原基于 T 细胞表位的合成肽疫苗已被证明是一种非常有效的预防和治疗手段。然而，到目前为止，对其机制的理解还很少，虽然观察到无能和缺失，但这些机制无法解释用一个来自抗原 A 的肽治疗，可以抑制对抗原 B 的免疫应答。这种抑制现象，首先由 Weiner 及其同事在口腔耐受中观察到，随后在实验性自身免疫性动物模型中也观察到类似的现象。在中枢神经系统（CNS）自身免疫病的小鼠模型中证明了治疗性肽疫苗的作用依赖于 IL-10，随后的研究揭示，重复抗原给药导致调节性 T 细胞分泌 IL-10 并能抑制病情的发展。这些有效的抑制细胞来自初始 T 细胞但不能表达 Foxp3。诱导的调节性 T 细胞具有与 Th1 调控细胞一致的特性，表达高水平的 Tbet 和 EGR-2。Th1调控细胞在慢性感染期间出现并被认为可以抑制自身的免疫反应，从而防止免疫损害。

用于免疫疗法的肽可以通过各种方法来设计和选择。抗原表位可以使用复杂的算法预测，或者可以从经抗原处理的抗原提呈细胞的 MHC 蛋白中洗脱提取。最近的实验表明只有模仿天然加工表位的肽段才能在自身免疫中作为耐受原。模仿慢性感染并诱导调节性 T 细胞产生的多肽疫苗将会是预防和治疗自身免疫病的有效手段。目前有 4 种髓鞘衍生肽的混合物组成的多肽疫苗正在进行多发性硬化症的 IIa 期临床试验。针对自身免疫性和过敏性疾病的多肽疫苗的成功将大大改善抗原特异性免疫疗法的安全性，同时减少患者对非特异性免疫抑制药物的依赖。

三、抗细胞因子疫苗

抗细胞因子疫苗是针对特定的与自身免疫病相关细胞因子而设计构建的一种靶向的主动免疫治疗性疫苗。设计原理是能够引发对特定疾病中具有公认致病作用的细胞因子的体液免疫应答。最常用的疫苗制备方法是将自身生物学上无活性的细胞因子与外来载体蛋白质连接，载体蛋白可以是合成病毒样颗粒（VLP）、钥孔血蓝蛋白（KLH）或卵清蛋白（OVA），这样的异源复合物可提供足够的免疫原性来激活自身反应性 B 细胞。抗细胞因子疫苗诱导产生抗细胞因子抗体的机制可以概述为抗原提呈细胞吞噬载体蛋白，抗原提呈细胞通过 MHC-II 提呈抗原表位，Th 细胞与 B 细胞相互作用，产生对细胞因子的应答，使 B 细胞分化，并最终产生抗细胞因子抗体。

由于细胞因子在体内平衡中起主要作用，在研制抗细胞因子疫苗时有几个因素必须考虑，首先是中长期的安全性，应证明抗细胞因子抗体的无害性。另一个要点是 T 细胞对靶细胞因子的反应。为了防止由于细胞因子持续过度表达所引起的细胞介导的有害作用，在疫苗设计时应选择不增强细胞因子特异性 T 细胞反应的方法。

四、细 胞 疫 苗

细胞疫苗主要包括免疫耐受树突状细胞（DC）疫苗和 T 细胞疫苗。DC 是机体专职的抗原提呈细胞，它能高效地摄取、加工处理和提呈抗原，成熟树突状细胞能有效激活初始T细胞，在启动、调控并维持免疫应答中处于重要的中心环节。同时，树突状细胞在保持免疫力和耐受力方面起重要的作用。不同的树突状细胞用不同的机制来维护外周的耐受力已得到阐明。事实上，稳态和诱导耐受或致耐受的树突状细胞（tolDC）显示降低的共刺激表达水平标记物，并导致T细胞无反应性或缺失。此外，tolDC表达所谓的膜结合负共刺激分子，如免疫球蛋白样转录物（ILT-3）和程序性死亡配体1（PD-L1），以及可溶性免疫抑制因子，如IL-10，可诱导和（或）扩增调节性T细胞，从而启动一个称为"传染性耐受性"的过程。树突状细胞的这些专门功能推动了开发基于树突状细胞的疗法以产生抗原特异性耐受，恢复在自身免疫病中的免疫失衡。

免疫耐受树突状细胞疫苗作为重建抗原特异耐受性的策略来治疗自身免疫病的治疗选择。虽然首批临床试验正在进行中，但是，还存在几个技术和概念上的困难和挑战，包括抗原的选择、树突状细胞的产生和疫苗的应用方案等。

T细胞疫苗的概念最初是由Ben-Nun等提出的，他们发现在实验性自身免疫性脑脊髓炎中，对髓鞘碱性蛋白具有反应性的减毒T细胞可诱导类似疫苗的保护反应，在某种程度上，T细胞疫苗的效果与传统的针对感染性疾病的疫苗非常相似。在传统疫苗接种过程中，个体故意暴露于减毒微生物病原体中，然后指导免疫系统识别并中和它们的毒性。T细胞疫苗接种中，致病性自身反应T细胞或其T细胞受体（TCR）肽段代替了病原性的微生物制剂。

T细胞疫苗的作用机制主要可包括激活抗独特型网络和抗活化型（ergotypic）调控网络。诱导的抗独特型网络包括抗独特型CD8$^+$ T细胞介导的细胞毒作用，抗独特型CD4$^+$ T细胞介导分泌的细胞因子主要包括IL-4和IL-10，T细胞疫苗不仅诱导T细胞，而且诱导B细胞反应性，即能产生结合和抑制自身反应性T细胞克隆的抗独特型抗体。一部分效应T细胞通常只能被激活的T细胞表面表达的标记物所激活，称为"ergotope"。通过专业的抗原提呈细胞（巨噬细胞/树突状细胞）介导和活化自身反应性T细胞，抗活化型细胞增殖并分泌多种细胞因子以下调异常免疫反应。

虽然T细胞疫苗在各种动物模型和临床试验中显示了很好的耐受性和安全性，但需要注意的是，T细胞疫苗所诱导的一些未定义的体液反应和一些不常见的淋巴细胞的作用，包括滤泡辅助性T细胞和TCRγδ$^+$ T细胞需要进一步研究。临床上，T细胞疫苗的接种策略可以从单一选择的自身反应性T细胞克隆到多表位TCR肽段。由于自身免疫患者的高度异质性，使得难以选择合适的临床终点和恰当的背景治疗。

第三节　治疗性疫苗在自身免疫病中的应用及进展

本节主要以多发性硬化症（MS）为例，介绍各种类型的治疗性疫苗在自身免疫病上的应用和进展。

多发性硬化症是一种慢性炎症性疾病，是由免疫介导的中枢神经系统驱动的髓鞘损伤。这导致了轴突丧失和神经退行性引起神经系统疾病残疾。近年来，更具选择性的疾病改善疗法在多发性硬化症治疗方面已经有了很大的进展。疾病改善疗法是治疗性干预措施，旨在调节疾病病理生理学，以改善疾病进程。在多发性硬化症中，这一疗法可以通过神经保护、神经修复和（或）免疫调节策略起作用。已经证明了几种免疫调节剂在不同形式多发性硬化症中的有益临床效果。尽管如此，关于治疗的几个问题依旧存在，包括耐受性、合规性和依从性，以及与治疗相关的严重副作用，如机会性感染、继发性自身免疫和恶性肿瘤的发生风险增加。

目前有 10 多种上市可供使用的药物在治疗复发缓解型多发性硬化症（RRMS）中显示出不同的疗效，但更安全和高效且耐受性良好的治疗方法仍十分缺乏。特别是对可以阻止、减缓进展或改善残疾的多发性硬化症治疗方法需求更高，到目前为止，只有 1 种针对原发性多发性硬化症的药物已获批准。

鉴于此，设计更具选择性的能恢复自我耐受和免疫平衡同时不引起广泛免疫抑制的免疫疗法，将是治疗包括多发性硬化症在内多种自身免疫病的有前途的疗法。从理论上讲，抗原特异性疗法特别有吸引力，因为疗效好、副作用小。不过，对于许多自身免疫病，其主要的靶抗原还有待确定。同样，在多发性硬化症中，靶抗原也尚未确定，髓鞘碱性蛋白、髓鞘少突胶质细胞糖蛋白（MOG）和蛋白脂质蛋白（PLP），都可能是引起自身免疫反应的最主要靶抗原。因此，各种不同类型的治疗性疫苗，都被用来试图诱导多发性硬化症中的抗原特异性耐受，包括髓鞘蛋白口服给药、静脉注射髓鞘碱性蛋白/改变的肽配体、透皮或皮内给予髓鞘衍生肽、肌内注射表达髓鞘碱性蛋白的质粒，以及基于细胞的疫苗接种策略，包括 T 细胞、与多个来自不同髓鞘衍生蛋白的多肽共价结合的凋亡淋巴细胞和耐受诱导的树突状细胞（图 21-2）。

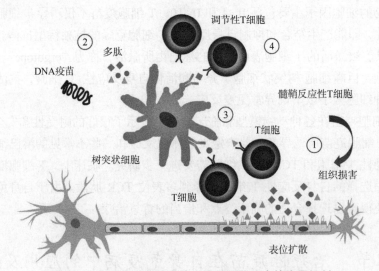

图 21-2　各种治疗性疫苗在多发性硬化症中的作用机制

①髓鞘少突胶质细胞蛋白、髓鞘碱性蛋白和蛋白脂质蛋白是自身反应性免疫反应的重要靶蛋白。此外，多发性硬化症的进展和复发与"表位扩散"密切相关，在表位扩散的过程中，机体丧失对炎症释放的内源性抗原的耐受性并使自身免疫加重。②疫苗注射后，髓鞘衍生抗原，如肽、表位抗原或由 DNA 疫苗编码的抗原，被抗原提呈细胞包括朗格汉斯细胞和树突状细胞吞噬、加工和提呈。③树突状细胞提呈的髓鞘来源的抗原在没有共刺激分子的情况下，可导致髓鞘反应性 T 细胞的缺失。④此外，诱导耐受的治疗性疫苗可以通过抗原特异性调节性 T 细胞的扩增来诱导感染性并抵抗表位扩散

改编自 Willeken B, Cools N. Beyond the magic bullet: current progress of therapeutic vaccination in multiple sclerosis.CNC drugs,

一、DNA 疫苗

BHT-3009 是一种编码人全长髓鞘碱性蛋白的 DNA 疫苗。质粒骨架已被修改成有利于多发性硬化症患者的免疫学变化（减少免疫刺激性 CpG 基序数量，增加免疫抑制 GpG 基序）。它的目的是恢复对自我的耐受，同时保留针对感染和肿瘤抗原保护性免疫力的完整性。BHT-3009 首先在有随机安慰剂对照的临床 I / II 期，针对复发缓解型和继发进展型多发性硬化症患者的试验结果中显示了良好的安全性和耐受性。此外，其减少了病灶，抑制产生 IFN-γ 的髓鞘反应性 T 细胞的增殖和在脑脊液中髓鞘特异性自身抗体滴度的降低。接下来的随机、安慰剂对照比较两剂 BHT-3009 的临床 II 期试验在 289 名患有进展型多发性硬化症的患者中进行。值得注意的是，1.5mg 的高剂量无效，但低剂量（0.5mg）与安慰剂相比，显示出趋于减少 50%～61% 新增强病灶数量的趋势（P=0.07）。此外，髓鞘特异性自身抗体滴度显著降低，表明 BHT-300 诱导抗原特异性免疫耐受。尽管如此，没有观察到其对疾病过程有益的影响，此疫苗是否会进入 III 期临床试验还有待观察。

二、多 肽 疫 苗

迄今为止，通过皮下或口服给药来诱导体内抗原特异性耐受的肽疫苗接种，具有良好的耐受性并成功用于过敏的治疗。鉴于在过敏治疗中的成功，应用多肽型治疗性疫苗治疗多发性硬化症的研究正在进行中。

最近，Jurynczyk 等描述了有希望的结果，在两项临床 I / II 期研究中，研究人员应用髓鞘碱性蛋白、髓鞘少突胶质细胞糖蛋白和蛋白脂质蛋白衍生肽透皮注射，证明其通过激活朗格汉斯细胞和分泌 IL-10 的 T 细胞诱导免疫耐受性。此外，与安慰剂对照，多肽型治疗性疫苗治疗组年复发率显著降低。通过磁共振成像（MRI）测量的疾病严重程度也得到缓解。有趣的是，较低浓度的肽肌内注射和透皮注射取得了更好的临床结果，证实了剂量的重要性。然而，肽疫苗接种已知在稳态条件下诱导耐受性，如在促炎环境中给药，可能发生意外的不良反应。有 3 名患者在一项 II 期临床试验中接受髓鞘碱性蛋白衍生的改变的肽配体疫苗接种后，发生疾病恶化。其中证实 2 名患者疾病恶化与疫苗接种有明确相关性，从而导致试验中止。

另一个方法是设计可溶性合成肽，模仿天然加工的表位。这些所谓的 Apitope 诱导调节性 T 细胞的抗原特异性扩增，能够"切断"致病性 T 细胞产生促炎细胞因子，从而阻断促炎细胞因子对中枢神经系统的髓鞘损伤。两项最近的临床试验已经完成了以此为背景的多肽疫苗 ATX-MS-1467 的安全性和有效性评估。ATX-MS-1467 是一种混合物，由来自髓鞘碱性蛋白的 4 种短肽，即 ATX-MS1（MBP30～44）、ATX-MS4（MBP131～145）、ATX-MS6（MBP140～154）和 ATX-MS7（MBP83～99）组成。给予 ATX-MS-1467 皮内注射，每 2 周 1 次，共 20 周。患者最初接受剂量为 50μg 和 200μg，持续 4 周，然后每 2 周接受 800μg 的剂量，持续 16 周。临床 I 期的结果表明，在一组 6 人的继发进展型多发性硬化症患者中安全且耐受良好，最高剂量为 800μg。最近的多中心、开放、单臂、基线控制的 IIa 期临床试验（NCT01973491）中评估了 ATX-MS-1467 对 19 例复发性多发性硬化症患者的临床和生物学效应。没有观察到与治疗相关的严重不良事件；不良事件情况较为温和，有 50% 的患者出现局部注射部位反应。虽然没有安慰剂组可供选择比较结果，但综合 MRI 数据显示，与基线相比，使用 ATX-MS-1467 导致新 T_1 钆增强病变减少了 78%。

肽参与天然加工的 T 细胞抗原且作为耐受原，其必须到达体内驻留的抗原提呈细胞。这个过程可以通过靶向抗原提呈细胞表面的特定标记物来实现。例如，甘露糖受体簇（CD）206 是一种 C 型凝集素，主要存在于巨噬细胞膜上和未成熟的树突状细胞。在这种情况下，封装选择的免疫显性髓鞘碱性蛋白肽进入甘露糖基化脂质体，显著增强了树突状细胞通过 CD206 受体对髓鞘碱性蛋白肽的摄取；并导致对髓鞘衍生抗原的免疫耐受性的产生。CD206 靶向脂质体递送共包囊免疫显性髓鞘碱性蛋白（MBP）序列 MBP46～62、MBP124～139 和 MBP147～170（XemysTM，JSC Pharmsynthez）在接受第一线疾病改善疗法失败了的复发缓解型和继发进展型多发性硬化症患者中进行了多中心、开放 I 期临床试验，进行剂量递增安全和概念验证的研究。患者接受 6 次每周从 50μg 到 900μg 的增量剂量皮下注射。在最后一次注射后，对患者进行为期 12 周的随访，没有观察到剂量相关的毒性。治疗期间局部注射部位反应是最常见的不良事件。有趣的是，与基线相比，观察到血清中 CCL2、CCL4、IL-7 和 IL-2 水平有统计学意义的显著下降。

T 细胞受体肽段接种是另一个完全不同的肽疫苗接种方法，是用来源于致病性 T 细胞克隆的短氨基酸序列试图诱导 T 细胞介导的、针对致病性 T 细胞的免疫调节。在 22 例进展性多发性硬化症患者的双盲、安慰剂对照的增量剂量临床试验中，皮内注射合成的 T 细胞受体 Vb5.2 肽，导致症状的减轻并伴随与免疫学相关的有益的效应，如 T 细胞受体肽段特异性 T 细胞的产生和髓鞘碱性蛋白肽特异性 T 细胞的减少。反复肌内注射 TCRVb6 肽也产生类似的效果，进一步增强人们探索这种方法治疗多发性硬化症的信心。给予两种肽是安全的，两种不同的给药途径也不引起疾病恶化，而且其在 50%～60% 皮内注射 Vb5.2T 细胞受体肽的多发性硬化症患者中，诱导肽特异性免疫反应。在 90% 的多发性硬化症患者肌内注射 Vb6 肽/弗氏佐剂（IFA）表现出可测的 T 细胞免疫力。为此，一种由 3 种 T 细胞受体肽（BV5S2、BV6S5 和 BV13S1）组成的在弗氏佐剂中的疫苗，会比单独盐水中的 3 种肽具有更大的免疫原性。此三价肽 T 细胞受体疫苗（现称为 Neurovax），在几项临床试验中发现是安全的，并诱导分泌 IL-1 的 T 细胞受体肽段特异型的 T 细胞增殖。

三、T 细胞疫苗

致病性 T 细胞对维持多发性硬化症患者中枢神经内的自身免疫过程起重要作用，用自体 T 细胞疫苗接种以去除或调节致病性髓鞘反应性 T 细胞的临床试验已经在进行中。疫苗由患者自身外周血提取的通过照射灭活的髓鞘特异性 T 细胞组成。通过自体 T 细胞疫苗引发免疫反应以消除血液中致病性 T 细胞，同时不影响其余正常的免疫系统。Stinissen 和其他人的临床试验证明，除了由于注射疫苗引起的可预见的反应，自体 T 细胞多发性硬化症患者接种疫苗是安全可行的。使用经照射的自体髓鞘碱性蛋白特异性 T 细胞克隆的疫苗，可诱导针对髓鞘碱性蛋白反应性 T 细胞的细胞毒性 CD8[+] T 细胞免疫应答，因此，接受自体 T 细胞疫苗的多发性硬化症患者髓鞘碱性蛋白反应性 T 细胞可被识别并被消除。第一次注射后 12～24 个月，经过连续 3 次 6～8 周自体髓鞘碱性蛋白反应性 T 细胞疫苗接种的试验组，与基线相比，在这一段时间内复发率降低 40%，此外，疾病进展稳定，病变活动在核磁共振上也显示稳定。但在最后 12 个月的试验结果表明，随着时间的推移，自体 T 细胞疫苗接种的疗效降低，需要重复注射。临床结果表明，再次出现髓鞘反应性 T 细胞克隆可以通过额外的疫苗接种有效去除。

据推测，用一种以上髓鞘衍生肽产生的 T 细胞接种，可以增加自体 T 细胞疫苗的效力，因此开发了针对多种髓鞘碱性蛋白衍生物（髓鞘碱性蛋白、髓鞘少突胶质细胞糖蛋白和蛋白脂质蛋白）的 T 细胞疫苗。在随机双盲、安慰剂对照临床 II b 期研究（Clinical Trials.gov：NCT01684761）中根据之前选择的剂量方案对这个疫苗[Tcelna（imilecleucel-T，以前称为 Tovaxin）]进行了评估，183 名至少表现出对其中一种髓鞘衍生肽 T 细胞反应性的继发进展型多发性硬化症患者，每年接受 2 种 5 次皮下注射的疫苗接种。然而，Tcelna 没有达到其主要目标或次要目标，即脑体积的变化和持续疾病进展发生率的降低。但是，在另一个有安慰剂对照组的 26 例复发性进展期患者的临床试验中取得了令人鼓舞的结果，提示患者选择和临床试验设计的重要性。

四、与多个髓鞘衍生的肽化学偶联的自体白细胞疫苗

髓鞘衍生的混合物可以用于刺激产生针对多个髓鞘表位靶向的特异性自身反应性 T 细胞。Bielekova 等先前鉴定出 6 种髓鞘衍生肽（MBP13～32、MBP111～129、MBP154～170、PLP139～154、MOG1～20 和 MOG35～55）对高亲和力的 T 细胞具有免疫显性，并可用于区分多发性硬化症患者和健康人群。第 7 种免疫显性肽 MBP83～99，在其他几项研究中被发现，包括测试改变的肽配体的 II a 期临床试验。Grau-López 等证实了这种髓鞘肽混合物与多发性硬化症患者发病机制的相关性，有 74% 的复发缓解型多发性硬化症患者对这种肽混合物的 T 细胞增殖反应呈阳性，而在健康对照组中只有 30%。Lutterotti 等证明了用这个选定的多肽库在抗原特异性和体内耐受试验中的可行性和安全性。在一项有 9 例多发性硬化症患者的剂量递增研究中，单次输注用这 7 种髓鞘衍生的肽脉冲，并用交联剂化学固定 1-乙基-3-（3-二甲基氨基丙基）-碳二亚胺（EDC）自体外周血单个核细胞（PBMC）。结果显示抗原偶联细胞耐受良好并且具有良好的安全性。针对早期复发性、进展期多发性硬化症患者以评估疗效和安全性的多中心临床 II a 期试验正在准备中。

五、免疫耐受树突状细胞疫苗

迄今为止，已经对几种生物和药物制剂在体外产生耐受的树突状细胞的能力进行了评估。目前已经证明，体外用具有抗炎生物制剂的处理单核细胞衍生的树突状细胞，如维生素 D_3，在健康对照组和多发性硬化症患者中都产生了耐受的树突状细胞。维生素 D_3 处理的耐受的树突状细胞，诱导髓鞘特异性 T 细胞低反应性，而经耐受的树突状细胞刺激的 T 细胞保留了应对无关抗原的免疫力。这种低反应性是强有力的，如用具有免疫刺激性树突

状细胞再激发，T 细胞未能再活化。此外，在多发性硬化症的动物模型、实验性自身免疫性脑脊髓炎（EAE）动物模型中，经预防性给药 MOG40～55 脉冲骨髓来源的经维生素 D$_3$ 处理的耐受性树突状细胞，明显减少了发病率并促使症状的改善。值得注意的是，重复注射用 MOG40～55 脉冲的耐受性树突状细胞是维持这种有利情况所必需的。

最近完成的 4 项研究耐受性树突状细胞治疗自身免疫病中安全性和可行性的临床 I 期试验结果表明，总体来说耐受性树突状细胞治疗的耐受性良好且安全，没有明显的不利影响或毒性。这为在更大范围的人群中展开功效研究提供了新的支持。迄今为止，3 项开放、单中心试验评估髓鞘衍生的肽脉冲的耐受性树突状细胞经皮内、经颅内或静脉内注射安全性和耐受性的临床 I 期试验正在进行中（ClinicalTrials.gov：NCT02618902、NCT02903537 和 NCT02283671）。

临床阶段的针对多发性硬化症的治疗性疫苗见表 21-2。

表 21-2　临床阶段的针对多发性硬化症的治疗性疫苗

疫苗策略	临床试验状态	作用机制
多肽疫苗		
MOG、MBP、PLP 多肽	临床 I/II 期	激活朗格汉斯细胞，产生 IL-10 分泌细胞
改变的肽配体	中止	研究中
Apitope	临床 II 期	扩增 Treg
TCR 多肽	临床 I 期	产生分泌 IL-1 的 TCR 肽特异性 T 细胞；减少 MBP 特异性的 T 细胞
DNA 疫苗		
MBP 编码的 DNA 疫苗	临床 II 期	减少产生 IFN-γ 的髓鞘反应性 T 细胞；降低髓鞘特异性自身抗体滴度
细胞疫苗		
照射的自体 T 细胞	临床 I 期	产生针对髓鞘反应性细胞的细胞毒性 T 细胞应答；消耗髓鞘反应性 T 细胞
髓鞘反应减弱的 T 细胞混合物	临床 IIb 期	降低髓鞘特异性 T 细胞反应性
自体 PBMC 化学偶联混合的肽	临床 I 期	研究中
髓鞘衍生肽脉冲的耐受性树突状细胞	临床 I 期	研究中

引自 Willekens B，Cools N. Beyond the Magic Bullet：Current Progress of Therapeutic Vaccination in Maltiple Sclerosis. CNS drugs，2018，32（5）：401-410。

六、抗细胞因子疫苗

虽然在多发性硬化症中，抗细胞因子疫苗的研究还仅限于动物模型，但该疗法不仅在 TNF-α 依赖型疾病的动物模型中特别有效，而且在 II 期临床针对抗肿瘤坏死因子单抗无应答的类风湿关节炎患者中，抗肿瘤坏死因子疫苗成功使患者产生抗肿瘤坏死因子抗体，并在类风湿关节炎、系统性红斑狼疮和克罗恩病的临床试验中都显现出治疗活性。根据这个疫苗接种原理，针对不同疾病的抗 VEGF、IFN-α、IL-17、IL-23 和 IL-1 疫苗正在研发中（表 21-3）。

表 21-3 抗细胞因子疫苗在自身免疫病中的应用

细胞因子	抗细胞因子疫苗	疾病模型	实验动物种属	参考文献	临床试验状态
mIL-1β	小鼠 IL-1b 肽/KLH	关节炎	小鼠	Bertin-Maghit et al, 2005	临床前
mIL-1（α和β）	小鼠 IL-1a/IL-1b/VLP	关节炎	小鼠	Spohn et al, 2008	临床前
mIL-6	修饰型小鼠 IL-6	关节炎、多发性硬化症	小鼠	Galle et al, 2007	临床前
	小鼠 IL-6 肽/KLH	系统性硬化症	小鼠	Desallais et al, 2014	临床前
	小鼠 IL-6 肽/KLH	Ⅳ型变态反应	猴子	Desallais et al, 2016	临床前
hIL-15	修饰型人 IL-15	关节炎	猴子	Rodríguez-Álvarez et al, 2016	临床前
mIL-17A	小鼠 IL-17A/Ova	多发性硬化症	小鼠	Uyttenhove et al, 2006	临床前
	小鼠 IL-17A/VLP	关节炎、多发性硬化症	小鼠	Röhn et al, 2006	临床前
	小鼠 IL-17A/VLP	自身免疫性心肌炎	小鼠	Sonderegger et al, 2006	临床前
mIL-18	小鼠 IL-18 质粒	系统性红斑狼疮	小鼠	Bossù et al, 2003	临床前
mIL-23	小鼠 IL-23p19 多肽/KLH	关节炎	小鼠	Ratsimandresy et al, 2011	临床前
	小鼠 IL-23p19 多肽/HBc Ag	慢性结肠炎	小鼠	Guan et al, 2013	临床前
hIFN-α	人 IFN-α/KLH	系统性红斑狼疮	人、小鼠	Zagury et al, 2009	临床前
	人 IFN-α/KLH	系统性红斑狼疮	人、小鼠	Mathian et al, 2011	临床前
	人 IFN-α/KLH	系统性红斑狼疮	人	Lauwerys et al, 2013	临床Ⅰ/Ⅱ期
	人 IFN-α/KLH	系统性红斑狼疮	人	Ducreux et al, 2016	临床Ⅰ/Ⅱ期
hIFN-α	人 TNF-α/KLH	关节炎	人、小鼠	LeBuanec et al, 2006	临床前
		关节炎	人、小鼠	Delavallée et al, 2008	临床前
		关节炎	人、小鼠	Biton et al, 2011	临床前
		关节炎	小鼠	Assier et al, 2012	临床前
		关节炎	人、小鼠	Semerano et al, 2013	临床前
		关节炎	人	Durez et al, 2014	临床Ⅰa期
mTNF-a	修饰型小鼠 TNF-α	关节炎、恶病质	小鼠	Dalum et al, 1999	临床前
	人 TNF-α 质粒	关节炎	小鼠	Shen et al, 2007	临床前
	人 TNF-α 多肽/VLP	关节炎	小鼠	Chackerian et al, 2001	临床前
	小鼠 TNF-α/TNF-α 多肽/VLP	关节炎、感染	小鼠	Spohn et al, 2007	临床前
	小鼠 TNF-α 多肽/KLH	关节炎	小鼠	Capini et al, 2004	临床前
	小鼠 TNF-α 多肽/KLH	关节炎	小鼠	Sunetal, 2016	临床前
	小鼠 TNF-α 多肽/DTT	关节炎	小鼠	Zhang et al, 2016	临床前
rTNF-a	大鼠 TNF-α 质粒	关节炎	大鼠	Wildbaum et al, 2000	临床前
mVEGF-A	小鼠 VEGF/VEGF 多肽/KLH	关节炎	小鼠	Semerano et al, 2016b	临床前

引自 Assier E，Bessis N，Zaqurg JF，et al. IL-1 Vaccination is suitable for treating inflammatory diseases. Front Pharmacol, 2017, 8：6。

总结与展望

理论上，旨在专门恢复自我耐受性的抗原特异性治疗性疫苗接种，将精确地破坏与疾病相关的路径而不会导致无差别的广泛的免疫抑制，可以达到有效防治自身免疫病的目的。过去和现在的动物模型和临床试验结果也表明治疗性疫苗接种是一种非常有前景的治疗自身免疫病的方法，然而，潜在的风险和挑战也值得关注，如使用疫苗接种的策略可能诱导免疫增强而不是调控免疫效应作用。其次，到目前为止，还没有可用于区分应答者和无应答者的标记物和测定方法，而这对临床研究中测试疫苗的功效是非常重要的。总之，随着对自身免疫病发病机制认识的深入，特别是遗传缺陷，外在环境及机体耐受性机制对不同形式的自身免疫病的影响，将更好地推动基于治疗性疫苗治疗自身免疫病的成功。

（陈　波　上海齐鲁制药研究中心）

参 考 文 献

Assier E, Bessis N, Zagury JF, et al, 2017. IL-1 vaccination is suitable for treating inflammatory diseases. Front Pharmacol, 8: 6.

Belogurov A, Jr., Zakharov K, Lomakin Y, et al, 2016. CD206-targeted liposomal myelin basic protein peptides in patients with multiple sclerosis resistant to first-line disease-modifying therapies: a first-in-human, proof-of-concept dose-escalation study. Neurotherapeutics, 13 (4): 895-904.

Chataway J, Martin K, Barrell K, et al, 2018. Effects of ATX-MS-1467 immunotherapy over 16 weeks in relapsing multiple sclerosis. Neurology, 90 (11): e955-e962.

Delavallee L, Assier E, Denys A, et al, 2008. Vaccination with cytokines in autoimmune diseases. Ann Med, 40 (5): 343-351.

Desallais L, Avouac J, Frechet M, et al, 2016. Immunization against an IL-6 peptide induces anti-IL-6 antibodies and modulates the Delayed-Type Hypersensitivity reaction in cynomolgus monkeys. Sci Rep, 6: 19549.

Durez P, Vandepapeliere P, Miranda P, et al, 2014. Therapeutic vaccination with TNF-Kinoid in TNF antagonist-resistant rheumatoid arthritis: a phase Ⅱ randomized, controlled clinical trial. PLoS One, 9 (12): e113465.

Gross CC, Wiendl H, 2013. Dendritic cell vaccination in autoimmune disease. Curr Opin Rheumatol, 25 (2): 268-274.

Invernizzi P, Gershwin ME, 2009. The genetics of human autoimmune disease. J Autoimmun, 33 (3-4): 290-299.

Jurynczyk M, Walczak A, Jurewicz A, et al, 2010. Immune regulation of multiple sclerosis by transdermally applied myelin peptides. Ann Neuro, 68 (5): 593-601.

Loftus B, Newsom B, Montgomery M, et al, 2009. Autologous attenuated T-cell vaccine(Tovaxin)dose escalation in multiple sclerosis relapsing-remitting and secondary progressive patients nonresponsive to approved immunomodulatory therapies. Clin Immunol, 131 (2): 202-215.

Lomakin Y, Belogurov A Jr., Glagoleva I, et al, 2016. Administration of myelin basic protein peptides encapsulated in mannosylated liposomes normalizes level of serum TNF-alpha and IL-2 and chemoattractants CCL2 and CCL4 in multiple sclerosis patients. Mediators Inflamm, 2016: 2847232.

Lutterotti A, Yousef S, Sputtek A, et al, 2013. Antigen-specific tolerance by autologous myelin peptide-coupled cells: a phase 1 trial in multiple sclerosis. Sci Transl Med, 5 (188): 188ra175.

Semerano L, Assier E, Boissier MC, 2012. Anti-cytokine vaccination: a new biotherapy of autoimmunity? Autoimmun Rev, 11 (11): 785-786.

Semerano L, Minichiello E, Bessis N, et al, 2016. Novel immunotherapeutic avenues for rheumatoid arthritis. Trends Mol Med, 22 (3): 214-229.

Streeter HB, Rigden R, Martin KF, et al, 2015. Preclinical development and first-in-human study of ATX-MS-1467 for immunotherapy of MS. Neurol Neuroimmunol Neuroinflamm, 2 (3): e93.

Sun JH, Zhang YH, Kuang JY, et al, 2016. Active immunisation targeting soluble murine tumour necrosis factor alpha is safe and effective in collagen-induced arthritis model treatment. Clin Exp Rheumatol, 34 (2): 242-246.

Van Brussel I, Lee WP, Rombouts M, et al, 2014. Tolerogenic dendritic cell vaccines to treat autoimmune diseases: can the unattainable dream turn into reality? Autoimmun Rev, 13 (2): 138-150.

Vandenbark AA, 2005. TCR peptide vaccination in multiple sclerosis: boosting a deficient natural regulatory network that may involve TCR-specific CD4$^+$CD25$^+$ Treg cells. Curr Drug Targets Inflamm Allergy, 4（2）: 217-229.

Vandenbark AA, Culbertson NE, Bartholomew RM, et al, 2008. Therapeutic vaccination with a trivalent T-cell receptor（TCR）peptide vaccine restores deficient FoxP3 expression and TCR recognition in subjects with multiple sclerosis. Immunology, 123（1）: 66-78.

Wahren-Herlenius M, Dorner T, 2013. Immunopathogenic mechanisms of systemic autoimmune disease. Lancet, 382（9894）:819-831.

Walczak A, Siger M, Ciach A, et al, 2013. Transdermal application of myelin peptides in multiple sclerosis treatment. JAMA Neurol, 70（9）: 1105-1109.

Willekens B, Cools N, 2018. Beyond the magic bullet: current progress of therapeutic vaccination in multiple sclerosis. CNS Drugs, 32（5）: 401-410.

Wraith DC, 2009. Therapeutic peptide vaccines for treatment of autoimmune diseases. Immunol Lett, 122（2）: 134-136.

Zagury D, Le Buanec H, Mathian A, et al, 2009. IFNalpha kinoid vaccine-induced neutralizing antibodies prevent clinical manifestations in a lupus flare murine model. Proc Natl Acad Sci U S A, 106（13）: 5294-5299.

Zhang L, Wang J, Xu A, et al, 2016. A rationally designed TNF-alpha epitope-scaffold immunogen induces sustained antibody response and alleviates collagen-induced arthritis in mice. PLoS One, 11（9）: e0163080.

Zimmerman DH, Taylor P, Bendele A, et al, 2010. A therapeutic vaccine for rheumatoid arthritis arrests disease development and alters serum cytokine/chemokine patterns in the bovine collagen type Ⅱ induced arthritis in the DBA mouse model. Int Immunopharmacol, 10（4）: 412-421.

第二十二章 神经退行性疾病治疗性疫苗
Therapeutic Vaccines for Neurologic Degenerative Diseases

摘 要

神经退行性疾病是一类有遗传性倾向、散发的进行性神经系统功能缺失的疾病。这类疾病通常与大脑、骨髓等中枢及外周神经系统的结构萎缩相关。由于大脑和骨髓等神经细胞的不可再生性，所以一旦受到损害，其相应的功能也会随之丧失，无法恢复，最终导致功能障碍。尽管神经退行性疾病种类较多，但目前影响范围较大、经济负担较重的仍然是阿尔茨海默病和帕金森病，并呈现出逐年增长的趋势。由于篇幅有限，本章将主要从针对神经退行性疾病的阿尔茨海默病和帕金森病的免疫治疗入手，在相关毒性蛋白堆积的基础上介绍免疫治疗方法在动物模型到临床试验的相关进展。

第一节 阿尔茨海默病及其治疗性疫苗

阿尔茨海默病是一种隐匿性强和发病时间缓慢，随年龄增长不断恶化而且不可逆转，最终导致痴呆的神经退行性疾病。在被发现的 100 多年里，阿尔茨海默病被认为病理变化中主要涉及 2 个病理损伤机制，即主要成分为 Aβ 不可溶的淀粉样蛋白堆积于神经元中和高度磷酸化的 Tau 蛋白导致的神经元缠结。

淀粉样前体蛋白是一类高度保守的跨膜蛋白，对于突触的形成和神经元的存活有着重要的作用。正常情况下淀粉样前体蛋白经过 α 外分泌酶切割后产物是可溶性的，不出现蛋白堆积。而在阿尔茨海默病的疾病进程中，淀粉样前体蛋白被 β 和 γ 外分泌酶切割，导致异常产物——不可溶的 Aβ 多肽产生过多。而不同大小的 Aβ 产物（包括 Aβ40、Aβ42）从膜上释放，在大脑中堆积，形成疾病中常见的典型斑块，从而被认为是阿尔茨海默病病理损伤的一个特征。尽管 Aβ 多肽的功能仍不十分清楚，但由于编码淀粉样前体蛋白的基因出现突变，导致切割位点更容易被 β 外分泌酶识别，产生不可溶产物。有研究发现，APOε4（脂类代谢相关单体基因）与疾病发展相关。APOε4 可能与 Aβ 相互作用而影响 Aβ 的代谢和堆积，从而影响疾病的发生；同时，APOε4 影响脂类代谢，胆固醇影响着淀粉样前体蛋白的加工，胆固醇过高可以导致 Aβ 的堆积。此外 Aβ 相关的细胞信号通路中，cAMP 和 cGMP 依赖的蛋白激酶通路和脂质代谢信号通路相关，与此相关钙离子的持续内流扰乱细胞内外离子水平，产生氧化应激，线粒体损伤和炎症的存在均在一些研究中被发现，并且可作为治疗靶点。

高度磷酸化的 Tau 蛋白也被认为与阿尔茨海默病发病相关。Tau 蛋白是一种细胞微管相关蛋白，能够结合在微管上促使微管形成，维持细胞骨架和微管的稳定，在神经元中则可影响轴突的物质传递。当它堆积时，高度磷酸化可使其发生神经元内胞质缠绕或形成神经元之间的缠结。编辑 Tau 蛋白的 MAPT 基因发生突变时可能导致异常的同型蛋白表达，或者由于突变表达的 Tau 蛋白功能下降，导致微管结构的稳定性下降，当 Tau 蛋白出现磷酸化时也会出现微管结构的稳定性下降。尽管有这两种比较典型的病理变化，高度磷酸化的 Tau 蛋白和 Aβ 堆积的出现时间并不一致，这两种情况也并不只在阿尔茨海默病中有表现，在脑叶硬化症、进行性核上性麻痹、基底核退化等疾病中也有类似现象出现，并都可称为 Tauopathy。

现有的阿尔茨海默病的治疗手段中，只有 4 种胆碱酯酶抑制剂和美金刚被批准用于临床治疗。胆碱酯酶抑制剂可提高突触间隙的乙酰胆碱水平，对突触信号的传递产生双向调控，从而缓解以胆碱能神经受损严重为特点的症状。同时也有研究发现其对缓解疾病症状中的氧化应激也有作用。而美金刚除了激动乙酰胆碱受体之外，还能够激动谷胺能神经，增加突触间隙的谷氨酸浓度，从而减少其中 NMDA（甲基化天冬氨酸）受体的活化，后者可以导致谷氨能神经中 Aβ 蛋白堆积，从而防止神经元的缺失和损伤。其他针对不同性能的神经递质或其受体的药物治疗在临床上也发现可以缓解阿尔茨海默病的症状，如 GABA 受体激动剂、5-羟色胺受体激动剂和组胺能神经受体激动剂等，但这些药物的确切治疗效果仍然不清楚。

在治疗阿尔茨海默病的疫苗研发技术方面，主要针对其病理变化包括 Aβ 蛋白的堆积和 Tau 蛋白高度磷酸化，因此疫苗大多数都以这两个蛋白为抗原靶点。针对 Aβ 的疫苗，早在 2000 年时就有研究利用淀粉样前体蛋白转基因小鼠模型，通过 KLH 偶联 Aβ42 蛋白作为疫苗联合弗氏佐剂进行治疗，结果发现与对照组相比，实验组小鼠大脑中的 Aβ 蛋白质堆积明显减少，其学习和记忆行为受到了明显的保护。其后的一些研究结果显示，利用针对多聚 Aβ 蛋白的抗体治疗，也可达到逆转疾病进程、减少突触退化、恢复小鼠认知行为的效果。利用 Aβ 蛋白作为疫苗免疫同样的动物使其产生高水平抗 Aβ 抗原的抗体后，同样可以达到相似的保护性效果。例如，Ding 等的研究中利用 Aβ 多肽激发小鼠体内产生 Th2 免疫反应，从而刺激产生 Aβ 抗体，减少 Aβ 的堆积，推测此策略对于减少 Aβ 堆积和缓解阿尔茨海默病有效。在另外针对 Aβ 的治疗结果中，有研究指出，虽然在转基因小鼠中的免疫治疗改变了脑脊液中 Aβ 的堆积，但并没有改变整个大脑中的 Aβ 水平，说明一部分的 Aβ 堆积就能够影响认知能力的改变，或者 Aβ 蛋白免疫治疗只能对 Aβ 蛋白中的某一亚型 Aβ 蛋白堆积造成影响，但对整体影响不大。尽管在这些动物模型中研究有比较良好的治疗效果，但大部分以 Aβ 抗原为疫苗的临床试验都没有达到预期的临床终点。尽管部分临床结果显示，淀粉样斑块在治疗组有下降的趋势，但是并没有伴随对认知能力改善的影响。相反，部分临床试验显示，Aβ 蛋白疫苗在受试者体内可能加速已受损伤的退化神经元的丢失，而加速大脑萎缩。前期研究还发现，Aβ 疫苗的免疫激活了大脑中的巨噬细胞——小胶质细胞，从而导致淀粉样斑块的减少并伴随着神经元的吞噬。而在免疫后长期观测中发现，当不健康的神经元被小胶质细胞吞噬后，小胶质细胞的整体活性被下调，而这种下调减缓了对神经元的损伤。但是在这样的免疫过程中，神经元状态的变化和神经元数量减少，会造成神经元之间连接的减少，并加剧疾病的进展。与此同时，研究显示，除去淀粉样斑块后，脑组织中仍然存在 Tau 蛋白引起的神经元萎缩，以及其他的神经元缠结、脑血管淀粉样病变等症状。所以，针对消除 Aβ 斑块的治疗性疫苗方法是否是最积极的解决手段一直处于争论中。

尽管如此，仍有一定的研究工作认为消除 Aβ 的做法是一种能够治疗阿尔茨海默病的方式。一项被迫中断的研究中，利用 Aβ 蛋白作为疫苗在临床上阶段性发现受试者体内产生了相应的抗体反应，但在临床指标上与对照组相比并未出现显著性差异，该研究因为部分受试者出现无菌性脑膜炎而被迫中止。基于该临床试验结果，其失败可能与 Aβ42 多肽 C 端存在 T 细胞识别表位，可能会引起 T 细胞介导的自身免疫反应有关，所以后续有研究将 Aβ 抗原进行进一步优化：其中策略之一是将 Aβ 多肽 C 端部分截短，只留下 B 细胞特异识别的 N 端，再与异源的 Th 表位多肽偶联成为改进型 Aβ 疫苗。该疫苗的临床试验结果并没有达到所预计的良好效果，而且受试者中仍出现了强烈的 T 细胞免疫不良反应。然而在另外一项研究中，将 Aβ 偶联到病毒样颗粒蛋白上后，临床上尚未发现相应的副作用，同时 75% 的受试者产生了较强的抗体免疫反应。从目前研究发展看，大多数研究项目都把目光放在了激活针对 Aβ 蛋白的体液免疫反应，同时避免激活自身反应性 T 细胞活性方面。有研究利用截短的 Aβ 蛋白偶联其他载体蛋白的方法，尽管可以增强表位提呈和免疫原性，但 Aβ 蛋白变小同时造成激活 Aβ 表位的抗体滴度不高。为了克服此缺陷，利用新型佐剂成为开发此类疫苗的共识。但在选择佐剂方面，QS21、ISCOMATRIX、MPLA 及 KLH 等均可在刺激产生体液免疫反应的同时促进 T 细胞反应的产生，并引起强烈的炎症反应。而炎症在阿尔茨海默病的进展过程中，可促进小胶质细胞的吞噬功能，而造成进一步的疾病进展。在相关的临床研究中，使用铝佐剂作为疫苗的佐剂时，虽然也伴随着 Th2 型体液免疫的激活，但并未出现明显的副作用。在被动免疫方面，直接注射 Aβ 对应的单克隆抗体后，对特定 Aβ 的清除有着一定的治疗效果。由于不同形式的 Aβ 蛋白，包括其单体和多聚体的存在，在疾病进程中的作用仍不是很清楚，因此选择针对何种形式的 Aβ 蛋白及作用部位和免疫时间是下一步针对 Aβ 蛋白疫苗所需要关注的方面。

临床研究针对 Aβ 蛋白为靶点的治疗性疫苗效果并不高，并且出现相矛盾的结果。这可能与免疫时间及疾病进程晚期有关，而 Tau 相关的病理改变与疾病进程的相关性相较于 Aβ 相关的病理改变更强，当 Tau 蛋白已经高度磷酸化，堆积后形成的病理改变已经不会因 Aβ 堆积减少而发生缓解时，利用 Tau 蛋白作为治疗靶点或者同时利用 Tau 蛋白和 Aβ 蛋白作为靶点则显得更加具有吸引力。

另外在阿尔茨海默病的发病理论上，主流研究认同淀粉样蛋白瀑布假说，即 Aβ 蛋白的堆积，尤其是多聚 Aβ 蛋白作为高毒性物质的堆积可以导致下游 Tau 蛋白的磷酸化，Tau 蛋白由于其多个磷酸化位点，在磷酸化之后与微管蛋白结合能力下降，则可能出现相互之间堆积形成环形丝状物，最终导致突触和神经元的减少。因此针对 Tau 蛋白的磷酸化方面，有相关研究尝试利用阻断剂应对 Tau 蛋白的磷酸化，或对已经磷酸化的 Tau 蛋白进行去磷酸化进行阻断，促进 Tau 蛋白的降解，或者利用单克隆抗体减少 Tau 蛋白造成的病理损伤。另一方面，由于细胞骨架稳定性缺失，利用微管蛋白稳定剂进行处理也可能达到一定的效果。由于两种上市的药物阿司咪唑（astemizole）和兰索拉唑（lansoprazole）能够紧密地结合 Tau 蛋白而减少 Tau 蛋白之间的相互作用，利用这两个药物在阿尔茨海默病的治疗中也取得了较好的效果。另一个药物亚甲蓝不只能够抑制 Tau 蛋白的相互作用，还能抑制淀粉样蛋白的堆积,减少氧化应激进而减少线粒体的损伤,在临床中表现出能够稳定阿尔茨海默病病程进展的作用。利用磷酸化的 Tau 蛋白作为抗原对小鼠进行免疫的研究中发现,其可以减少 Tau 蛋白导致的病理损伤效果。这些小分子药物是否应该和治疗性疫苗共同使用也许是值得尝试的选择。同时,利用抗 Tau 蛋白的单克隆抗体被动免疫小鼠时,也达到了较为积极的疗效。与针对 Aβ 蛋白为靶抗原类似,利用 Tau 多肽偶联 KLH 作为疫苗进行免疫,在转基因小鼠中显示出了良好的保护作用,并且所产生的抗体能够特异性识别病理性的 Tau 蛋白,从而减少 Tau 蛋白多聚体的产生。后续在此基础上,针对非磷酸化的 Tau 蛋白、名为 AADvac1 疫苗,以及针对磷酸化的 Tau 蛋白、名为 ACI-35 的疫苗均已进入 I 期临床试验。在 AADvac1 疫苗的临床结果显示,有 30 例受试者没有出现脑膜炎或血管水肿等不良症状,并且其中 29 例受试者出现了抗原特异性的 IgG 免疫反应,同时出现特异性的 CD4$^+$ T 细胞水平升高。目前该疫苗的临床结果反映出了良好的安全性和免疫原性。

至今为止,关于阿尔茨海默病的治疗,无论是相关抑制剂的使用或抗炎抗氧化应激的治疗,还是利用相关蛋白进行主动或被动免疫均没有出现较大的进展,其主要原因可能在于:对于 Aβ 蛋白引起的疾病发病和进展的机制仍然不是十分清楚,在疾病进展过程中进行相应治疗的时间、给药方式和剂量,以及疫苗的免疫方式直接影响了抗体产生后在血中浓度和进入血脑屏障的能力,但目前仍然缺少一些生物学指标和客观的评价方法对疾病进展进行判断,这也是该疾病治疗过程中亟待解决的问题。

第二节　帕金森病及其治疗性疫苗

有典型的路易小体病理性出现伴随左旋多巴的缺乏,同时存在着多巴胺神经元的退化,是帕金森病的典型病理特征。典型的帕金森震颤表现为神经纤维中多巴胺不足,而导致运动障碍。现有的针对帕金森病的治疗大多为对症治疗,即维持大脑屏障内的多巴胺浓度或刺激多巴胺受体。因此,对于帕金森病的免疫治疗策略值得更深入的研究。帕金森病发病一部分与基因相关,在 10% 的病例中可以发现存在家族遗传性倾向。在病理表现方面,α-突触核蛋白作为一种突触核蛋白以路易小体的形式堆积,所以帕金森病也被视为突触核蛋白病变。这和阿尔茨海默病中的 Tau 蛋白不同,但也有相似之处。突触核蛋白由 *SNCA* 基因编码,当 *SNCA* 基因发生突变时,突触核蛋白出现生物活性的构型变化,更倾向于突变成不溶性蛋白。除基因相关之外,环境因素中的一些物质(如鱼藤酮)或者氧化应激损伤均可以促进路易小体的产生,同时路易小体不仅存在于患者脑部,也存在于脊髓和外周神经系统中。在帕金森病中还存在其他的蛋白异常,由 *PARK2* 基因编码的帕金蛋白和由 *UCH-L1* 编码的 UCH-L1 蛋白,均与 α-突触核蛋白的异常相关。此外环境因素也是重要的影响因素,有研究发现吸烟、饮酒、喝咖啡、非甾体抗炎药的使用可防止帕金森病的发生,而接触杀虫剂、务农、居住在乡下等因素则被认为是帕金森病发生的危险因素。其中非甾体抗炎药的使用作为帕金森病发病的保护性因素,从侧面支持了炎症状态可能促进帕金森病进展的理论。神经炎症与帕金森病发病相伴随,但炎症对神经元的损伤具有保护作用还是促进作用仍然没有明确的研究证实。在适应性免疫方面,有研究指出体外通过神经黑色素刺激树突状细胞（DC）成熟可以激活 T 细胞增殖，DC 能够吞噬神经黑色素，但这是否与体内代谢能够产生黑色素的多巴胺神经元损伤有关，仍没有确切的定论。有研究发现在患者血浆中存在黑色素的抗体，当 DC 吞噬提呈自身抗原后，激活的适应性免疫反应下调，黑色素同样能够激活小胶质细胞，其作为巨噬细胞而加剧炎症的循环。在这些证据下，免疫激活可能是导致神经元损伤的原因，而并非损伤后的反应。对于帕金森病的治疗，除了应用多巴胺类似物和多巴胺受体激动剂之外，利用抗炎药物，包括广谱抗生素和巨噬细胞表面抑制剂、过氧化物酶增殖激活受体激动剂、腺苷二磷酸激活蛋白激酶激动剂等在研究中均有积极的效果。

由于在帕金森病的发病机制中涉及外周免疫系统，因此对于免疫系统的调控，用疫苗针对小胶质细胞进行调节，减缓由它介导的神经细胞的炎症对于帕金森病的治疗在理论上是可行的。由于疾病局部环境因素的不同，预防性疫苗需要针对疾病本质，预防 α-突触核蛋白的堆积，而治疗性疫苗则需要调控和减缓免疫反应以恢复机体的平衡状态。多巴胺和其他神经递质能够调节 T 细胞的分化方向，不同位置和不同浓度多巴胺作用的结果不同，次级淋巴结处于低浓度情况下的多巴胺可以导致 T 细胞向分泌 IFN-γ 的 Th1 细胞分化，同时可以抑制 IL-10 的分泌，从而抑制免疫耐受。而在高浓度下，多巴胺在血浆中活化的 T 细胞会处于失活状态，体外给予左旋多巴可以提高 T 细胞内多巴胺的含量，而抑制 T 细胞的功能并减少其细胞因子的分泌。因此针对帕金森病，其免疫治疗主要涉及两方面：诱导 α-突触核蛋白特异性的抗体，以及缓解小胶质细胞所介导的神经炎症反应。在针对 α-突触核蛋白的抗体方面，利用人源的突触核蛋白对转基因小鼠进行主动免疫后，可以产生高亲和性抗体，该抗体在体外能够特异性结合人的突触核蛋白，该免疫后的小鼠也会相应减少突触核蛋白的堆积和神经元退化。而利用抗突触蛋白的特异性抗体进行被动免疫时，在补体或与 Fc 受体结合作用下可对堆积的突触蛋白进行清除。同样，利用小片段突触蛋白多肽对 B 细胞进行特异性激活而不激活 T 细胞引起炎症反应的疫苗，在小鼠模型上成功清除了多聚 α-突触核蛋白。在另外一项试验中，利用铝佐剂配合偶联的载体多肽疫苗免疫后，减少了小鼠脑脊液中的 α-突触核蛋白的堆积，同时避免了激起小鼠的 T 细胞免疫反应。在免疫炎症方面，调节小胶质细胞的功能在一些模型上都得到了有效的证实。有趣的是，无论是利用帕金森病无关的肽作为免疫抗原，还是利用 α-突触核蛋白作为免疫抗原，在小鼠模型中均对小鼠神经元的退化、细胞死亡的减少起作用。同时，T 细胞过继转移实验证明了在这个过程中调节性 T 细胞对于调控小胶质细胞功能的重要性。与之相反，利用 N-4Y 突触核蛋白诱发小胶质细胞功能时，也诱导产生了 Th17 细胞并降低了调节性 T 细胞的功能，进而引起了损伤多巴胺能神经的副作用。因此随着年龄的增长，N-α-突触核蛋白的逐渐增多可能打破免疫平衡状态，使免疫状态向 Th17 方向偏移，同时诱发小胶质细胞对神经元的攻击，而最终诱导神经元的退化。因此，利用调节性 T 细胞重建对 α-突触核蛋白的免疫耐受，保护免疫细胞对神经元的攻击是最佳选择，可在减轻神经炎症的基础上，对堆积的 α-突触蛋白进行清除。

错误折叠的蛋白堆积能够导致神经进行性退化，而确定疾病进程中的蛋白毒性是蛋白堆积本身导致的毒性还是毒性蛋白导致的毒性，都是认识这些疾病的关键。同时，在研究这些疾病的过程中，动物模型的结果在临床上是否能够重复出同样的效果；在应用到临床时是否具有副作用；免疫治疗在预防时可以起作用，是否可能在疾病变成系统性疾病时也能起作用等都是需要关注的方面。免疫治疗可以在神经退化的过程中针对不同时间点起作用，来减少疾病进程中的物质堆积，而在免疫治疗过程中，选择合适的抗原表位和免疫方式十分重要。减少和预防神经系统的损伤，并减少治疗所带来的副作用是神经退行性疾病免疫治疗的首要关注点，现有的对阿尔茨海默病和帕金森病治疗的临床研究初步揭示了免疫治疗对神经退行性疾病治疗的有效性，这对于其他神经退行性疾病的治疗也具有启示意义。

（王　宾　金　翔　复旦大学）

参 考 文 献

Anand R，Gill KD，Mahdi AA. 2014. Therapeutics of Alzheimer's disease：Past，present and future. Neuropharmacology，76：27-50.

Arai H，Suzuki H，Yoshiyama T，et al，2013. Safety，tolerability and immunogenicity of an immunotherapeutic vaccine（vanutide cridificar [ACC-001]）and the QS-21 adjuvant in Japanese individuals with mild-to-moderate Alzheimer's disease：A phase II a，multicenter，randomized，adjuvant and placebo clinical trial. Alzheimer's & Dementia，9（4，Supplement）：282.

Beharry C，Cohen LS，Di J，et al，2014. Tau-induced neurodegeneration：mechanisms and targets. Neurosci Bull，30（2）：346-358.

Boutajangout A，Ingadottir J，Davies P，et al，2011. Passive immunization targeting pathological phospho-tau protein in a mouse model reduces functional decline and clears tau aggregates from the brain. J Neurochem，118（4）：658-667.

Boutajangout A，Wisniewski T，2014. Tau based therapeutic approaches for Alzheimer's Disease. Gerontology，60（5）：381-385.

Connolly BS，Lang AE，2014. Pharmacological treatment of parkinson disease：A review. JAMA，311（16）：1670-1683.

De Virgilio A，Greco A，Fabbrini G，et al，2016. Parkinson's disease：autoimmunity and neuroinflammation. Autoimmun Rev，15（10）：1005-1011.

Ding L，Meng Y，Zhang HY，et al，2016. Active immunization with the peptide epitope vaccine Abeta3-10-KLH induces a Th2-polarized anti-Abeta antibody response and decreases amyloid plaques in APP/PS1 transgenic mice. Neurosci Lett，634：1-6.

Double KL，Rowe DB，Carew-Jones FM，et al，2009. Anti-melanin antibodies are increased in sera in Parkinson's disease. Exp Neurol，217（2）：297-301.

Hillen H，Barghorn S，Striebinger A，et al.，2010. Generation and therapeutic efficacy of highly oligomer-specific beta-amyloid antibodies. J Neurosci，30（31）：10369-10379.

Janus C，Pearson J，McLaurin J，et al，2011. A beta peptide immunization reduces behavioural impairment and plaques in a model of Alzheimer's disease. Nature，408（6815）：979-982.

Liu Y，Qiang M，Wei Y，et al. 2011. A novel molecular mechanism for nitrated {alpha}-synuclein-induced cell death. J Mol Cell Biol，3（4）：239-249.

Mandler M，Valera E，Rockenstein E，et al，2014. Next-generation active immunization approach for synucleinopathies：implications for Parkinson's disease clinical trials. Acta Neuropathol，127（6）：861-879.

Mosley RL，Hutter-Saunders JA，Stone DK，et al，2012. Inflammation and adaptive immunity in Parkinson's disease. Cold Spring Harb Perspect Med，2（1）：a009381.

Nelson PT，Alafuzoff I，Bigio EH，et al，2012. Correlation of Alzheimer disease neuropathologic changes with cognitive status：a review of the literature. J Neuropathol Exp Neurol，71（5）：362-381.

Noyce AJ，Bestwick JP，Silveira-Moriyama L，et al，2012. Meta-analysis of early nonmotor features and risk factors for Parkinson disease. Ann Neurol，72（6）：893-901.

Oberländer U，Pletinckx K，Döhler A，et al，2011. Neuromelanin is an immune stimulator for dendritic cells in vitro. BMC Neurosci，12：116.

Paquet C，Amin J，Mouton-Liger F，et al，2015.Effect of active Abeta immunotherapy on neurons in human Alzheimer's disease. J Pathol，235（5）：721-730.

Romero-Ramos M, von Euler Chelpin M, Sanchez-Guajardo V, 2014. Vaccination strategies for Parkinson disease: induction of a swift attack or raising tolerance? Hum Vaccines Immunoth, 10（4）: 852-867.

Schneeberger A, 2012. Vaccination for Parkinson's disease. Parkinsonism Relat Disord, 18（Suppl）: 11-13.

Wang S, Yu Y, Geng S, et al, 2014. A coimmunization vaccine of Abeta 42 ameliorates cognitive deficits without brain inflammation in an Alzheimer's disease model. Alzheimers Res Ther, 6（3）: 26.

Winblad B, Andreasen N, Minthon L, et al, 2012. Safety, tolerability, and antibody response of active Abeta immunotherapy with CAD106 in patients with Alzheimer's disease: randomised, double-blind, placebo-controlled, first-in-human study. Lancet Neurol, 11（7）: 597-604.

Wischik CM, Harrington CR, Storey JM, 2014. Tau-aggregation inhibitor therapy for Alzheimer's disease. Biochem Pharmacol, 88（4）: 529-539.

Wisniewski T, Goni F, 2014. Immunotherapy for Alzheimer's disease. Biochem Pharmacol, 88（4）: 499-507.

Yu Y Z, Xu Q, 2016. Prophylactic immunotherapy of Alzheimer's disease using recombinant amyloid-beta B-cell epitope chimeric protein as subunit vaccine. Hum Vaccin Immunother, 12（11）: 2801-2804.

Zotova E, Bharambe V, Cheaveau M, et al, 2013. Inflammatory components in human Alzheimer's disease and after active amyloid-beta42 immunization. Brain, 136（Pt 9）: 2677-2696.

第二十三章　治疗性疫苗的发展前景
Perspectives on Therapeutic Vaccines

摘　要

当前，免疫治疗已被公认为是药物治疗、手术治疗、放射治疗以外的又一种治疗手段。治疗性疫苗，作为主动免疫治疗的制品，面临着发展的机遇与挑战。治疗性疫苗的进一步发展，既需要基础医学与生命科学家们深入研究疾病相关的免疫学与疾病的发生发展的关键问题，更需要临床医学家与公共卫生学家提出问题并参与设计。为了加快治疗性疫苗的研发，需要促进医药管理部门与科学家们尽早沟通与合作，从而制定出适合我国实情的治疗性疫苗的各项评价体系与规定。此外，建议建立国家级治疗疫苗的研发基地，从而更好地研究与解决多种治疗性疫苗共有的理论与实际问题，培养这一新领域的有用人才。

虽然治疗性疫苗已有较长的历史，并出现过起伏波折，但在目前持续性感染、自身免疫病、肿瘤等仍缺乏长期、有效治疗的形势下，对治疗性疫苗仍然有迫切的期望与需求。最近国外出版的为数众多的企业家、市场分析专家们编写的治疗性疫苗报告称，治疗性疫苗是有重要发展前景的大事业。面对21世纪今后10年治疗性疫苗的进一步发展，现提出以下建议供参考。

第一节　扎根于多学科深厚的基础理论

开发有创新性的治疗性疫苗需要对设定的目标疾病有更深入的了解。近来已开展的人类基因组学、微生物基因组学、分子及细胞免疫学，以及对肿瘤组织的转录体组学、蛋白质组学研究都对相关疾病的发病机制有了新的发现，或对原有理论做了新的补充。研发新的治疗性疫苗需要及时掌握相关理论，提出新的思路，建立新的方法。例如，学者们对数株结核分枝杆菌做了全基因组分析，初步发现了构成结核分枝杆菌潜伏的相关基因，在发展新的针对结核菌感染的治疗性疫苗时，可能需参考这些新发现。近来也不断有对机体免疫的新报道：如 Toll 样受体（TLR）已成为介导重要免疫应答的受体，且多种配体可作用于 TLR；又如发现了多种免疫细胞及细胞因子作用的新途径；抗体分子结构分析与新功能，以及肠道菌群与免疫的关联等，都对治疗性疫苗的设计注入了新思路。此外，糖生物学的研究也揭示了糖基化在设计疫苗中的新地位。另一方面，除对疾病机制、免疫机制的新发展应有所学习外，对新材料、新给药途径等的了解也为研发治疗性疫苗拓宽了视野。例如，新的纳米技术是否可与治疗性疫苗研发相结合，如何将人源中和性单抗应用于研发新型治疗性疫苗，是否可能用植物表达治疗性疫苗以降低制备成本，如何将治疗性疫苗提呈给诱生免疫应答的最佳部位等都是需要进一步学习与参考的基础理论与技术。

第二节　建立标准化的评价体系

目前药品、预防性疫苗均已有标准化的评价体系，但是治疗性疫苗尚缺乏国内外公认的评价体系。这也说明治疗性疫苗相比药品、预防性疫苗有更新、更短历史的特点。另一方面，由于治疗性疫苗种类繁多，包括蛋白质、核酸、细胞因子、微生物载体和细胞等，以及有不同的疫苗接种方式，分别针对不同疾病等多种问题，因此虽然非常需要建立有标准、可操作的评价体系，但也有很大难度。这也是对我国及国际学者和各级行政部门的机遇与挑战。如果我国率先在国际上制定出几项新型治疗性疫苗的评价体系或规定，将是医药界重大的改革与创新。

建议今后不仅可对产品的质量提出要求和做出规定，还可以从已开展治疗性疫苗临床前期的体外与体内免疫应答入手，根据需要确定标准化的原材料、选定实验动物，建立与疗效挂钩的针对体液及细胞免疫应答的新检测技术，对其应出现的免疫应答定出指标，并规定进行实验的方法与判定结果的标准。由于治疗性疫苗的特点，还需对动物的免疫病理应答及可能出现的不良反应制定标准与规定。可根据不同疾病，如病毒性肝炎、艾滋病、结核病、肿瘤、自身免疫病等不同对象定出具体要求。鉴于治疗性疫苗不是药物，因此不能同药物一样要求进行药代动力学实验，但可借鉴预防性疫苗的规定做必要的修改，以适应治疗性疫苗的需要。对于临床研究，要考虑不同于药物临床研究的特点，特别是治疗性疫苗可能有延后应答，要予以重视。鉴于精准医学的发展，评价体系如何分层分析，如何评价疗效要有所更新。

第三节　逐步拓宽领域

对比目前大量已在进行临床研究的治疗性单克隆抗体，国际上批准上市的治疗性疫苗仅用于治疗黑色素瘤、前列腺癌等。肺癌、乳腺癌等治疗性疫苗还处于临床试验研究阶段，但由于肿瘤中很少能确定特异性抗原，大大限制了治疗性疫苗的研发及疗效分析。针对感染性疾病，特别是持续性感染，选择并确定治疗性疫苗的靶抗原相对较容易，因此发展更多种类的治疗性疫苗将是拓宽领域的方向。由于有些病原体尚不能确定保护性、中和性抗原，可以选择一种或几种病毒抗原加细胞因子或佐剂等提高免疫原性，可能会开发有效的治疗性疫苗。对于一些耐药或长期不愈的细菌性慢性感染，利用已有的细菌基因组学信息，全面分析细菌的各种致病因子，可以开发出一种或来自几种细菌的致病因子的综合治疗性疫苗。这类疫苗将可能对慢性呼吸道及泌尿系统反复发作的感染有所裨益。对心血管疾病、糖尿病、老年性痴呆的治疗性疫苗也是可发展的领域，但必须明确治疗拟针对的"靶"（如针对血管内斑块），并且需考虑对非靶器官是否会引起不良反应。这类研究需要更长的周期。

对于自身免疫病需要研发的是有针对性的治疗性疫苗，主要目的是降低一些不利于机体的免疫应答。研究中应注意分别诱导的是体液免疫还是细胞免疫，因为两者可能并不都是治疗中所需要的应答组分。另一种是非特异性激发或降低免疫应答的疫苗，可以通过注射、滴鼻、口服等方式进行。总之，机体对外来物质，特别是具有抗原性物质的反应是生物体长期以来所获得并不断发展的一种功能。立足于这一观点，就可以认识、发展、调动机体本身的功能以开拓其治疗疾病的广阔前景。

第四节　强化临床与生产企业间的联系

治疗性疫苗是用于患者的一种制剂，其作用是通过患者本身的免疫系统发挥治疗作用，与药物不同，治疗性疫苗更具有个体化治疗的特性，因此研究者必须立足于临床需要，而且与临床医师共同商讨，由临床方面提出要求后，做出实验设计，一步步地将研究结果最终用于治疗患者。研发出初步结果后，要尽早与生产产品的单位联系，因为有些实验的成果很难转化为产品。特别是对于自主研发有创新性的产品，其生产工艺是否复杂、生产成本是否合理，以及市场需求如何等，均应及早做出判断。开发新型治疗性疫苗，不只是为发表论文，更重要的是能为患者所用。每研究出一项有开发前景的新型治疗性疫苗，均要与其他治疗方法进行比较。在临床研究中，必须与国际接轨，除向有关国际认可的单位注册外，还必须有合格的第三方进行随机双盲有对照的试验研究。虽然科学研究的目的不能只是为应用，但研发治疗性疫苗是应用性研究，必须尽早考虑应用价值。我国在研发治疗性疫苗的过程中，既要看到其过程的漫长，也要顾及投入与产出间的合理安排，以求达到最高效率、最大产出。

第五节　建立基地、培养人才

根据当前国家医疗卫生体制改革的需要，以及卫生事业与国家安全、经济发展、社会安定的密切关系来看，治疗性疫苗属于新兴开发的领域。虽然研究周期不短，但在解决临床问题上其技术相对较简单、花费较少，可弥补目前大量使用抗微生物药物所造成的耐药性与高额费用的支出。从长远来看，还可不断提出有创新性的、面向实际需求的科学和技术问题。因此是适合我国特点的、有使用价值的产、学、研、用结合的重要领域。在理解其优势的基础上，建议建立研发中心与转化基地，有计划地根据产品种类予以分工。研究内容上也要有所侧重，如建立可供临床前研究应用的预测免疫效果平台，建立多种可供临床前评价治疗效果的动物模型，开展促进免疫应答佐剂或促进调控抑制性免疫应答的生物制品的研究基地等。各基地间可由中心进行战略性设计与运作。此外，中心与基地均可考虑有企业参与，有计划地将研究成果向产业化转移。为了有效地使治疗性疫苗事业可持续发展，需要培养综合微生物学、免疫学、肿瘤学、诊断学等诸多方面的人才。在基地中应加强培养兼有科研型及创业型专长的人才，长此以往将可使我国治疗性疫苗的事业在国际竞争中处于领先地位，并可以此为其他发展中国家特别是"一带一路"国家的医疗卫生事业做出贡献。

（闻玉梅　复旦大学）

参 考 文 献

Cordeiro MN，De Lima RCP，Paolini F，et al，2018. Current research into novel therapeutic vaccines against cervical cancer. Expert Rev Anticancer Ther，18（4）：365-376.

Nakagami H，2017. Design of therapeutic vaccines as a novel antibody therapy for cardiovascular diseases. J Cardiol，70（3）：201-205.

Okada M，Kita Y，Hashimoto S，et al，2017. Preclinical study and clinical trial of a novel therapeutic vaccine against multi-drug resistant tuberculosis. Hum Vaccin Immunother，13（2）：298-305

Prabowo SA，Gröschel MI，Schmidt ED，et al，2013. Targeting multidrug-resistant tuberculosis（MDR-TB）by therapeutic vaccines. Med Microbiol Immunol，202（2）：95-104.

Rappuoli R，Sutter G，2017. Editorial overview：Preventive and therapeutic vaccines：vaccination against viral disease-current advances and challenges. Curr Opin Virol，23：vi-viii.

Rosenthal KS，Mikecz K，Steiner HL，et al，2015. Rheumatoid arthritis vaccine therapies：perspectives and lessons from therapeutic ligand epitope antigen presentation system vaccines for models of rheumatoid arthritis. Expert Rev Vaccines，14（6）：891-908.

Saupe F，Reichel M，Huijbers EJ，et al，2017. Development of a novel therapeutic vaccine carrier that sustains high antibody titers against several targets simultaneously. FASEB J，31（3）：1204-1214.

Sela M，Hilleman MR，2004. Therapeutic vaccines：Realities of today and hopes for tomorrow. Proc Natl Acad Sci U S A，101（Suppl 2）：14559.

Wisniewski T，Drummond E，2016. Developing therapeutic vaccines against Alzheimer's disease. Expert Rev Vaccines，15（3）：401-415.

Yarchoan M，Johnson BA，Lutz ER，et al，2017. Targeting neoantigens to augment antitumor immunity. Nat Rev Cancer，17（4）：209-222.